小児心臓血管外科手術

血行動態と術式の図説・解説

著

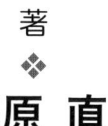

藤原 直
元 千葉県こども病院心臓血管外科

中外医学社

序

　小児心臓血管外科は対象疾患や手術方法が複雑で理解しにくくリスクも高いため診療科・勤務先として敬遠されがちである．最近では患者が病棟で急変する事は少なくなり医療者のストレスも減少してきたが，治療方針や術式はより複雑になりさらに理解しにくいものになっている．複雑な疾患や術式をわかりやすく解説するためにこの本の出版に際して以下のことをめざした．1) 解剖・分類や血行動態からはじめて「図解によりわかりやすく解説すること」，2) 分担執筆ではなく一人の外科医による「一貫した考えや正確な図をもとに解説すること」，3) 先天性心疾患を持つ患児は一生を通じて経過観察する必要があるため「術後の急性期や遠隔期に起こりうる合併症・再手術についても記述すること」，4) 最後に最も大事なことで「買いやすい値段でできるだけ多くの人に読んでもらうこと」であった．これらの目標を実現するために，解剖の模式図や術式の図を多くして図の中の解説を読むことにより理解できるようにした．手書きやPCによる自作の図を作成することによりプロのイラストレーターの手を借りることなくして低価格を実現した．このため稚拙な図があることをご容赦願いたい．遠隔成績や合併症についてはできるだけ2005年以降の新しい文献を参考にして問題点を記述した．

　1975年に当時今野草二主任教授（Konno手術の考案者）が御健在であった東京女子医大日本心臓血圧研究所外科（通称心研外科）に入局し，心臓血管外科学を学び始めてからあっという間に35年以上が経過した．入局当時はFallot四徴症の死亡率が5〜10%であり，総肺静脈還流異常症もなかなか救命できない時代であった．その後恩師である今井康晴教授（当時）をはじめ全国の小児心臓血管外科グループの献身的な努力により手術成績は飛躍的に向上し今日に至っている．今井教授の手術に対する姿勢は鬼気迫るものがあり，その国際性・集中力は凡人が真似できる域ではなかったが，現在各地で活躍している多くの外科医が師の姿をみて育っていった．この間著者はボストン小児病院にてハーバード大学の研究員として留学することができ，Castaneda, Mayer, Jonas各教授の手術を毎日のようにみることができた．アメリカでの治療の考え方や技術を学ぶことができその後の臨床医としての経験に大いに役に立った．千葉県こども病院には病院設立から半年遅れで赴任し，20年以上が経過した．松尾浩三先生とともに心臓血管外科を立ち上げ多くの若い外科医が巣立っていった．成績が向上した現在では手術成績よりも手術の質が問われるようになり以前とは異なる医療者のストレスが生まれつつあり，緊張感のある医療現場であることは変わりない．現在まで心臓血管外科を支えていただいた千葉県こども病院のスタッフに深く感謝するとともに日々の診療に役立つようこの本を捧げたい．

　この本は小児心臓血管外科を支える麻酔科医・小児科医・看護師・臨床工学士・医学生などや心臓血管外科を学び始めた外科医にも読んでもらいたいと思っている．この本が小児心臓血管外科のより深い理解につながり，手術を受ける患児たちに恩恵をもたらすことを切に願っている．

2011年6月

藤原　直

目 次

1 手術の理解に必要な一般的知識　　1

- A．心臓とその周辺の解剖 …………………………………………………………… 1
  - 1. 心　臓 ………………………………………………………………………… 1
  - 2. 大血管 ………………………………………………………………………… 1
  - 3. 神　経 ………………………………………………………………………… 3
  - 4. 胸　腔 ………………………………………………………………………… 4
  - 5. 肺動脈と肺静脈 ……………………………………………………………… 4
  - 6. 気管・気管支 ………………………………………………………………… 5
  - 7. 奇静脈と半奇静脈 …………………………………………………………… 6
- B．簡単な循環生理学 ………………………………………………………………… 7
  - 1. 心臓の周期と圧波形 ………………………………………………………… 7
  - 2. 各部位の正常圧と酸素飽和度 ……………………………………………… 8
  - 3. 心拍出量とその規定因子 …………………………………………………… 9
  - 4. 心臓の機能とその評価 ……………………………………………………… 11
  - 5. 収縮能に影響を与える因子 ………………………………………………… 13
  - 6. カテコラミンについて ……………………………………………………… 13
  - 7. 心エコー検査で得られる計測値 …………………………………………… 15
- C．小児開心術の補助手段 …………………………………………………………… 16
  - 1. 小児体外循環の特徴 ………………………………………………………… 16
  - 2. 特殊な補助手段 ……………………………………………………………… 18
  - 3. 心筋保護 ……………………………………………………………………… 19
  - 4. 心室細動下の手術 …………………………………………………………… 20
  - 5. 補助循環法 …………………………………………………………………… 20
- D．小児循環器病に特徴的な病態 …………………………………………………… 21
  - 1. 肺の閉塞性血管病変 ………………………………………………………… 21
  - 2. 肺静脈閉塞 …………………………………………………………………… 22
  - 3. 喉頭および気管・気管支狭窄 ……………………………………………… 22
  - 4. 喉頭・気管軟化症 …………………………………………………………… 23
  - 5. 乳び胸（乳糜胸水） ………………………………………………………… 23
  - 6. 蛋白漏出性胃腸症 …………………………………………………………… 24

2 動脈管開存症　25

- A．概 要 …………………………………………………………………… 25
- B．形 態 …………………………………………………………………… 25
  - 1．発 生 ………………………………………………………………… 25
  - 2．解 剖 ………………………………………………………………… 26
- C．血行動態 ………………………………………………………………… 27
  - 1．左右短絡 …………………………………………………………… 28
  - 2．肺高血圧 …………………………………………………………… 28
  - 3．容量負荷 …………………………………………………………… 28
- D．症状と徴候 ……………………………………………………………… 29
  - 1．心不全 ……………………………………………………………… 29
  - 2．肺高血圧 …………………………………………………………… 29
  - 3．感染性心内膜炎・動脈内膜炎 …………………………………… 29
  - 4．動脈管瘤 …………………………………………………………… 29
- E．検 査 …………………………………………………………………… 29
- F．手 術 …………………………………………………………………… 30
  - 1．動脈管結紮術 ……………………………………………………… 30
  - 2．動脈管切離術 ……………………………………………………… 33
  - 3．クリップによる閉鎖術（開胸下） ……………………………… 34
  - 4．ビデオ（補助）胸腔鏡（下）手術 ……………………………… 35
  - 5．カテーテル治療 …………………………………………………… 35
  - 6．治療方針 …………………………………………………………… 36
- （参考）未熟児 PDA の外科治療について ……………………………… 37
  - 1．手術のタイミング ………………………………………………… 37
  - 2．手術法による差 …………………………………………………… 38

3 心房中隔欠損症　40

- A．概要・定義 ……………………………………………………………… 40
- B．形 態 …………………………………………………………………… 40
  - 1．正常心房中隔の解剖 ……………………………………………… 40
  - 2．心房中隔の発生 …………………………………………………… 40
  - 3．形態分類 …………………………………………………………… 42
- C．血行動態 ………………………………………………………………… 43
- D．症状と徴候 ……………………………………………………………… 44
- E．検 査 …………………………………………………………………… 45
- F．手 術 …………………………………………………………………… 45

	1. 適応と時期	45
	2. 手術方法	45
G.	術後急性期の問題点	46
H.	術後遠隔期の問題点と成績	47
	1. 若年例	47
	2. 成人例	48

（参考1）乳児期に重症肺高血圧を合併する例について ································ 49
（参考2）ASD に伴う僧帽弁の prolapse（逸脱）について ·························· 49

4　心室中隔欠損症　51

A.	定義と頻度	51
B.	形　態	51
	1. 解　剖	51
	2. 解剖学的分類	52
C.	血行動態	54
	1. 肺血流量の増加	55
	2. 肺動脈圧の上昇	55
	3. 肺血管抵抗の上昇	55
	4. 肺血管の閉塞性病変	55
	5. 左室の容量負荷	55
	6. 心不全	56
	7. 欠損孔の大きさによる差異	56
D.	症状と徴候	56
E.	検　査	57
F.	手　術	57
	1. 手術適応と時期	57
	2. 手術方法	58
	3. 術後急性期の問題点と管理	62
	4. 術後遠隔期の問題点と再手術	64

（参考1）右室二腔症（右室内異常筋束） ································ 64
（参考2）VSD に伴う大動脈弁の逸脱（prolapse）および逆流 ·························· 64

	1. 発生機序	64
	2. 臨床経過	67
	3. 手術適応	68
	4. 手術方法	68
	5. 手術成績と AR の術後の変化	69

5 房室中隔欠損症（心内膜床欠損症）　72

- A．概　要 …………………………………………………………………… 72
- B．形　態 …………………………………………………………………… 72
  - 1．発　生 ………………………………………………………………… 72
  - 2．解　剖 ………………………………………………………………… 72
  - 3．病型分類 ……………………………………………………………… 75
- C．血行動態 ………………………………………………………………… 78
  - 1．完全型の場合 ………………………………………………………… 78
- D．症状と徴候 ……………………………………………………………… 80
- E．検　査 …………………………………………………………………… 80
  - 1．心臓カテーテル検査 ………………………………………………… 80
  - 2．心エコー検査 ………………………………………………………… 80
- （参考1）unbalanced AVSD について ………………………………………… 81
  - 1．左室が低形成である場合 …………………………………………… 81
  - 2．右室が低形成である場合 …………………………………………… 81
- （参考2）不完全型（部分型）について ……………………………………… 82
- F．手　術 …………………………………………………………………… 83
  - 1．肺動脈絞扼術（二期的手術） ……………………………………… 83
  - 2．心内修復術 …………………………………………………………… 83

6 部分肺静脈還流異常症　92

- A．概　要 …………………………………………………………………… 92
- B．形　態 …………………………………………………………………… 92
- C．血行動態 ………………………………………………………………… 94
- D．症状と徴候 ……………………………………………………………… 95
- E．検　査 …………………………………………………………………… 95
- F．手　術 …………………………………………………………………… 95
  - 1．手術方法 ……………………………………………………………… 95
  - 2．術後急性期の問題点 ………………………………………………… 99
  - 3．術後遠隔期の問題点と成績 ………………………………………… 99

7 総肺静脈還流異常症　102

- A．概　要 …………………………………………………………………… 102
  - 1．定　義 ………………………………………………………………… 102
  - 2．種　類 ………………………………………………………………… 102

B．形　態 ……………………………………………………………………… 102
　　　　1．発　生 …………………………………………………………… 102
　　　　2．病型分類と頻度 ………………………………………………… 104
　　C．血行動態 …………………………………………………………………… 106
　　　　1．肺静脈閉塞 ……………………………………………………… 106
　　　　2．左室の狭小化・右室負荷 ……………………………………… 107
　　D．症状・徴候と内科的治療 ………………………………………………… 107
　　E．検　査 ……………………………………………………………………… 108
　　F．手　術 ……………………………………………………………………… 108
　　　　1．手術方法 ………………………………………………………… 108
　　　　2．術後急性期の問題点と管理 …………………………………… 110
　　　　3．遠隔期の問題と再手術 ………………………………………… 112

8　Fallot 四徴症　　115

　　A．概　要 ……………………………………………………………………… 115
　　B．形　態 ……………………………………………………………………… 115
　　　　1．基本的形態 ……………………………………………………… 115
　　　　2．心室中隔欠損孔 ………………………………………………… 115
　　　　3．漏斗部中隔 ……………………………………………………… 116
　　　　4．肺動脈弁下（右室流出路）の筋性狭窄 ……………………… 117
　　　　5．肺動脈弁の形態 ………………………………………………… 117
　　　　6．肺動脈の形態 …………………………………………………… 117
　　　　7．刺激伝導系 ……………………………………………………… 117
　　C．血行動態 …………………………………………………………………… 118
　　　　1．血液の流れ ……………………………………………………… 118
　　　　2．チアノーゼの原因 ……………………………………………… 118
　　　　3．チアノーゼの程度と心室容積 ………………………………… 119
　　　　4．側副動脈の発育 ………………………………………………… 119
　　D．病型と治療計画 …………………………………………………………… 119
　　　　1．通常型 …………………………………………………………… 119
　　　　2．特殊型 …………………………………………………………… 120
　　E．検　査 ……………………………………………………………………… 120
　　F．手　術 ……………………………………………………………………… 121
　　　　1．姑息的手術 ……………………………………………………… 121
　　　　2．心内修復術 ……………………………………………………… 124

| 9 | 純型肺動脈閉鎖症 | 133 |

  A．概　要 ……………………………………………………………… 133
  B．形　態 ……………………………………………………………… 133
    1．発　生 ………………………………………………………… 133
    2．解　剖 ………………………………………………………… 133
  C．血行動態 …………………………………………………………… 136
  D．症状と徴候 ………………………………………………………… 137
  E．検　査 ……………………………………………………………… 137
  F．手　術 ……………………………………………………………… 138
    1．初回（新生児期・乳児期早期）手術 ……………………… 139
    2．初回手術以降の姑息手術 …………………………………… 142
    3．最終手術 ……………………………………………………… 143

| 10 | 三尖弁閉鎖症 | 148 |

  A．概　要 ……………………………………………………………… 148
  B．形　態 ……………………………………………………………… 148
    1．解　剖 ………………………………………………………… 148
    2．病型分類 ……………………………………………………… 149
  C．血行動態 …………………………………………………………… 150
    1．Ⅰ型の場合 …………………………………………………… 150
    2．Ⅱ型の場合 …………………………………………………… 151
  D．症状と徴候 ………………………………………………………… 152
  E．検　査 ……………………………………………………………… 152
  F．手　術 ……………………………………………………………… 153
    1．姑息手術 ……………………………………………………… 153
    2．右心バイパス手術 …………………………………………… 155

| 11 | Ebstein 奇形 | 158 |

  A．概　要 ……………………………………………………………… 158
  B．形　態 ……………………………………………………………… 158
    1．発　生 ………………………………………………………… 158
    2．解　剖 ………………………………………………………… 159
  C．血行動態 …………………………………………………………… 161
    1．血液の流れ …………………………………………………… 161
    2．三尖弁逆流 …………………………………………………… 163

            3. 右室機能低下 ………………………………………………… 163
            4. チアノーゼ …………………………………………………… 164
            5. 左室機能低下 ………………………………………………… 164
     D．症状と徴候 …………………………………………………………… 164
     E．検　査 ………………………………………………………………… 164
     F．手　術 ………………………………………………………………… 165
            1. 新生児期の姑息手術 ………………………………………… 165
            2. 新生児以降の手術 …………………………………………… 167

12　単心室　　171

     A．概　要 ………………………………………………………………… 171
            1. 定　義 ………………………………………………………… 171
            2. 頻　度 ………………………………………………………… 171
     B．形　態 ………………………………………………………………… 171
            1. 病型分類と解剖 ……………………………………………… 171
     C．血行動態 ……………………………………………………………… 175
     D．症状と徴候 …………………………………………………………… 176
            1. 臨床像分類 …………………………………………………… 176
     E．検　査 ………………………………………………………………… 176
     F．手　術 ………………………………………………………………… 177
            1. 手術方法 ……………………………………………………… 177
            2. 両方向性 Glenn 手術 ………………………………………… 177
            3. Fontan 型手術 ………………………………………………… 180

13　心房内臓錯位症候群　　190

     A．概　要 ………………………………………………………………… 190
     B．形　態 ………………………………………………………………… 191
            1. 発　生 ………………………………………………………… 191
            2. 解剖と特徴 …………………………………………………… 191
     C．診　断 ………………………………………………………………… 196
     D．手術治療 ……………………………………………………………… 196
            1. 姑息手術 ……………………………………………………… 196
            2. 最終手術 ……………………………………………………… 197

14　大動脈弁狭窄症　　200

     A．概　要 ………………………………………………………………… 200

B．形　　態 ··· 200
　　　C．血行動態 ··· 201
　　　D．症状と徴候 ·· 202
　　　E．検　　査 ··· 203
　　　F．手　　術 ··· 203
　　　　　　1．経皮的バルーン弁形成術 ·· 203
　　　　　　2．外科手術治療 ·· 205

15　大動脈縮窄症　　　　　　　　　　　　　　　　　　　　　　　　　　　　215

　　　A．概　　要 ··· 215
　　　B．形　　態 ··· 215
　　　　　　1．発　　生 ··· 215
　　　　　　2．解　　剖 ··· 215
　　　C．血行動態 ··· 216
　　　D．症状と徴候 ·· 217
　　　E．検　　査 ··· 218
　　　F．手　　術 ··· 219
　　　　　　1．二期的手術 ··· 219
　　　　　　2．一期的根治手術 ·· 226

16　大動脈弓離断症　　　　　　　　　　　　　　　　　　　　　　　　　　　　230

　　　A．概　　要 ··· 230
　　　B．形　　態 ··· 230
　　　　　　1．発　　生 ··· 230
　　　　　　2．形態分類 ··· 230
　　　　　　3．合併心奇形 ··· 232
　　　　　　4．心外奇形 ··· 232
　　　C．血行動態 ··· 232
　　　D．症状と徴候 ·· 233
　　　E．検　　査 ··· 233
　　　F．手　　術 ··· 233
　　　　　　1．二期的手術 ··· 233
　　　　　　2．一期的手術 ··· 235
　　　（参考1）左室流出路狭窄の重要性と対策 ·· 236
　　　（参考2）強い左室流出路狭窄を伴う大動脈弓異常＋VSD例に対する手術（安井手術）
　　　　　　　 ·· 237

17 左心低形成症候群 240

- A. 概　要 ……………………………………………………………………… 240
- B. 形　態 ……………………………………………………………………… 240
- C. 血行動態 …………………………………………………………………… 241
- D. 症状と徴候 ………………………………………………………………… 242
- E. 検　査 ……………………………………………………………………… 243
- F. 手　術 ……………………………………………………………………… 243
    1. 新生児期の手術（Stage-Ⅰ palliation）……………………………… 244
    2. 第2期手術（Stage-Ⅱ）……………………………………………… 251
    3. Fontan型手術（Stage-Ⅲ）…………………………………………… 252

18 完全大血管転位症 253

- A. 概要・定義 ………………………………………………………………… 253
- B. 形　態 ……………………………………………………………………… 253
    1. 発　生 ………………………………………………………………… 253
    2. 解　剖 ………………………………………………………………… 253
    3. 病型分類 ……………………………………………………………… 255
- C. 血行動態 …………………………………………………………………… 256
    1. Ⅰ型 …………………………………………………………………… 256
    2. Ⅱ型 …………………………………………………………………… 257
    3. Ⅲ型 …………………………………………………………………… 258
- D. 症状・徴候と内科的治療 ………………………………………………… 259
- E. 検　査 ……………………………………………………………………… 259
- F. 手　術 ……………………………………………………………………… 260
    1. 手術適応と時期 ……………………………………………………… 260
    2. 手術方法 ……………………………………………………………… 260

19 両大血管右室起始症 273

- A. 概　要 ……………………………………………………………………… 273
- B. 形　態 ……………………………………………………………………… 273
    1. 発　生 ………………………………………………………………… 273
    2. 解　剖 ………………………………………………………………… 274
- C. 血行動態と病型分類 ……………………………………………………… 276
    1. VSD＋肺高血圧症型（VSD型DORV）…………………………… 277
    2. Fallot四徴症型（TOF型DORV）…………………………………… 278

　　　　3. 完全大血管転位症型（TGA 型 DORV） ……………………………… 278
　D．症状と徴候 ……………………………………………………………………… 281
　E．検　　査 ………………………………………………………………………… 281
　F．手　　術 ………………………………………………………………………… 282
　　　　1. 姑息手術 …………………………………………………………………… 282
　　　　2. 心内修復術 ………………………………………………………………… 283
　　　　3. 術後急性期の問題点と術後管理 ………………………………………… 287
　　　　4. 術後遠隔期の問題点と再手術 …………………………………………… 287

20　修正大血管転位症　　　　　　　　　　　　　　　　　　　　　　　290

　A．概　　要 ………………………………………………………………………… 290
　B．形　　態 ………………………………………………………………………… 291
　　　　1. 発　生 ……………………………………………………………………… 291
　　　　2. 解　剖 ……………………………………………………………………… 291
　C．血行動態 ………………………………………………………………………… 294
　D．症状と徴候 ……………………………………………………………………… 294
　E．検　　査 ………………………………………………………………………… 295
　F．手　　術 ………………………………………………………………………… 296
　　　　1. 姑息手術 …………………………………………………………………… 296
　　　　2. 心内修復術 ………………………………………………………………… 296

21　総動脈幹症　　　　　　　　　　　　　　　　　　　　　　　　　　304

　A．概　　要 ………………………………………………………………………… 304
　B．形　　態 ………………………………………………………………………… 304
　　　　1. 発　生 ……………………………………………………………………… 304
　　　　2. 解　剖 ……………………………………………………………………… 305
　　　　3. 病型分類 …………………………………………………………………… 306
　C．血行動態 ………………………………………………………………………… 307
　D．症状と徴候 ……………………………………………………………………… 308
　E．検　　査 ………………………………………………………………………… 309
　F．手　　術 ………………………………………………………………………… 309
　　　　1. 姑息手術 …………………………………………………………………… 309
　　　　2. 心内修復術 ………………………………………………………………… 310
　（参考1）総動脈幹弁逆流に対する手術 ……………………………………………… 315
　（参考2）大動脈弓離断症を伴う例に対する手術 …………………………………… 317

索　引 ………………………………………………………………………………………… 319

手術の理解に必要な一般的知識

A 心臓とその周辺の解剖

1. 心 臓

心臓の解剖は左右を対比しながら覚える

心臓の基本的な解剖については記述を省略するが，右室と左室，右房と左房というように対比して考えると理解しやすい．複雑心奇形になると，右室が左側に位置することもあり，左右の構造の違いにより診断が下され重要な理解のポイントとなる．

2. 大血管

a. 右側に大動脈弓があることもある

正常の大動脈弓は気管の左側を通って，椎骨の左を下降する（左大動脈弓）．neck vessels とよばれる頭頸部の血管の第1分枝は腕頭（「うで」と「あたま」）動脈とよばれるように，大動脈弓と反対側の鎖骨下動脈と総頸動脈が1本になっている．第2分枝が大動脈弓と同側の総頸動脈で，

表 1-1 右心室と左心室の形態の違い

	右心室	左心室
形	三角形．横断面で三日月型	卵形．横断面では円形
円錐部	肺動脈弁下に漏斗部（ほとんど同義語）として存在する．	発生途中に存在した円錐部は吸収されて消失する．円錐部がないため房室弁と半月弁の線維性結合ができる．
肉柱	太くて粗い	きめ細かい
房室弁	大きな前尖と中隔尖，後尖に分かれる三尖弁	大きな前尖と小さく長い後尖に分かれる僧帽弁
乳頭筋	大きな前乳頭筋がある（1つ）．内側乳頭筋や中隔尖につながる小さな乳頭筋が中隔に挿入する．	2つの前後乳頭筋がある．乳頭筋は中隔に挿入しない．
刺激伝導系	His 束および右脚がある．	左脚のみがある．

表 1-2　右心房と左心房の形態の違い

	右心房	左心房
心耳形態	Blunt（尖っていない），分界稜がある	細く，長い．分界稜がない．
中隔	卵円窩がある	卵円窩がない．
静脈還流	上大静脈，下大静脈，冠静脈が還流する．ときに肝静脈が直接還流する	左右・上下4本の肺静脈が還流する
刺激伝導系	洞結節や房室結節がある	

第3分枝が同側の鎖骨下動脈である（これらの分枝の変異はたくさんある）．右側大動脈弓 right aortic arch は気管の右側を通って椎骨の右を下降する．頭頸部の分枝もまったく逆になる．

発生初期の大動脈弓には6本の鰓弓動脈とよばれる動脈がある（図 2-1, 26頁参照）そのうち第4鰓弓動脈が大動脈弓になり，右の第4鰓弓動脈が消失して左が残り，左大動脈弓となる．

b. 鰓弓動脈の一部が残存して血管輪ができる

左大動脈弓と同時に右大動脈弓が残存した場合には，気管と食道が2つの大動脈弓に囲まれた形になる．残存した動脈や索状物が輪状につながった奇形を血管輪とよぶが，食道や気管を圧迫し狭窄症状が出ることがある（症状がないこともある）．

c. 心陰影だけでもある程度診断はつけられる

東京女子医科大学の高尾篤良循環器小児科元教授（故人）は心エコー検査のない時代に外来で聴診器，胸部X線，心電図だけで診断され，後に行われた心臓カテーテル検査の診断とほとんど一致していたという話を多くの人から聞いた．それぐらい胸部X線は大事で，教科書的には図 1-1 のような解説がなされている．心陰影の拡大が認められたときはどこが大きくなっているか考えながら胸部X線写真を観察する．右室と左室などは重なっているため，単純写真の前後像では正確な判断はできないが，疾患を意識しながら心陰影や肺陰影をみる．注意しなければならないのは胸腺で，新生児・乳児期では胸腺が大きく左右の第1弓が張り出してみえることがあり，心陰影の拡大ではない．

> **point**
> 1. 右房：一次中隔，二次中隔，卵円窩，分界稜（分界溝），冠静脈洞，下大静脈弁，洞結節の位置，房室結節の位置
> 2. 右室：室上稜，漏斗部，心室中隔の分類，前乳頭筋，中隔尖，前尖，後尖
> 3. 左房：左心耳の形，卵円孔
> 4. 左室：前尖，後尖，前交連，後交連，右冠尖，無冠尖，
> 5. 冠動脈：回旋枝，前下行枝，洞結節枝
> 6. 刺激伝導系：His 束，右脚，左脚

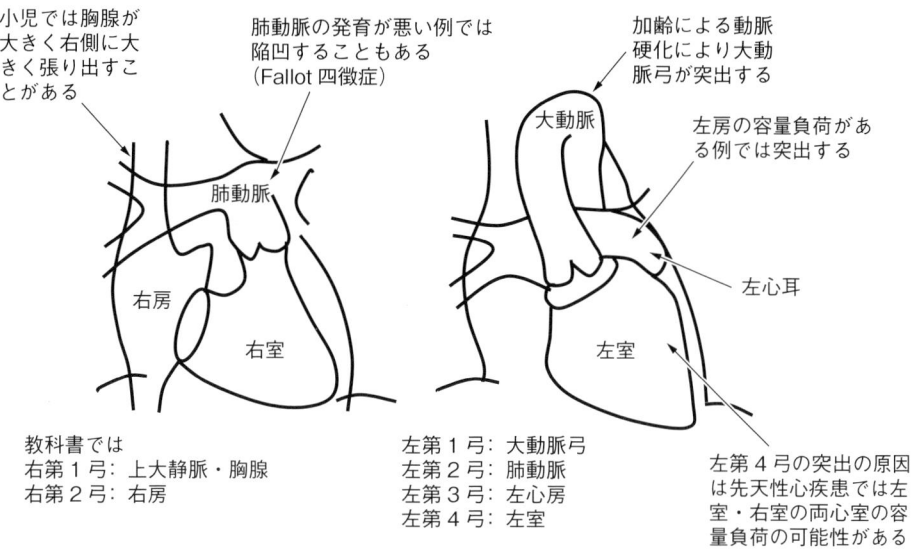

図 1-1 X写真と心臓の解剖との関係

3. 神経

a. 心臓そのものも神経支配を受けている

　交感神経（アドレナリン作動性）と迷走神経心臓枝（コリン作働性）により心臓そのものも支配されている．交感神経刺激は心拍数を増加させ，収縮力を増す．精神的興奮により心拍数が増すのは，交感神経刺激によるものである．逆に，迷走神経（脳幹から発する脳神経）刺激により心拍数は減少する．恐怖・痛み・激しい咳・眼球圧迫・排便時などによる迷走神経刺激（反射）により脈拍数が減少し，血管拡張も相まって失神に至ることもある．心臓移植の場合，心臓の摘出により神経支配が切断されているため，移植された心臓は神経支配も切断される（denervationされる）ことになる．

b. 反回神経と横隔神経は術後の患児のQOLに影響を与える

　反回神経は迷走神経が胸腔に入ってからの分枝であるが，左は大動脈弓に沿って下降し，動脈管（あるいは動脈管索）の下をくぐるように後方に反転して気管や食道に分布する．動脈管の結紮・離断に際して損傷や一時的な炎症を生じる可能性がある．右は大動脈弓・動脈管（の原基）が消退・消失しているため鎖骨下動脈の下を後方に「反回」する．右BTシャント時に損傷・炎症発生の可能性がある（図1-2）．

　横隔神経は第3〜5頸神経から始まり，鎖骨下動脈と静脈の間を下降し，胸腔内に入る．その後，心膜と薄い縦隔胸膜に挟まれて下降し，肺門の前方を通り，横隔膜および胸膜に分布する．呼吸運動を担っており，横隔神経の刺激により横隔膜が収縮して横隔膜が下がって胸腔の容積が増す（吸気相）．横隔神経が損傷された場合には横隔膜は収縮しなくなり，上昇した位置（弛緩した位

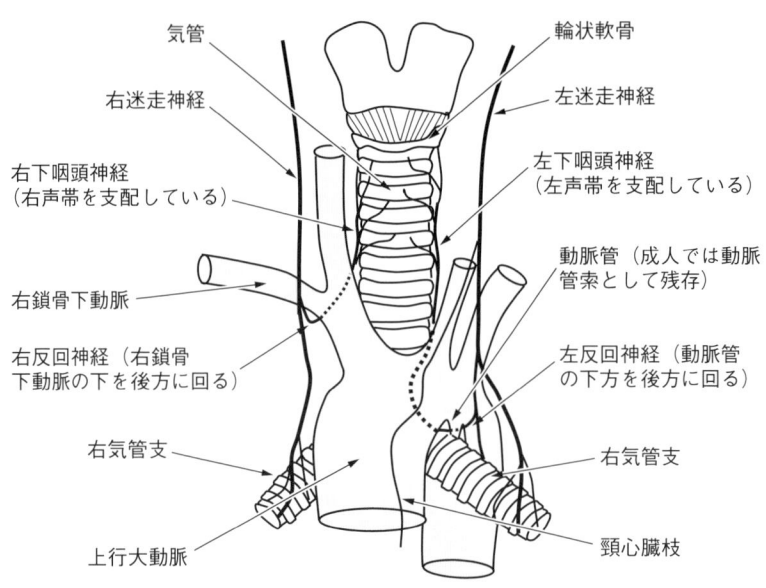

図 1-2 迷走神経・反回神経の走行と周辺臓器

置）で固定される．呼吸運動は肋間筋の運動により代償されるが，呼吸運動の能力は大幅に落ちる．心膜の癒着剝離，総肺静脈還流異常症の垂直静脈の剝離，開胸手術などのときに損傷する可能性がある．直接電気メスなどで損傷しなくとも，開胸操作だけによる炎症でも麻痺を起こすこともある．徐々に回復することもあるが，回復には長時間を要する（数週間以上）．

4．胸　腔

a. 日本語では胸腔と胸膜腔の区別がなされていない

　胸腔は英語では thoracic cavity といわれ，胸にある空間を指し，心臓や肺が入っている部分を指す．胸膜腔は英語では pleural cavity といい，区別されている．しかし，この胸膜腔のことを日本語では一部で胸腔とよんでしまっている．日本語で胸腔ドレナージというのは胸膜腔ドレナージ pleural drainage のことで，混乱を起こす原因となっている（図 1-3）．胸膜腔は胸壁の内部を被う壁側胸膜と肺を包む臓側胸膜によって囲まれた空間のことを指す．この空間にはわずかに漿液が存在しているだけで，肺を膨らませるために陰圧になっている．このため，外気と接触すると空気が入り，気胸となる．

5．肺動脈と肺静脈

a. 左右の肺動脈は対称ではない

　人間の外見はほとんど対称であるが，不思議なことに内部特に胸腔にはほとんど左右対称な部分はない．左肺動脈は主肺動脈から分岐してすぐ後方に向かうように分岐するが，右肺動脈は斜め後方に向かい大動脈・上大静脈の後方を通過する．したがって，CT の矢状面でみると，「λ」状になっているのがわかる．高さも左肺動脈の方が高く，CT でも右肺動脈よりも上に現れる．また，

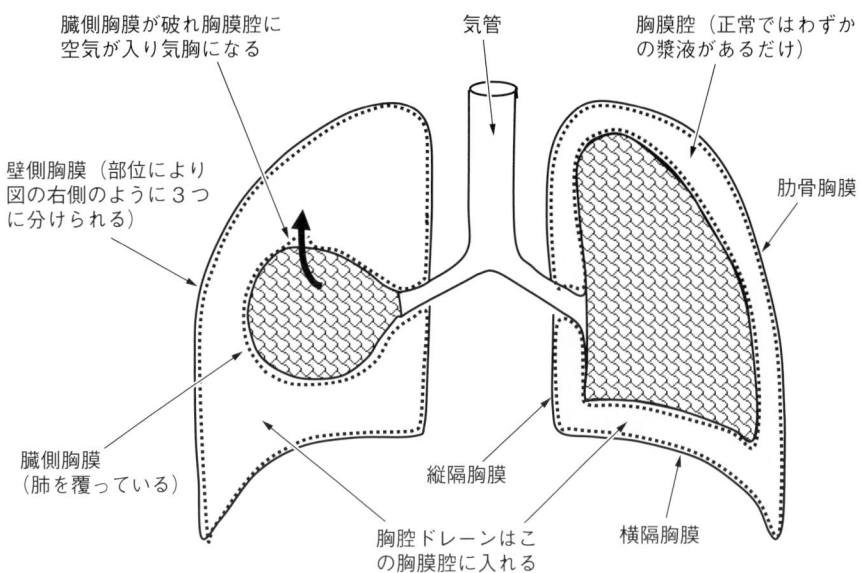

図 1-3　肺と胸膜腔との解剖学的関係

　左肺動脈は左上葉気管支が分岐する前に左主気管支の上を後方に向かって乗り越えるように走行する．右肺動脈は右主気管支の前を通り右上葉気管支が分岐してから後方に向かい，右上葉気管支をくぐるように走行する（図1-4）．

　肺静脈は通常上下・左右計4本あるが，右中葉からの静脈が独立して（3本目として）左房に入る例や左の上下の肺静脈が1本になって左房に入る例は正常の変異である．肺静脈が左房に還流する1～3cm手前の肺静脈の中膜には心筋細胞が含まれており，その収縮により左房血の肺への逆流を防いでいるといわれている．

6. 気管・気管支

a. 左主気管支は右に比べ細長く分岐角度も大きい

　心臓が正中よりも左側にあるため肺の容積も左側の方が小さい．そのため主気管支も細く，次の分岐までの距離も長くなっている．さらに心臓のために気管支は持ち上がった形となり，気管からの分岐の角度も強くなる．気管内挿管時に片肺挿管になった場合にも，分岐角度が緩く太い右気管支に入ることが多く，左に空気が入らないことが多いのはそのためである．また，異物も入りやすく嚥下性肺炎が右側に起こりやすい（図1-4）．

b. 気管支の分岐や肺動脈の走行は心房内臓錯位症候群の診断に役立つ

　心房内臓錯位症候群では脾臓の有無などがポイントになるが，CTなどにて臨床的に判断しやすいため，上記の気管支の分岐や肺動脈の走行が左右の同定に使われる．

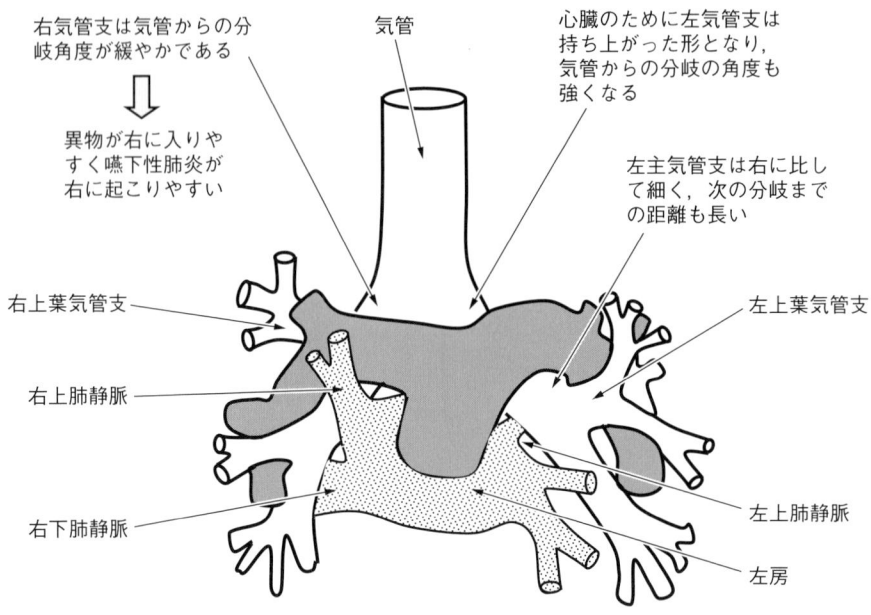

図 1-4 気管・肺動脈・肺静脈の位置関係

7. 奇静脈と半奇静脈
a. 奇静脈という言葉がわかりにくい静脈

　奇静脈は英語で azygos vein であるが azygo というのは「珍しい」,「奇生の」という意味があるらしい．胎生期の左の後主静脈，それに連なる上主静脈から形成された静脈で，左肋間静脈からの血液が還流する．このような静脈は右側にもある．生下時には右頭頸部への交通路は消失し，左右の交通路を通して主に奇静脈へ還流するため半奇静脈 hemiazygos vein とよばれる（hemi は半分という意味）（図 1-5A，B）．両側上大静脈合併例では半奇静脈は右側と同様に左上大静脈へと還流す

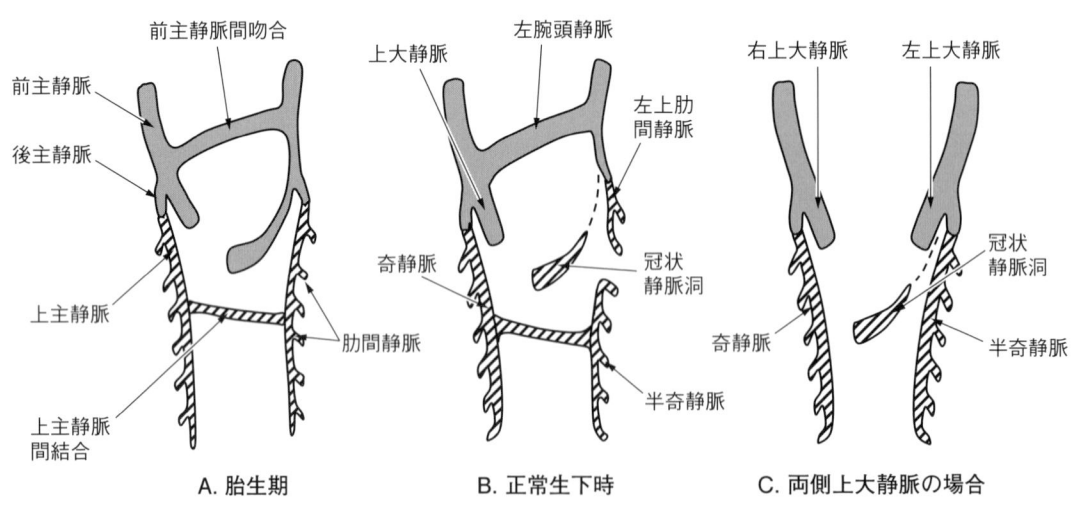

図 1-5 奇静脈・半奇静脈の発生

る（図1-5C）.

b. 奇静脈・半奇静脈は下半身への交通路となりうる

下大静脈が欠損している例（多脾症候群など）では奇静脈が下半身からの交通路となり奇静脈結合 azygos connection, 半奇静脈結合 hemiazygos connection とよばれる．両方向性 Glenn 手術では上半身の静脈圧が下半身より高くなり，奇静脈を逆に流れて下半身に還流する可能性があるため奇静脈は結紮する．結紮後も末梢側は存在し，下半身への短絡路の一部となり，肺血流量が減少してチアノーゼが強くなる原因となる可能性がある．

---

point
1. 頭頸部血管の分枝パターンと右側大動脈弓
2. 横隔神経：
　　走行（位置）と機能，横隔神経麻痺の起こりやすい手術
3. 反回神経：
　　走行（位置）と機能，反回神経麻痺の起こりやすい手術
4. 胸部Ｘ線上の心陰影の構成
　　各弓の構成要素と胸腺
5. 壁側胸膜と臓側胸膜：
　　胸膜腔の構造と胸腔穿刺，ドレーンの意味
6. 左右の肺動脈・気管支の走行の相違と診断的意味
7. 奇静脈と半奇静脈：走行と意味

B 簡単な循環生理学

1. 心臓の周期と圧波形

a. 収縮期には大動脈弁が開き，大動脈と左室が同じ腔となり，ほぼ等圧となる

弁が開き2つの腔が1つになれば，その2つの腔の圧は同じになる．血液が流れるためには左室内圧がやや高い必要があるが，大動脈圧と左室内圧はほぼ重なる．2つの曲線が交叉する点が，大動脈弁が開いたり閉じたりする時点である（図1-6）．拡張期には僧帽弁が開いて左心室と左心房が同じ腔となり，ほぼ等圧となる．血液が流れるためにはやはり左房内圧がやや高い必要があるが，左房と左室内圧はほぼ重なる．同様に，2つの曲線が交叉する点が，僧帽弁が開いたり閉じたりする時点である．

b. 同じ心臓では心房圧の高さは心室の前負荷と比例する

右心系では右房圧は右室の拡張期の圧（拡張末期圧を代表として）を反映しており，右心室にかかる前負荷を反映すると考えられる．右房圧は中心静脈圧の変化とほぼ同じであるため，中心静脈圧の変化は右室の前負荷（すなわち心臓への前負荷）を表し，輸液などにより循環血液量を増やすと中心静脈圧が上昇するのはこのためである．僧帽弁と大動脈弁が同時に閉鎖している時間には左室は同じ容積を保って収縮・拡張しており，等容収縮期・拡張期とよばれる．術後に左房圧モニターを行っていれば，動脈圧と左房圧から左室圧の変化が類推できる．

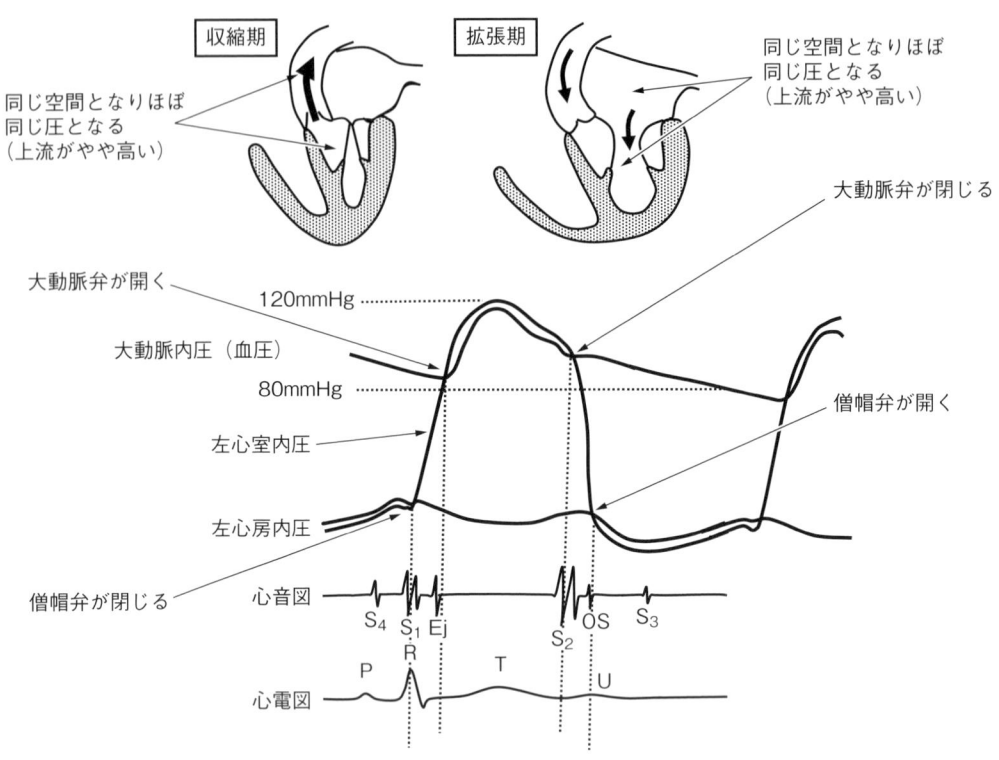

図 1-6 心周期と圧変動

2. 各部位の正常圧と酸素飽和度

a. 三尖弁の狭窄・逆流がなければ右房圧と中心静脈圧はほとんど等しい

右房圧には小さな一定の上向きの波があり，a 波：心房の収縮による波，v 波：心室の収縮による波，c 波：収縮筋の房室弁の膨隆による波，である（図 1-7）．中心静脈圧が正確に測定できていれば（カテーテルの閉塞などがなければ）これらの波が観察でき，逆に観察できていた波が消失すればカテーテルの閉塞を疑う．

b. 右室の収縮期圧は肺動脈収縮期圧と同じで正常では左室に比べてかなり低い

正常では 15〜32 mmHg であるが，先天性心疾患の場合は高い場合も多く，注意を要する．肺動脈の拡張期圧は右室の拡張期圧よりやや高いのみで，比較的低い．肺動脈の末梢にカテーテルを進め，先に進まない場所で圧が測定できたら，その圧を肺動脈楔入（せつにゅう）圧とよぶ．毛細血管を通して左房圧を反映しており，左房圧が測定できない症例で用いられる．ただし，肺血流の増加などにより細動脈などに病変がある例では反映しておらず，左房圧として採用できない．肺静脈の閉塞性病変（総肺静脈還流異常症の術後などで）がある場合では肺動脈楔入圧の上昇が認められるが，左房圧は正常である．左房圧は左室の拡張末期圧を反映しているため，右房圧よりやや高い．左室の機能低下が認められるようになると，拡張末期圧が上昇し，左房圧も上昇する．大動脈の拡張期圧は 60〜90 mmHg と高いが，大動脈弁の逆流があれば，拡張期に左室と腔を共有する（交通ができる）ことになり拡張期圧は下がる．動脈管開存症や Blalock-Taussig 手術の術後の拡

部位	中心静脈	右心房	右心室	肺動脈
正常圧 (mmHg)	平均圧 3〜7	a波: 2〜7 v波: 2〜7.5 平均: 1〜5	収縮期: 15〜32 拡張期: 1〜7	収縮期: 15〜32 拡張期: 4〜13 平均: 9〜19
波形	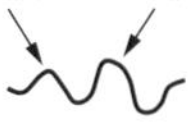 (参考) 頸静脈波 a波 v波 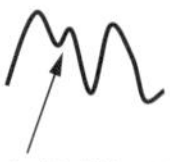 c波: 収縮期の房室弁の膨隆による波	a波: 心房の収縮による波 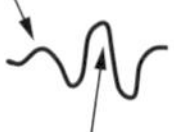 v波: 心房の充満による波, 房室弁逆流により高くなる.	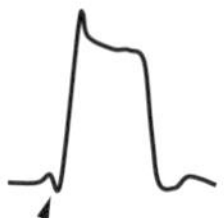 EDP (拡張末期圧): 心機能が低下すると上昇してくる.	肺血管抵抗などの計算・議論には平均圧を使う. 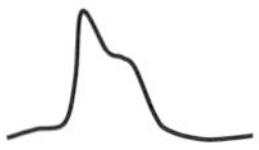
酸素飽和度	65〜75%			

図1-7 右心系の正常圧と波形

張期には肺動脈と腔を共有することになり拡張期圧は低下する.

c. **正常では左心系の酸素飽和度はすべてほとんど同じである**

　肺で酸素化された動脈血が還流する左房血と同じ酸素飽和度の血液が左心系に流れる. 肺では95%以上になるまで酸素化され, かなり肺が悪くならない限り, 95%以下になることは少ない (図1-8). 95%以下になった場合は右左短絡などによる酸素飽和度の低下 (desaturation) を考える必要がある. 一方, 上大静脈・下大静脈・冠静脈からの血液が混合した静脈血を混合静脈血とよび, この血液が右室・肺動脈に流れ, 左右短絡がない限り変化はない. 混合静脈血の酸素飽和度は75%前後で, この値 (Svo_2と略す) の低下は全身の酸素供給と酸素需要の差が小さくなっていることを示している. 酸素需要に変化がなく (安静時など), 動脈血酸素飽和度に変化がない場合は, Svo_2の低下は心拍出量の低下を意味している. このため, Svo_2をオキシメトリーカテーテルにて持続的にモニターし, 術後管理の指標に利用することもできる.

3. 心拍出量とその規定因子

a. **全身により多くの酸素やエネルギーを供給するためには心拍出量の増加が必要**

　ポンプとしての心臓に要求されているのは心拍出量の増加である. 心拍出量 cardiac output (CO) は1分間あたりに拍出される血液の量によって表現され, 単位は l/min である. 体の大きさを考慮し標準化するために, 体表面積で割った数値が心係数 cardiac index (CI) で, 単位は $l/min/m^2$ で表される. 心拍出量は1回拍出量 (stroke volume, ml あるいは l で表現) と心拍数 heart rate (HR) とを掛けた量であり, 心拍出量を増加させるためにはこのどちらかを増加させる必要がある (図1-9). さらに1回拍出量は2つの要素から決定され, 拡張末期容積 end-diastolic

部位	肺動脈楔入圧	左心房	左心室	大動脈
正常圧 (mmHg)	平均圧 4〜13	a波：4〜16 v波：6〜21 平均：2〜12	収縮期：100〜130 拡張期：5〜12	収縮期：100〜130 拡張期：60〜80 平均：70〜105
波形	バルーン付きカテを肺動脈の末端まで入れ，バルーンを膨らました時の先端孔の圧のこと ≒左房圧 a波　v波	a波：心房の収縮による波 v波：心房の充満による波，房室弁逆流により高くなる．	EDP（拡張末期圧）：心機能が低下すると上昇してくる．	dicrotic notch（重複隆起）：大動脈弁が急激に閉鎖するときの小さな振動
酸素飽和度	95%			

図 1-8　左心系の正常圧と波形

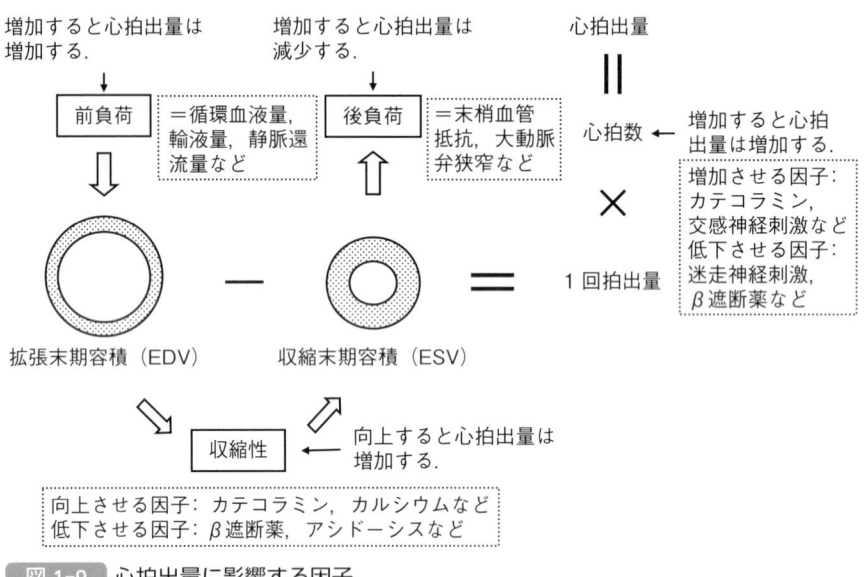

図 1-9　心拍出量に影響する因子

volume（EDV）から収縮末期容積 end-systolic volume（ESV）を引いた量である．同じ心臓ではESVが小さくなっても，EDVが小さければ必ずしも1回拍出量が増えるとは限らない．

b. 心拍出量を増やすために心拍数を増やす

心拍出量＝心拍数×1回拍出量であるため，心拍出量を増やす方法としては，心拍数を増加させるか，1回拍出量を増加させるかの2つの方法がある．心拍数を能動的に増やす方法としては，カ

テコラミン投与やペースメーカーによる方法がある．カテコラミンのほとんどは収縮力を強める作用とともに，心拍数を増やす作用があり，易興奮性を増し不整脈を誘発する作用もある．ペースメーカーによる心拍数の増加では，過剰に早くすると拡張期が短くなり心室への流入が減少し，拡張末期容積が下がる場合があるので注意が必要である．そのほか，心拍数に影響を与える外的因子としては，体温・循環血液量・全身の酸素需要などがあげられる．体温が上がると心拍数は上昇するが，逆に Fontan 型手術などでは心拍数を抑え，発作性上室性頻拍の発生を抑制するために低体温療法を行うことがある．循環血液量が減少すると，心拍出量が低下するため代償的に心拍数が増える．全身の酸素需要が増加した場合（運動時など）や精神的ストレスなどでも心拍数は増加する．心タンポナーデでは心室が十分に拡張できなくなって心拍出量が低下し，それを補うように心拍数が増加する．上室性頻拍，心房細動などの不整脈による心拍数増加は，極端に早いか，心房と心室の協同作用がうまくいかないため心拍出量は低下する．

c. 心拍出量を増やすために1回拍出量を増やす

　1回拍出量＝EDV−ESV であるので，1回拍出量を増加させるためには EDV を増やすか，ESV を減らすかのどちらかである．EDV を増やすためには循環血液量を増加させる（輸液・輸血などを行う）．ESV を減少させるためには，心室が収縮しはじめてからの負荷である後負荷を減少させる（血管抵抗を下げる薬剤を使用する）方法と心機能・収縮性を上げる（カテコラミンの投与を行う）方法がある．

4. 心臓の機能とその評価

a. 心臓の機能をイメージしやすいのは駆出分画 ejection fraction（EF）

　心臓の機能（心機能あるいは収縮性）の評価は未解決の問題が多くあり，不明な点が多い．最も単純で臨床的な評価法として，心室が一番大きくなった容積からどれくらいの割合の血液が拍出されたかを評価する駆出分画という方法がある．例えば，心室が一番大きくなった容積の20％しか拍出できない心室より，50％を拍出できる心室の方が心機能・収縮性がよいと評価する．EF＝(EDV−ESV)/EDV（％）で計算され，正常値は約60％である．現在最も手軽な計測方法である心エコー検査では平面（二次元）で測定されるため，心室の容積は断面積と心室の長さで掛けた仮定に基づく計算式から求められている．平面（心臓の短軸面）での心エコーの測定は計算式による値ではないため，比較的正確と考えられる．心臓の短軸の面積の変化としてとらえたのが心室面積変化率 fractional area change（FAC）であり，長さ（直径）の変化（一次元）としてとらえたのが内径短縮率 shortening fraction（SF）である．

b. 心臓は餌の量（前負荷）の程度により働きが異なる

　もう1つ心臓のやっかいな特徴を表現する方法として，Starling の心機能曲線の考え方がある．心室は通常では拡張末期容積が大きくなればなるほど外への仕事量（1回拍出量）は増えるが，その増え方は直線的でなく（図1-10），しかもある程度の大きさからはその伸びは鈍る（プラトーに達する）．同じ大きさの心室では拡張末期容積の少しの増加でより多くの1回拍出量が得られる方（曲線が上方にある方）が心機能・収縮性がよいと判断することになる．この拡張末期容積の大き

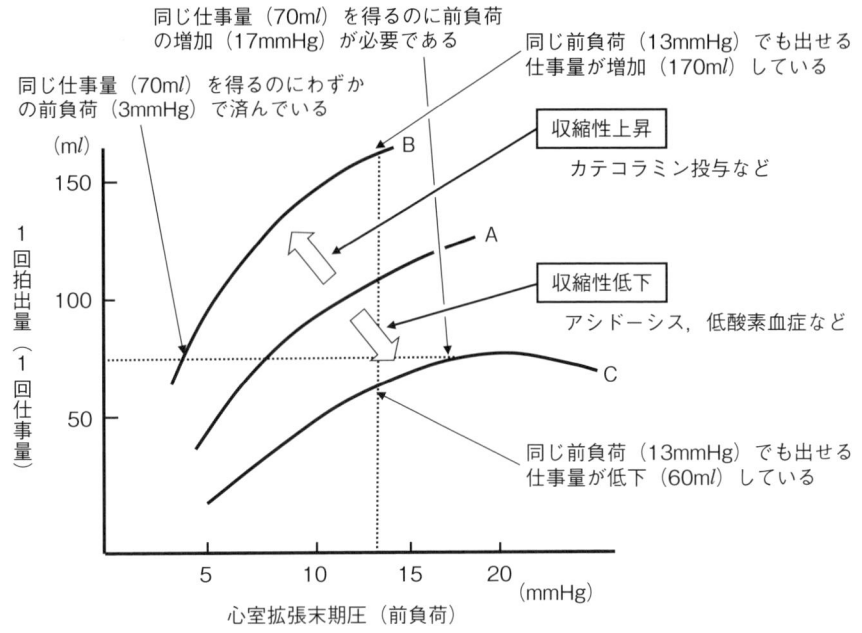

図 1-10 Frank-Starling の法則と心機能曲線の意味

さのことを収縮前の負荷という意味で，前負荷（preload）という．「前負荷をかけないと十分な心拍出量が得られない」といった言い方をする．収縮した後に心臓にかかる負荷（血管抵抗）という意味で，後負荷（afterload）という．

c. 圧負荷・容量負荷は過剰な負荷を意味することが多い

これとは似ているが少し異なる言葉として，圧負荷と容量負荷という言葉がある．心室の出口での狭窄や心室の外での狭窄・血管抵抗の上昇により心室内圧が上昇する負荷を圧負荷（pressure lord あるいは overlord）という．また，心室内短絡や弁逆流などにより心室の容積が増加するような負荷を容量負荷（volume lord あるいは overlord）という．

d. 拡張期の機能も最近注目されはじめている

拡張期のわかりにくい概念として，コンプライアンスという「心室の硬さ」に関する考え方がある．拡張期の心室の機能については近年注目をあび始めているが，いまだ簡単で優れた指標はない．同じ心室で，同じ容積でも拡張末期圧が上昇してくれば，その心室は硬くなった（コンプライアンスが下がったと表現する）といえるが，他の心室と比べてどれくらい硬いのかという普遍的な比較はなかなかできない．心臓は様々な厚さをもった心筋により被われている臓器であり，外側をかこむ心筋の強さや硬さを内側（心室の中）の圧や容積で比較・判断するところに困難があり，さらなる研究が必要である．しかしながら，収縮期の心機能の面では，同じ 1 回拍出量を出すのに高い拡張末期圧が必要になれば，心機能は悪くなったといえる．安静時（カテーテル検査時など）に同じ心室で同じ心拍出量を出すために，高い拡張末期圧が必要になれば，一般的には収縮期の心機能は悪くなったといえる．

5. 収縮能に影響を与える因子

a. 収縮能を増強させる薬剤はカテコラミンだけではない

収縮能を増強する（陽性変力作用，positive inotroic action）因子としてはカテコラミン・PDEIII阻害剤（ミルリーラなど）の投与があげられる．カテコラミンはβ受容体に働き，サイクリックAMPの合成を促進し，カルシウムを通して収縮力を増強する．PDEIII阻害剤はサイクリックAMPを分解するphosphodiesterase（PDE）の作用を阻害して，サイクリックAMPを増やし，収縮力を増強する．ジギタリス製剤の収縮力増強作用は疑問視されており，現在は心拍数の抑制作用などを利用して不整脈治療に使われることが多い．

b. 収縮能を低下させる因子は非常にたくさんある

収縮能を低下させる因子としては，低酸素血症・開心術後・心筋梗塞・心筋症・心筋炎・代謝性心筋疾患・薬剤（抗がん剤など）投与などがあげられる．開心術後の収縮能低下は大動脈遮断による心筋虚血の影響が最も多い．特に，長時間にわたる大動脈遮断ではCPK-MBなどの逸脱酵素の上昇もみられ，ミクロのレベルでは心筋壊死が生じていると考えられる．また，大動脈遮断を行わない心室細動下の手術でも，venting（心室内の血液をカニューレを入れて外に出す操作）が十分にできずに，心室が緊満した状態が長く続けば心筋に相当なダメージを与える．右心バイパス術後や心室中隔欠損孔閉鎖術後のように，術前に容量負荷があった心室では，術後に心室容積の急激な減少が生じるために収縮能が低下する．これは，心筋は容量負荷に弱く，もともと収縮能が低下していることが多いことに加え，術後は心室の大きさに比して前負荷がかかりにくいことによると思われる．

c. 低心拍出量症候群は拍出量低下による結果を含めた総称である

心拍出量の低下による組織・臓器の低灌流が持続する状態を総合して低心拍出量症候群 low cardiac output syndrome（LOSあるいはLCOS）とよぶ．腎臓では尿が出なくなり，高カリウム血症が発生，末梢組織ではアシドーシスとなりこれらの変化がさらに心臓の機能を低下させる悪循環に陥る．原因としては

- 遺残病変：狭窄，心内短絡，弁逆流など
- 心筋障害：大動脈遮断による虚血，体外循環の副作用，チアノーゼ心，術前の容量負荷
- 後負荷の増大：吸引・不穏・低酸素血症などによる末梢血管抵抗の増大，肺血管抵抗の増大
- 心タンポナーデ：術後出血による心臓圧迫．
- 不整脈：PSVT，PVC頻発

などがあげられる．

6. カテコラミンについて

a. カテコラミンは生体組織に広く分布する受容体を介して様々な作用をする

アドレナリン受容体にはα受容体とβ受容体があり，それぞれ2つと3つのサブタイプがある．ドパミン受容体にも2つのサブタイプがあり，血管に対するドパミンの作用はD_1受容体によるもので，ドパミンはさらに$β_1$受容体にも作用する．表1-3にそれぞれの分布部位と作用を示した．

表 1-3 カテコラミン受容体の種類と分布・作用

受容体	存在・分布	作用
α_1 受容体	末梢血管に存在する.	Ca 依存性に血管収縮作用を有する.
β_1 受容体	心臓に広く分布. 洞結節細胞・心房・心室筋細胞に多く存在する.	アデニレートシクラーゼ, cAMP を介して心筋細胞内の Ca 濃度を上昇させ, 収縮蛋白を活性化し, 心筋陽性変力作用, 陽性変時作用を有する.
β_2 受容体	末梢血管・気管支平滑筋細胞に存在する.	Ca 依存性に拡張作用をもつ. 心臓での生理的役割は小さい.
DA1 受容体	腎, 腸間膜, 冠動脈, 脳の末梢血管に存在する.	血管拡張性に作用する.

b. カテコラミンは薬の種類や量によって微妙に作用が異なる

　表 1-4 は各カテコラミンの作用とその強さを示している. 当院ではドパミン（イノバン®）を第 1 選択としているが, 5γ 以内の濃度では D₁ 受容体に作用して腎血流量が増加するが, 10γ 以上では β₁ や α 受容体に作用し末梢血管抵抗を上げるように働く. 濃度により作用が変化する薬剤である. このため, さらに強い収縮力を必要とするときはドブタミン（ドブトレックス®）やエピネフリン（ボスミン®）を使用している. ドブタミンの特徴は, 他のカテコラミンに比して収縮力を強めるに伴って現れる心拍数の増加が少なく, 不整脈誘発作用も比較的小さいという点である. エピネフリンは収縮作用を強める力は非常に強いが少し濃度を上げると末梢血管の収縮作用が強く出るようになり, 不整脈誘発作用も強い（表 1-4）. PDE III 阻害剤（ミルリーラ®）は末梢血管抵抗や肺血管抵抗を下げるが, 収縮力を強める作用はあまり強くないとされている.

表 1-4 カテコラミンの種類と作用

薬剤		受容体	投与量（μg/kg/min）	心拍出量	末梢血管抵抗	腎血流量	心拍数	動脈圧	不整脈誘発性
ドパミン	（低用量）	DA1, DA2	0.5〜2.0	↑	↓	↑↑	→	→↓	−
	（中用量）	β_1, β_2	2〜8	↑↑	→	→	↑	↑	−
	（高用量）	α	8〜	↑	↑↑	→	↑	↑↑	＋
ドブタミン		$\beta_1 > \beta_2$	2〜5	↑↑	↓	↑	→	→	高濃度で＋
ノルアドレナリン		$\alpha > \beta_1 > \beta_2$	0.01〜0.2	→	↑↑	↓↓	→	↑↑	＋＋
イソプロテレノール		β_1, β_2	0.01〜0.2	↑	↓	→	↑↑	↑	＋＋

> **point**
> 1. 各部位の正常圧と酸素飽和度
> 2. 拡張末期圧の意味
> 3. a波とv波，中心静脈圧の意味
> 4. Starlingの心機能曲線
> 5. 心拍出量の決定因子
> 6. 心収縮性とその指標：ejection fraction, FAC, SF
> 7. 心臓への負荷：前負荷と後負荷
> 8. 血圧と血管抵抗の関係
> 9. 肺高血圧，PHクリーゼ
> 10. NOの役割，肺血管抵抗を下げる薬
> 11. カテコラミンの種類と特徴

7. 心エコー検査で得られる計測値

a. 心エコー検査からのデータは実測できるものと計算されたものがある

　実測値としては左室断面積，左室径，左室の長さ，欠損孔の大きさ，肺動脈弁や僧帽弁の弁輪径などの一次元・二次元的計測値である．さらに，ドップラーエコーから流速が測定できる．弁輪径は絶対値ではなく大阪母子保健センターの岸本らやRollatらの正常値と比較して，何％と表現するとわかりやすい．この実測値から計算できる数値としては以下のようなものがある．

- **心室容積**：左室容積については断面積（心エコー装置にて実測できる）と長軸の長さから，回転楕円体（ラグビーボール型）と仮定して計算できる．仮定が多いため誤差を生じる可能性があるが，同一の心臓では十分比較できる．右室容積は左室とは異なり，形態が複雑で回転楕円体と仮定できないため，心エコーで計算できない．心房中隔欠損症については当院の青墳らにより右室造影所見との高い相関が示されている．

- **圧差の推定**：簡易ベルヌーイBernoulliの定理から，狭窄部をはさんでの圧差を推定できる．流速（m/sec）を二乗し4をかけた数値が圧差ということになるが，かなりの仮定の下に成り立っているため正確ではないが大体の圧差を推定できる．

- **右室圧の推定**：肺動脈狭窄があれば上記の圧差の推定から，右室圧は計算できる．三尖弁逆流を三尖弁を隔てての狭窄の血流と考えれば，その流速によって右室圧が推測できる．心室中隔の弯曲でもある程度右室圧は推測できる．左室と右室が等圧であれば心室中隔は直線となるが，右室圧が低くなればなるほど右室側に弯曲する．この弯曲の程度により右室圧が推定できるが，かなりおおざっぱである．

- **弁逆流量**：心室から拍出された血液量の何％が逆流したかを示す逆流分画regurgitant fractionが最も正確であるが現実には測定が困難である．心エコーではまったくのみた目で，軽度・中等度・高度と3段階ぐらいで表現する．MRIの造影では正確に測定できるが，手軽にできず，装置を備えた病院も少ない．

C 小児開心術の補助手段

1. 小児体外循環の特徴
a. 人工心肺による体外循環は血液と生体に様々な障害を起こす

人工心肺装置（図1-11）による開心術では，血液は異物と接触，生体は冷却や希釈など物理的な刺激を受ける．そのためさまざまな障害が引き起こされ（図1-12），その程度は時間に比例して強くなると考えられる．

生体への影響を列挙する．

- 血球成分の変化：赤血球の溶血（希釈や機械的損傷による），白血球の減少と増加（血液希釈により減少するが，徐々に増加する），血小板の減少〔体外循環開始直後より減少し，その後も減少し続け，術前の50％以下になる（図1-13）．回路や人工肺などの異物との接触による凝集や物理的損傷が原因〕など．
- 血液凝固系への影響：凝固・線溶の活性化，血小板の活性化，微小塞栓（血液希釈・低体温・異物との接触が原因として考えられる）など．
- 免疫系への影響：補体活性の上昇，サイトカインの過剰分泌（回路や人工肺の表面などを異物と認識する）．
- 組織間液の貯留：全身の浮腫や術後の肺機能障害を起こす（血液希釈と血管透過性亢進などによる）．

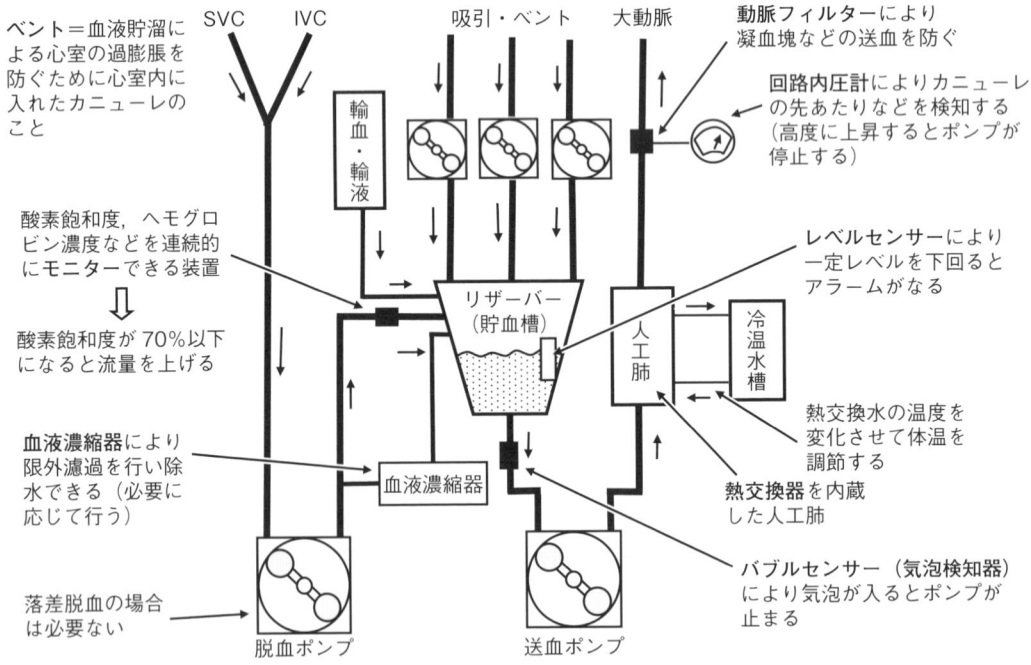

図 1-11 人工心肺回路（ポンプ脱血方式）の1例

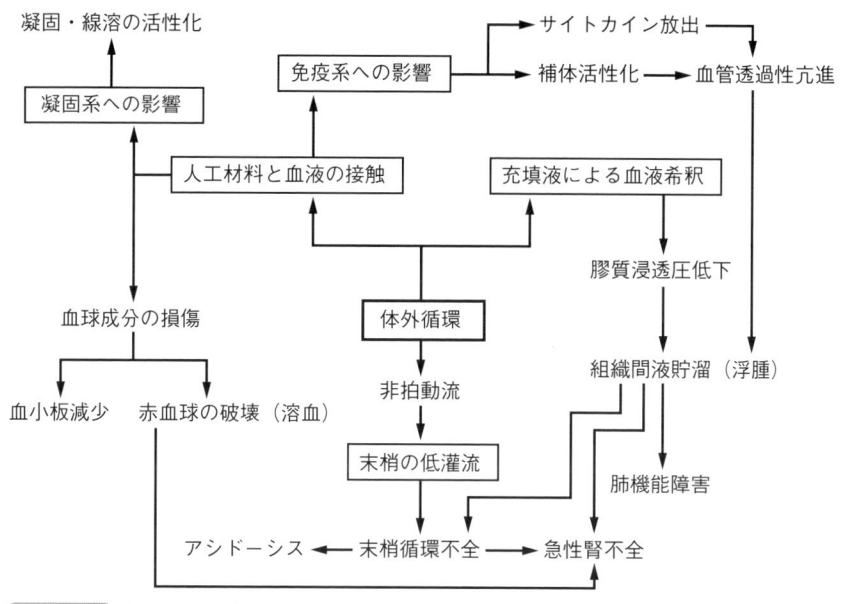

図 1-12 人工心肺の合併症

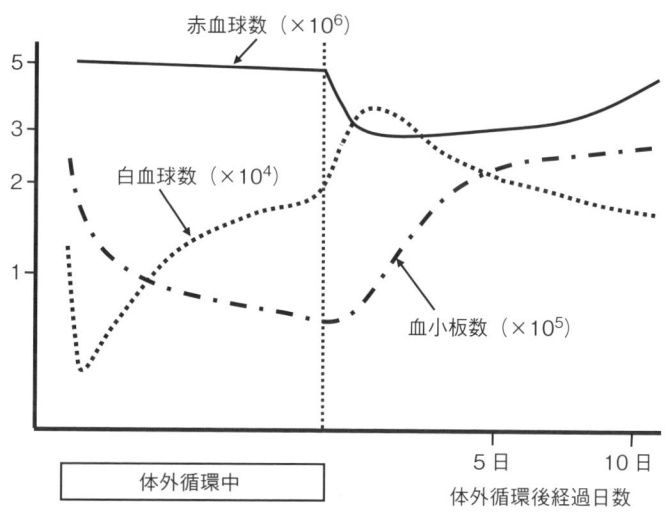

図 1-13 赤血球数，白血球数，血小板数の一般的変化

- 非拍動流の影響：ローラーポンプでの送血は，心拍出とは異なり十分な拍動流を得られず，末梢循環の不均等などを生ずる．
- 低体温の影響：低体温により組織の酸素需要を減少させ，臓器保護効果がある．しかしながら，末梢血管抵抗を増加させ，血液粘性の増大をもたらし，末梢循環不全を生じる．

b. 小児では体外循環の悪影響がより強く出る

　自己の循環血液量と比較すると人工心肺の充填量の比率が非常に大きくなり，挿入する送血・脱

血カニューレが細いことにより血液への障害が大きくなる点などが成人と異なる点である．さらに，新生児・乳児では循環調節能が未熟で，血管透過性亢進により容易に浮腫を生じる．以前は，3 kg の体重で人工心肺バランスが＋500 以上になることもあり，術後に肺機能障害などを生じることもしばしばみられた．人工肺や回路の改善や麻酔の工夫などにより著明な進歩を遂げたが，術後の血行動態の悪い例では人工心肺の影響が強く出ることもある．

2．特殊な補助手段

a．超低体温循環停止法

1）循環停止法は出血がないため手術が非常にしやすいが脳合併症が心配だ

体表面から氷などにより冷却する（単純冷却法）か，人工心肺を使って冷却する（体外循環併用法）か，いずれかの方法で体温を 15℃以下まで下げて循環を停止して手術を行う．体外循環併用法ではカニューレを抜去して手術を行い，再びカニューレを挿入して，人工心肺を使って加温する．単純冷却法では体表面から加温するため時間がかかる．

- 利点：心臓を止め，循環も止めるため非常によい視野で手術ができる．体外循環併用法でも体外循環時間が短くなり，体外循環の副作用が減少する．新生児・乳児での体外循環が安全でなかった心臓外科の黎明期の頃には人工心肺を使用するだけで死亡したため，循環停止法が考えられた．初期の段階では東北大・京都大・岩手医大などの研究がその発達に世界的に寄与した．その後，ニュージーランドの Barrat-Boyes（バレット・ボイエス），ボストン小児病院の Castaneda（カスタネーダ）らにより体外循環併用法を使った新生児・乳児の好成績が報告されるようになった．
- 問題点：15℃以下で 60 分などの限界時間が設定されているが，循環停止の間は脳も灌流されていないため，脳合併症が大きな合併症である．欧米では体外循環併用法の使用により新生児の手術成績が向上していったが，本邦の外科医は脳合併症の問題から循環停止を行わない方法にこだわって手術成績を上げてきた．近年，ボストン小児病院などから循環停止を行った例の遠隔成績が報告され，精神的発達・知能などの点での悪影響が示され，欧米でも循環停止を避ける施設も増加してきた．

b．分離体外循環法

1）大動脈弓に手術操作を行う例では分離体外循環を行わざるを得ない（図 17-9，250 頁参照）

通常の上行大動脈への送血では，大動脈弓を鉗子で遮断すると下半身への血流が途絶える．このため，下半身の灌流を上行大動脈からの送血とは別に行う必要がある．上半身へは通常の上行大動脈送血ができない場合（Norwood 型手術のように上行大動脈まで操作が及ぶ場合など）では，主に脳への灌流を目的として腕頭動脈に人工血管を縫着して人工血管から送血を行うことが多くなった．下半身への送血は，従来は上行大動脈の切断端などからカニューレを挿入して送血を行っていたが，福岡こども病院から発表された正中からカニューレを挿入する方法が多くの施設で使用されている．心臓を頭側によけて横隔膜直上の心膜を切開し，左胸腔に入り送血カニューレを挿入する非常によい方法である．30 分以内の短時間であれば下半身のみ循環停止で行う方法もあるが，新

生児の Norwood 型など重症例が多く，下半身も灌流した方が腎機能の維持などの点で優れている．
- 問題点：操作が複雑で，技術的にも難しい．慣れるしかない．

3. 心筋保護

a. 心臓外科の創生期は単純遮断（無酸素による心停止 anoxic arrest）であった

「術中心筋保護」の議論が盛んになるまでは，上行大動脈を単純に遮断し，心内操作を行っていた．時間を経るに従って心臓は硬くなり，手術は非常にやりにくかった．単純遮断してもすぐに心臓は停止せず，酸素やエネルギーが枯渇してから心臓が止まる．シャーベット状の食塩水にて心臓を冷却しても，生命維持には酸素やエネルギーが必要で，遮断解除して再び拍動が得られても，収縮力が著しく低下していることもしばしばであった．遮断解除後心臓が硬くなり，収縮力が低下した心臓は"stone heart（石の心臓）"とよばれた．これらの経験から心筋保護の概念が叫ばれるようになり，うまく心臓を停止させ，停止中の心筋を保護することを cardioplegia（直訳すると心臓麻痺ということになるが，適当な日本語訳はない）とよばれる．灌流する液は心筋保護液 cardioplegic solution とよばれる．

b. 大動脈遮断中の心筋を守るため「心筋保護液」は登場した

心筋の保護の本質は今もってはっきりしていないが，1 つはできるだけ早く心停止が得られる方がエネルギーの消費が少ないことは確かである．以前は心停止のみを誘導する心停止液（多くは Young 液とよばれる高カリウムの液であった）と心筋保護液を区別していたこともあるが，現在では心筋保護液で心停止を得る施設が多くなった．カリウムの灌流により心臓が柔らかくなり手術がやりやすくなる．

c. 「心筋保護液」の中身はいろいろである

現在多くの施設で 30〜40 分毎に心筋保護液を灌流しているが，含まれている物はいろいろである．まず，心停止中に酸素を供給するために赤血球を混ぜる方法を blood cardioplegia とよび，入れない方法を crystalloid cardioplegia とよぶ．低温の心臓に酸素を供給しても使われない，赤血球の slugging が起こり悪影響を及ぼす，などの反対意見もあり施設により方法が異なる．その他，市販の液もあるが，カルシウム拮抗薬や血管拡張薬を混入する施設もある．筆者がボストン小児病院留学時に行った新生児ヒツジの実験では，アデノシン（血管拡張薬）の心筋保護液への混入は心筋の回復を強める作用が認められていた．いずれにしても，すべての外科医がよいと思う保護液がないということは，保護液の種類による大きな差は認められないといえる．

d. 血液の灌流が再開され，すべてが元に戻り，めでたしめでたしではない

再灌流直後に発生する細胞の障害を再灌流障害とよぶが，細胞浮腫の進行，出血，エネルギー代謝異常，活性酸素の増加による障害，細胞内カルシウム濃度の異常増加などが報告されている．手術での人工的虚血では再灌流障害を最小限にとどめる必要がある．筆者が行った動物実験では低い灌流圧で灌流を再開した方が心機能の回復は良好であった．臨床でも，遮断解除時は一時的に流量を下げることなどにより，灌流圧を下げるよう操作している．

e. 虚血に特に弱い心筋があるのか

　もちろん心不全が進行し，心機能の低下した心臓では大動脈遮断により機能を回復できないことも多い．心機能低下が認められない例でも幼若心筋やチアノーゼにさらされた心臓では虚血に弱いといわれている．これらの事実を科学的に証明するのは困難であるが，筆者は20年以上も前であるが肺動脈-左心耳短絡を作成したチアノーゼモデルで実験を行い，チアノーゼにさらされた心筋はチアノーゼにさらされていない心筋より虚血後の心機能の回復が悪いことを報告した．実験的事実を示しただけで，虚血に弱い理由についてはあまりわかっていない．

4. 心室細動下の手術

a. 心筋に血液が灌流されたままの心室細動下の手術でもいいことばかりではない

　心筋に血液を灌流し拍動したまま心臓を空っぽにして手術を行うのが，心臓にとっては一番いいが，手術は非常にやりにくい．このため心室細動を誘発し，心筋の灌流を行いながら細動下で手術を行う方法がある．心室内の操作を伴わないFontan型手術などで可能である．虚血の状態ではないが，弛緩状態ではなく，冠血管抵抗は上昇し，冠灌流量は減少している．特に長時間にわたると出血などが起こり，心筋虚血と同様に逸脱酵素の上昇も認められる．

5. 補助循環法

a. 小児では成人に比べ補助循環法の選択肢は少ない

　成人で最もポピュラーなIABP（図1-14）が小児では使えないことが多い．小児用のバルーンも市販されているが，大動脈が柔らかく大動脈内でバルーンを脹らませても大動脈もふくらみ，血液の移動がなく効果が少ないことが多い．有効であったという報告も発表され，10 kg以上では試みる価値がある．

　成人の緊急心肺補助に使われているPCPS（percutaneous cardiopulmonary support，経皮的心肺補助）はポンプ（遠心ポンプ）と膜型人工肺とから構成され，基本的には手術で使用される人工心肺装置と同じである．閉鎖回路である（血液が直接外気に触れることがない）点が大きく異なり，空気混入の心配がない．さらに市販された一体型となった装置は素早く準備が可能である．しかしながら，成人に近い体重がなければ経皮的にはカニューレは挿入できず，血管を露出して行わざるをえない．その場合でも15～20 kg以下の体重であれば股動・静脈から挿入可能であるが，それ以下だと頸部の動脈・静脈を露出する必要がある．挿入された血管より末梢の循環が阻害される可能性があり，長期間はできない．

　ECMO（extracorporeal membrane oxygeration）は新生児の横隔膜ヘルニアなどの重症呼吸障害に対して行うことが多く，ダブルルーメンのカテーテルを使用して同じカテーテルから脱血し送血も行う（静脈-静脈方式）．しかしながら，この方法では循環補助はできず，経動脈から送血する必要がある（静脈-動脈方式）．この回路・装置は体重が大きい例では使用できず，多くの施設では遠心ポンプ・ローラーポンプと膜型人工肺とを使用し，閉鎖回路とした装置を工夫し補助循環装置として使用している．術後の場合はすぐにカニュレーション可能であるため，胸骨を開け右房脱血・

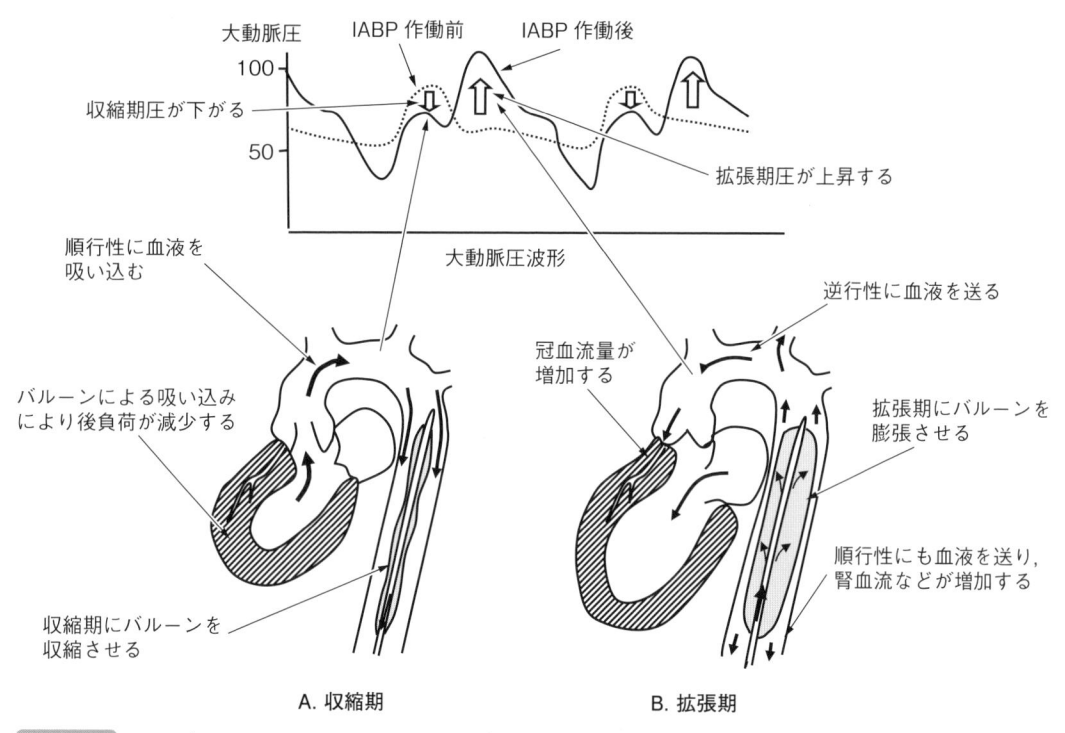

図 1-14 IABP（intraaortic balloon pumping）の原理

上行大動脈送血で行う．

D 小児循環器病に特徴的な病態

1. 肺の閉塞性血管病変

a. 肺血流量が多い状態が長く続くと肺血管は硬く，細くなる

　肺血流量が多いと血管内壁に壁応力が増すことが原因とされているが，機序は不明な点も多い．高肺血流の状態が続くと，血管の内膜・中膜が肥厚し，内腔が徐々に狭くなっていく病変を肺の閉塞性血管病変 pulmonary vascular obstructive disease（PVO）という．ある程度の年齢になると不可逆となり，手術を行って肺血流量を正常に戻しても血管内腔は広がらず，逆にどんどん狭くなり，死亡に至る．完全大血管転位症や Down 症ではその進行は速いといわれ，早期に手術が必要である．不可逆かどうかはカテーテル検査を行い，肺血管抵抗を測定し，さらに酸素負荷などにより抵抗値が下がるかどうかにより判断する．

b. 肺高血圧は必ずしも高肺血流とは限らない

　肺高血圧は肺動脈の圧が高いことを意味し，肺血流量が多いことも，肺血管抵抗が高いことも示していない．血管抵抗＝圧/血流量であるので，同じ肺動脈圧でも肺血流量が低いと血管抵抗が高くなり危険ということになる．

2. 肺静脈閉塞
a. 肺静脈閉塞は原因不明であることが多く，やっかいな合併症で致死率が高い

肺血管の閉塞性病変と同様にPVO (pulmonary venous obstruction) というが，上記の病変と異なり，左房との合流部から徐々に末梢に進行することが多い．総肺静脈還流異常症の術前（新生児期）や術後に発生することが多いが，術後に発生した場合は予後が悪い．静脈の流入口の閉塞のため血液がうっ滞し，肺高血圧症となる．

3. 喉頭および気管・気管支狭窄
a. 呼吸不全を呈する患児は気道系の狭窄も必ずチェックする

呼吸不全のため手術した後，気管内チューブをなかなか抜管できない原因が気道系の狭窄にあることはときに経験することである．術前検査に余裕がある場合は，CTや気管支鏡などにより気道系の検査を行う．喉頭（図1-15）の病変では生理的にも狭い部位である声門下狭窄が多く，先天性である輪状軟骨の形成異常（主として過形成）による場合と，気管内チューブによる刺激・損傷・肉芽による後天性の場合がある．手術による治療法もあるが，低年齢児では成績はあまりよくなく，気管切開を行って適切な手術時期を待つことが多い．

気管狭窄（図1-16）は気管軟骨の先天的形成異常のため起こることが多い．正常の気管には軟骨部と膜様部が存在するが，狭窄をきたす気管には膜様部がなく全周を軟骨がリング状に取り囲んでいる．後天性に狭窄ができる原因には心臓外科の分野ではほとんど気管内チューブによる損傷や肉芽形成である．CTや硬性気管支鏡などで診断がつき，外科的治療法も存在する．狭窄部が短い場合は切除・端々吻合が可能であるが，広範囲の場合は縦切開・自家グラフト（肋軟骨・骨膜など）による拡大が行われる．

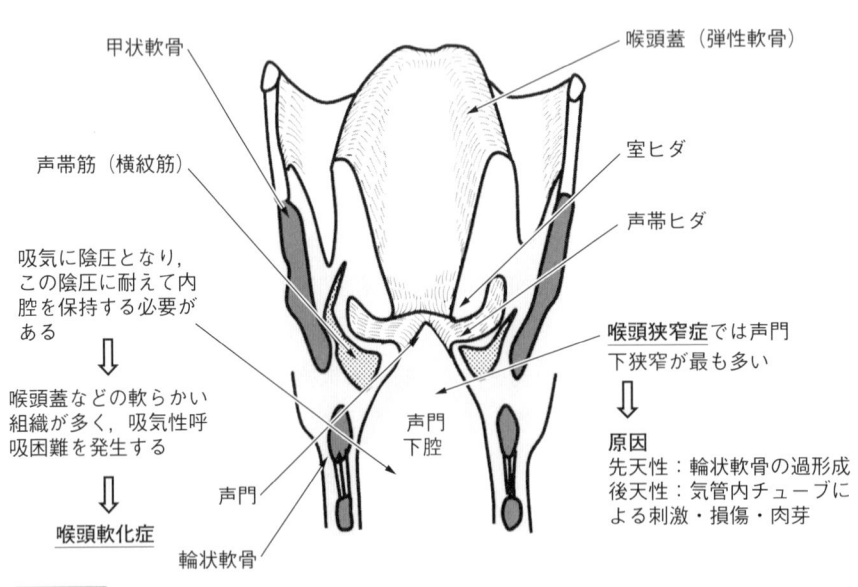

図1-15 喉頭の前額断面図と狭窄症・軟化症

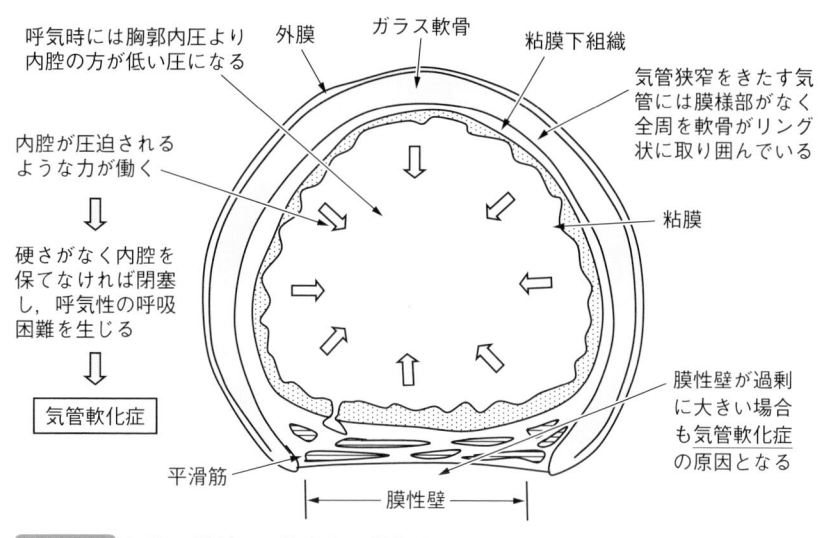

図 1-16 気管の横断面と狭窄症・軟化症

4. 喉頭・気管軟化症
a. 気道はある程度硬くできており，脆弱で軟らかいため起こる閉塞状態を軟化症とよぶ

　気道の入り口である喉頭では吸気に陰圧となり，この陰圧に耐えて内腔を保持する必要がある．特に声門裂付近には喉頭蓋などの軟らかい組織が多く，吸気性呼吸困難を発生する．喉頭ファイバースコープにて喉頭の扁平化などで診断ができるが，6カ月から1歳で自然に寛解することが多い．

　気管・気管支の場合は，喉頭とは逆に吸気時には胸郭内が陰圧になるため，気管・気管支の内腔が広がるように力がかかる．呼気時には反対に内腔が圧迫されるような力が働き，硬さがなく内腔を保てなければ閉塞し，呼気性の呼吸困難を生じる．気管・気管支鏡検査にて診断されるが，自発呼吸か人工呼吸か，努力呼吸の有無などにより程度が異なり，定量化は困難である．成長による内腔の拡大・壁の脆弱性の改善により自然に改善することが多い．

5. 乳び胸（乳糜胸水）
a. 胸腔はリンパ管が豊富で，術後にリンパ液が胸膜腔に貯まることがある

　開胸手術を行えばどこかのリンパ管の損傷は必発で，一定の頻度で乳び胸は起こる．物理的な損傷がなくても（開胸操作をしなくても），Fontan型手術や両方向性Glenn手術などの上半身の静脈圧が上昇するような手術の後にも貯留する．また，通常の開心術を行った例でも発生することがあり，物理的損傷がない例では原因不明である．術後通常の胸水の性状（透明）であった例でもミルク（脂肪）の摂取により，突然胸水が濁り白色を呈するようになることがある．胸水の生化学的検査を行うと血清の中性脂肪やコレステロールの濃度が高いことで診断される．ミルクをMTCミルクに変えたり，低脂肪食に変えたりして自然に減少するのを待つほかなく特異的な治療法はない．中鎖脂肪酸からなるトリグリセリド（middle chain triglyceride, MCT）は消化吸収されやすく，吸

収後リンパ系に入らず門脈内に直接入り，リンパ管内圧を上昇させないといわれている．2週間以上減少しない難治性の例ではサンドスタチンを投与した経験もあるが，有効な例もあるがあまり確かな手応えはなかった．

6. 蛋白漏出性胃腸症
a. 突然発症し，難治性で確かな治療法がないやっかいな合併症である

　　Fontan 型手術の術後に5％前後に発生し，慢性心不全の末期にもときにみられる．消化管粘膜から血漿蛋白（特にアルブミン）が異常に漏出し，低蛋白血症，末梢の浮腫，慢性下痢，腹水・胸水・心嚢水の貯溜などを起こす．原因は不明で，高い静脈圧と関連があると思われるが，静脈圧があまり高くない例でも発生しており，明らかな相関は認められていない．診断は便中のα1-アンチトリプシンの定量や腸管クリアランスなどが測定されるが，Fontan 型手術後では臨床症状と血中アルブミン濃度の低下で診断ができる．治療としては，高蛋白低脂肪食や MTC ミルク・オイル投与などの食事療法，アルブミンの静脈内投与，ステロイドの投与などがある．ヘパリンの投与が有効であったとの報告もあるが，原因が不明であるため決定的な治療法はなく，予後不良（5年生存率が50％）である．

2 動脈管開存症

A 概要

　胎児循環のなかでは動脈管は重要な役割を果たしている．胎児は肺血管抵抗が高く，右室から出る血液は5～10％だけが肺に流れるのみで，ほとんどの血液は動脈管を通して大動脈に流れる．したがって肺静脈から左房に還流する血液も少なく，左室に流入する血液も減り（右房から卵円孔を通して流入する血液は左室に入るが），左室からの拍出は多くない．右室が心拍出量の約2/3を担っているといわれる．胎児・新生児の動脈管は中層に平滑筋を豊富にもつ血管で，出生後収縮・閉鎖した動脈管の平滑筋は変性して線維化する．出生後動脈管は動脈血酸素飽和度の上昇とプロスタグランディンの産生低下のため閉鎖するといわれ，動脈管開存を保つためにPGE$_1$を使用するのはこのためで，逆に閉鎖を促進するためにはプロスタグランディン産生抑制薬であるインドメサシンなどが使われる．

　成熟児の動脈管は生後1～2日で収縮して閉鎖するが，この閉鎖が正常に行われなかった場合が動脈管開存症（PDA）である．PDA単独例は成熟児の2000人に1人の発生頻度といわれ，先天性心疾患の5～10％を占める．

B 形態

1. 発生

　図2-1Aのように胎生期には腹側と背側に左右2本の大動脈（計4本）があり腹側と背側の大動脈は6対の弓状の動脈でつながっている．この動脈を鰓弓動脈といい，第6鰓弓動脈の基部が左右の肺動脈の基部となる．右第6鰓弓動脈の末梢部は消失するが，左第6鰓弓動脈の末梢部が動脈管となる（図2-1B）．動脈管が閉鎖した後は索状物として残り，動脈管靱帯あるいは動脈管索とよばれる（図2-1C）．ちなみに右の背側大動脈は第7区間動脈の起始部と左背側大動脈の連結部で消失する．この部が残れば重複大動脈弓となる．

A. 原始的大動脈弓

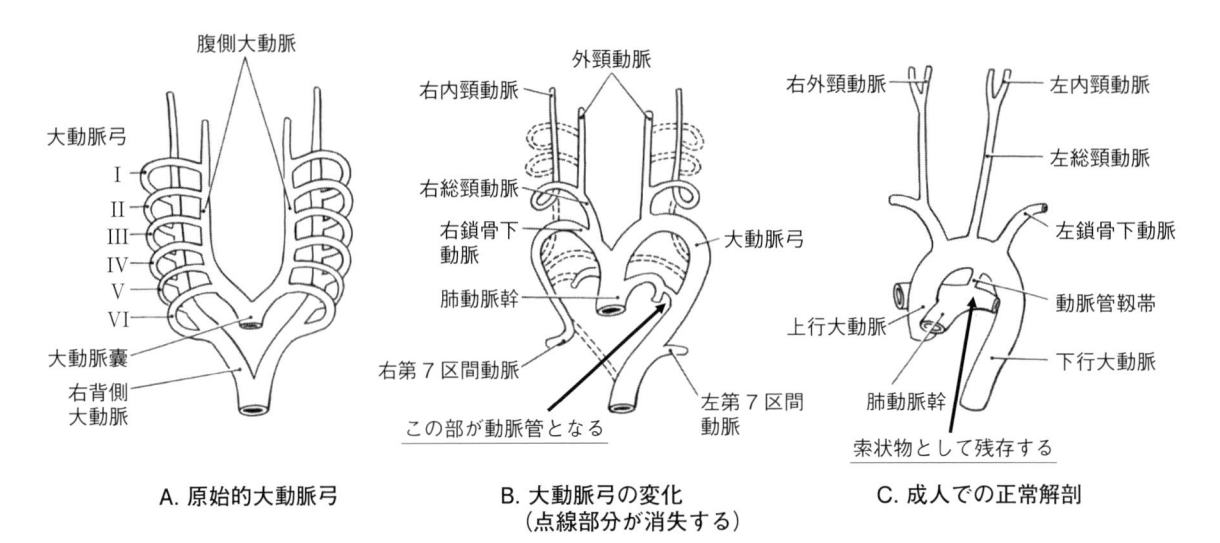

B. 大動脈弓の変化
（点線部分が消失する）

C. 成人での正常解剖

図 2-1　動脈管の発生

2. 解 剖

a. 周辺の解剖

1) 横隔神経

横隔神経は第3〜5頸神経から始まり，鎖骨下動脈と静脈の間を下降し，胸腔内に入る．その後，心膜と薄い縦隔胸膜に挟まれて下降し，肺門の前方を通り，横隔膜および胸膜に分布する（図2-2は左第3肋間開胸の視野からみた図）．動脈管よりは腹側を走行しやや離れているため直接損傷することは少ないが，電気メスでの接触などに注意を要する．

2) 迷走神経と反回神経

反回神経は迷走神経が胸腔に入ってからの分枝であるが，左は大動脈弓に沿って下降し，動脈管（あるいは動脈管索）の下をくぐるように後方に反転して気管や食道に分布する．動脈管の結紮・離断に際して損傷や一時的な炎症を生じる可能性がある．迷走神経ははっきり確認できるが，反回神経は非常に細い場合があり注意して剝離する必要がある．

b. 形態分類

定まった分類法はないが，便宜的には以下のように分けることができる．

①肺動脈側が狭くなっている型（図2-3A）：通常はこの型が多い．
②大動脈側が狭くなっている型（図2-3B）：肺動脈側は幅広く，いわゆる「首が短い」ような形となる（「window type」とよんでいる人もいる）．
③管状で狭小部がない型（図2-3C）
④肺動脈・大動脈側ともに狭くなっている型（図2-3D）
⑤長く伸び弯曲している型（図2-3E）：PGE₁を長期投与するとこの型になることが多い．

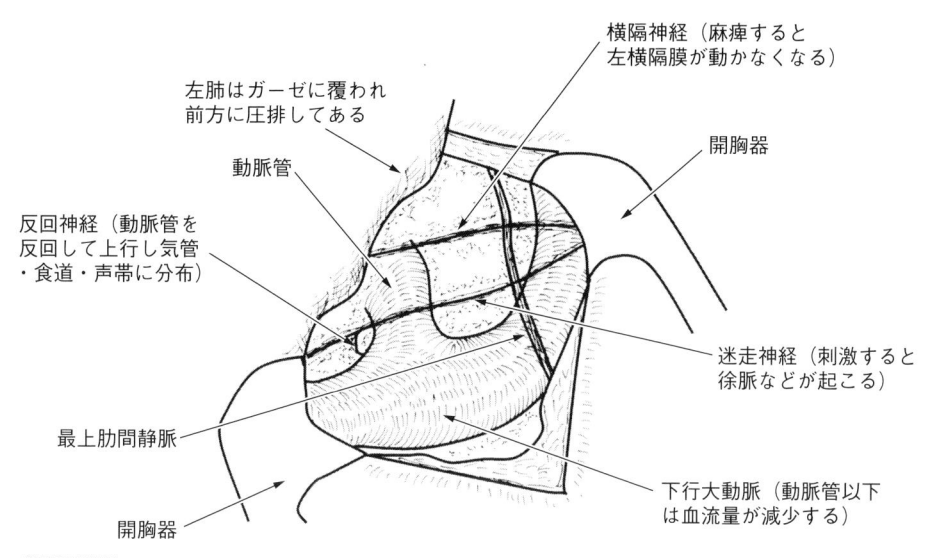

図2-2　動脈管周辺の解剖（左開胸による手術野からみた図）

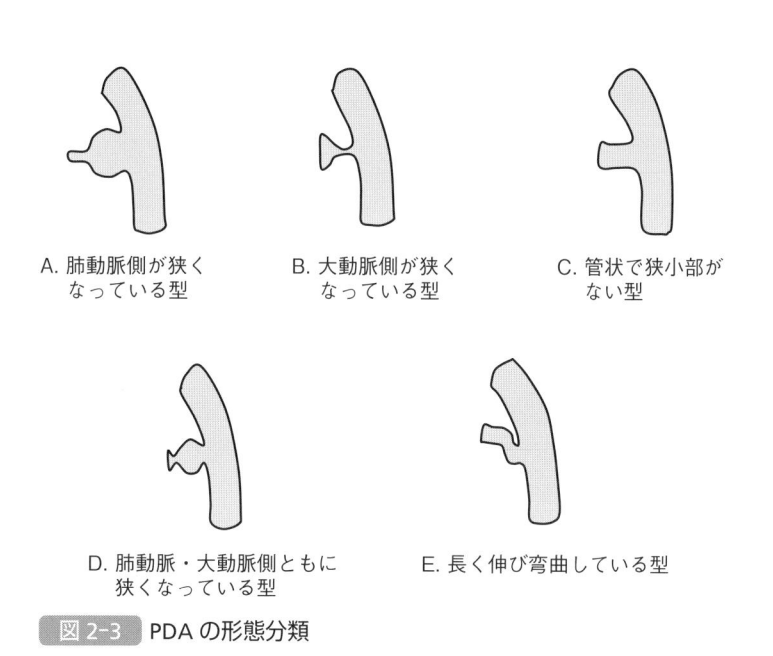

A. 肺動脈側が狭くなっている型
B. 大動脈側が狭くなっている型
C. 管状で狭小部がない型
D. 肺動脈・大動脈側ともに狭くなっている型
E. 長く伸び弯曲している型

図2-3　PDAの形態分類

C 血行動態

　体循環からの還流血は右房・右室・肺動脈と流れ，肺動脈では動脈管から動脈血が流れ込んで，肺血流量は増加する．血流量の多い場合は肺動脈圧も上昇し，肺高血圧症となる．肺動脈圧の上昇は右室にも反映し，右室圧も上昇し圧負荷となる．肺に流れた静脈血と動脈血の混合血は肺静脈に戻るが，肺血流量の増加により左房も血流量が増え，左室・上行大動脈の流量も増える．左房・左

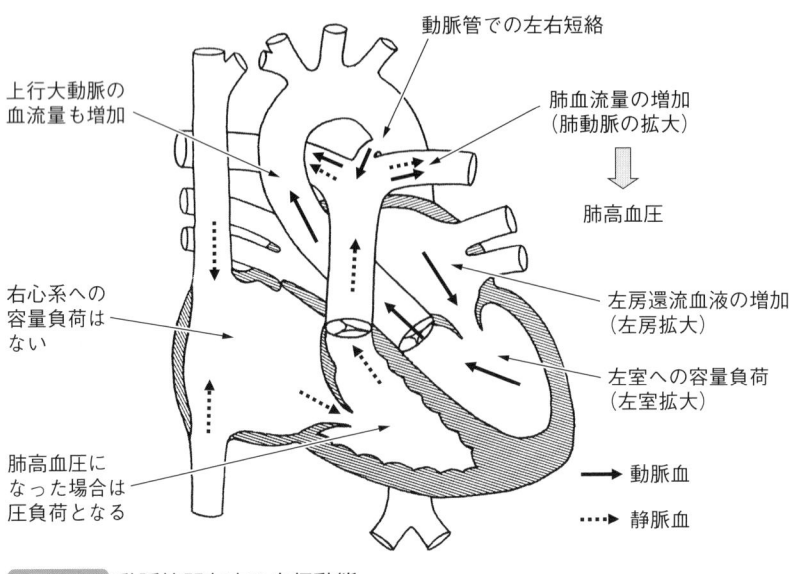

図 2-4 動脈管開存症の血行動態

室には容量負荷となる（図2-4）．

1. 左右短絡

　大動脈と肺動脈の圧差のため左右短絡となる．収縮期のみならず拡張期もかなりの圧差があるため拡張期にも流れる．本症の心雑音が連続性となるのはこのためである（VSDでは拡張期は左室と右室の圧差はあまりないため血液は流れず，収縮期のみの雑音となる）．拡張期の大動脈から肺動脈の血流のため大動脈の拡張期圧は下がり，大動脈の脈圧は大きくなり，いわゆるbounding pulseとなる．拡張期の左右短絡血は下行大動脈からも流れ，下行大動脈の血流は収縮期とは逆になる（拡張期に逆流がみられる）．肺血管抵抗が高くなると肺動脈の拡張期圧も上昇し，拡張期の左右短絡は小さくなり，拡張期雑音も小さくなる．

2. 肺高血圧

　動脈管が太ければ短絡量は多くなり，高肺血流となり肺動脈圧は上昇する．長期に放置した場合は肺血管の閉塞性病変が生じる．Eisenmenger化（右左短絡）の可能性もあるが現在ではまれである．

3. 容量負荷

　大動脈から肺動脈に流れた左右短絡の血液は左房・左室に流れ，それぞれの容量負荷となる．左房・左室の拡大がみられ，上行大動脈まで拡張する．左室の拡大により僧帽弁輪の拡大が起こり，僧帽弁逆流が出現する例もある．早期に手術を行えばほとんどが消失する．

D 症状と徴候

1. 心不全

a. 未熟児

未熟児の動脈管の合併頻度は体重が小さいほど高く，1750 g 以下で 45％，1200 g 以下で 80％ともいわれている．生後 3 カ月前後で閉塞するが，薬剤による閉塞治療にても動脈管が太く，心不全治療が困難で体重増加も認められない例が手術の対象となる．

b. 成熟児

中等度の太さ以上の動脈管をもった例以外は無症状で新生児・乳児期を経過する．太い動脈管をもつ例では乳児期に心拡大が認められることもあり，カテーテル治療を含めた手術の適応となる．

c. 成　人

心不全を合併する成人例では心房粗動・心房細動を合併することが多い．

2. 肺高血圧

短絡量の多い例で長期間放置した場合に肺血管の閉塞性病変が進行することがあるが，現在では早期に治療が行われ，実際臨床上ではあまり経験しない．

3. 感染性心内膜炎・動脈内膜炎

短絡量が少なくとも放置した場合に感染性心内膜炎の可能性があるため治療の対象となることがある．本邦では，医療レベルの向上などにより発生頻度は著明に低下している．発症した場合の疣贅は肺動脈側に発生することが多く，肺塞栓症が起こりやすい．

4. 動脈管瘤

動脈管瘤の定義がはっきりしないため発生頻度は不明である．感染性の動脈内膜炎・外科治療・カテーテル治療の後などにも起こる．

E 検　査

a. 心エコー検査

治療方針の大まかな決定には心エコー検査が有効である．内腔の径も測定でき，最小内径が 2.5 mm 以下ではコイルによる塞栓術の適応とされる．狭窄部がない型や径の大きい例では手術治療が選択されるが，CT などの他の画像診断を併用して判断する．カテーテル検査はカテーテル治療を前提とする場合や肺高血圧の評価が必要な場合にのみ行われる．

b. CT・MRI

正確な径や周辺の血管・組織との空間認識には非常に役に立ち，不可欠な検査である．

F 手術

　中等度以上の大きさのある動脈管はほとんど治療の対象となるが，小さい動脈管に対する方針は議論のあるところである．症状を呈することはほとんどなく，感染性心内膜炎・血管内膜炎の発生が問題となるだけである．予防知識の普及などにより激減しており，治療適応の判断が難しいところである．侵襲的治療はいくつかあるため列挙する．

1. 動脈管結紮術
a. 手術方法

　左第3あるいは4肋間で開胸し，肺を前下方に圧排する．このため左肺の換気はほとんど行われない．壁側胸膜を下行大動脈から左鎖骨下動脈にかけて剥離し，胸膜断端を視野展開のために糸で吊り上げる（この操作で横隔神経への損傷回避に役立つ）．左鎖骨下動脈の基部は胸管（リンパ管の本幹，左鎖骨下静脈と左内頸静脈の間の静脈角に流入する）を損傷する可能性があるため結紮切離した方がよい．下行大動脈や遠位大動脈弓にテーピングは予期せぬ大出血のために行う方がよいが，必ずしも必要はない．動脈管周囲の剥離の前に緊急輸血や鉗子類の準備ができているか確認する．動脈管周囲の剥離は大動脈に沿うように行い（大動脈は組織として強く損傷する可能性は少ない），動脈管後面も大動脈側から剥がすよう剥離する．動脈管は必ず外膜を残すように剥離し，内膜が露出するような剥離を行わない．直角鉗子を動脈管後面に通すときも，大動脈後面を通すように進める（図2-5A）．徐々に絞められるように，またゆるまないようにするため結紮糸は絹糸などの撚り糸を使う．結紮する前に肺高血圧を合併する例などでは動脈管を鉗子で一時的に遮断し，徐脈などの急激な変化が起きないか確認する施設もあるが，動脈管組織が弱くなる可能性もあり必ずしも必要ではない．結紮直前に血圧が一時的に40～50 mmHgになるまで低血圧麻酔をすることで代用することができる．結紮糸は2～3本使う（図2-5B）が，後述のように2本で結紮し中央部に針を通して結紮する方法もある．遺残短絡確認のため触診でthrillの消失を確認するが，わずかな漏れは見逃すことがあり，プローベが入れば食道エコーにて確認する．終了後，肺との癒着を防ぐため壁側胸膜は丁寧に閉鎖する．胸腔ドレーンは未熟児以外では留置した方がよい．

b. 利点
①技術的に容易：切離術に比べて狭い場所での針糸の操作はなく，浅い視野での結紮操作のみで済む．
②手術時間が比較的短い：切離術では動脈管の針糸が入る視野を確保するため裏側も剥離する必要があるが，結紮術では糸が通ればよいので剥離する必要はない．
③出血が少ない：縫合がないため出血の可能性は少ない．
④ほとんどの形態に適応できる：鉗子を使わないため，ほとんどの型で結紮できる．

c. 問題点（図2-6）
①遺残短絡：結紮が十分でないために起こるが，触診によるthrillの消失による確認では不十分な

図2-5 動脈管結紮術

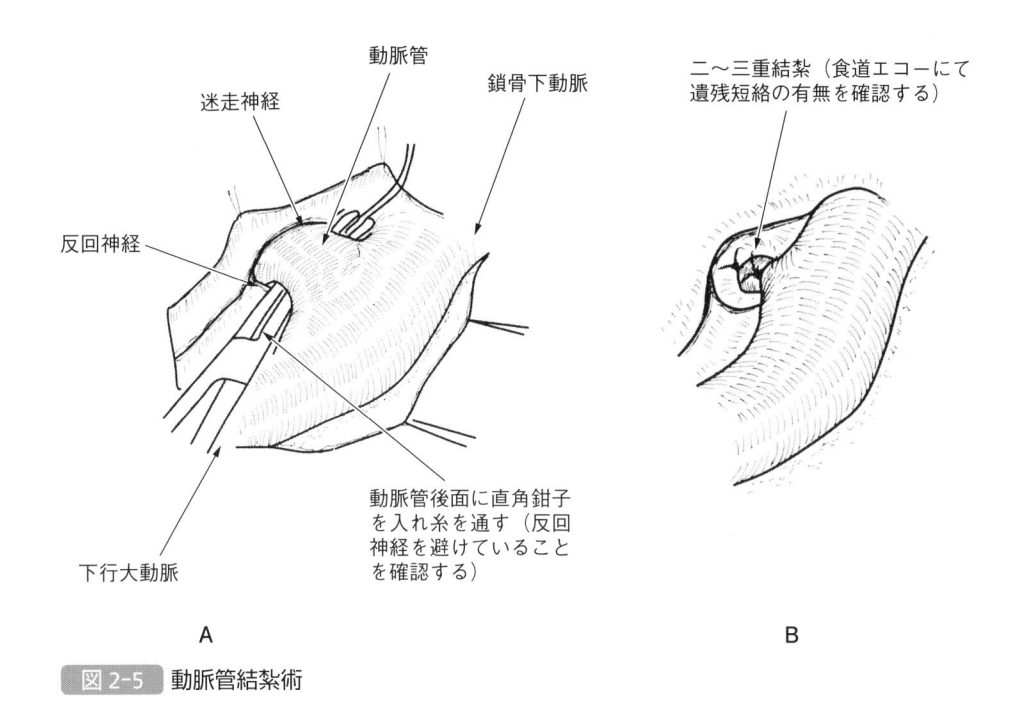

図2-6 PDA離断術後の血行動態と問題点

こともあり，食道エコーで確認して結紮を完了する．

②再開通の可能性：術直後は短絡が消失していても，時間経過とともに再開通することがある．動脈管は血管壁が非常に太いことがあり，結紮後の内腔が掘れるように再開通することがある．

2．動脈管開存症 | 31

③開胸による合併症：脊柱側弯症，肋骨変形などが遠隔期に発生する可能性がある．
d. 術後急性期の合併症と管理
　1) 反回神経麻痺：嗄声が残り，乳児ではミルクを飲むときにむせることがある．
　2) 横隔神経麻痺：人工呼吸管理が遷延する原因となる．未熟児に多い．
　3) 乳び胸：長期にわたる胸腔ドレーンの挿入の原因となる．
　4) 気胸：閉胸時の空気残留によることが多い．通常2～3日で自然吸収される．
e. 術後遠隔期の問題点
　1) 遺残短絡・再開通
　　文献的には結紮術後の遺残短絡の発生率は6～23％と非常に幅広い．幅広い原因の1つとして遺残短絡の検索方法の違いがあげられる．やや古い文献では聴診によるものもあり，ドップラーエコーの導入により診断精度は上がっている（聴診で雑音が聞こえなくてもドップラーで発見される）．最近では食道エコーを行いながら結紮を行っているため，遺残短絡は減少すると考えられる．
　　もう1つは手術手技の細部の違いである．二重結紮の間に針を通して結紮を追加することにより，遺残短絡が3.1％と低くすることができたという報告[1]もあり，術式の工夫により減少させることもできる．
　　遺残短絡の原因の特殊なものとして，結紮した血管内部の壊死などによる再開通が考えられる．厚い血管壁をもつ動脈管では，結紮糸の内部もある程度の大きさ以上には小さくできず，太いままとなる．その最内腔が遠隔期に壊死などにより交通することが考えられる．
　2) 反回神経麻痺
　　すべての例で喉頭鏡などにて精査が行われているわけではないので，実際の発生頻度は把握されていない．最近の報告は乳児や未熟児に対する検討が多い．1歳以下例の68例の報告[2]では6例（9％）に発生しており，5例（超低体重児の23％）が体重1kg以下であった．未熟児だけを対象にした報告では，発生頻度は11～19％とやはり高く，低体重，低在胎週数が危険因子としてあげられている．術後9カ月まで喉頭鏡で精査した報告[3]では，61例中7例（11％）に発生しているが，5例では回復が確認されており，哺乳に問題のあった例はなく予後は比較的よいようである．結紮術とクリップによる閉鎖術に発生頻度に差があるという報告はない．
f. 手術成績の報告
　　動脈管結紮術は古くから行われており最近では単独の報告は少なく，比較論文が散見されるだけである．1990年代のカテーテル治療と外科治療との比較はカテーテル治療の技術が未成熟であったこともあり結果にばらつきがみられた．しかしながら，2006年のReview[4]ではカテーテル治療の進歩や優位性が記述されており，近年では比較論文も少なくなっている．最近の比較論文としては，2009年の中国からの2つの論文[5,6]（同施設からのデータで2000～2003年と2005～2007年に施行した例．対象例の手術時年齢がやや高く，deviceはAmplatzer）がある．結紮術による遺残短絡（ドップラーエコーによる検査）は2000～2003年が5.5％[5]（カテーテル治療5.6％），2005～2007年が1.5％[6]（カテーテル治療3.9％）と両者に有意な差はなく良好で改善がみられる．しかしながら，前者の報告[5]では5年後には結紮術群の方に遺残短絡が多い（8.7％ vs 1.4％）結果に

なっている（結紮術群の3.3％に再開通がみられている）．deviceによる閉鎖では遺残短絡が徐々に減少するのに対して，結紮術群では遠隔期には再開通があり，両治療法の特徴がよくあらわれていると思われる．

2．動脈管切離術
a．手術方法
　血管の剥離までは結紮法と同様であるが，動脈管後面の剥離をより広汎に行う必要がある．鉗子のかけ方はボタロ鉗子2本を縦に平行にかける方法（図2-7A）と大動脈側は部分鉗子を大動脈に沿ってかける方法がある．前者は鉗子2本が近いため視野の邪魔になり縫合がやりにくく，後者は大動脈のより広範な剥離が必要になることなどの欠点がある．大動脈側を先に鉗子をかけた方が遮断後に肺動脈側の圧が下がり肺動脈側の鉗子がかけやすくなる．さらに肺動脈壁は軟らかいため，押しつけるようにすることで鉗子間の距離をより長くすることができ，離断・縫合が容易になる．鉗子間の距離があまりないときはボタロ鉗子を肺動脈側にもう1本かけ，先にかけた鉗子を外して距離を長くすることができる．切離は鉗子に対して斜めにならないように気をつけ，大動脈側を気持ち長く残すように切離する．肺動脈側の止血の方が容易であるためである．縫合は両端針で1層目はmattress縫合，2層目はover and over縫合にて行う（図2-7B）．針を何回も刺すと出血の原因となるので，針先が鉗子の歯に当たらないように注意する．鉗子はかける前に布や手袋をかんで，ずれなどがないか十分に点検しておく．

b．利　点
①遺残短絡・再開通がない．

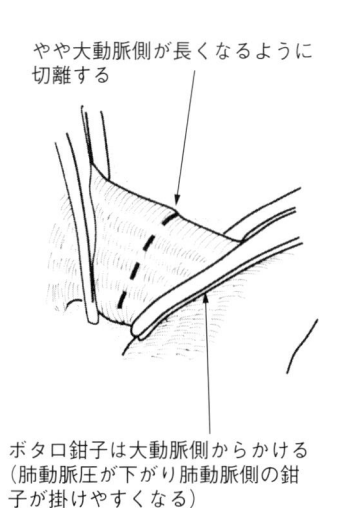

A．動脈管の遮断と切離

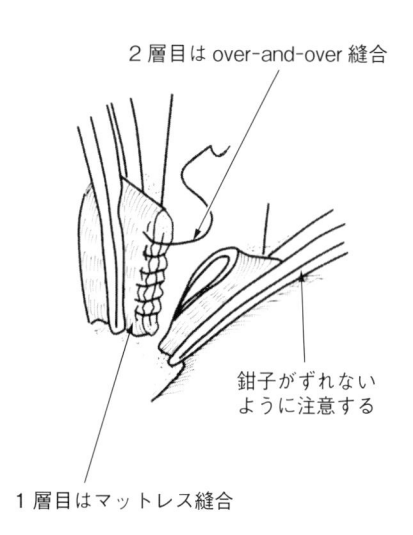

B．切離端の縫合

図2-7　動脈管切離術

c. 問題点
①技術的にやや難しい：2本の鉗子の距離はあまりなく，狭い場所での運針が必要である．
②手術時間がやや長くなる：鉗子をかけるために動脈管後方なども広汎に剥離する必要があり時間がかかる．
③出血の可能性がある：針糸による縫合があるので縫合部よりの出血の可能性がある．
④いわゆる「首が短い」ような形では鉗子で遮断しにくい．
⑤開胸による合併症

d. 手術成績
シカゴ Children's Memorial 病院からの46年間1108例の報告（1994年）[7]では，98.2％で切離術（肺動脈側はタバコ縫合による結紮）が行われ，死亡0，合併症は4.4％，遺残短絡0という良好な成績が発表されている．手術時年齢は年々低下しており，輸血必要例も減少，入院期間も最近の例では平均3.8日と減少していると報告している．切離術にこだわり，これだけ良好な成績の報告は他にない．

3. クリップによる閉鎖術（開胸下）

a. 手術方法（図2-8）
未熟児の動脈管の閉鎖に用いられ，技術的には結紮法よりも容易である．動脈管後面の剥離は行わず，テーピングも行わなくてもよい．脆弱な組織を剥離する必要がなく，ストレスが少ない．

b. 利点
①操作が非常に簡単である．
②剥離が最小限度で済む：未熟児では組織がもろいため出血の可能性が減少する．

c. 問題点
①金属が体内に残る：クリップはチタンを使用しているため，MRIなどには影響は小さいと考えられる．

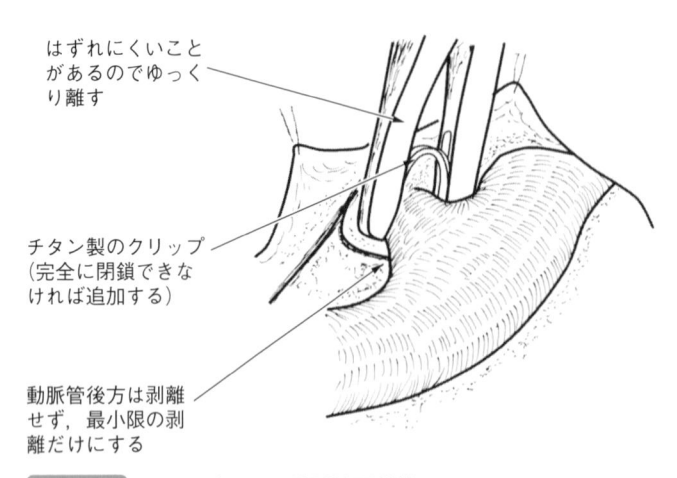

図2-8 クリップによる動脈管閉鎖術

②やり直しはできない：クリップを追加できるのみである．

4. ビデオ（補助）胸腔鏡（下）手術 video assisted thoracoscopic surgery（VATS）

a. 手術方法
　3〜4カ所の皮膚小切開にて小型カメラを装着した胸腔鏡を挿入し，ビデオにて胸腔内を観察し，電気メス・ハサミなどを使用して手術を行う．動脈管はクリップを用いて閉鎖する．

b. 利　点
①皮膚切開が小さい．
②痛みが少なく，手術時間・入院期間が短い．

c. 問題点
①設備・習熟を要する．
②出血に対する迅速な対応ができない（開胸手術に切り替える）．

d. 手術成績
　2004年パリからの703例の報告[8]では，対象例の平均年齢3.0歳，平均体重10.7 kg，2.5 kg以下が22例であった．死亡例はなく，平均手術時間20分，平均術後入院期間は2日，開胸手術に移行した例は7例（1％）で低体重例に頻度が高かった（出血のため開胸手術に移行した例は2例）．遠隔期の遺残短絡は4例（0.6％）に認められたのみで，体重2.5 kg以上の例で頻度が高かった（5％）．反回神経麻痺は一過性が2.6％で，永続的なものは0.4％と非常に良好な成績を報告している．コイル塞栓術と比較した論文（2008年スタンフォード）[9]では効果や合併症の頻度はほぼ同等であったが，VATSの方が手術時間が長く（平均94分 vs 50分），入院期間も長かった（平均1.6日 vs 0.6日）と報告している．2つの治療法は相対峙するものではなく，お互いに補完しあうものであるとし，形態に応じて選択していくべきと述べている．

5. カテーテル治療

a. 方　法
　径の小さい動脈管ではコイル（Gianturco コイルなど），径の大きい動脈管ではAmplatzer閉塞栓（occluder）などの装置（device）を用いて，経皮的にカテーテルを用いて閉塞する（図2-9）．

b. 利　点
①痛みが少なく，手術時間・入院期間が短い．

c. 問題点
①カテーテル挿入部分の血管に関連した合併症（閉塞・狭窄・出血など）の可能性がある．
②血管内に異物があるため血栓症の可能性（肺循環・体循環ともに）がある．
③小さい遺残短絡が残る場合が多く，短絡消失まで経過観察（感染性心内膜炎の予防など）が必要になる．
④肺動脈・大動脈側への突出のため，左肺動脈や大動脈峡部の狭窄をきたすことがある．

ダクロンの線維が血栓形成を促進する　　　大動脈側のメッシュ

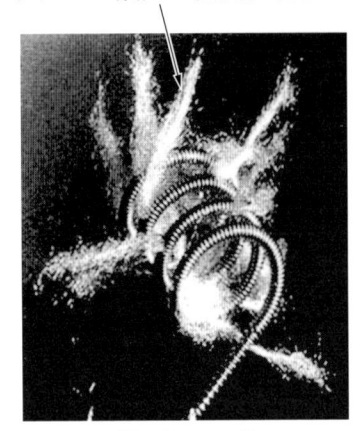

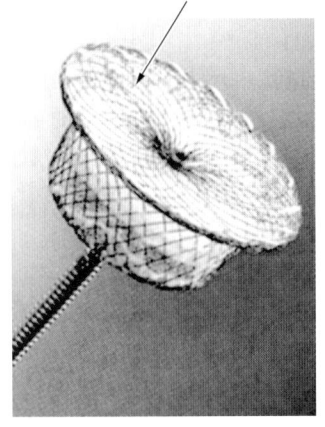

Giantruco coil　　　Amplatzer duct occluder

図 2-9　カテーテルによる動脈管閉鎖術

d. 成　績

最近では Amplatzer occluder に関する報告が多い．アメリカの 25 施設による 484 例の報告[10]（2004 年）では，対象例の平均年齢 1.8 歳，平均体重 11 kg で，99％で移植が完了し，術翌日には 89％で閉鎖が確認され，1 年後には 99.7％で閉鎖が確認されている．動脈管の平均径は 2.6 mm で，4 mm 以上が 76 例（16％）であった．主要な合併症（輸血，肺動脈の狭窄など）が 2.3％，軽度の合併症（鼠径部の出血など）が 7.1％にみられている．種々の形態の動脈管に適応でき安全性も高いと述べている．

体重の小さい例に対する報告も出ている．6 kg 以下の例に対する Amplatzer occluder の使用報告（2009 年）[11]では対象例の平均年齢 0.4 歳，平均体重 5 kg で，移植完了率は 89.7％とやや悪いが，1 年後には 100％で閉鎖が確認されている．移植が完了できない危険因子として，管状の形態をした動脈管，最狭部径が 3.7 mm 以上，動脈管の最狭部径（mm）/体重（kg）が 0.91 以上などをあげている．症例を選んで適応すべきと考えられる．

6. 治療方針

上記のように動脈管の閉鎖方法は種類が多く，それぞれの利点・問題点があり，施設により考え方や得意とする治療法が異なる．文献にみられた治療方針の一例[12]（2007 年マイアミ）をあげると，体重 5 kg 以下で症状がある例では手術治療（VATS）を行うが，石灰化のある例や window type などでは VATS を適応せず，開胸手術を行う．5 kg 以上の症状がある例では Amplatzer による閉塞術を行うが，occluder が大きすぎると考えられる例では外科手術を選ぶ．症状のない例では 10〜12 kg まで待ってカテーテル治療を行う（体重が大きくなると挿入血管のトラブルが少なくなるため）．2.0〜2.5 mm 以上の動脈管は Amplatzer を使用し，それ以下はコイルによる塞栓術を行うというものである．これは 1 つの例であり，患者・両親の考え方によっても異なり，それぞれ

の利点・問題点をよく説明して手術方針を決める．

いわゆるsilent PDA（無症状の動脈管）に対しても考え方は統一された考え方はなく，上記のマイアミでは感染性心内膜炎の可能性があるため全例で手術を奨めている．現在では感染性心内膜炎に対する予防知識も広がり罹患する可能性はきわめて低く，閉鎖する必要はないとする考え方もある．

（参考）未熟児PDAの外科治療について

1. 手術のタイミング

未熟児では動脈管を合併することが多く，26週以下では30～67％に合併するといわれる．動脈管の合併は慢性肺疾患・脳室内出血・壊死性腸炎・網膜症などの併発につながる．治療の第1選択はインダシンなどの薬物治療であるが，この治療が適応できない（副作用などで）場合や不成功の場合に外科治療が行われるのが一般的である．問題はどのタイミングで外科治療に踏み切るかである．全身状態が悪化してからでは手術死亡率も高くなり，挿管が長期化し，合併症併発率も上昇すると考えられる．手術適応の条件，すなわち薬物治療をあきらめる条件は何か（目安になる指標）を設定できれば治療全体の成績が向上する．しかしながら，実際臨床上では動脈管の収縮が認められる間は薬物療法を繰り返し，人工呼吸器から離脱できない例や心不全のため水分制限や利尿剤の投与を余儀なくされている例に手術を行っているのが現状である．

以下に動脈管の外科治療に関する最近の文献をいくつか紹介する．

a. 薬物治療群と外科治療群の比較

2009年オハイオからの298例の報告[13]では，無治療群，インドメサシン単独群，手術群，インドメサシン治療の後の手術群の4群に分け検討を行っている．生存率は無治療群（生存率57.7％）が他の治療群に比べ有意に悪く，インドメサシン単独群（82.4％）よりインドメサシン治療の後の手術群（92.7％）の方が生存率がよい傾向がみられた．合併症の発生率もインドメサシン単独群（90％）が手術群（73.9％）やインドメサシン治療の後の手術群（69％）に比べ有意に高かったと報告している．高い危険因子をもつ例ではインドメサシン治療よりも手術治療の方が好ましいとしている．

2009年イタリアからの201例の報告[14]では，薬物（イブプロフェン）治療群149例と手術群52例を比較検討している．手術群で低在胎週数，低体重であり有症状低血圧の既往の頻度が高かったとしている．死亡率は薬物群8.7％，手術群5.8％と有意差はなかったが，2クール以上の薬物治療を行った例では気管支肺異形成・急性腎不全のリスクが高まるため手術を行うべきとしている．

2008年チューリッヒからの201例の報告[15]ではインドメサシン有効群154例と無効群47例（うち手術例33例）に分けて検討している．低生下時体重と動脈管の太さを薬物治療に失敗する原因としてあげ，動脈管の断面積を体重で除した値が9（mm^2/kg）以上の例では早期に手術治療に踏み切るべきとしている．

b. 手術例のみでの検討

　2008年ヒューストンからの82例の検討[16]では，術中の合併症はまったくなかったが，30日以内の手術死亡が9.7％であった．術後の回復に時間がかかる例があり，低在胎週数とPDAでのpeak velocityが2.6 m/sec以下の例では呼吸器管理・入院期間が遷延したという結果を発表している．

　2007年ノースカロライナからの197例（1992～2004年）の検討[17]では，在胎週数平均27週，生下時体重平均957g，生後平均16日で手術を行っている．20％が入院死亡し，慢性肺疾患を併発せずに退院できたのはわずか22％のみで十分満足できる結果ではなかった．胸部X線の所見や動脈管の大きさは手術の効果を予想する十分な指標とならなかったとしている．

　手術のタイミングに関する報告では2006年フランスからの57例の報告[18]では，生後21日以内に手術を行った群31例と21日以降に手術を行った群27例に分けて検討を行っている．21日以内に手術を行った群の方が経口哺乳の遅延を短くでき，体の成長を早く改善できたと報告している．さらに，2009年中国からの報告[19]では全56例を生後14日以内に手術を行った群13例と21日以降に手術を行った群43例に分けて検討を行っている．死亡率に差はない（全体で16％）が，14日以内に手術を行った群の方が術後の呼吸器管理・中心静脈栄養の期間が短くなると報告している．早期の手術の方が術後経過はよさそうであるが，明確な線引きをした論文はない．

2. 手術法による差

　2006年ニュージーランドからの報告[20]で結紮術33例とクリッピング術34例が比較されており，手術時間がクリッピングで短く（平均30.8分vs 55.8分），術後の合併症も少ない傾向（6％vs 12％）があると述べている．

■文献

1) Demir T, Oztunç F, Cetin G, et al. Patency or recanalization of the arterial duct after surgical double ligation and transfixion. Cardiol Young. 2007; 17(1): 48-50.
2) Zbar RI, Chen AH, Behrendt DM, et al. Incidence of vocal fold paralysis in infants undergoing ligation of patent ductus arteriosus. Ann Thorac Surg. 1996; 61(3): 814-6.
3) Pereira KD, Webb BD, Blakely ML, et al. Sequelae of recurrent laryngeal nerve injury after patent ductus arteriosus ligation. Int J Pediatr Otorhinolaryngol. 2006; 70(9): 1609-12.
4) Galal MO, Hussain A, Arfi AM. Do we still need the surgeon to close the persistently patent arterial duct? Cardiol Young. 2006; 16(6): 522-36.
5) Chen ZY, Wu LM, Luo YK, et al. Comparison of long-term clinical outcome between transcatheter Amplatzer occlusion and surgical closure of isolated patent ductus arteriosus. Chin Med J (Engl). 2009; 122(10): 1123-7.
6) Chen Z, Chen L, Wu L. Transcatheter amplatzer occlusion and surgical closure of patent ductus arteriosus: comparison of effectiveness and costs in a low-income country. Pediatr Cardiol. 2009; 30(6): 781-5.
7) Mavroudis C, Backer CL, Gevitz M. Forty-six years of patient ductus arteriosus division at Children's Memorial Hospital of Chicago. Standards for comparison. Ann Surg. 1994; 220(3): 402-9
8) Villa E, Vanden Eynden F, Le Bret E, et al. Paediatric video-assisted thoracoscopic clipping of

patent ductus arteriosus: experience in more than 700 cases. Eur J Cardiothorac Surg. 2004; 25 (3): 387-93.
9) Dutta S, Mihailovic A, Benson L, et al. Thoracoscopic ligation versus coil occlusion for patent ductus arteriosus: a matched cohort study of outcomes and cost. Surg Endosc. 2008; 22(7):1643-8.
10) Pass RH, Hijazi Z, Hsu DT, et al. Multicenter USA Amplatzer patent ductus arteriosus occlusion device trial: initial and one-year results. J Am Coll Cardiol. 2004; 44(3): 513-9.
11) Abadir S, Boudjemline Y, Rey C, et al. Significant persistent ductus arteriosus in infants less or equal to 6 kg: percutaneous closure or surgery? Arch Cardiovasc Dis. 2009; 102(6-7): 533-40.
12) Giroud JM, Jacobs JP. Evolution of strategies for management of the patent arterial duct. Cardiol Young. 2007; 17 Suppl 2: 68-74.
13) Alexander F, Chiu L, Kroh M, et al. Analysis of outcome in 298 extremely low-birth-weight infants with patent ductus arteriosus. J Pediatr Surg. 2009; 44(1): 112-7.
14) Vida VL, Lago P, Salvatori S, et al. Is there an optimal timing for surgical ligation of patent ductus arteriosus in preterm infants? Ann Thorac Surg. 2009; 87(5): 1509-15.
15) Tschuppert S, Doell C, Arlettaz-Mieth R, et al. The effect of ductal diameter on surgical and medical closure of patent ductus arteriosus in preterm neonates: size matters. J Thorac Cardiovasc Surg. 2008; 135(1): 78-82.
16) Naik-Mathuria B, Chang S, Fitch ME, et al. Patent ductus arteriosus ligation in neonates: preoperative predictors of poor postoperative outcomes. J Pediatr Surg. 2008; 43(6): 1100-5.
17) Raval MV, Laughon MM, Bose CL, et al. Patent ductus arteriosus ligation in premature infants: who really benefits, and at what cost? J Pediatr Surg. 2007; 42(1): 69-75.
18) Jaillard S, Larrue B, Rakza T, et al. Consequences of delayed surgical closure of patent ductus arteriosus in very premature infants. Ann Thorac Surg. 2006; 81(1): 231-4.
19) Hsiao CC, Wung JT, Tsao LY, et al. Early or late surgical ligation of medical refractory patent ductus arteriosus in premature infants. J Formos Med Assoc. 2009; 108(1): 72-7.
20) Mandhan PL, Samarakkody U, Brown S, et al. Comparison of suture ligation and clip application for the treatment of patent ductus arteriosus in preterm neonates. J Thorac Cardiovasc Surg. 2006; 132 (3): 672-4.

3 心房中隔欠損症

A 概要・定義

　左右の心房を隔てる中隔の一部が欠損している疾患で，先天性心疾患中最も頻度の高い疾患である．全先天性心疾患の7〜13％といわれ女性に多い．

B 形　態

1. 正常心房中隔の解剖

　右心房後方は発生学的には静脈洞（図3-1A）とよばれる部分で上下の大静脈とつながっている．固有の心房との結合部は分界溝とよばれ，この溝に沿って縦長の洞結節が存在する．心房中隔も後方は静脈洞の一部で，この部にできた欠損孔を静脈洞型とよぶゆえんである．右室側よりみた心房中隔の中央部には卵形のくぼみ（卵円窩）（図3-1B）があり，上縁は土手状になっており，卵円窩縁（図3-1C）とよぶ．この部が一次中隔と二次中隔が重なり合う部分で，この隙間が卵円孔であった部位である．卵円窩内には比較的薄い一次中隔がある．下大静脈との接合部には痕跡的な弁（下大静脈弁あるいはユースタキアン弁，図3-1D）があり，三尖弁との間にある冠静脈洞にも痕跡的な弁（テベシアン弁，図3-1E）がある．冠静脈洞口，三尖弁中隔尖，トダロ索（ユースタキアン弁とテベシアン弁が合流して形成する隆起）で囲まれた三角をコッホの三角とよび，このなかに房室結節が存在する．

2. 心房中隔の発生

　単一の心房の上方よりくびれるように一次中隔ができ，将来房室弁となる心内膜床との間には空間ができる．この孔は一次孔とよばれ（図3-2），この部に相当する部分にできた一次孔（口）欠損とよぶことがあるが，発生学的な名称と混同しやすいため房室中隔欠損型とよんだ方がよいとする意見もある．その後，一次中隔の静脈洞側に孔が開き，この孔を二次孔とよぶ（図3-3A）．その頃には一次中隔は房室弁輪に到達し，一次中隔の右側に心房の上方から二次中隔ができはじめ

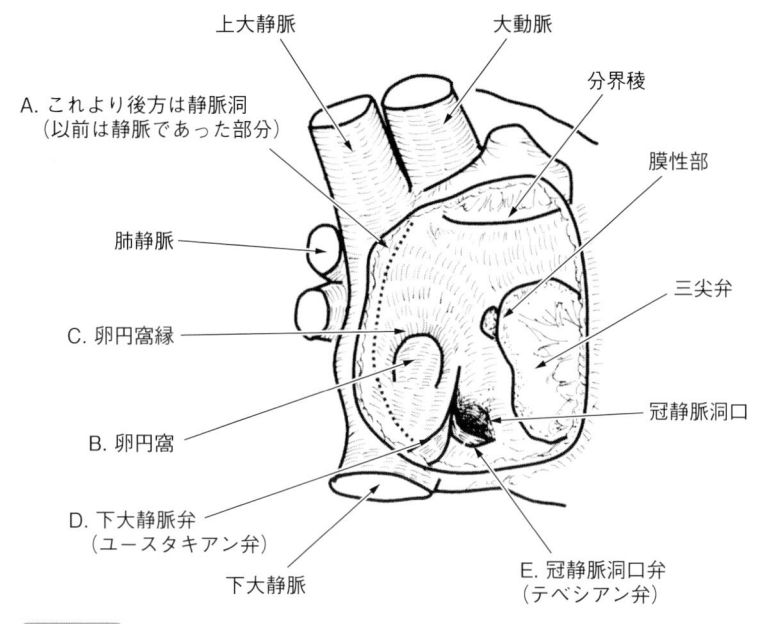

図 3-1 心房中隔の解剖

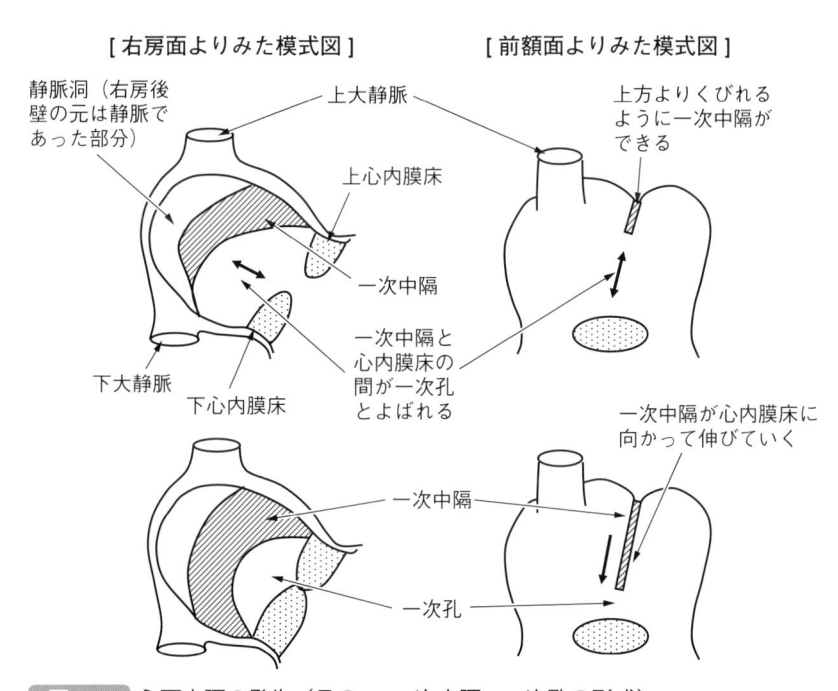

上大静脈
大動脈
A. これより後方は静脈洞（以前は静脈であった部分）
分界稜
膜性部
肺静脈
三尖弁
C. 卵円窩縁
B. 卵円窩
冠静脈洞口
D. 下大静脈弁（ユースタキアン弁）
下大静脈
E. 冠静脈洞口弁（テベシアン弁）

図 3-2 心房中隔の発生（その1：一次中隔・一次孔の形成）

[右房面よりみた模式図]　　[前額面よりみた模式図]

静脈洞（右房後壁の元は静脈であった部分）
上大静脈
上心内膜床
一次中隔
一次中隔と心内膜床の間が一次孔とよばれる
下大静脈
下心内膜床
上方よりくびれるように一次中隔ができる

一次中隔
一次孔
一次中隔が心内膜床に向かって伸びていく

3. 心房中隔欠損症

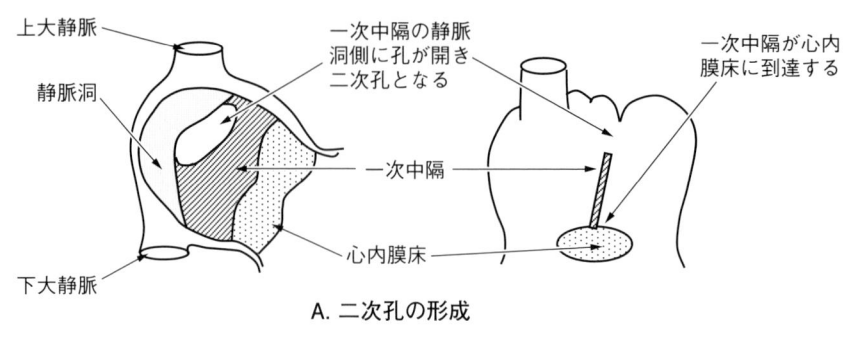

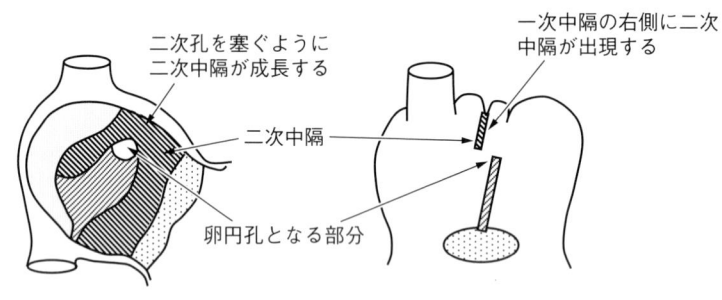

[右房面よりみた模式図] ［前額面よりみた模式図］

A. 二次孔の形成

B. 二次中隔の形成・成長

図 3-3 心房中隔の発生（その2）

る．二次中隔は二次孔を塞ぐように成長するが，わずかに開いた部分が卵円孔となる（図 3-3B）．右房圧が高い（肺動脈圧が高いため）胎内ではこの隙間が静脈血の逃げ場となり，右左短絡となる．

3. 形態分類

a. 中心部型（二次孔欠損型，ostium secundum defect）

心房中隔の中心部の卵円窩に一致して生ずる欠損孔で，最も多い（図 3-4A）．発生学的にいう二次孔に相当する場所にできた欠損であり，二次孔の欠損という意味ではない．

b. 静脈洞型

心房中隔の後方にある欠損孔で，発生学的に静脈洞に相当するためこの名前がついている．上大静脈に近い型（図 3-4B）と下大静脈に近い型（図 3-4C）がある．部分肺静脈還流異常を合併することもあるが，欠損後縁に心房中隔がないため肺静脈との位置関係の同定が難しい．

c. 冠静脈洞型（図 3-4D）

冠静脈洞の形成不全によって，冠静脈洞の前壁が欠損していたり（unroofed coronary sinus），数個の欠損孔ができることがある．結果的に冠静脈洞の心房中隔開口部を通して左右短絡となり，心房中隔欠損症（ASD）と同様の血行動態を示す．

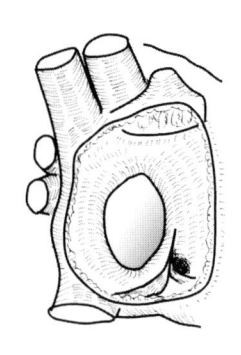

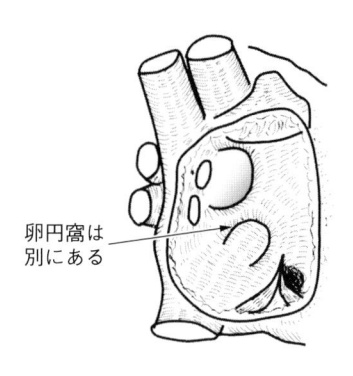

A. 中心部型（二次孔欠損型）　　B. 静脈洞型（上大静脈に近い型）

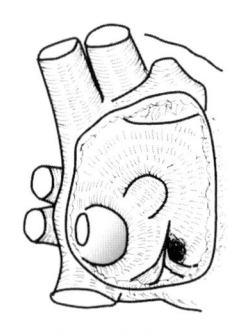

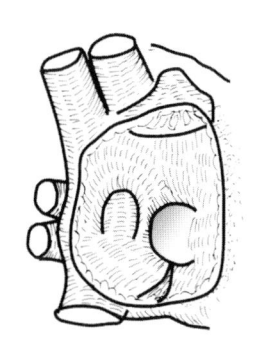

卵円窩は別にある

C. 静脈洞型（下大静脈に近い型）　D. 冠静脈洞型（unroofed coronary sinus を合併することがある）

図 3-4 心房中隔欠損症の形態分類

d. 心内膜床欠損型

一次中隔と房室弁とが癒合せず，房室弁の上の一部に心房中隔が欠損する ASD である．房室中隔欠損症の VSD がない形で，僧帽弁や三尖弁に cleft（亀裂）を合併することもある．

C 血行動態

上・下大静脈からの還流血は右房に集まるが，ASD を通して流れてきた動脈血と混合する．このため右房の容量負荷となり拡張する．静脈血と動脈血の混ざった血液は右室・肺動脈に流れる．このため，右室にも容量負荷となり拡張する（正常の 150～200％の拡張末期容積となったものが手術適応となる）．肺動脈では血流量が増え，高肺血流となる．高肺血流であるため肺静脈から還流する血液量も増えるが，左房に還った血液はすぐに ASD を通して右房に流れるため左房の容量負荷にはならない．大きな ASD では右房に流れる血液量が多いため左室に流入する血液量はやや少ない．このため左室の拡張末期容積はやや減少している（図 3-5）．

a. 左右短絡

乳児期までは右室が厚く，コンプライアンスが低い（心室壁が硬い）ため右房と左房の圧差が小

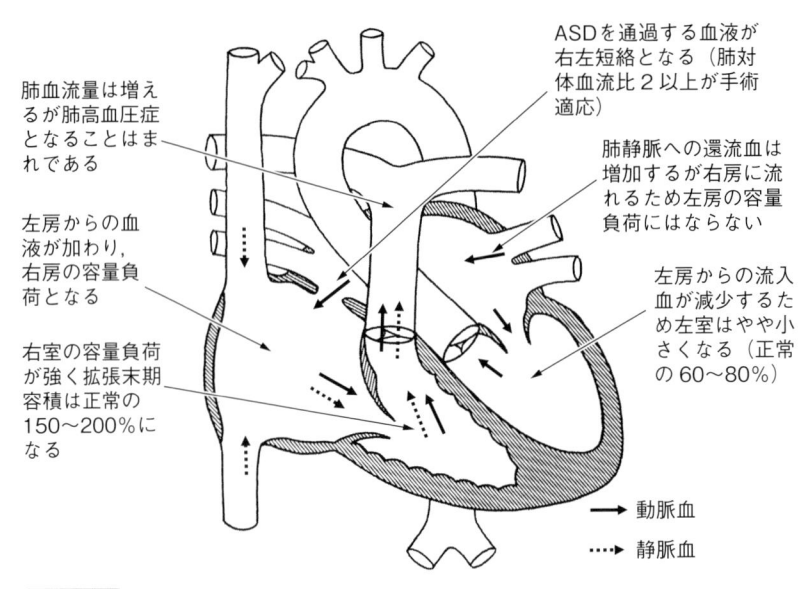

図 3-5 心房中隔欠損症の血行動態

（図中のラベル）
- 肺血流量は増えるが肺高血圧症となることはまれである
- 左房からの血液が加わり，右房の容量負荷となる
- 右室の容量負荷が強く拡張末期容積は正常の150〜200%になる
- ASDを通過する血液が右左短絡となる（肺対体血流比2以上が手術適応）
- 肺静脈への還流血は増加するが右房に流れるため左房の容量負荷にはならない
- 左房からの流入血が減少するため左室はやや小さくなる（正常の60〜80%）
- → 動脈血
- ⋯→ 静脈血

さい．加齢に従って右房圧が低くなり，左右短絡が増加する．Qp/Qs 2.0以上が手術適応とされている．

b. 肺高血圧

一般的には肺高血圧にはなりにくいが，まれに1歳までに肺高血圧となり，呼吸不全・心不全症状を呈する例がある．この原因はよくわかっていないが，肺血管抵抗が高い症例では手術適応決定のために肺生検を必要とすることもある．

c. 容量負荷

心房位の左右短絡により右房・右室が拡大する．右房の拡大により上室性不整脈をきたしやすくなる．右室のEDVは150〜200%になり，EDVと短絡率は正の相関がある．左室への血液の流入が減少するため，年長児では左室のEDVはやや減少する．心機能は成人期になるまで保たれることが多い．

D 症状と徴候

a. 乳児期に症状が出現する例

1〜2%に認められ，前述のように肺血流量の著しい増加による場合と肺血管の閉塞性病変によるものとがあり，鑑別を要する．

b. 乳児期以降

乳児期を過ぎるとあまり症状が出ないことが多く，検診にて心雑音やECG上での不完全右脚ブロックなどで発見されることも多い．

c. 青年期以降に症状が現れる例

　青年期以降に不整脈（発作性心房細動など）により発見される例もある．高齢者では欠損孔を閉鎖しても不整脈による症状は残ることが多く，早期の手術が必要である．

E　検　査

a. 心エコー

　肺動脈弁を通過する血液量が多くなるため，肺動脈弁での血流の加速が観察されることが多い．肺動脈弁自体に狭窄病変があるかどうか，ドーミングなどの検索が必要である．年長児例などで弁輪部の拡大などにより肺動脈弁逆流が観察されるが，器質的な病変がなければ術後消失する．僧帽弁逸脱はASDに合併するが，弁逆流を伴わない場合は術後に消失あるいは減少する．

b. CT検査

　部分肺静脈還流異常症の合併の診断に有用である．還流異常肺静脈とASDの距離などを確認する．近接している場合は問題ないが，離れている場合は術式の工夫が必要である．

c. カテーテル検査

　通常カテーテル検査は必要ないが，肺高血圧合併例やカテーテル治療を行う場合はカテーテル検査を行う．

F　手　術

1. 適応と時期

　乳児期に症状が現れた例では，乳児期に正中切開にて行う．術後の肺高血圧アタックに注意する．乳児期を過ぎた例では左右短絡率50％以上，Qp/Qs　2.0以上が手術適応とされている．カテーテル検査によるこれらの数値の計算は，かなりの誤差があり，これらの数値のみで厳密に適応を決定するのは難しいのが実情である．カテーテル治療の普遍化・安全化に伴って，カテーテル治療による適応規準は引き下げられる可能性もある．

　手術時期に関しても，当院では無輸血手術が安全にできる15 kg前後を目安にしているが，施設により大きく異なる．

2. 手術方法

a. 閉鎖方法

　1）直接閉鎖

　　欠損孔の後縁に心房中隔がある場合はほとんどの例で直接閉鎖が可能である．上縁か下縁から連続縫合で縫合閉鎖するが，補強のため中央に1針の結節縫合を置く．冠静脈洞の近くを縫合する場合はあまり大きくならないように気をつける．房室結節を直接損傷する可能性は少ないが，中隔内の血腫などにより刺激伝導障害を起こすため細心の注意をする．高齢者では中隔の辺縁の組織が

脆弱になっていることがあり，大きな欠損孔を直接閉鎖した場合には組織の断裂が起こる可能性がある．再開通や遺残短絡の原因となるためパッチ閉鎖を行う．

2) パッチ閉鎖

欠損孔の後縁に心房中隔がない静脈洞型では直接閉鎖は困難で，パッチを用いて閉鎖する．パッチの材料としては自己心膜かゴアテックス膜などの人工材料を使用する．パッチを使用した場合は自己心膜でも術後の抗凝固療法を行った方がよい（人工材料を使用した場合はワーファリンを数カ月使用する）．欠損孔近くに還流異常の肺静脈がある場合は，肺静脈が左房に還流するようにパッチを当てるが，パッチが小さいと肺静脈の閉塞をきたすことがある．

b. アプローチ法

1) 右側方開胸による方法

体重 10 kg 以上の例では右第 4 肋間開胸にて，人工心肺を装着し直視下に閉鎖術が行える．皮膚切開は以前は前側方開胸で行っていたが，近年では創が目立たない腋窩の縦切開を行っている．前側方切開よりやや視野が悪いが，心膜の固定の工夫により改善できる．電気的に誘導（直流で 3～5 V を通電）した心室細動下に右房を切開し，左房内に血液を満たした状態で欠損孔を閉鎖する．空気が左房内に入らないように細心の注意をし，ASD 閉鎖直前に肺の加圧により空気を確実に排出しておく．この操作は食道エコー検査を行いながら確認する．閉鎖後は左房・左室が緊満した状態になるので，できるだけ速やかに除細動を行う．ある程度左室には負荷となり，開胸による術後の痛みも強いため高齢者などには適応はない．

2) 正中切開による方法

正中切開にて心停止下に閉鎖術を行う．大動脈遮断時間も短く，心筋への侵襲も小さい．近年では，低侵襲心臓手術 minimally invasive cardiac surgery（MICS）の対象疾患となっており，皮膚切開は 5～7 cm で行われ，入院日数も 3～4 日と短い施設もある．美容上の観点からは正中の小さい創がいいか，側方の創がよいかは個人により異なり，それぞれの長所・短所をよく説明して選択してもらう．

G 術後急性期の問題点 (図 3-6)

a. 上室性不整脈

本疾患の自然歴としても上室性不整脈の出現が問題となるが，術後は右房切開線や閉鎖時の欠損孔辺縁の瘢痕が新たな不整脈の原因となる可能性がある．高齢者では術後に新たに心房細動になる例もある．

b. 房室ブロック

術前より I 度の房室ブロックを伴っている例もあり，本疾患ではもともと房室伝導にも問題があると考えられる．術後は右房切開線や房室結節近辺の運針などによる血腫・瘢痕がさらに房室伝導を遅らせる可能性があり，II 度の房室ブロックに進行することがある．

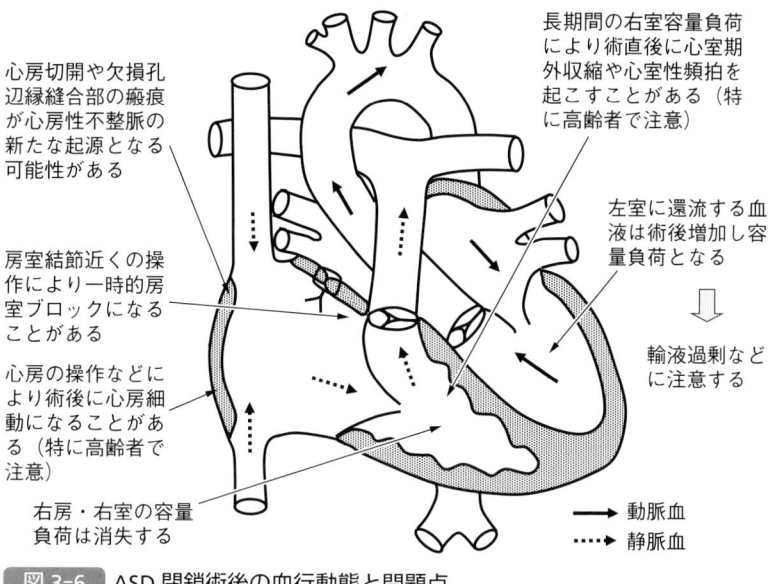

図 3-6 ASD 閉鎖術後の血行動態と問題点

（図中ラベル）
- 心房切開や欠損孔辺縁縫合部の瘢痕が心房性不整脈の新たな起源となる可能性がある
- 長期間の右室容量負荷により術直後に心室期外収縮や心室性頻拍を起こすことがある（特に高齢者で注意）
- 房室結節近くの操作により一時的房室ブロックになることがある
- 左室に還流する血液は術後増加し容量負荷となる
- 心房の操作などにより術後に心房細動になることがある（特に高齢者で注意）
- 輸液過剰などに注意する
- 右房・右室の容量負荷は消失する
- → 動脈血
- ⋯→ 静脈血

c. 心室期外収縮・心室性頻拍

高齢者などの心筋障害をきたした例では，術後心室性不整脈が出現することがある．大動脈遮断の影響などにより，術直後に心室性頻拍を起こした症例も経験した．

H 術後遠隔期の問題点と成績

1. 若年例

a. 心房性不整脈

以前の報告ではかなり高い遠隔期の発生率（最高71%）が報告されていたが，2005年のスイスからの報告[1]（16歳以下66例，11～26年の経過観察）ではまったくみられなかったとしている．また，2003年ロッテルダムからの報告[2]（15歳以下135例，21～33年の経過観察）でも8%と，術式の改善などによりかなり低くなったと考えられる．

ASDにおける遠隔期の心房性不整脈の原因としては，長期にわたる右心系の容量負荷，肺高血圧症，心房中隔の刺激伝導組織の欠損，手術による中隔および心房組織の瘢痕などがあげられている．若年齢では術後の心房性不整脈の頻度は低いため刺激伝導系の欠損による可能性は低いと考えられる．容量負荷による心筋へのダメージも若年例では回復する速度も速く，不整脈が少ない原因と考えられる．

b. 心機能

心エコー検査やMRIによるスイスからの分析では遠隔期のLV・RVの容量や機能は正常であったことが示されているが，ロッテルダムの報告[2]では右房の拡大が6～19%（検査時期により異なる）に残存していたことが示されている．

c. 残存肺高血圧症

最近の報告ではまったくみられていないが，以前の論文では13〜28％の高い合併率が報告されていた．心エコー検査の登場により適切な時期に手術が行われ，改善されたものと考えられる．

2. 成人例

若年齢では術後遠隔期にはほとんど問題がないが，成人例特に手術時年齢が40歳以上では術後遠隔期にも種々の問題がある．

a. 心房性不整脈

1) 術前合併率

若年例では術前に心房性不整脈を合併していることはきわめてまれであるが，成人例では術前に合併していることも多い．トロント大学からの報告[3]では16歳以上の213例中40例（19％）で心房粗動・細動を合併していたと記載されている．また，加齢とともに頻度は高くなると考えられ，2002年のイギリスからの報告[4]（35歳以上66例）では35〜50歳では術前の心房細動の合併率は23.5％であったが，50歳以上では，43.6％と有意に高かったとしている．

2) 術後残存率

術前合併例では術後も60％で心房粗動・細動が残存したと報告[3]されており，加齢とともに残存率も高くなると考えられる．術後長期間のワーファリン服用を要するような心房細動の残存率は35〜50歳では7.8％であったが，50歳以上では34％と有意に高かったと報告[4]されている．

3) 術後新規発生率

高齢者ではASDを閉鎖した術後に不整脈を新規に発生することも多い．40歳以下（106例）では新規発生が0であったが，40歳以上（67例）では5例（7％）に新規発生が認められたと報告[3]されており，加齢とともに術後の新規発生も増加すると考えられる．

4) 心房粗動と心房細動について

高齢者では心房細動を合併することが多く，やや若い年齢では心房粗動を合併することが多いといわれている．ASD閉鎖による右心系の容量負荷の減少により心房粗動は消失しやすいが心房細動は消失しにくいと報告されている[5]．このため心房細動の原因は容量負荷だけでは説明できず，術前心房細動を合併する例のなかにはMAZE手術などの不整脈に対する手術を同時に行うべき例があるとする意見もある．

b. 心室容積・心機能

心エコー検査による測定でも，35〜50歳では右房・右室・三尖弁輪径の有意の減少が認められたが，50歳以上では認められなかったと報告されており，加齢による右心系の容量負荷軽減効果低下が示唆されている[4]．

c. 予後

致死的な合併症としては心房性不整脈が基礎となった脳血栓症があげられる．

(参考1) 乳児期に重症肺高血圧を合併する例について

　ASD では VSD と異なり肺動脈圧が上昇するまではかなりの時間を要し，乳児期に重症肺高血圧を合併する例はまれである．しかしながら，文献的には 2.2% にみられており[6]，非 Down 症例でも発生し，一次孔・二次孔欠損のいずれでも発生している．すべてカテーテル検査を行っており，肺血管抵抗が高い例では手術適応が問題になる．全例で酸素負荷などに反応しており，術後も全例肺高血圧は残存していない．文献例の 8 例[6]も全例肺高血圧は残存しておらず，手術時期が適切であれば予後は比較的よいと考えられる．

(参考2) ASD に伴う僧帽弁の prolapse（逸脱）について

　成人例で僧帽弁の prolapse を合併することはよく知られている．最近の心エコー検査による報告[7]（2008 年クリーブランドクリニック）では連続 71 例中 25 例（35%）に prolapse が認められ，中等度から高度の僧帽弁逆流が 14 例（20%）に認められている．LV 拡大，三尖弁逆流とともに術前の僧帽弁の重症度に密接な関係があったと述べられている．他の報告[8]では 55 例中 9 例（16%）に術前に prolapse が認められ，全例で術後にも prolapse がみられ，5 例で僧帽弁逆流が出現している．さらに ASD 閉鎖後に 4 例で prolapse が新たに出現している．

　prolapse の発生原因につては，1）右室拡大による左室の変形や，2）加齢による変化と弁にかかる異常などがあげられている．1）に対しては短絡量と発生率が比例しないこと，術後の改善・消失が少ないなどの反証があげられており[8]不明な点が多い．いずれにしても prolapse を合併している例では術後も MR の出現に注意しながら経過観察する必要がある．

■文献

1) Bolz D, Lacina T, Buser P, et al. Long-term outcome after surgical closure of atrial septal defect in childhood with extensive assessment including MRI measurement of the ventricles. Pediatr Cardiol. 2005; 26(5): 614-21.
2) Roos-Hesselink JW, Meijboom FJ, Spitaels SE, et al. Excellent survival and low incidence of arrhythmias, stroke and heart failure long-term after surgical ASD closure at young age. A prospective follow-up study of 21-33 years. Eur Heart J. 2003; 24(2): 190-7.
3) Gatzoulis MA, Freeman MA, Siu SC, et al. Atrial arrhythmia after surgical closure of atrial septal defects in adults. N Engl J Med. 1999; 340(11): 839-46.
4) Ghosh S, Chatterjee S, Black E, et al. Surgical closure of atrial septal defects in adults: effect of age at operation on outcome. Heart. 2002; 88(5): 485-7.
5) Berger F, Vogel M, Kretschmar O, et al. Arrhythmias in patients with surgically treated atrial septal defects. Swiss Med Wkly. 2005; 135(11-12): 175-8.
6) Goetschmann S, Dibernardo S, Steinmann H, et al. Frequency of severe pulmonary hypertension complicating "isolated" atrial septal defect in infancy. Am J Cardiol. 2008; 102(3): 340-2. Epub 2008 May 2.
7) Toyono M, Pettersson GB, Matsumura Y, et al. Preoperative and postoperative mitral valve prolapse

and regurgitation in adult patients with secundum atrial septal defects. Echocardiography. 2008; 25 (10): 1086-93.
8) Speechly-Dick ME, John R, Pugsley WB, et al. Secundum atrial septal defect repair: long-term surgical outcome and the problem of late mitral regurgitation. Postgrad Med J. 1993; 69(818): 912-5.

4 心室中隔欠損症

A 定義と頻度

　左右の心室間の中隔に欠損孔がある疾患である．先天性心疾患のなかでは最も多いと考えられる．千葉県こども病院では年間手術例の20〜25％を占める．やや女性に多い．

B 形　態

1．解　剖

a．心室中隔の分類

　手術治療による心室中隔欠損症（VSD）へのアプローチは右心系から行われることが多いため，右室からの解剖を考えると理解しやすい．心室中隔は3つの部分からなるが明確な境界線があるわけではない（膜性部を含むと4つの部分）．三尖弁下の比較的平滑な部分を流入部中隔 inflow (inlet) septum，肺動脈弁下の漏斗部にある中隔を流出路中隔 outflow (outlet) septum（漏斗部中隔，円錐部中隔ともいう），前記の2つの部分以外の肉柱が豊富な部分を肉柱中隔 trabecular septum とよぶ（図4-1）．膜性部を含めた4つの部分に相当した場所に欠損孔があり解剖学的分類の元になる．左室側からも同様の分割ができる．

b．単純穿孔型と整列異常型 malalignment type

　通常は各部の中隔が整列 align（ほぼ同じ平面に存在）しており，平面の中に欠損孔ができた場合を単純穿孔型という．一方，漏斗部中隔とその下の中隔との間にずれが生じてその隙間が欠損孔となると考えられる型がある．これが整列異常型 malalignment type で，漏斗部中隔が後方に偏位する大動脈縮窄型 coarctation type と前方に偏位する Fallot 型（Eisenmenger type ともいわれる）がある．

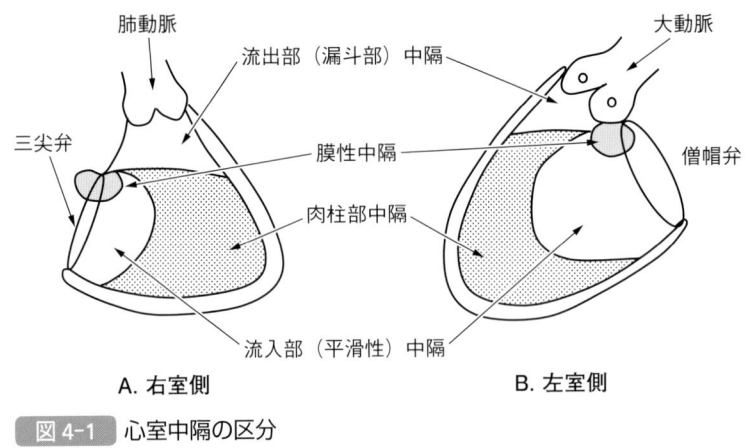

図 4-1 心室中隔の区分
A. 右室側
B. 左室側

（ラベル：肺動脈、流出部（漏斗部）中隔、大動脈、三尖弁、膜性中隔、僧帽弁、肉柱部中隔、流入部（平滑性）中隔）

2. 解剖学的分類

a. 東京女子医大分類と Kirklin の分類（図 4-2）

　　Kirklin 分類では漏斗部に限局した欠損孔を 1 型，膜性部周辺の欠損孔を 2 型，三尖弁中隔尖後方の欠損孔を 3 型，筋性中隔にある欠損孔を 4 型とする．これに対し，東京女子医大分類は日本人に多い漏斗部の欠損孔をさらに 2 つに細分し，肺動脈弁下型（1 型）と漏斗部中隔中央部の欠損孔（2 型）とに分けたものである（図 4-2）．近年では Soto の分類（図 4-3）が用いられることが多い．これは，両大血管下漏斗部欠損（肺動脈弁下型は左室側でも大動脈弁下であるため doubly committed subarterial VSD とされている），膜性部周囲型欠損（perimembranous VSD），筋性部欠損の大きく 3 つに分類したものである．さらに，膜性部周囲型は流出部，肉柱部，流入部に進展した欠損の 3 つに分ける．筋性部欠損も流入部，肉柱部，流出部に分け，筋性部で流出部にある VSD が女子医大分類の 2 型に相当すると考えられる．perimembranous という言葉のいい日本

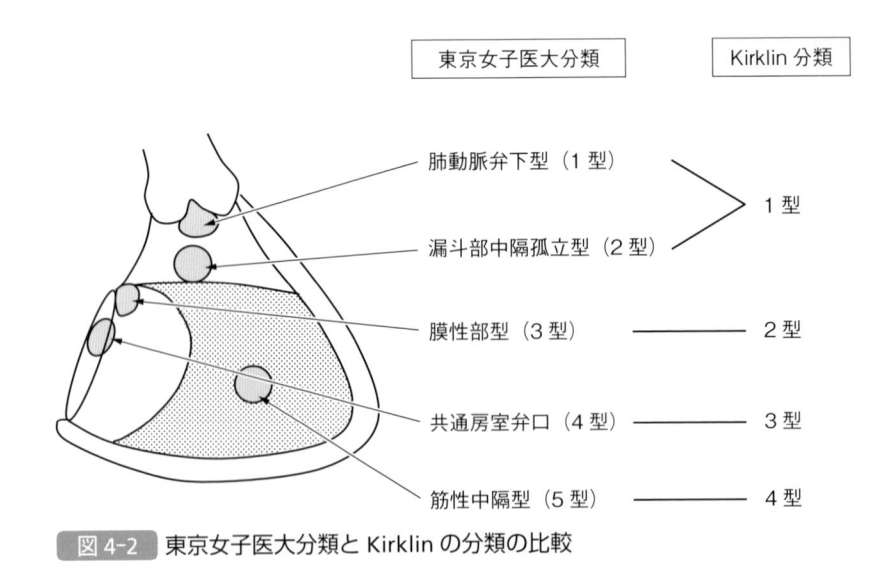

図 4-2 東京女子医大分類と Kirklin の分類の比較

（東京女子医大分類：肺動脈弁下型（1 型），漏斗部中隔孤立型（2 型），膜性部型（3 型），共通房室弁口（4 型），筋性中隔型（5 型） ／ Kirklin 分類：1 型，2 型，3 型，4 型）

4. 心室中隔欠損症

図4-3 Soto（ソートー）分類

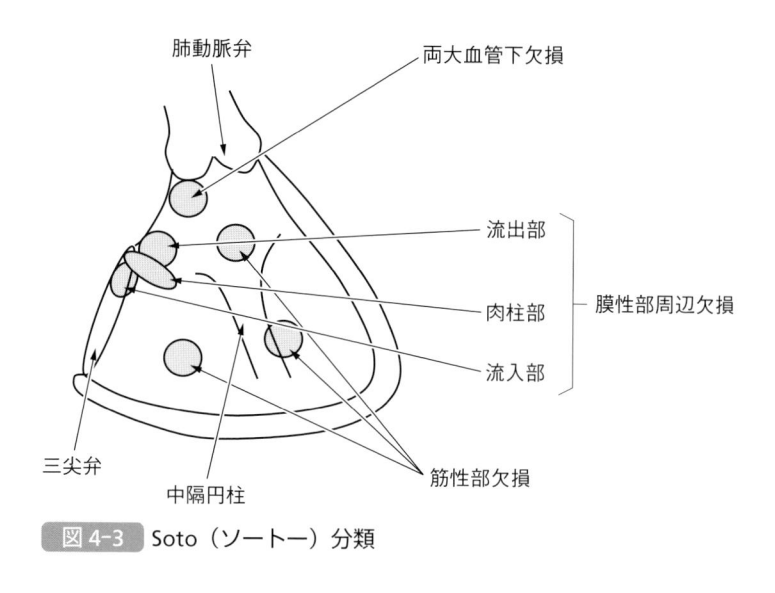

表4-1 VSDの解剖学的分類（各分類法の相互関連）

東京女子医大分類	Kirklin分類	Soto分類
1型：肺動脈弁下 　　　subpulmonary	1型	1. 漏斗部 VSD infundibular 　　　（doubly committed subarterial）
2型：漏斗部中隔孤立型 　　　muscular infundibular		
3型：膜性部型	2型	2. 膜性部とその周辺 perimembranous 　　流出部へ伸展 outlet extension 　　肉柱部へ伸展 trabecular extension 　　流入部へ伸展 inlet extension
4型：共通弁口型	3型	
5型：筋性中隔型	4型	3. 筋性中隔 　　流入部 inlet 　　肉柱部 trabecular 　　流出部 outlet＝東京女子医大2型？

語訳がなく（「膜性部周辺のVSD」？），英語が苦手な人にとっては煩わしいと感じる．3型といった方が手っ取り早いといった考えもある．それぞれ細かい定義があるが，すべての欠損孔がうまく当てはまるわけではなく，共通の言葉としてその施設でお互いに理解し合えればいいと考えられる（表4-1）．筋性部のVSD分類では，肉柱部中心部 central type，心尖部 apical type，周辺部 marginal type（前方の右室自由壁に接する部分にあるVSD），多孔性 Swiss cheese type などに分ける分類もある．

b. 部位別の頻度

欧米と東洋ではやや異なり，本邦では流出路が 25〜30％，膜性部周辺が 60〜70％，筋性部が 3〜5％とされるが（共通弁口型はまれ），欧米では流出路が少なく 5〜10％，膜性部周辺が 80％，筋性部が多く 5〜20％とされる．

c. 刺激伝導系

流出路の VSD では（東京女子医大分類 1・2 型）VSD 辺縁には刺激伝導系は存在せず縫合糸を置くことができるが，膜性部を含む total conus defect とよばれる大きな VSD では後下縁に刺激伝導系が存在する．

膜様部周辺の VSD では後下縁に刺激伝導系が存在し，パッチ閉鎖時に注意する．流出部 VSD では His 束は左室側を走行しているが，その他の型では左室側への偏位は軽度で左室側に寄った深い運針は刺激伝導損傷の危険がある．

d. 膜性中隔瘤 membranous septal aneurysm（MSA）

VSD 辺縁の線維組織や三尖弁の一部が VSD からの血液のジェットによって肥厚・増殖し，瘤状にふくれたものを膜性中隔瘤という．膜性部周辺の VSD に発生し，大きさは種々で 2〜3 cm の大きさになることもある．VSD の大きさによっては手術適応になることがある．

C 血行動態（図 4-4）

体循環からの還流血は右室に還流するが，通常左室圧の方が右室圧より高い（体血管抵抗の方が肺血管抵抗より高い）ので VSD を通して右室に動脈血が流入してくる．このため肺動脈に流れる

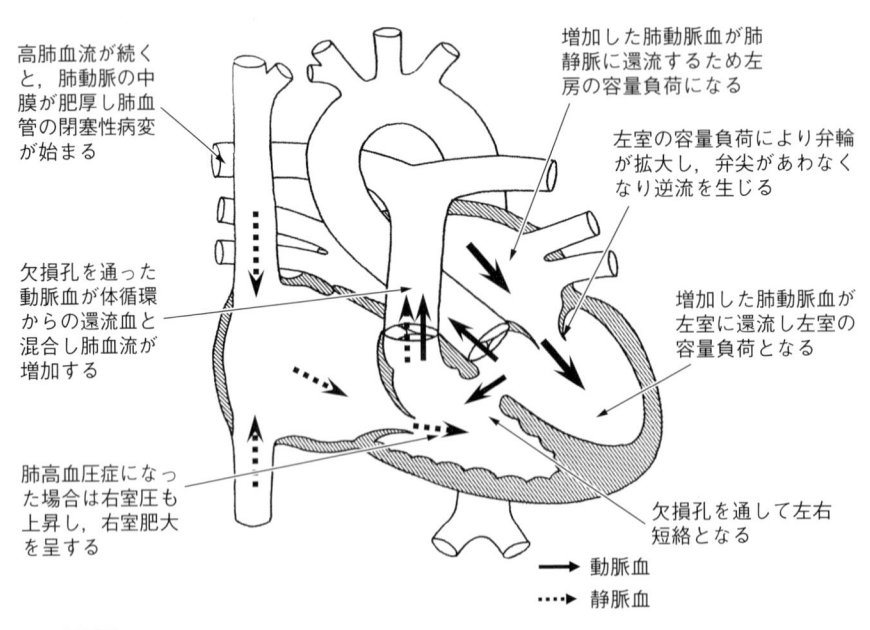

図 4-4 心室中隔欠損症の血行動態

血液量は増加し（肺血流量の増加），血流量の増加に伴って肺動脈圧も上昇し肺高血圧症となる．高肺血流量が続くと肺動脈の中膜の肥厚を招来し，血管抵抗も上昇する（high flow, high resistance の状態）．さらに高肺血流量が続くと肺血管の閉塞性病変が完成し，右室圧が左室圧より高くなり，右左短絡により全身にチアノーゼが現れる（この状態をアイゼンメジャー Eisenmenger 複合という）．

増加した肺血流は左房・左室に流れ，左房・左室の容積は大きくなる（容量負荷）．左室拡張末期容積は正常の 200％を超える例もある．拡大が長期にわたると収縮力も低下し，駆出分画 ejection fraction（EF）が低下する．左室の拡大が強い場合は僧帽弁輪も拡大し，弁尖が合わないことにより逆流を生じる．僧帽弁自体の奇形による逆流と鑑別する必要がある．左室に入った血液は多くは肺に流れることになり，右室-肺動脈-左房-左室-右室の循環の輪ができ，全身に流れる血液より肺に流れる血液の方が多くなり（Qp/Qs が 4 以上になる例もある），循環効率は非常に悪くなる．

1. 肺血流量の増加

通常左室圧は右室圧より高いため，心室中隔欠損を通して右室・肺動脈に動脈血が流れる．新生児期の高肺血管抵抗の時期を除いて，肺血管抵抗は体血管抵抗の 1/3〜1/4 と低い．このため大動脈より肺動脈に流れる血液の方が多くなり，肺/体血流比は 3〜4 にもなる．

2. 肺動脈圧の上昇

この血流を正常に近い肺動脈圧で受けられる例もあるが，次第に上昇し，正常肺血管抵抗での高肺血流・高肺動脈圧の状態となる．

3. 肺血管抵抗の上昇

高肺血流の状態が持続すると，まず肺血管の内膜の肥厚が始まり，血管抵抗は上昇してくる．次第に血液は肺を流れにくくなり，肺への血流量は次第に減少し，中等量の肺血流量での高肺血管抵抗・高肺動脈圧の状態となる．

4. 肺血管の閉塞性病変

さらに血管の中膜の肥厚も始まり閉塞性病変が完成し，不可逆となる．次第に低肺血流量での高肺血管抵抗・高肺動脈圧となる．進行の速さは個人差が大きい．この状態で手術を行うと，高い肺血管抵抗のために術後に右心不全となり，術後急性期に死亡する可能性もある．肺血管抵抗 8 単位前後が境界線となるが，境界領域の例ではカテーテル検査の酸素負荷試験や肺生検を行う．

5. 左室の容量負荷

肺血流量が増加すると，増加した血液が左房・左室へと還ってくる．このため，左室に容量負荷がかかり，拡張末期容積は正常の 250％以上に上昇することもある．

6. 心不全

　容量負荷が増大した状態が続くと，収縮しきれなくなり（収縮末期容積が増大する），駆出分画 ejection fraction（EF）が低下し，心不全となる．この状態になる前に手術を行う．

7. 欠損孔の大きさによる差異

a. 小さな欠損孔

　欠損孔の大きさを具体的に示すために大動脈弁口の大きさとの比較（大動脈弁口の1/3以下を小欠損孔とする）や，欠損孔の断面積を体表面積で割った値を指標として用いることがある（0.8 cm^2/m^2 以下を小欠損孔とする）．しかしながら，欠損孔の正確な大きさを計測することが困難なこともあり，血行動態的な指標を加味して判断する．小さな欠損孔では欠損孔を通過する血流の速度は速く，血流が右室前壁に向かう場合は大きな雑音となり，「ロジャー型（病）」とよばれることがある．左右短絡の量は少なく，肺血流量・肺動脈圧・左室容積にほとんど影響を与えず，症状も正常の生活ができる（感染性心内膜炎のリスクは残る）．膜性部の欠損孔では三尖弁中隔尖や周囲の線維組織の増生により自然閉鎖する可能性がある．

b. 中程度の欠損孔

　左右短絡量は比較的多く，Qp/Qsで2～3に達する．肺血流量の増加はあるが肺動脈圧の上昇は認められないことが多い．左室はやや拡大し，ある程度の年齢になって疲れやすいなどの症状が出ることがある．

c. 大きな欠損孔

　上記の1～6の現象が時間経過とともに発生してくる．新生児期の高肺血管抵抗の時期を過ぎると徐々に心不全など症状が顕在化し，2～3カ月頃までに左室拡張末期容量も200% normalを超える．哺乳困難・体重増加不良などで手術適応となる．この時期を何とか経過し，6カ月頃になると肺高血圧クリーゼ様の症状を呈しやすくなり不安定になる．この頃に手術適応の第2のピークがくる．

D 症状と徴候

a. 呼吸不全

　肺血流量の増大に伴い分泌物が増加する．さらに，拡張した左房・肺動脈が気管支を圧迫し過膨張や無気肺を形成し換気障害が起こり，多呼吸，喘鳴などの呼吸不全が出現する．

b. white spell

　Fallot四徴症でのanoxic spellに対抗してこのようによぶことがある．肥厚した肺動脈の中膜は非常に反応性に富み，啼泣時などに強く収縮する．この収縮のため左心系には血液が流れにくくなり，顔面や末梢が蒼白となる．PH crisis（PH attack）ともよばれる．長く続けば心室性頻拍，心室細動となることもある．

c. 心不全

拡張末期容積の増大による収縮機能の低下と大きな左右短絡による心拍出量の低下が，肝腫大，浮腫，頻脈，末梢循環不全（四肢冷感，発汗，皮膚湿潤など）などを引き起こす．

d. チアノーゼ

重篤な肺炎などにより肺が悪くなった状態以外はチアノーゼはみられない．右室圧が上昇し左室圧を超えるとチアノーゼが出るが，啼泣時だけに出る場合もあるのでよく観察する．

E 検査

a. 心エコー検査

欠損孔の場所（三尖弁・内側乳頭筋・肺動脈との位置関係など），三尖弁逆流・僧帽弁逆流の有無，大動脈弁の変形・逆流の有無を検索する．測定としては左室容積・肺動脈圧の推定を行う．

b. カテーテル検査

肺血管抵抗や大動脈弁の変形が問題となる例のみに行う．

F 手術

1. 手術適応と時期

a. 重篤な呼吸不全・心不全症状

乳児期に症状が出現する例では3カ月以前に手術を行う．6カ月近くまで待っていると，体重が増え手術は多少やりやすくなるが，その間に重篤な肺炎などを起こし死亡の危険性もある．

b. 大きな欠損孔

自然閉鎖が考えられないような欠損孔では症状がなくとも手術の適応となる．欠損孔の周りに三尖弁組織がある膜性部の欠損では線維性増殖による閉鎖，筋性部の小欠損孔では筋肉増生による自然閉鎖の可能性があるため症状が軽い場合は経過観察とする．

c. 左室拡大が強い

心エコー検査にて欠損孔の大きさの判断に迷うときは，左室拡張末期容積を参考にする．200% normal以上あれば手術適応と考える

肺高血圧：体血圧の50%以上の肺高血圧症が認められる場合は早期の手術を考慮する．

d. 大動脈弁の逸脱・逆流がある

肺動脈弁下のVSDでは左右短絡が少ない例でも大動脈弁の逸脱がある例では慎重に経過観察し，逸脱がはっきりしている例では逆流が出現する前でも手術を行う．

2. 手術方法

a. 肺動脈絞扼術

1) 低体重児

2 kg 以上の体重があれば比較的安全に手術ができるが，2 kg 以下では肺動脈絞扼術も考慮する．

2) 筋性部欠損

心尖部に近い欠損孔は小さい心臓ではパッチ閉鎖・サンドイッチ法ともに閉鎖が困難で肺動脈絞扼術を行い，ある程度の体重に達してから手術を行う（図 4-5）．

b. 心内修復術

1) 肺動脈弁下 VSD

①到達法

主肺動脈の縦切開にて十分な視野が得られ，パッチ閉鎖が可能である（図 4-6A）．乳児期に手術適応となるような大きな VSD では，VSD が膜性部近くまで伸びていることがあり，三尖弁との位置関係を右房側より確認する必要がある．縦切開の中枢端が肺動脈弁の交連部にかかると，肺動脈弁の損傷につながるため，交連部を避けるように切開を入れる．

②パッチ閉鎖と直接閉鎖

大動脈弁尖が逸脱している例では，元々の欠損孔は比較的大きいことが多い．直接吻合を行う方法も最近報告されているが，周辺支持組織の変形により大動脈弁の変形を招く可能性があり，欠損孔と同形のパッチにて閉鎖する方がよい．

パッチの材料は施設による差が大きいが，EPTFE パッチ（0.4〜0.6 mm 厚）などの人工材料とウマ心膜などの異種心膜が用いられている．異種心膜は柔らかいため結紮しやすく，縫合糸にフィットして漏れが少ないが，生物由来である問題が残る．2つを使い分けている施設もある．

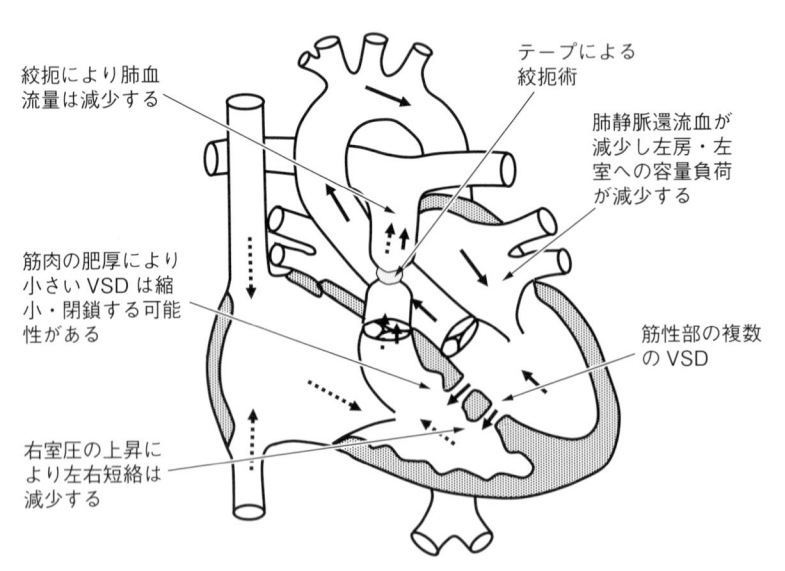

図 4-5 筋性部の VSD に対する肺動脈絞扼術

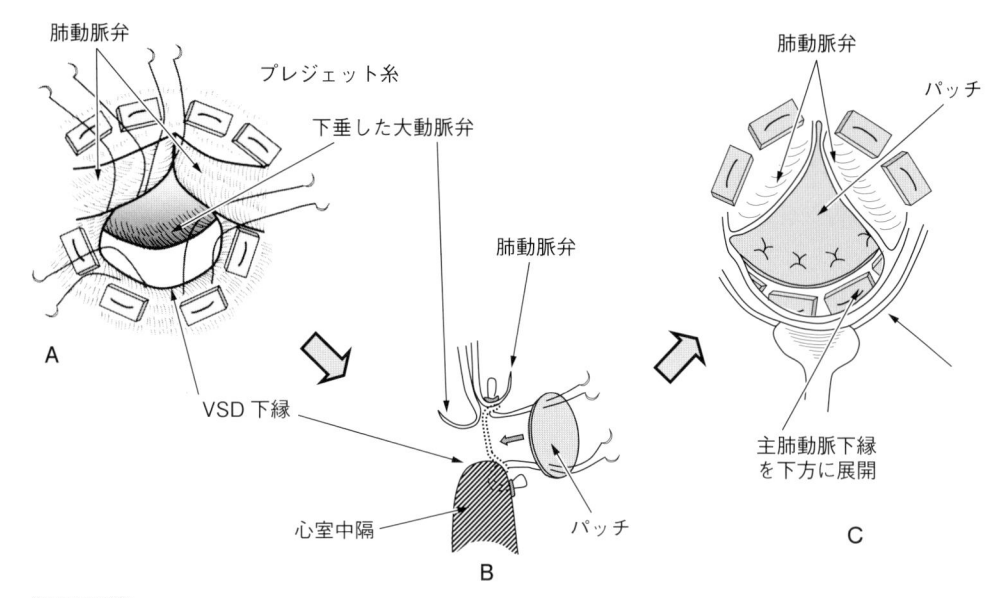

図 4-6 肺動脈弁下の VSD のパッチ閉鎖術

③結節縫合と連続縫合
　プレジェット糸によるマットレス縫合は確実であるが，結紮の回数が多いため時間がかかる．肺動脈弁下の VSD（total conus defect を除いて）では下縁は刺激伝導系が存在しないため，連続縫合が可能ではあるが，我々は全周マットレス結節縫合を行っている（図 4-6C）．

2）膜性部周辺の VSD
①到達法
　右房切開にて到達し，右房の自由壁や三尖弁中隔尖・前尖などに視野展開用のプレジェット糸を掛けておく．内側乳頭筋や太い腱索も絹糸などを通して視野展開に役立てる（図 4-7A）．

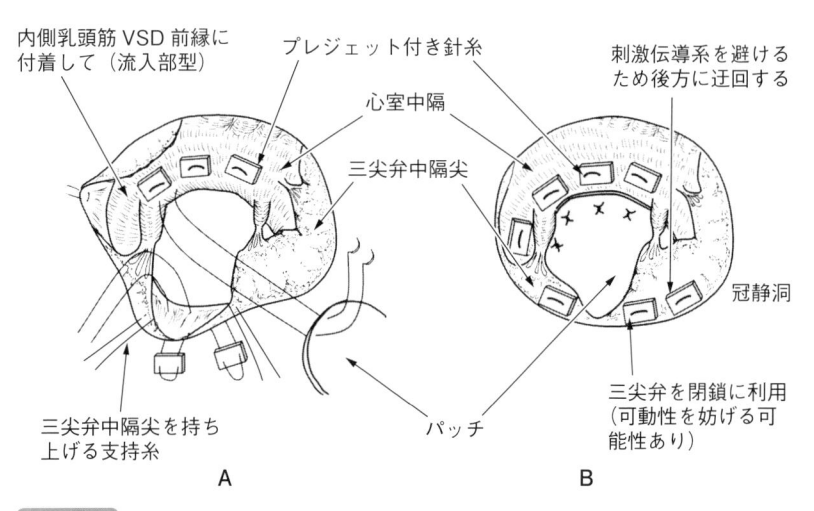

図 4-7 膜性部 VSD のパッチ閉鎖術

4. 心室中隔欠損症

腱索の癒合などによってどうしてもいい視野が得られない場合は三尖弁の基部を弁輪から2〜3mm離れた場所で切開して視野を得る．閉鎖終了後縫合閉鎖する（tricuspid valve detachment法）．術前の心エコーによる診断基準を設定し，その診断基準が当てはまった群の中で，実際にdetachmentを行わなかった群では術後の合併症（房室ブロック，遺残短絡，三尖弁逆流）が多かったという報告[1]がある．筆者自身は行ったことはないが，非常に視野の悪い例では積極的に行ってもよい方法と考えられる．

②パッチ閉鎖と直接閉鎖

欠損孔の周りが線維組織で覆われている場合は線維組織をあわせるように直接閉鎖する方法もあるが，周囲の組織を引き寄せて閉鎖することになり，再開通の危険性がある．線維組織の厚さは外からではわかりにくく，組織の強さもはっきりしない．小さなVSDでもパッチで確実に閉鎖した方がよい（図4-7B）．

③結節縫合と連続縫合

3kg前後の小さな心臓に指を入れて結紮を繰り返すことは，組織の挫滅などにつながるため連続縫合を推奨する術者もいるが，右脚損傷を避けにくいなどの欠点もあり一長一短である．

④刺激伝導系の避け方

膜性部周辺のVSDではVSDの辺縁の一部は三尖弁に接しているため，閉鎖のために三尖弁に縫合糸を置かざるを得ない．後下縁の心室中隔には刺激伝導系が存在し，三尖弁から中隔の筋組織に移行する部分が問題となる．刺激伝導系は図4-8のようにVSDが流出路に進展しているか流入路に進展しているかにより位置が少し異なる．流出路側に伸展しているVSD（図4-8A）では，内側乳頭筋はVSDの後下縁に付着し，刺激伝導系（branching bundle，分枝束）は左室側を走行し右室側の心室中隔頂上部から少し離れている．右脚は内側乳頭筋の下を右室側に乗り越えて走行す

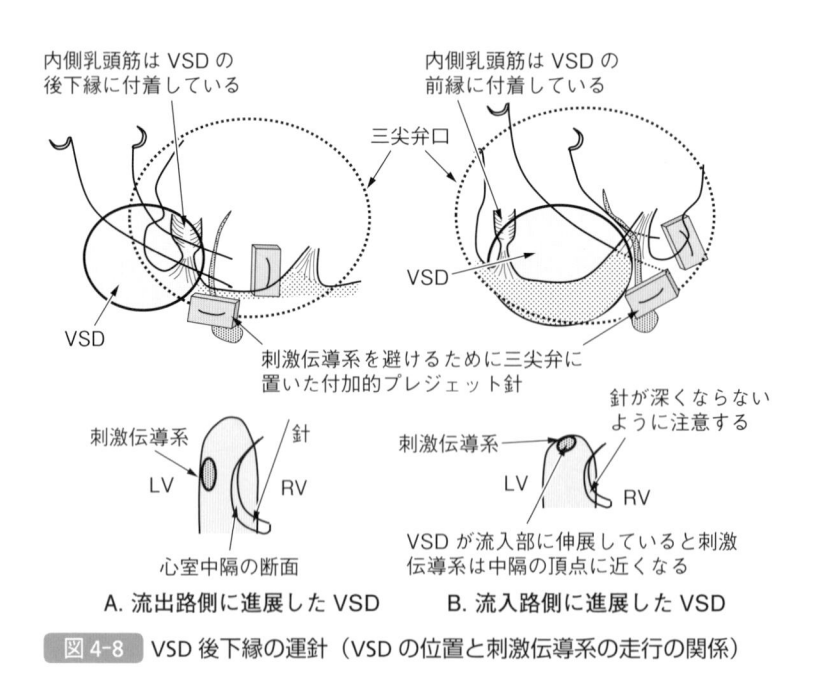

図4-8 VSD後下縁の運針（VSDの位置と刺激伝導系の走行の関係）

A. 流出路側に進展したVSD
B. 流入路側に進展したVSD

る．流入路側に伸展している VSD（図 4-8B）では，内側乳頭筋は VSD の前縁に付着し，刺激伝導系の左室側への変位は弱くなり，心室中隔頂上部付近に近づく．右脚は副乳頭筋の下を右室側に乗り越えて走行する．このため，流出路に伸展している VSD では理論的には針は頂上部近くまで通すことができるが，VSD の型にかかわらず三尖弁に追加の針（additional stitch）をおいて迂回し，心室中隔頂上から 4～6 mm 離して中隔に糸をかけるのが無難である．三尖弁を使用すると三尖弁の可動性が失われて逆流の可能性が増すために，三尖弁をできるだけ使わないで VSD を閉鎖する方法が理想的である．しかしながら，解剖学的な判断に迷うこともあり，より安全な方法をとるべきである．三尖弁逆流は閉鎖後に水試験などでチェックし，必要であれば弁尖の縫合などを行う．

⑤経皮的カテーテルによる VSD 閉鎖

　Amplatzer VSD occluder による膜様部周辺の VSD 閉鎖では完全房室ブロックの発生率が 2.9～5.7％と高く[2]，術後 1 年以降もブロックが起こる可能性がある．また，2006 年に発表されたアメリカの多施設からの第 1 相治験の報告[3] では重大な合併症が 8.6％に発生しており，膜様部周辺の VSD には適さないように思われる．

3）筋性部の VSD

　筋性部の VSD 閉鎖では他の型とは異なる以下のような特徴がある．
- 経三尖弁や経肺動脈弁ではいい視野が得られず，運針も困難である．
- 肉柱に覆われているため境界や大きさがとらえにくい．
- 正確な術前診断が困難である．
- 右室側と左室側の VSD の位置や大きさが異なることが多い．

　また，乳児で心不全を発症した例では閉鎖方法も限られ，手術成績も悪いため治療困難な疾患である．定型的な方法はなく，体重や位置などにより種々の方法を使い分けているのが現状である．以下，現在行われている種々の方法を紹介する．

①直接閉鎖

　小さい VSD は直接閉鎖が可能である．スイスチーズ様の VSD に対して二重の浅い直接縫合で閉鎖する方法を septal re-endocardialization（再心内膜化）法としてトロント小児病院（2006 年）から報告されている[4]．刺激伝導系への障害や心機能への悪影響を避けるため浅く針をかけることによりペースメーカー移植率を 4％に押さえることができたと報告している．

②パッチ閉鎖法
- 経三尖弁による方法：三尖弁口付近にある VSD は通常のパッチ閉鎖が可能であるが，心尖部の VSD では経三尖弁では困難である．特殊な方法として VSD 閉鎖のために心室中隔心尖部の右室側全体を自己心膜で覆う septal obliteration technique が報告されている[5]．
- 右室切開による方法：心尖部付近の VSD は左冠動脈前下行枝に沿った右室切開によるパッチ閉鎖が可能である．この部は乳頭筋を障害することなく切開でき，一部の肉柱を切除してパッチ閉鎖する．左室側にプレジェット針を置くなどの工夫が報告されている[6]．
- 左室切開による方法：心尖部付近の左室に小切開をおいて左室側からパッチ閉鎖を行う方法が行

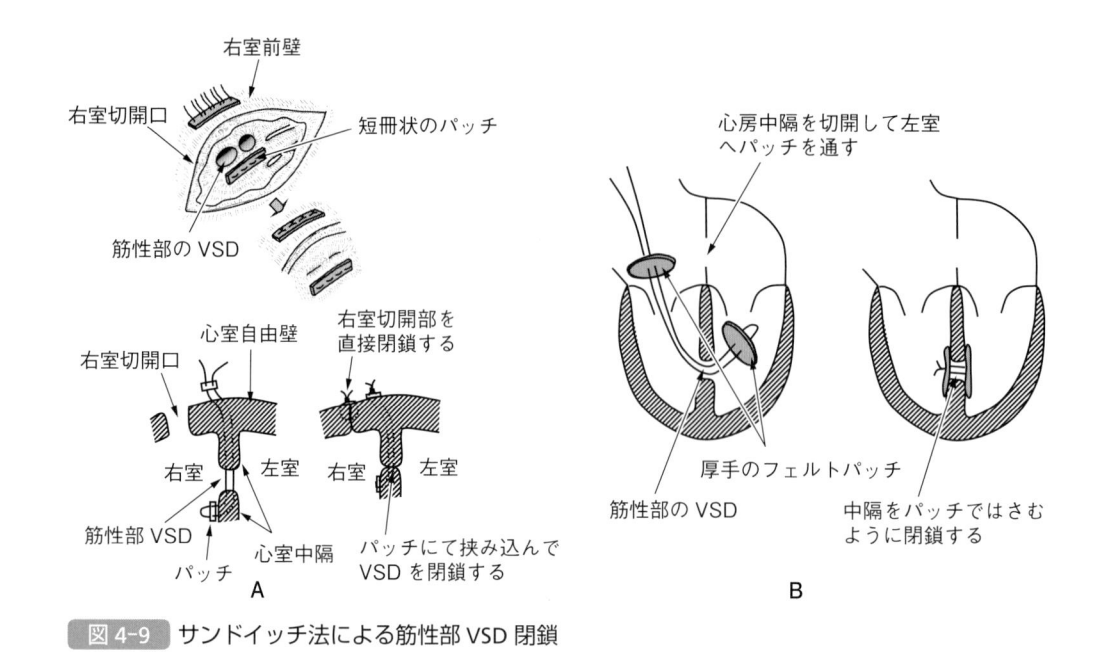

図 4-9 サンドイッチ法による筋性部 VSD 閉鎖

われていたが，左室機能の低下や心室性不整脈や心室瘤の原因となることがわかり，今はあまり行われない．

③サンドイッチ法

サンドイッチ法とよばれる手術方法には 2 つの方法が報告されており，1 つは右室自由壁をはさむ方法で，もう 1 つは心室中隔をはさむ方法である．前者は心室中隔前方の VSD を心室中隔と右室自由壁ではさんで閉鎖する（図 4-9A）[7]．後者は兵庫こども病院を中心に報告されている方法で大きなフェルトのパッチを左室側と右室側に置き，その中心部を糸で固定する方法である（図 4-9B）[8]．大きなフェルトを使うため複数の VSD を一緒に閉鎖することができるが，体重の小さい例ではパッチが相対的に大きくなり心機能を障害することがある．適応を厳密に選べば非常に優れた方法である．

④ device による閉鎖法

Amplatzer device などを使用して VSD を閉鎖する方法である．経皮的にカテーテルにて設置する方法，正中切開を行って右室経由で設置する方法，人工心肺を使用して直視下に設置する方法が報告されている．カテーテルによる設置ではある程度の体重が必要で，血栓症，大動脈弁・三尖弁の損傷，遺残短絡がみられている．直視下の設置でも高い死亡率が報告されている[9]．右室自由壁からの穿刺による設置では合併症は少ない[10]ようだが，胸骨正中切開を要する．

3. 術後急性期の問題点と管理 （図 4-10）

a. 心不全（左心不全）

大動脈遮断（心筋虚血）の影響，術前の心室過膨脹，術後の急激な前負荷減少（短絡消失により

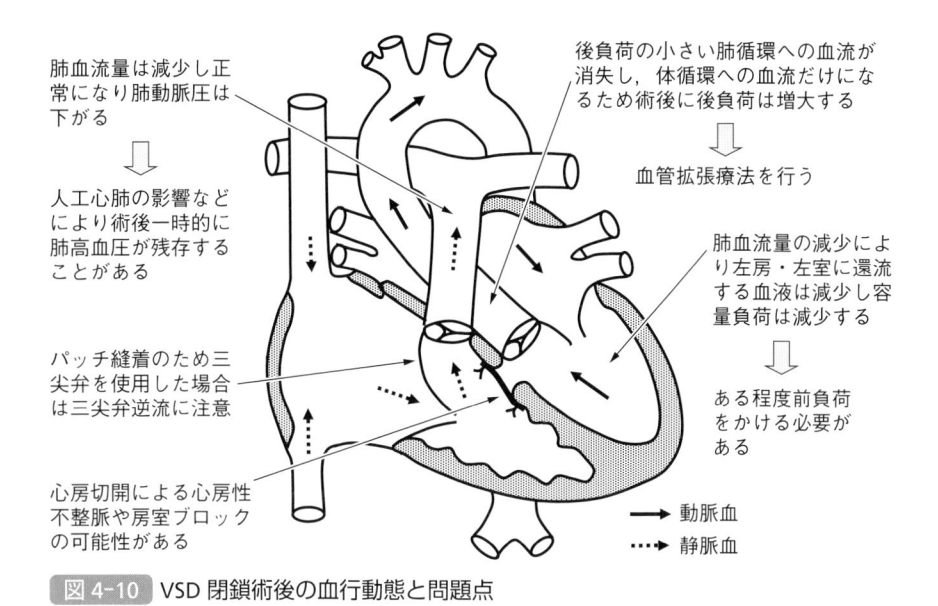

図4-10 VSD閉鎖術後の血行動態と問題点

拡張末期容積は小さくなるが，収縮末期容積は小さくならないため駆出率・心機能は低下する)，短絡消失による後負荷の増加（術前は収縮期に欠損孔を通して後負荷の小さい肺循環に流れていたが，術後は後負荷の大きい体循環だけに流れるだけになるため後負荷は増加する）などによる．

b. 肺高血圧症

術後肺血流量は正常となるが，人工心肺の影響などにより肺血管抵抗は高いままとなることがあり肺高血圧が残存する．心エコーなどにより正確に評価し，CVPの変化に注意する．

c. 呼吸不全

術前の肺病変はすぐに改善されるわけではなく，人工心肺・麻酔の肺への影響が術直後に現れる．喀痰排出増加，気管支収縮などが発生し人工呼吸器による呼吸管理が遷延する．

d. 不整脈

心房切開による心房性不整脈，パッチ縫着による房室ブロック，大動脈遮断（心筋虚血）の影響による心室性期外収縮が出現する可能性がある．

e. 三尖弁逆流

パッチ縫着のために三尖弁を使用した場合は弁が固定され可動範囲が小さくなることから逆流を生じる場合がある．

f. 大動脈弁逆流

肺動脈弁下のVSDでは軽度の大動脈弁逆流は閉鎖のみで消失する場合もあるが，改善しないこともある．術前に逆流がなかった例で，パッチ閉鎖のみで逆流が生じることはほとんどない．

g. 遺残短絡

短絡量が多いと左室の容量負荷が残存することになり，心不全の原因となる．

h. 手術成績

　近年，早期成績は著しく改善し，死亡率は1％以下になっていると思われる．これは早期手術によって死亡原因となっていた重症肺高血圧例は減少し，遺残短絡や房室ブロックなどの合併症が激減したためである．テキサス小児病院からの215例（2000〜2006年）の報告[2]（2010年）では早期死亡0.5％，遠隔死亡0.9％であり，房室ブロックは認められなかった．本邦でもほぼ同様の成績が得られている．

4. 術後遠隔期の問題点と再手術

　VSD術後遠隔期の予後は他の心疾患に比しておおむね良好であるが，遺残肺高血圧や不整脈（房室ブロックや洞機能不全など）が問題となる．術後22〜34年経過した176例の遠隔成績がオランダから報告（2004年）[11]されており，4％で肺高血圧が残存しているが，新しい肺高血圧症は発生していない．遠隔期に発生した房室ブロックはなかったが，2％で洞機能不全により15年以上経過してからペースメーカー移植を受けている．手術時年齢が平均4歳の頃の成績であるため現在とは比較しにくいが，肺高血圧の残存は大幅に減少すると思われ，洞機能不全の問題が今後も残り注意深い経過観察が必要である．

（参考1）右室二腔症（右室内異常筋束）

　右室中央部に異常筋束があり，右室内を2つの腔に分けるため右室二腔症 double-chambered RV（DCRV）あるいは two-chambered RV（TCRV）とよばれる．現在は右室内異常筋束とよばれることが多い．右室内は異常筋束より流入部側の心室圧の高い腔と流出路側の心室圧の低い腔に分けられる．

　ほとんどがVSDを伴っており（約80％），ほとんどが膜性部周辺のVSDであるが，漏斗部にあることもある．膜性部周辺のVSDは小さい欠損孔か中程度の大きさのもので大きなVSDはまれである．VSDは近位部の高圧室に開口しているが，右室圧が左室圧より低い場合は左右短絡になり，高い場合は右左短絡になる．右左短絡の場合も大動脈の騎乗もなく，VSDも大きくないためFallot四徴症のような血行動態になることはなく，軽度のチアノーゼがあるのみである．

　右室内圧が高い場合は手術適応となる．手術は異常筋束の切除とVSD閉鎖が行われる．

（参考2）VSDに伴う大動脈弁の逸脱（prolapse）および逆流

1. 発生機序

a. 解剖学的背景

1）肺動脈弁下のVSD

　東洋人に多い肺動脈弁下の欠損では，VSDの上縁に漏斗部中隔はなく，欠損孔の左側には大動脈弁が直接接している（Valsalva洞の一部を含む）．大動脈弁下に大動脈弁を支える構造物がない

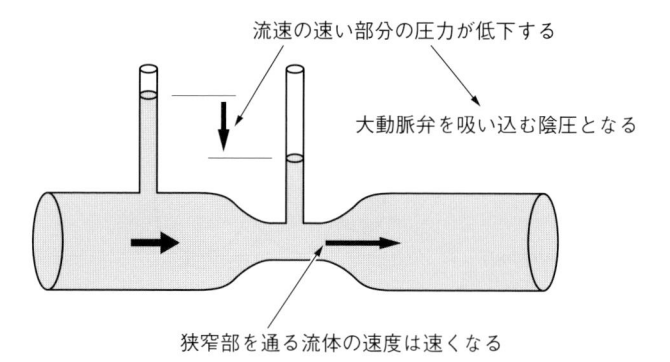

図 4-11 Venturi 効果
狭窄部のある管に流体を流した場合狭窄部分で流速が速くなり，圧力が低下する現象をいう．VSD が落ち込んだ大動脈弁で狭くなり流速が速くなるため陰圧ができ，大動脈弁をさらに吸いこむことになる．

ため，主に右冠動脈尖が欠損孔内に落ち込み逸脱 prolapse を発生する．prolapse した弁尖は VSD を塞ぐようになり，欠損孔は細く小さくなり Venturi 効果（図 4-11）を生み出すようになる．

2）膜様部周辺の VSD および流出路の筋性部の VSD

VSD の位置が三尖弁に近づくため RCC とともに，無冠動脈尖（NCC）の prolapse を発生する例もある．これらの VSD では VSD の上縁に漏斗部中隔があり，解剖学的背景は肺動脈弁下の VSD とは異なると考えられるがいまだ不明な部分が多い．大動脈弁下に大動脈弁を支える構造物がない状況は次の 2 つが考えられる．

①漏斗部中隔の malalignment（図 4-12）

Eapen（2003 年）[12] や Chiu（2005 年）[13] らは，統計学的な分析から漏斗部中隔の前方偏位に伴う大動脈弁尖の心室中隔の騎乗が解剖学的背景の 1 つであると報告している．漏斗部中隔の malalignment による比較的大きな VSD は乳児期に高肺血流量のため手術適応となり比較的数多くみられるが，それらの例では大動脈弁の prolapse はほとんどみられないため malalignment だけが原因とは考えにくい．malalignment に加え，比較的小さい VSD であること（Venturi 効果を生ずるため）や漏斗部中隔の左室側下縁に大動脈弁が付着している（大動脈弁下に大動脈弁を支える構造物がない）必要があると考えられる．

②すり鉢状の形態（図 4-13）

右室側からは小さな VSD であるが，左室側はすり鉢状になっており，大動脈弁の下に支えがない例がある．筆者の個人的に経験した例のなかにこのような例があり，実際に prolapse が認められた．解剖学的背景の 1 つとなる可能性はあると考える．

b. 血行動態的背景

初期には上記の解剖学的背景により大動脈弁が prolapse する．拡張期には大動脈側の高い圧が大動脈弁尖にかかり，徐々に弁は下垂し VSD を閉塞し始める（図 4-14）．VSD が小さくなってい

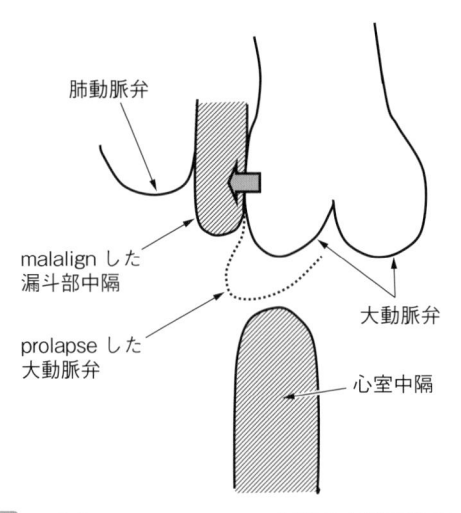

図 4-12 malalignment type VSD に伴う大動脈弁の prolapse

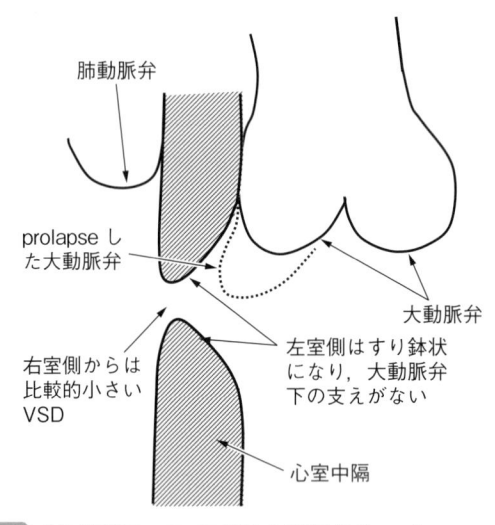

図 4-13 すり鉢形の VSD に伴う大動脈弁の prolapse

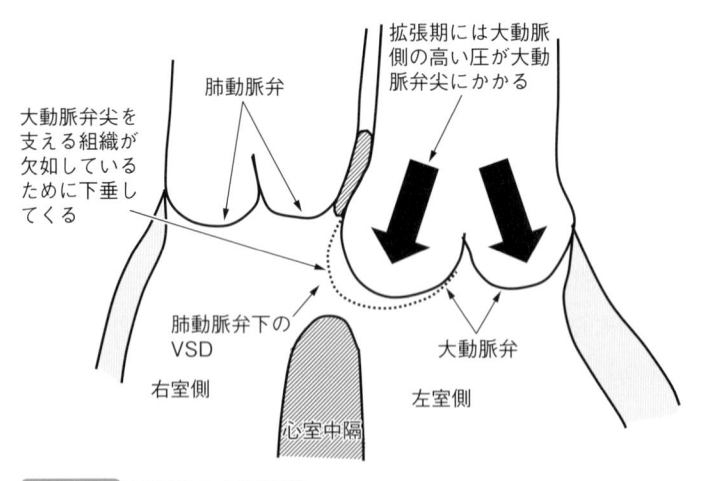

図 4-14 拡張期の血行動態

4. 心室中隔欠損症

図 4-15 収縮期の血行動態

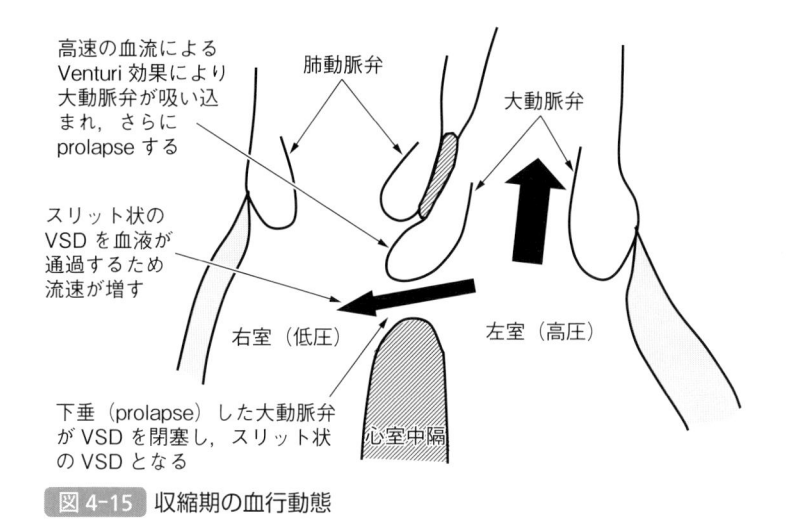

くと収縮期に流れる血液の速度は速くなり，Venturi 効果により大動脈弁尖は右室側に吸い込まれるようになる（図 4-15）．これらの解剖学的・血行動態的分析は龍野（当時東京女子医大）らにより世界に先駆けて行われ，病態が認識されるようになった．世界的に誇れる日本人外科医の業績の1つである．

2. 臨床経過

a. 検 査

以前はほぼ全例でカテーテル検査を行っていたが，現在では，周辺の構造物との関係を把握しやすいため，心エコー検査のみで判断されることもある．定量的評価法として心エコー検査における right coronary cusp deformity index や right coronary cusp deformity index などが提唱[14]されているが，標準的方法として普及しておらず，定量的評価法の確立がこれからの課題である．

b. 経 過

VSD の位置により経過は多少異なる．

1）肺動脈弁下の VSD

乳児期に prolapse が認められることはまれで，2～3 歳以降に発見されることが多い．AR が出現してもその後の進行は通常遅い．ニューヨークからの 2007 年の報告[15]では，1 歳以下で prolapse も AR もないと診断された肺動脈弁下の VSD 例 100 例のその後の臨床経過が検討されている．最初の診断の後に prolapse が診断されたのは 14 例で，乳児期に prolapse が診断されたのは 3 例のみであったと報告している．乳児期の発生頻度は 3％と低い．

一方，自然閉鎖は肺動脈弁下の VSD では非常にまれ[16]（3.8％）であるため，解剖学的背景は持続し，AR は進行性であるが進行の速度は非常に遅いと考えられる．

2）膜様部周辺の VSD

乳児期に AR が出現する例もあり，AR の進行は比較的早く，AR の進行のため乳児期に手術と

なった例も経験している.

膜様部周辺の小さなVSDでは自然閉鎖もありうるため慎重に外来での経過観察が必要である.

3. 手術適応

前述の臨床経過をふまえて手術適応を判断するが,さらに考慮すべきことは,1) 変形が進行した大動脈弁は形成術が難しく,最終的には弁置換術になることもあり,患者のmorbidity・予後に大きく影響する,2) 感染性心内膜炎の可能性がある,3) 放置するとValsalva洞の破裂の可能性があり,弁置換術につながることもある,などがあげられる.

a. 肺動脈弁下のVSD

明らかなprolapseがあり,さらにAR（軽度でも）がある場合はARが進行性であるため手術適応とする施設が本邦では多く,多くの文献[17-19]でも早期手術が推奨されている（欧米では軽度のARであれば経過観察とするという意見もある[15]）.

問題はprolapseのみでARのない例の手術適応である.本邦では肺動脈弁下のVSDでは予防的にVSDの閉鎖を行う施設が多いが,欧米では経過観察とする報告もあり,国際的には議論のあるところである.

b. 膜様部周辺のVSD

自然閉鎖の可能性を考えながら経過観察する必要があるが,ARがある例では手術適応としている.さらに,NCCのprolapseを合併する例ではARは発生の危険因子であり[20],2弁以上の形成術の成績は不良[21]であることなどから早期手術が推奨されている.

4. 手術方法

a. VSD閉鎖

パッチ閉鎖が標準的であるが,直接閉鎖を用いた方法も報告[22]されている.直接閉鎖は大動脈弁輪の変形をもたらし,強度にも問題があり,遠隔期に問題が生じると考えられる.

b. 大動脈弁形成術

Trusler（トロント小児病院）らによる吊り上げ術plication（図4-16）が広く行われている.prolapseして伸びた弁尖組織を交連部で折りたたんで,マットレス糸縫合で大動脈壁に固定して吊り上げる方法である.弁尖の中央部で折りたたむ方法もあるが,弁尖の中央部は非常に動きの大きい部分であるため,縫合部の断裂や弁尖の動きの妨げになる可能性がある.動きのない交連部で折りたたむことにより断裂を避け,大動脈壁に固定することによりさらに強固になる.さらに交連部の縫合などを追加する場合もある.

直接閉鎖と組み合わせ,弁尖の先端を切除・縫合する形成法も報告されている[22]が,遠隔成績は発表されていない.

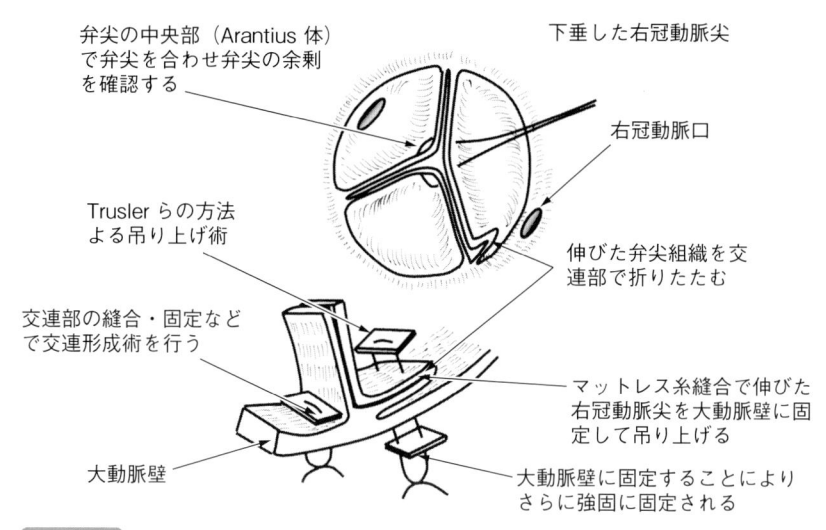

図4-16 大動脈弁形成術（Trusler の吊り上げ術 plication）

5. 手術成績と AR の術後の変化

a. VSD 閉鎖のみ

　prolapse だけの場合は VSD 閉鎖のみでほとんど例で AR は出現しないと考えられている．久留米大学からの 24 例の報告（2002 年）[23] では術後平均 7.8 年の経過観察期間に AR が出現したのは 1 例（4％）のみであったとしており，他の報告でも AR の出現はごく少数である．しかしながら，prolapse だけで AR のなかった例 35 例中 8 例（23％）で 5〜15 年後に軽度の AR が出現したと，比較的高率の AR 出現も報告[24]（2000 年，国立循環器病センター）されている．その程度は非常に軽微なもので無症状のものであったが，VSD 閉鎖は必ずしも AR の進行を防ぐわけではないとしている．AR が出現してもその進行は遅いものと考えられるが，ある程度の経過観察は必要である．

　術前に軽度の AR がみられた例でも VSD 閉鎖だけで消失または改善する例が多い．久留米大学からの報告[23] では術前 AR が軽度（slight〜mild）であった 29 例中 25 例（86％）で術後は AR を全く認めていないか，slight まで改善している．14％では mild のまま変化がないか slight から mild に進行していた．国立循環器病センターからの報告[24] でも軽度の AR が認められた 15 例のうち VSD 閉鎖のみで 4 例が消失，8 例が改善，3 例（20％）で残存していた．多くは消失・改善するが 20％前後は変化なしあるいは進行することがあり，慎重な経過観察が必要である．

b. 大動脈弁形成術と AVR

　中等度以上の AR 例では大動脈弁にも何らかの介入がなされることが多く，対象となる年齢も高いと考えられる．2007 年の台湾からの報告[25] では中等度以上の AR 例 23 例のうち 18 例（78％）に何らかの大動脈弁に対する外科的介入が行われ，うち 11 例が弁置換術であった．15 歳以上と術前の AR の程度が弁置換術の危険因子であったと報告している．

　弁形成術の遠隔成績は比較的よいが，高年齢などのいくつかの危険因子があげられている．国立

循環器病センターの67例（1978〜2008年，平均手術時年齢18.7歳）[24]では再手術回避率10年80.1%，20年72%で，弁置換術となる危険因子としてはValsalva洞破裂と感染性心内膜炎をあげている．デトロイトの24例（1978〜1998年，平均年齢9.1歳）[21]では再手術回避率15年81%で，危険因子としては退院時のARの程度，VSD直接閉鎖術，小さなVSD，2カ所以上のplicationなどがあげられている．東京女子医大の81例（1975〜2006年，平均年齢10歳）では再手術率回避率 10年95%，30年92.8%と報告[26]されている．当然ながら病変程度や手術時年齢により成績が左右されるため，病変の程度の軽い早期に手術することが最善の対策である．

■文献

1) Sasson L, Katz MG, Ezri T, et al. Indications for tricuspid valve detachment in closure of ventricular septal defect in children. Ann Thorac Surg. 2006; 82(3): 958-63.
2) Scully BB, Morales DL, Zafar F, et al. Current expectations for surgical repair of isolated ventricular septal defects. Ann Thorac Surg. 2010; 89(2): 544-9; discussion 550-1.
3) Fu YC, Bass J, Amin Z, et al. Transcatheter closure of perimembranous ventricular septal defects using the new Amplatzer membranous VSD occluder: results of the U.S. phase I trial. J Am Coll Cardiol. 2006; 47(2): 319-25.
4) Alsoufi B, Karamlou T, Osaki M, et al. Surgical repair of multiple muscular ventricular septal defects: the role of re-endocardialization strategy. J Thorac Cardiovasc Surg. 2006; 132(5): 1072-80.
5) Black MD, Shukla V, Rao V, et al. Repair of isolated multiple muscular ventricular septal defects: the septal obliteration technique. Ann Thorac Surg. 2000; 70(1): 106-10.
6) Myhre U, Duncan BW, Mee RB, et al. Apical right ventriculotomy for closure of apical ventricular septal defects. Ann Thorac Surg. 2004; 78(1): 204-8.
7) Kitagawa T, Durham LA 3rd, Mosca RS, et al. Techniques and results in the management of multiple ventricular septal defects. J Thorac Cardiovasc Surg. 1998; 115(4): 848-56.
8) Yoshimura N, Matsuhisa H, Otaka S, et al. Surgical management of multiple ventricular septal defects: the role of the felt sandwich technique. J Thorac Cardiovasc Surg. 2009; 137(4): 924-8.
9) Okubo M, Benson LN, Nykanen D, et al. Outcomes of intraoperative device closure of muscular ventricular septal defects. Ann Thorac Surg. 2001; 72(2): 416-23.
10) Bacha EA, Cao QL, Galantowicz ME, et al. Multicenter experience with perventricular device closure of muscular ventricular septal defects. Pediatr Cardiol. 2005; 26(2): 169-75.
11) Roos-Hesselink JW, Meijboom FJ, Spitaels SE, et al. Outcome of patients after surgical closure of ventricular septal defect at young age: longitudinal follow-up of 22-34 years. Eur Heart J. 2004; 25(12): 1057-62.
12) Eapen RS, Lemler MS, Scott WA, et al. Echocardiographic characteristics of perimembranous ventricular septal defects associated with aortic regurgitation. J Am Soc Echocardiogr. 2003; 16(3): 209-13.
13) Lin MT, Wu ET, Lu FL, et al. Aortic valve prolapse associated with outlet-type ventricular septal defect. Ann Thorac Surg. 2005; 79(4): 1366-71.
14) Tomita H, Arakaki Y, Ono Y, et al. Severity indices of right coronary cusp prolapse and aortic regurgitation complicating ventricular septal defect in the outlet septum: which defect should be closed? Circ J. 2004; 68(2): 139-43.
15) Saleeb SF, Solowiejczyk DE, Glickstein JS, et al. Frequency of development of aortic cuspal prolapse and aortic regurgitation in patients with subaortic ventricular septal defect diagnosed at < 1 year of age. Am J Cardiol. 2007; 99(11): 1588-92.
16) Tomita H, Arakaki Y, Yagihara T, et al. Incidence of spontaneous closure of outlet ventricular septal

defect. Jpn Circ J. 2001; 65(5): 364-6.
17) Sim EK, Grignani RT, Wong ML, et al. Outcome of surgical closure of doubly committed subarterial ventricular septal defect. Ann Thorac Surg. 1999; 67(3): 736-8.
18) Lun K, Li H, Leung MP, et al. Analysis of indications for surgical closure of subarterial ventricular septal defect without associated aortic cusp prolapse and aortic regurgitation. Am J Cardiol. 2001; 87(11): 1266-70.
19) Eroğlu AG, Oztunç F, Saltik L, et al. Aortic valve prolapse and aortic regurgitation in patients with ventricular septal defect. Pediatr Cardiol. 2003; 24(1): 36-9.
20) Tomita H, Arakaki Y, Ono Y, et al. Impact of noncoronary cusp prolapse in addition to right coronary cusp prolapse in patients with a perimembranous ventricular septal defect. Int J Cardiol. 2005; 101(2): 279-83.
21) Elgamal MA, Hakimi M, Lyons JM, et al. Risk factors for failure of aortic valvuloplasty in aortic insufficiency with ventricular septal defect. Ann Thorac Surg. 1999; 68(4): 1350-5.
22) Brizard C. Surgical repair of infundibular ventricular septal defect and aortic regurgitation. Semin Thorac Cardiovasc Surg Pediatr Card Surg Annu. 2006: 153-60.
23) 田広 実, 石井正浩, 古井 潤, 他. 大動脈弁病変を伴う心室中隔欠損症の長期予後. 日小循誌. 2004; 20: 617-21.
24) Yagihara T, Kagisaki K, Hagino I. Ventricular septal defect with aortic regurgitation- surgical option and outcome Abstract of the 17th Asian Pacific Congress of Cardiology S16-1.
25) Chiu SN, Wang JK, Lin MT, et al. Progression of aortic regurgitation after surgical repair of outlet-type ventricular septal defects. Am Heart J. 2007; 153(2): 336-42.
26) 山田有希子, 新岡俊治, 坂本貴彦, 他. ARを合併したVSD症例に対する大動脈弁形成術を併用した心内修復術の遠隔成績. 日心血外会誌. 2007; 36: 215.

5 房室中隔欠損症（心内膜床欠損症）

A 概要

先天性心疾患の2〜5%といわれ，比較的頻度の低い疾患である．Down症候群に合併する心奇形の約40%を本症が占める．心房内臓錯位症候群でもしばしばみられる（無脾症候群で多い）．

B 形態

1. 発生

胎生30日頃には心房心室の境界部分にはまだ大きな穴が開いており，その上下に隆起（心内膜床）がある（図5-1A）．その後，33日頃に上・下の心内膜床が癒合して左右の房室弁が分かたれる（図5-1B）（図5-1Cは正常心）．この部の癒合・形成不全により本症が発生するが，その程度により多くの移行型が存在することになる．この心内膜床の部分の欠損孔であるため心内膜床欠損症 endocardial cushion defect（ECD）とよばれていた．しかしながら，この名称は発生学的な名称であり，発生段階を終わった心臓には解剖学的に心内膜床という部分は存在しないため，近年では房室中隔欠損症 atrioventricular defect（AVSD）とよばれている．アメリカではcommon AV canal defect（CAVC）とよばれることもある．

2. 解剖（図5-2）

a. 心房中隔欠損孔

一次中隔の欠損であるため大きいが，卵円窩に比較的小さい二次口欠損が別に存在することがある．

b. 心室中隔欠損孔

掘れ込んだような欠損孔で，閉鎖用パッチが舟形となる．大きな欠損孔が多いが，腱索や二次的な線維増生などによりほとんど閉鎖しているような例もまれにある．小さな欠損孔で腱索が密生している例ではかえってパッチ閉鎖が煩雑になる．

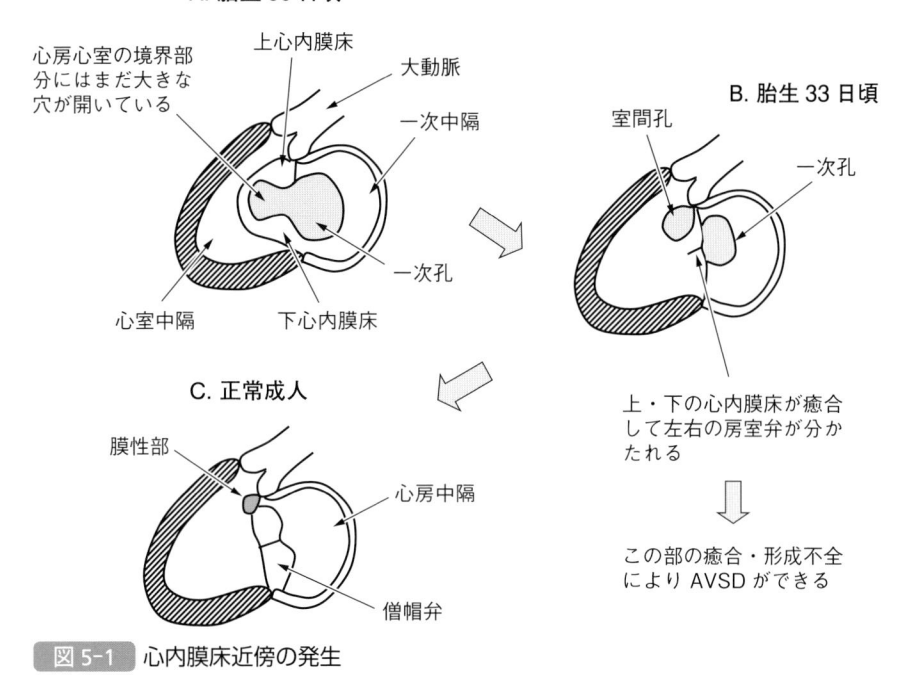

図5-1 心内膜床近傍の発生

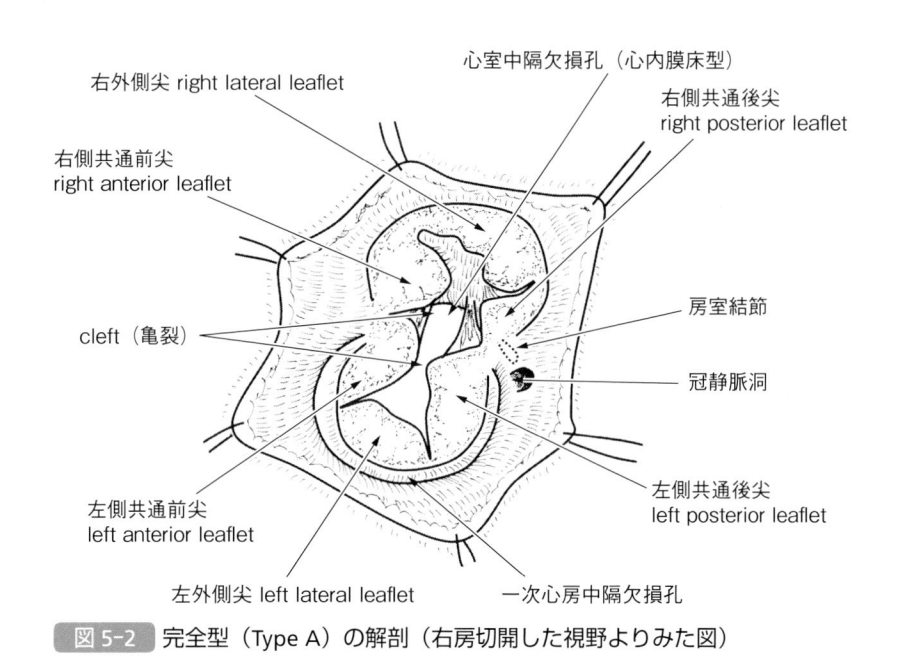

図5-2 完全型（Type A）の解剖（右房切開した視野よりみた図）

5. 房室中隔欠損症（心内膜床欠損症） | 73

c. scooping

心室中隔欠損孔が心尖部側に掘れ込んだような形態となることを scooping とよんでいる．このために共通前尖は左室流出路に張り出す形となり左室流出路狭窄の原因となる．さらに，図 5-3 のように正常心では心尖部から流入部・流出部までの長さはほぼ同じであるのに対し，scooping により流入部までの長さは短くなり，流出部までの長さは長くなる特徴がある（図 5-3）．

d. 左側房室弁（僧帽弁側）

すべての病型に亀裂（cleft）があるが，大きさや逆流の程度は様々である．弁葉そのものが小さい（短い）ことや，腱索の短縮・延長などを合併することがある．

e. 右側房室弁（三尖弁側）

僧帽弁側よりも形態が様々（病型により共通前尖の形態が右室側で異なっている）である．術前より三尖弁側からの逆流が明らかな例は少なく，術後も心室圧が低下するために弁形成術もあまり積極的に行われていない．

f. 共通前尖，共通後尖

完全型の場合は前後に大きな弁が存在し，前尖では弁葉の分離形態や腱索・乳頭筋などの形態が病型により異なる．後尖はほぼ同一の形態をしており，あまり多様性はない．さらに左右に外側尖が存在する．

g. 刺激伝導系

大きな心室中隔欠損孔の存在のため，房室結節・His 束は後下方に偏位している．この偏位が心電図上の左軸偏位と関連があるといわれている．

h. 左室流出路狭窄

共通前尖の心室中隔付着部・前乳頭筋が左室流出路への伸展・弁下の線維性弁下狭窄などの原因により，流出路の狭窄を起こす．不完全型の術後に問題となることが多い．

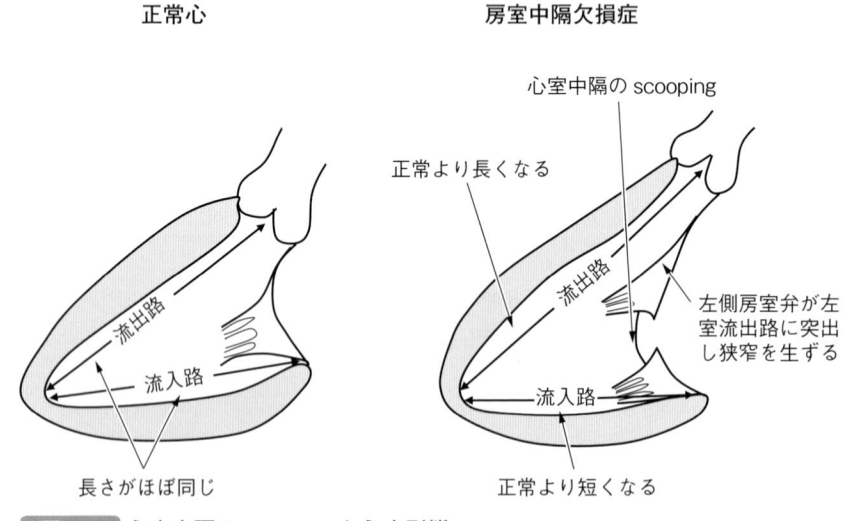

図 5-3 心室中隔の scooping と心室形態

5. 房室中隔欠損症（心内膜床欠損症）

3. 病型分類

　大きく不完全型，中間型，完全型に分かれ（表5-1），完全型がさらにRastelli分類によりA・B・C型に分けられる．図5-4は理解しやすいように房室弁の形成過程と各病型との関係を模式図的に示したものである．Aは発生途中の房室接合部を示したもので，弁輪は1つである．内部にある心内膜床の一部が盛り上がって弁となるが初期には5つの隆起ができる．次に，後に共通前尖・共通後尖となる部分が癒合する（B）．その後，弁輪部の中央部がくびれて（C）癒合して弁輪は二分割され2つの正常房室弁（D）となる．弁輪は2つに分かれたが，心房中隔（一次中隔）が閉じなかったためEの不完全型ができる．ほぼ正常に近い弁であるが左側房室弁にはcleftがある．完全型は初期の弁輪が1つで，弁口も1つのまま形成された例で，弁輪は1つで弁口だけが二分割された例が中間型である．

a. 不完全型（incomplete type）（図5-5）

　部分型（partial type）ともいわれる．心房に一次中隔欠損はあるがVSDはない．左右に2つの

表5-1 各病型の比較

	不完全型	中間型	完全型
一次中隔欠損	あり	あり	あり
心室中隔欠損	なし	小さなVSDあり	大きなVSD
Cleft	僧帽弁にあり	僧帽弁にあり	僧帽弁・三尖弁にあり
弁輪の数	2個	1個（弁口は2個）	1個（弁口も1個）
房室弁の腱索	心室中隔頂上部に完全に付着している	心室中隔頂上部に一部が付着している	心室中隔頂上部にほとんど付着していない

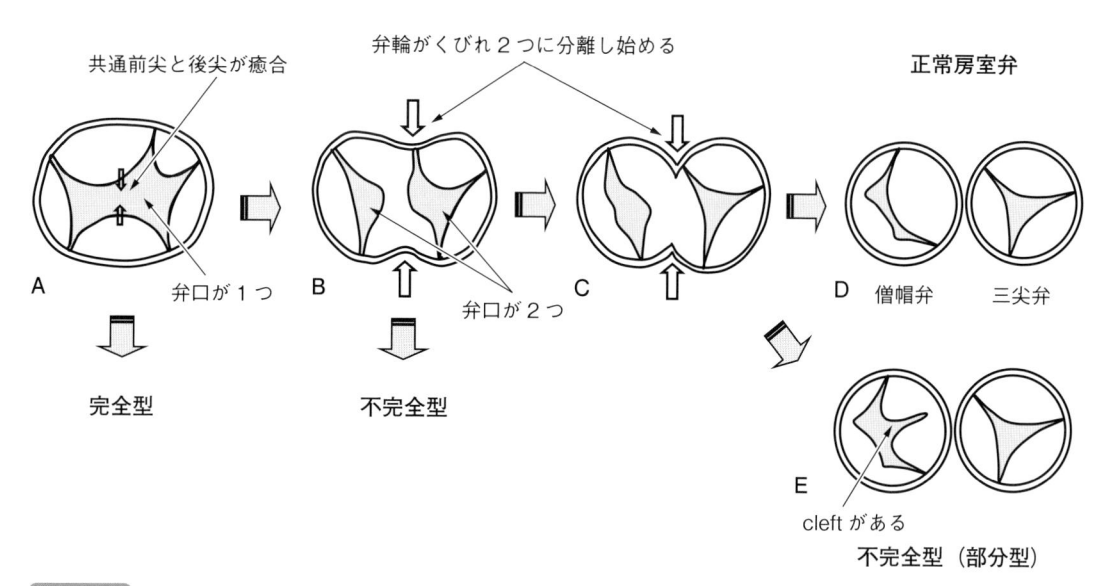

図5-4 房室弁の形成過程と房室中隔欠損症の各病型

弁輪と2つの弁口があり，正常に近い弁であるが僧帽弁前尖には亀裂（cleft）がある．房室弁やその腱索は正常心のように心室中隔頂上部付近に付着している．

b. **中間型（intermediate type）**（図 5-6）

　心房に一次中隔欠損と心室に小さな VSD がある．2つの房室弁口は存在するが完全な形態ではなく，僧帽弁前尖に亀裂（cleft）がある．房室弁は scooping した心室中隔頂上部に付いていない部分があり，この部が小さな VSD となる．「小さな」という言葉の定義がはっきりしないため，「中間型」は使わないことが多い．

c. **完全型（complete type）**（図 5-7）

　一次中隔欠損と大きな VSD がある．1つの房室弁（共通房室弁）しかなく，左右に cleft があ

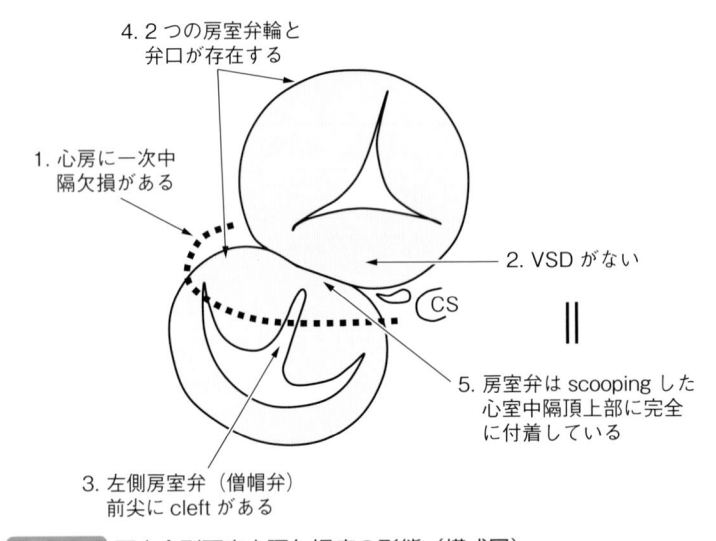

図 5-5　不完全型房室中隔欠損症の形態（模式図）

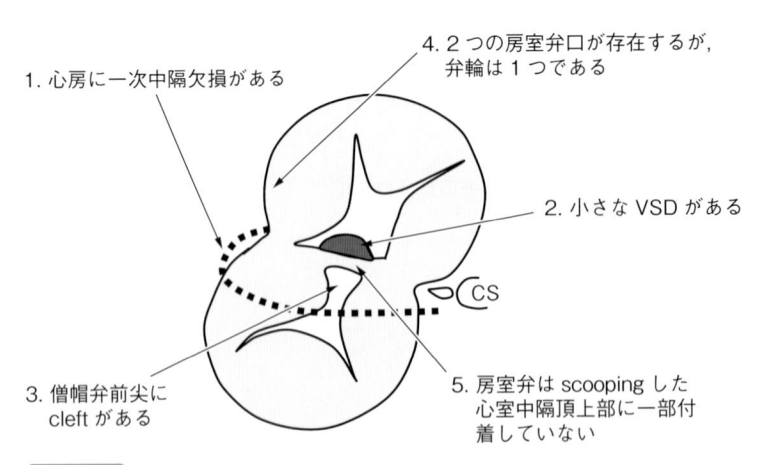

図 5-6　中間型房室中隔欠損症の形態（模式図）

る．さらに，共通前尖の形態をもとに3つに分類（Rastelli分類）される．A型（60%）は左側の共通前尖が右室側には入らず，共通前尖についている腱索は心室中隔や円錐部乳頭筋に付着している（図5-8）．C型（35%）は共通前尖は大きく右室側にまたがり，その腱索は右室前乳頭筋に付着する．共通前尖の腱索は心室中隔頂上部にまったく付着せず，いわゆるfree-floating type（中隔から自由に浮いた状態という意味）である（図5-10）．C型の多くはDown症候群を伴っている．B型はその中間といったところで，腱索は右室心尖部にある異常乳頭筋に付着する（図5-9）．頻度も非常に少なく（約5%），術前の心エコー検査でも腱索付着部がはっきりしないことも多いため，B型の診断名はあまり用いない．

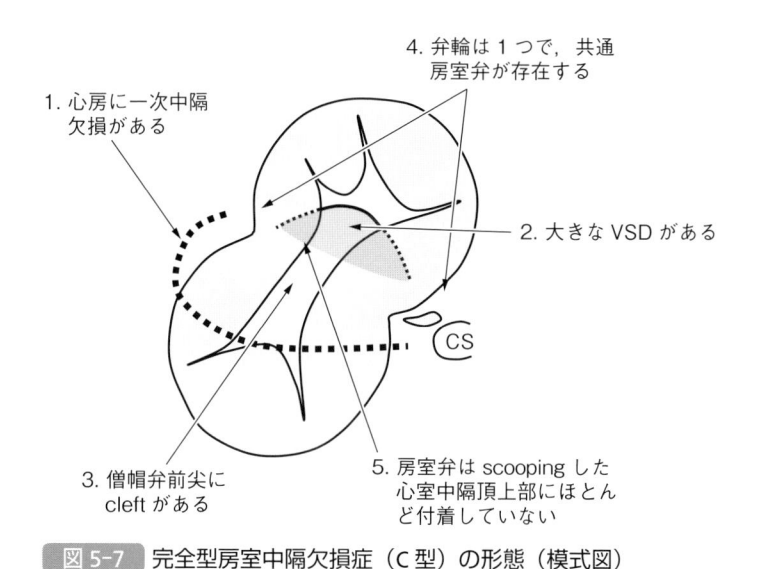

図5-7 完全型房室中隔欠損症（C型）の形態（模式図）

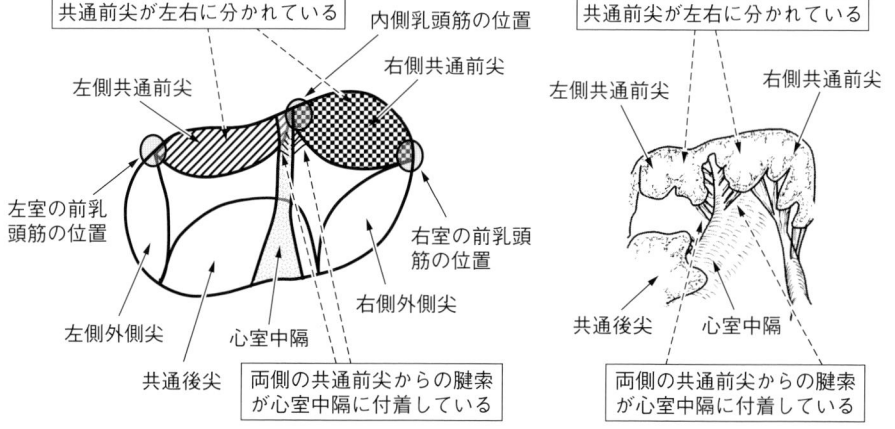

1. 心房に一次中隔欠損がある
2. 大きなVSDがある
3. 僧帽弁前尖にcleftがある
4. 弁輪は1つで，共通房室弁が存在する
5. 房室弁はscoopingした心室中隔頂上部にほとんど付着していない

図5-8 完全型A型の形態

共通前尖が左右に分かれている
内側乳頭筋の位置
左側共通前尖
右側共通前尖
左室の前乳頭筋の位置
右室の前乳頭筋の位置
左側外側尖
心室中隔
右側外側尖
共通後尖
両側の共通前尖からの腱索が心室中隔に付着している

5. 房室中隔欠損症（心内膜床欠損症）

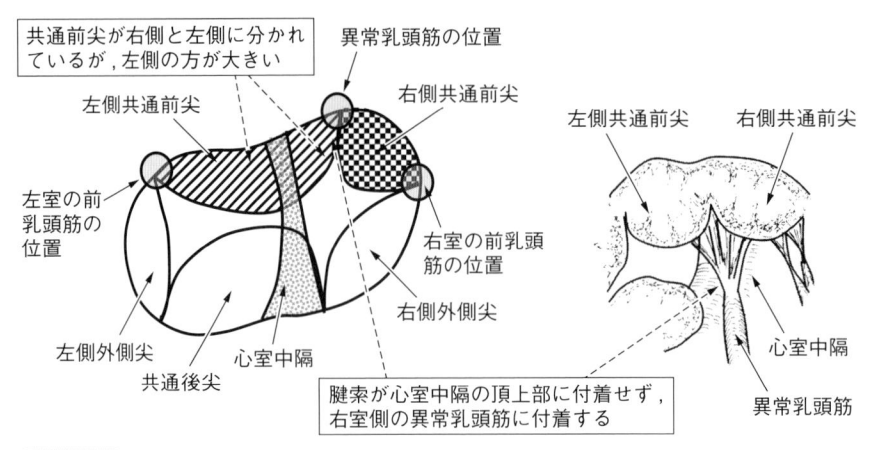

図 5-9 完全型 B 型の形態

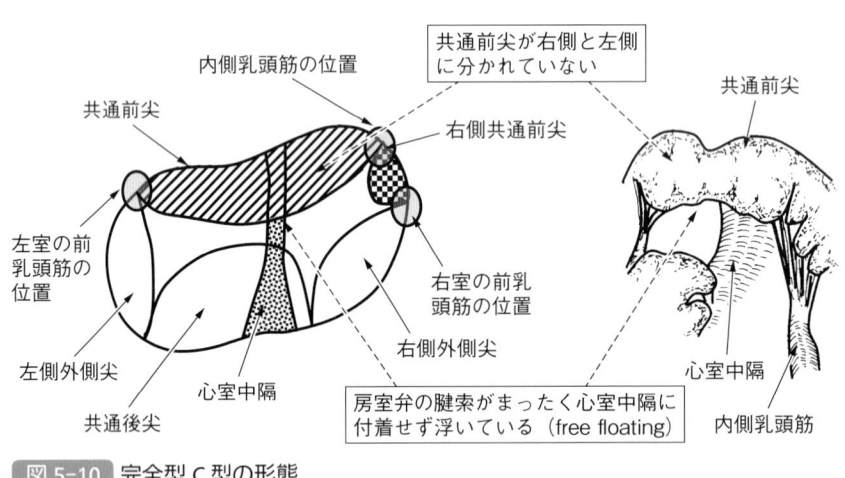

図 5-10 完全型 C 型の形態

C 血行動態（図 5-11）

1. 完全型の場合

　体循環からの還流血は右房に還り，一次中隔欠損孔を通して左房より右房に動脈血が流れ込む．これにより右房の容積は増え，容量負荷となる．右房の血液は右室に流れ込み，右室にも容量負荷となる．右室にはVSDを通して左室からも動脈血が流れ込み，さらに容量負荷は増大する．肺へは心房・心室レベルの両方からの左右短絡血が流れ込むため，高肺血流となる．新生児期の高肺血管抵抗の時期を過ぎる2〜3カ月で呼吸困難などの症状を呈する．

　肺に流れた大量の血液は左房に還流してくるが，すぐに心房中隔欠損孔を通して右房に流れるため左房の容量負荷とはならない．同様に左室にはあまり流入せず，左室の容量負荷にはならない．流入してこないため，左室はむしろ小さくなる．房室弁の逆流が強い例では心室にとっては容量負

5. 房室中隔欠損症（心内膜床欠損症）

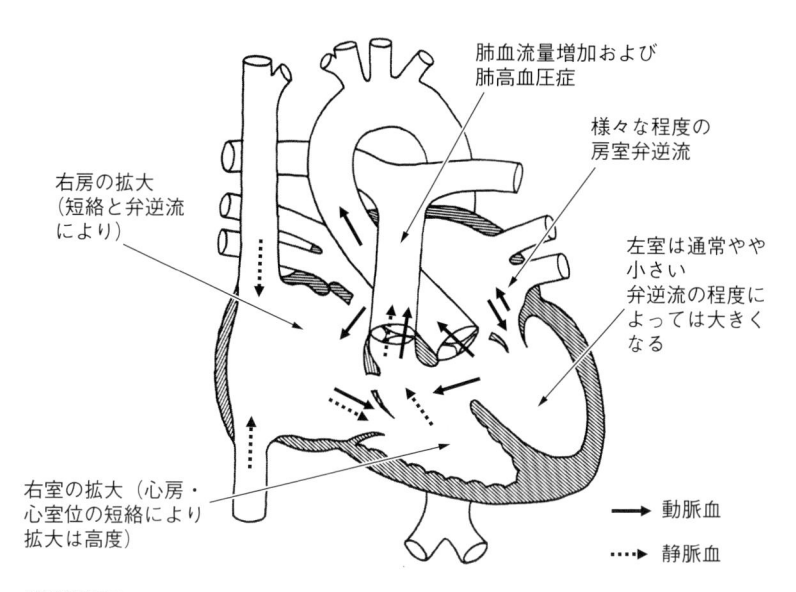

図 5-11 心内膜床欠損症の血行動態

荷となるが，左室側の房室弁逆流の血流が右房に向かうことがあり，この場合はさらに肺血流量の増加を招来し，早期に症状が現れる．

a. 心房位の左右短絡

比較的大きな心房中隔欠損孔があるため短絡量は多く，動脈血は右房右室へと流れ容量負荷となる．逆に，左室には流れにくく，左室拡張末期容積は減少（50〜80% normal）する．

b. 心室位の左右短絡

心室位でも動脈血は右室・肺動脈へと流れ，右室の容量負荷はさらに増大（200% normal 前後）する．心房・心室での短絡により肺血流量は極端に増加するが，心房中隔欠損孔があるため単独の心室中隔欠損症のように左室の容量負荷にはつながらない．

c. 肺血流量の増加

新生児期の肺血管抵抗の高い時期を過ぎれば，肺血流量は非常に多くなり，肺高血圧・呼吸不全症状が出現し，生後1〜3カ月で手術介入が必要となる．6カ月を過ぎると肺の閉塞性病変が進行し，特に Down 症では進行が速いといわれている．

d. 僧帽弁逆流

共通房室弁左側の cleft のためにほとんどの例で逆流が認められる．術前の心エコー検査では左側か右側か同定しにくい例もある．逆流の強い例では左室への容量負荷が増え，拡張末期容積が 100% normal を超える例もある．心室中隔欠損症では肺動脈絞扼術後に左室拡張末期容積は著明に減少するが，本症では心房中隔欠損孔の存在により肺血流量の減少が左室拡張末期容積の減少につながらない．このため僧帽弁逆流程度の変化は一定ではなく，後負荷の増加により逆流量もやや増加する例もある．

D 症状と徴候

a. 高肺血流による症状
　完全型の場合，多呼吸などの呼吸症状が1歳以前に出現する．3カ月以内に発症した場合には，肺保護のために早期の肺動脈絞扼術が必要である．

b. 肺血管の閉塞性病変の進行
　特に Down 症候群では閉塞性病変の進行が正常時より速いといわれ，早期の手術介入が必要である．

c. 房室弁逆流による症状
　心不全や心房圧上昇による肺うっ血をきたす．

E 検査

1. 心臓カテーテル検査
　高度の肺動脈の閉塞性病変が疑われる場合にのみ行われる．

2. 心エコー検査

a. 形態チェック項目
- 解剖学的特徴の把握：心室中隔の掘れ込み（scooping）の程度，心房中隔房室弁直上の欠損，三尖弁直下の心室中隔欠損
- 房室弁の形態：房室弁の分割割合（心室中隔直上で分割-A 型など），弁下組織（腱索）付着部の検索，弁逆流の場所
- 左室流出路狭窄の形態：狭窄の有無など．

b. 測定項目

1) 左室
- 拡張末期容積：小さいことが多い．70％ normal 以下は術後管理時に急激な容量負荷をさける注意が必要である．極端に小さい場合（unbalanced AVSD とよぶ）は左側の房室弁の低形成も伴うことがあり，Fontan 型手術の適応となることもある．
- 駆出率：術前の低下例は少ない．僧帽弁側の逆流が強い例では低下例もみられる．

2) 房室弁逆流の程度と場所
　術中の水試験では正確に逆流部位を同定しにくい場合もあり，程度も曖昧であるため，弁形成術のために心エコー所見が参考になる．

3) 欠損孔の大きさ
　心房中隔欠損孔や心室中隔欠損孔の大きさ．

> **point** 術前のチェックポイント
> 1. 房室弁逆流の強さ
>   房室弁の奇形の程度を反映する.
>   術後の予後も左右する.
> 2. 肺血管抵抗の高さ（PAB 未施行例）
>   高い場合は負荷テストなどを行う.
>   手術禁忌となる場合もある.
> 3. 左室容積の大きさは十分か？
>   極端に小さい場合は Fontan 型手術も考慮.
> 4. 欠損孔の大きさ：小さいのも存在する.
> 5. PAB 例では肺動脈の変形はないか？

（参考 1）unbalanced AVSD について

　一方の心室が低形成の場合は 2 心室修復ができるのか，1 心室修復（右心バイパス手術）の方向で姑息手術を行うかを判断しなければならない．2 心室修復ができる心室の大きさや弁の大きさ・形態を判断し，限界を定める必要がある．

1. 左室が低形成である場合

a. 計測法

　心エコー（ventricular length ratio, AV valve index など）や心室造影（RV/LV volume ratio, LV/RV long axis ratio など）による方法が提案されているが，まだ議論の多いところである．critical AS でのスコアー化された指標による判断は，左側房室弁逆流が多くみられることや心内膜下虚血などがないため，AVSD には適応できない．右室の拡大により左室が圧迫され，左室の真の大きさを測定していない可能性もある．単純に心室の大きさだけでなく大きな VSD との組み合わせが手術成績に影響したとういう報告[1]もある．

b. 手　術

　左室を大きくする姑息手術も提案されているが，症例数が少なく遠隔成績も出ていないため不明な点が多い．2 心室修復で VSD 閉鎖用のパッチを右室側にずらすなどの工夫がなされている．

2. 右室が低形成である場合

　左室の低形成に比し合併頻度も少なく，右室低形成例は臨床的に問題とされることは少ない．それは右室低形成により肺血流量が少なければ外科的に増加させることができ，弁逆流についても右室は比較的耐えることができるためと考えられる．右側房室弁の低形成や右室流出路狭窄を伴うことが多く，詳細な術前診断が必要である．

　2 心室修復の限界例では心房中隔に小さな孔を残し，右房圧が上昇したときの逃げ道を作っておくと（全身の酸素飽和度は下がる）術後経過がよいという報告がある．人工心肺から離脱が困難な

場合は両方向性 Glenn 手術を追加し，1＋1/2 心室修復とすることも考えられる．この手術では右側房室弁の逆流が強くなった場合は右房圧が上昇し，血行動態が破綻するので右側房室弁の形成を確実に行う必要がある．

(参考 2) 不完全型（部分型）について

a. 解剖学的特徴

不完全型は本症全体の約25％を占めており，完全型とは少し臨床経過も異なる．心室中隔欠損がないため乳児期早期に症状が出ることは少ない（手術時年齢は平均5歳前後の報告が多い）．しかしながら，房室弁を除けばどの型も同じ解剖学的特徴を備えており，心室中隔の scooping，長い左室流出路などがみられる．scooping のある心室中隔に房室弁が付いており，術後においてもこの形態に変化はない．術後に左室流出路狭窄を起こす可能性が完全型よりも高くなる原因ともいわれ，房室弁逆流を起こすことも多くなる（完全型では房室弁の下にパッチが入ることにより房室弁が持ち上がり，左室流出路を狭くすることは少ないと考えられる）．

b. 手術成績

治療が遅れ，強い心不全症状を呈している例を除いて死亡する可能性は少なく，死亡率は3％以下とされている．

c. 左側房室弁逆流

術前に中等度から高度の房室弁逆流がみられる頻度は完全型よりも高いとするデータもある．10％前後に左側房室弁逆流に対する再手術が行われており，オレゴンからの136例の報告[2]では，低体重，非 Down 症，cleft の放置などが危険因子であったとされている．2弁口（double orifice）や2つの乳頭筋が癒合しパラシュート（parachute valve）様になった弁も多くみられる．

d. 左室流出路狭窄

臨床的に問題となるような狭窄を生じる確率は小さい（5～10％程度）と思われるが，他の型に比して3倍の頻度で狭窄を生じるといわれている．前述の形態的特徴が原因であることに加えて，乳頭筋の位置異常や腱索の中隔への異常付着なども原因となる．

コラム

Down 症と房室中隔欠損症

Down 症例と非 Down 症例で房室中隔欠損症の手術成績や予後がやや異なるといわれている．Down 症では肺血管の閉塞性病変が進行しやすいことが知られているが，早期の修復術や PAB により手術成績はかなり改善され，差はなくなってきている．左側房室弁に対する再手術の頻度は非 Down 症例の方が依然高い．房室弁の奇形の頻度が高いことが原因としてあげられるが，左室流出路狭窄の再発率も高く，非 Down 症例では慎重な経過観察が必要である．

F 手術

1. 肺動脈絞扼術（二期的手術）

　生後3カ月以内でも積極的に心内修復術を行う施設もあるが，肺動脈絞扼術を先行させる施設もある．二期的手術の利点は，1) 早期に肺血管床の保護ができる，2) cleft部分は逆流する血流の刺激により線維性増殖が起こり，辺縁の肥厚によりcleftの縫合が確実なものとなる，3) 人工心肺下の手術が1歳前後にまでに遅らせることができ，人工心肺の影響がより小さくなる，4) 8kgでの心内修復術の方が，手技的に容易である，などの点があげられる．欠点としては，1) 2回の手術により医療資源がより多く消費される，2) 肺動脈絞扼術から心内修復術の間に死亡することもあり，その間の管理などで家族に負担がかかる，3) 房室弁に二次的病変が発生する可能性がある，などがあげられる．

2. 心内修復術

a. 手術時期

　前記のとおり，6カ月以降の手術が安全であるが，3カ月前後で心内修復術を行う施設もある．2006年のバージニアからの完全型65例の報告[3]では，3カ月未満例では早期死亡率はやや高い(7.7％)が3カ月以上例（2.6％）と有意差はなく，1年以内の再手術率は11.5％と10.3％とほとんど変わらなかったとしている．2008年のミシガンからの完全型116例の報告[4]では79％が6カ月未満で行われ，病院死亡が1.7％と低く，房室弁逆流に対する再手術についても3カ月以下の年齢や小さな体重は危険因子とはなっておらず，房室弁の異形成のみが危険因子であったとしている．一方，2008年のチューリッヒからの81例の報告[5]では病院死亡3.7％と良好であったが，8.9％に再手術が行われ，3カ月未満の年齢，4kg以下の体重が危険因子であったとしている．他にも体重5kg以下が房室弁逆流による再手術の危険因子となったという報告もあり，10年以上の長期遠隔成績もなく，早期一期的修復がよいかどうかの判断は難しい．3カ月以下の例では弁の脆弱性も問題になり，技術的には容易ではない．

b. 手術方法（図5-12）

1) one-patch法（図5-13）

　VSDとASD（一次中隔欠損）を1つのパッチで閉鎖する方法である．共通前尖・後尖を左右に分割し，その間に1枚のパッチを挟み込むようにして心房・心室の両方の欠損孔を閉じる（図5-12A）．弁を分割して再度パッチに縫合するために，縫い代の部分の弁面積が失われる欠点がある．弁を切離するため視野が非常によくなり，短時間で行える利点がある．2008年のマルセーユからの20年間106例[6]のone-patch法の論文では，通算の早期死亡率は13％であったが，2000年以降では4％以下と良好であったと報告している．9例の遠隔期再手術がみられたが，累積遠隔生存率は15年で84％，僧帽弁逆流に関する再手術回避率は15年・20年で91％と満足できる成績であったとしている．その他にもtwo-patch法と比較してあまり差はなかったという論文もみら

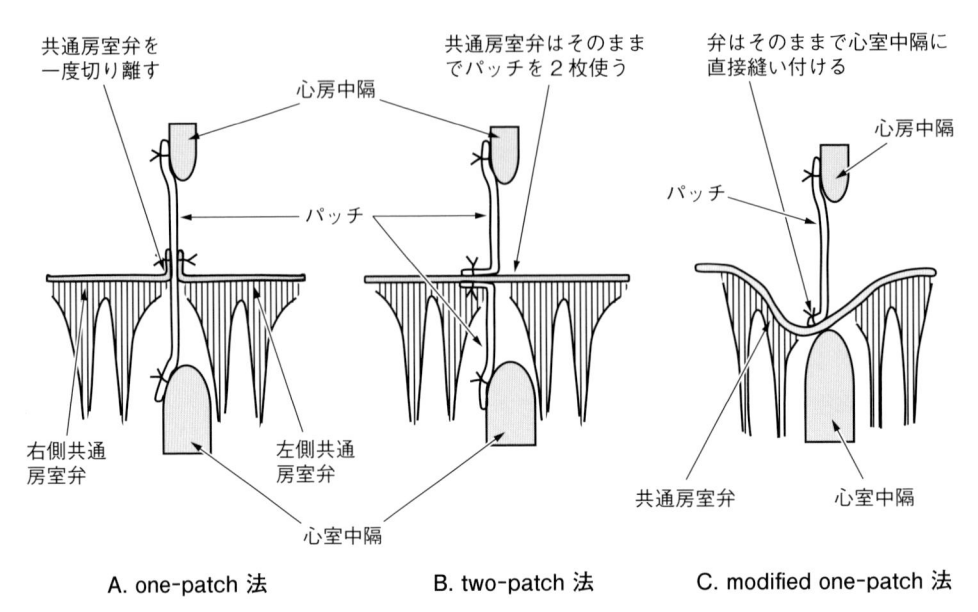

図5-12 心内修復術の手術法の違い

A. one-patch 法 — 共通房室弁を一度切り離す／心房中隔／パッチ／右側共通房室弁／左側共通房室弁／心室中隔

B. two-patch 法 — 共通房室弁はそのままでパッチを2枚使う

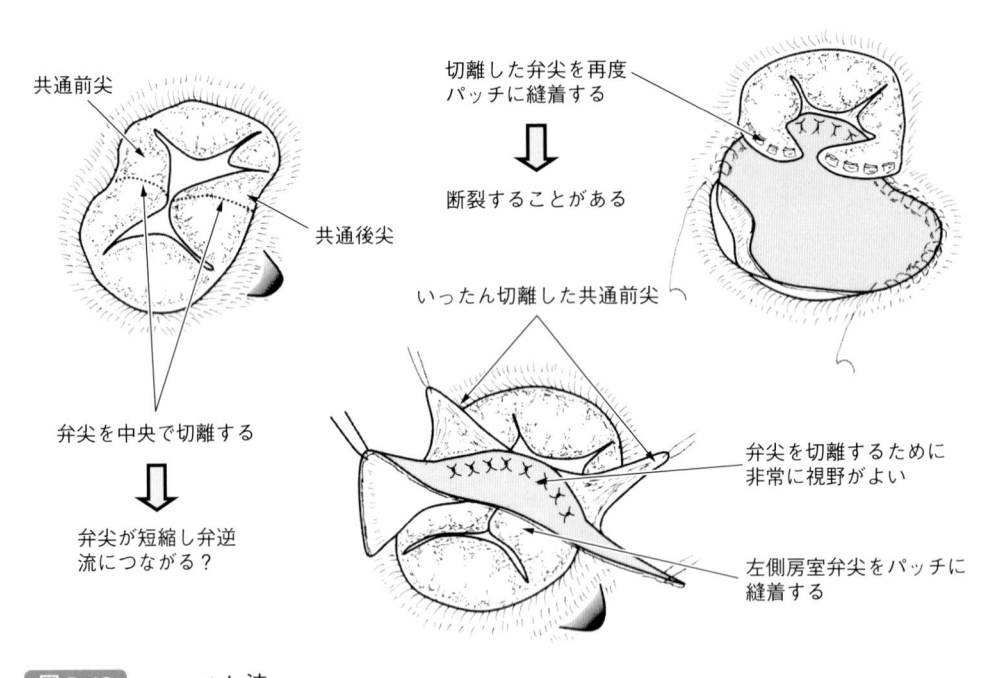

C. modified one-patch 法 — 弁はそのままで心室中隔に直接縫い付ける／心房中隔／パッチ／共通房室弁／心室中隔

図5-13 one-patch 法

共通前尖／共通後尖／弁尖を中央で切離する／弁尖が短縮し弁逆流につながる？／切離した弁尖を再度パッチに縫着する／断裂することがある／いったん切離した共通前尖／弁尖を切離するために非常に視野がよい／左側房室弁尖をパッチに縫着する

れるが，弁尖を切離するために弁機能を阻害する可能性があり，切離することが中等度以上の弁逆流の原因になるという報告[7]（トロント）もある．歴史的な経過からか本邦ではあまり行われていない．

2）two-patch 法

　VSD と ASD を別々のパッチで閉鎖する方法である（図 5-12B）．VSD はゴアテックスパッチのような人工物を用い，ASD は自己心膜で閉鎖する方法が一般的になってきた（図 5-14）．VSD 閉鎖に当たっては，刺激伝導系が中隔の頂上付近を走行しているため後下縁付近は辺縁より少し離れて針糸を置く．共通房室弁はこの VSD のパッチに固定されるため，左右の分かれ目をどの場所に設定するか水試験などにより決定し，目印になる糸をかけておく．VSD のパッチを縫着後，僧帽弁をよく観察し，水試験を行いながら弁形成術を行う（図 5-15）．cleft は複数の単結節にて縫

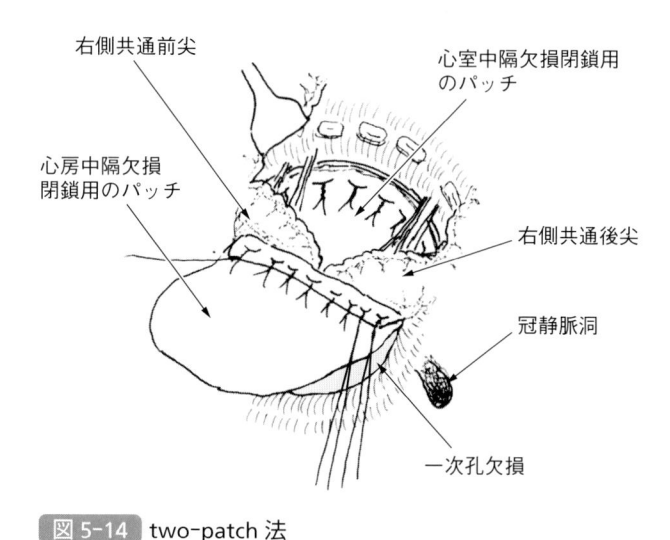

図 5-14 two-patch 法

図 5-15 僧帽弁の形成術

合し，逆流試験により逆流が残存している場合はKay-Reed型の弁輪形成術（図5-16）や交連部の縫合などを追加する．この際，僧帽弁狭窄症にならないように注意する．ASDの閉鎖法には房室結節の近傍にある冠静脈洞を右房側に還流させる方法（図5-17A）と左房側に還流させる方法（図5-17B）がある．左房側に還流させる方法では，冠静脈洞を回り込むように大きく迂回する．冠静脈洞からの静脈血が左房血に混じり，右左短絡となるが血行動態的には大きな影響はない．右房側に還流させる方法では房室結節を回避するために僧帽弁の一部を縫合に使う必要がある．僧帽弁機能に影響があると懸念されるが，大きな影響は報告されていない．技術的には前者の方が容易である．

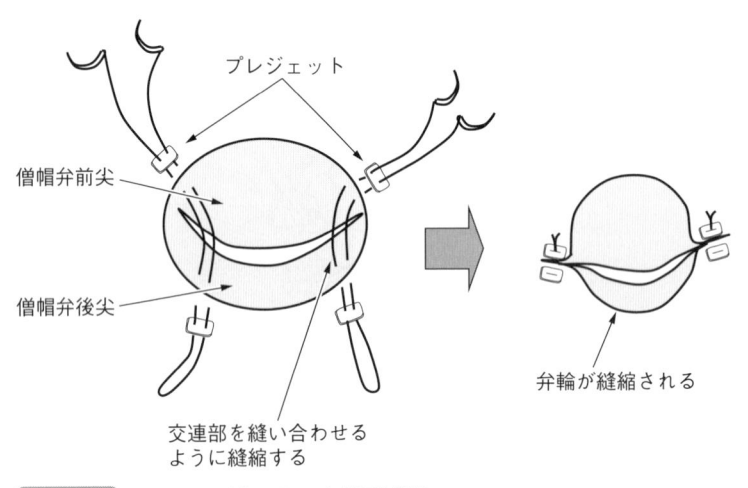

図5-16 Kay-Reed法による弁輪形成術

A. 冠静脈洞を右房側に還流させる方法

B. 冠静脈洞を左房側に還流させる方法

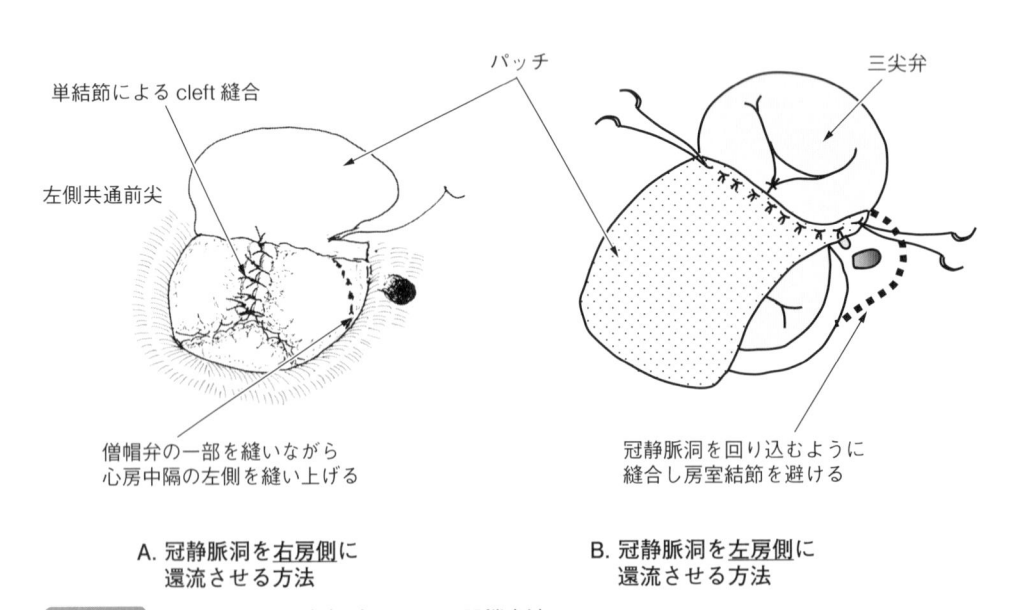

図5-17 一次孔心房中隔欠損孔の2つの閉鎖方法

3）modified one-patch 法（one-patch 変法，オーストラリア法）

シドニー小児病院より多数例が発表されたため，Australian technique ともよばれる．心室中隔欠損孔をパッチを使わずに心房中隔欠損孔閉鎖用のパッチを心室中隔に直接縫着することにより閉鎖する方法（図5-12C）である．房室弁を押さえ込むことによる左室流出路の狭小化，パッチを使わないことによる遺残短絡の可能性増大，房室弁を引き下げることによる弁の折れ曲がりを生ずることなどによる逆流の発生の可能性などの欠点が想定できる．形態学的には完全型を部分型に修正することを意味し，部分型では術後の房室弁逆流や左室流出路狭窄が完全型に比して多いことなどから遠隔期の合併症増加も危惧される．これらの不安にもかかわらず two-patch 法と遜色ない成績（128例の早期死亡率1.6％，僧帽弁逆流による再手術2.3％など）が報告[8]されており，手技的容易さや大動脈遮断時間を短縮できる利点のために徐々に広く行われつつある．

> **コラム**
> 完全型の手術は房室弁が関係するため，術者により細かい点で考えが異なることが多い．VSDパッチの前後の長さを弛緩した心臓の実際の距離よりどれくらい縮めるか，共通房室弁のちょうど真ん中で左右を分けるか（やや左室側の弁を大きくするか），cleft を弁の先端まで縫合するのか（ほとんど縫合しない方法もある）などが例にあげられる．科学的に比較することが困難で術者の経験により決定されているのが現状で，これからの課題である．

c. 術後急性期の問題点と管理

1）問題点（図5-18）

①房室弁逆流の残存

術後は右室圧も低下するため，三尖弁の逆流は臨床的に問題にはならないが，僧帽弁逆流は心室の拍出効率を大きく下げる．術後の圧負荷・容量負荷ともに逆流を増加させ，弁形成部に負荷がかかり，縫合部位の組織断裂につながる．

②肺高血圧の残存（一期的心内修復例）

手術時の年齢，Down 症の合併などによっては，人工心肺や麻酔の影響により肺高血圧が残存することがある．術後に中心静脈圧が高い例などでは注意する．

③左室容積の容量負荷増加

術前の左室容積が小さい例では急激な容量負荷に弱いため70％ normal 以下の例では特に注意する．

④左室収縮機能低下

手術操作が多く，大動脈遮断時間が長くなるために収縮機能の低下をきたす可能性がある．

⑤遺残短絡

大きい場合は左室の容量負荷となり，僧帽弁の逆流を増強する．

⑥不整脈

術前から PQ 間隔が長い例が多く，刺激伝導系の特殊な走行などにより術後に房室ブロックが起

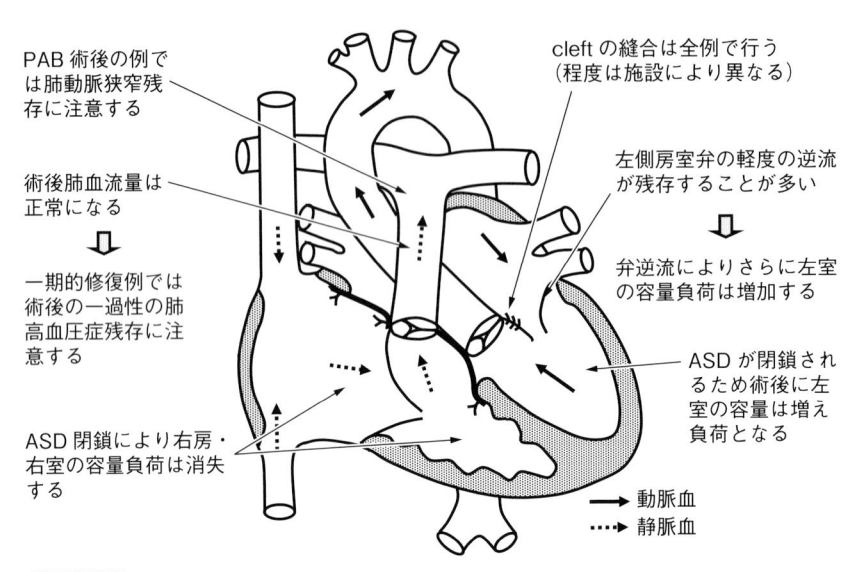

図 5-18 AVSD 心内修復術後の血行動態と問題点

図中ラベル:
- PAB 術後の例では肺動脈狭窄残存に注意する
- 術後肺血流量は正常になる ⇩ 一期的修復例では術後の一過性の肺高血圧症残存に注意する
- ASD 閉鎖により右房・右室の容量負荷は消失する
- cleft の縫合は全例で行う（程度は施設により異なる）
- 左側房室弁の軽度の逆流が残存することが多い ⇩ 弁逆流によりさらに左室の容量負荷は増加する
- ASD が閉鎖されるため術後に左室の容量は増え負荷となる
- → 動脈血
- ⇢ 静脈血

こりやすい（一過性の場合がほとんど）．

⑦肺動脈狭窄の残存

肺動脈絞扼術既往例では左右中心肺動脈の狭窄例もあり，狭窄解除が十分に行われているか確認する．

2）術後管理

①カテコラミン

大動脈遮断が長い例が多く，カテコラミンの投与が必要である．しかしながら，DOA や DOB の投与で十分な例が多い．

②肺高血圧に対して

肺高血圧残存例だけでなく，PH crisis に対する予防的措置としニトログリセリン製剤，ミルリーラ，さらに一酸化窒素吸入などを行う．

③左室後負荷軽減

左室後負荷は僧帽弁逆流を増強するため，血管拡張薬を投与する．

④不整脈

一過性房室ブロック例では体外式ペースメーキングは必須である．PQ 間隔が延長しているだけの例でも，DDD モードのペースメーキングによる PQ 間隔の短縮により心拍出量の増加が得られることがあり有用である．結節性異所性頻脈 junctional ectopic tachycardia（JET）は難治性である．

⑤水分バランス管理

術後にも心エコー検査による左室拡張末期容積測定を行いながら，過大な容量負荷の防止に心がける．

⑥中心静脈圧波形の観察

　水分バランスや肺高血圧のために細かい観察が必要である．v波が高い場合は，心エコー検査で三尖弁逆流の程度を確認する．

3）早期手術成績

　2000年以前のやや古い論文では，10％前後という早期死亡率が多く報告されているが，最近の論文では1.7〜4.6％とかなり改善されている[3-5]．危険因子としては手術時の低年齢，低体重，高肺血管抵抗，高度の房室弁逆流合併，房室弁の合併奇形，左室低形成などがあげられている．

---

point　術後のチェックポイント
1. 房室弁逆流の残存はないか？
　　ICU帰室後に逆流が強くなることもある．
　　形成に使用した糸による弁の断裂の可能性もある．
2. 肺動脈圧の高さ（術後に測定）
　　術後しばらく残存することもある．
　　人工心肺の影響は？
　　一酸化窒素は必要か？
3. 左室容積や収縮機能は？
　　大動脈遮断の影響や弁逆流残存の影響が出る．
4. 遺残短絡はないか？
　　左室容量負荷が増加し，心不全の原因となる．

---

d. 遠隔期の問題点と再手術

1）問題点と再手術

①房室弁逆流の残存・出現

　腱索の異常（短縮・癒合）などの弁自体の奇形のため，完全に逆流を止めるのは困難な例もある．また，遠隔期に縫合した糸の断裂や成長の不均衡などにより逆流が出現・増強する．再手術の可能性が比較的高い病変である．

　最近の成績のよい施設でも術後5年で約10％程度の再手術率が報告されている．初回手術時年齢・体重が低い例に弁逆流により再手術が多いという報告[5]（チューリッヒ）があるが，一方では差が認められなかったという報告[3]（バージニア）もあり議論の分かれるところである．手術としては再弁形成術か弁置換術が行われる．

- 再弁形成術：再手術としても第1選択であり，初回手術とは異なる種々の工夫がなされている．cleftの再縫合，交連形成術，弁輪形成術，両弁尖の中央縁を縫合し2弁口化する方法（edge-to-edge repair），自己心膜の補填による弁葉の拡大術などが行われている．
- 弁置換術：1990年以前は死亡率が30％近い報告もあったが，近年では4％以下と安全にできるようになった．しかしながら，大きな弁が入らなければ，体の成長に従って狭窄症状が出現し，再弁置換の可能性もある．

②僧帽弁狭窄の出現

手術時に縫合した弁尖・交連部などが成長に伴って大きくならず，相対的に狭窄になる．弁置換術になる可能性が高い

③左室流出路狭窄

元々の解剖学的素因に加えて，腱索付着異常，筋・線維性隆起の増生，異常弁組織などにより術後に狭窄が進行する．

線維組織・筋組織の切除が行われるが，約1/3で再手術となるといわれる．切除では狭窄解除が不可能と考えられる例ではKonno手術が行われる．

④残存肺高血圧

手術時の年齢が高くなるに従って残存肺高血圧の可能性は高まる．

⑤房室ブロック

術後徐々に進行し，高度の徐脈となることがある．20年間で5.1％の例でペースメーカーを必要としたという報告[9]もある．

⑥再手術の手術成績

種々の再手術を含めた全体の成績は良好で，3～4％の早期死亡率が報告[10,11]（ロッテルダム，Mayo）されており，15年後の再々手術回避率は80％であったと報告[10]（ロッテルダム）されている．

2）遠隔生存率と再手術回避率

①遠隔生存率

ミシガンからの2008年の論文[4]（完全型116例）では5年の累積生存率は95％であり，遠隔死の危険因子としては他の主要な心奇形の合併，左外側弁尖の欠如，二期手術，弁置換術必要例などがあげられている．

②再手術回避率

同じくミシガンからの論文では弁逆流による再手術回避率は5年で89％，左室流出路狭窄に対する再手術回避率は90％と報告している．2008年チューリッヒからの論文[5]（完全型81例）では7例（8.9％）に再手術が行われ，3カ月以下の手術時年齢と体重4kg以下が危険因子であったと報告している．約10％が5年以内に再手術となる可能性が高いと考えられる（手術時年齢や手術法によりかなり差が出る）．

■文献

1) Cohen MS, Spray TL. Surgical management of unbalanced atrioventricular canal defect. Semin Thorac Cardiovasc Surg Pediatr Card Surg Annu. 2005; 135-44.
2) Welke KF, Morris CD, King E, et al. Population-based perspective of long-term outcomes after surgical repair of partial atrioventricular septal defect. Ann Thorac Surg. 2007; 84(2): 624-8; discussion 628-9.
3) Singh RR, Warren PS, Reece TB, et al. Early repair of complete atrioventricular septal defect is safe and effective. Ann Thorac Surg. 2006; 82(5): 1598-601.
4) Suzuki T, Bove EL, Devaney EJ, et al. Results of definitive repair of complete atrioventricular sep-

tal defect in neonates and infants. Ann Thorac Surg. 2008; 86(2): 596-602.
5) Dodge-Khatami A, Herger S, Rousson V, et al. Outcomes and reoperations after total correction of complete atrio-ventricular septal defect. Eur J Cardiothorac Surg. 2008; 34(4): 745-50. Epub 2008 Aug 9.
6) Dragulescu A, Fouilloux V, Ghez O, et al. Complete atrioventricular canal repair under 1 year: Rastelli one-patch procedure yields excellent long-term results. Ann Thorac Surg. 2008; 86(5): 1599-604; discussion 1604-6.
7) Fortuna RS, Ashburn DA, Carias De Oliveira N, et al. Atrioventricular septal defects: effect of bridging leaflet division on early valve function. Ann Thorac Surg. 2004; 77(3): 895-902; discussion 902.
8) Nunn GR. Atrioventricular canal: modified single patch technique. Semin Thorac Cardiovasc Surg Pediatr Card Surg Annu. 2007; 28-31.
9) Meisner H, Guenther T. Atrioventricular septal defect. Pediatr Cardiol. 1998; 19(4): 276-81.
10) Birim O, van Gameren M, de Jong PL, et al. Outcome after reoperation for atrioventricular septal defect repair. Interact Cardiovasc Thorac Surg. 2009; 9(1): 83-7.
11) Stulak JM, Burkhart HM, Dearani JA, et al. Reoperations after initial repair of complete atrioventricular septal defect. Ann Thorac Surg. 2009; 87(6): 1872-7; discussion 1877-8.

6 部分肺静脈還流異常症

A 概　要

4本の肺静脈のうち1～3本が体静脈系に異常還流する疾患.

a. **単独型**

　まれである.

b. **心房中隔欠損症に合併する型**

　約90%は心房中隔欠損症を合併する．心房中隔欠損症の9%に部分肺静脈還流異常症（PAPVR）を合併する．

B 形　態

- 病型と解剖：一般的に用いられている病型分類はないが，4つに分けられる．トロント小児病院から報告[1]された236例の内訳では大静脈還流型が74%（うち静脈洞型ASD合併例が87%），右房還流型が12%，左肺静脈無名静脈還流型が9%，右肺静脈下大静脈還流型が6%と報告されている．

a. **上大静脈-右房接合部還流型**（図6-1A）**および上大静脈還流型**（図6-1B）

　右上肺静脈が1本または2～3本に分かれて，上大静脈-右房接合部または上大静脈に還流する．静脈洞型心房中隔欠損を合併することが多い．心房中隔欠損症孔と右肺静脈の入口部が接近している場合は，右房に還流しているか，左房に還流しているのか判別しにくくなる．上大静脈末梢に還流する例では中枢側の上大静脈が非常に太くなる（心エコー検査での着目点となる）．末梢に還流しているほど手術の難易度は上がる．

b. **右肺静脈右房還流型**（図6-2）

　1本または2本の肺静脈が直接右房に還流する．心房中隔欠損孔の後壁がない場合は還流する心房が右房か左房か判断しにくくなる．

図6-1 上大静脈-右房接合部および上大静脈還流型

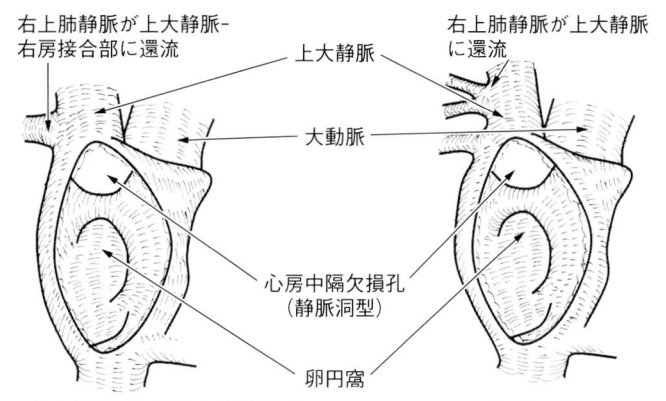

A. 上大静脈-右房接合部還流型
- 右上肺静脈が上大静脈-右房接合部に還流
- 上大静脈
- 大動脈
- 心房中隔欠損孔（静脈洞型）
- 卵円窩

B. 上大静脈還流型
- 右上肺静脈が上大静脈に還流

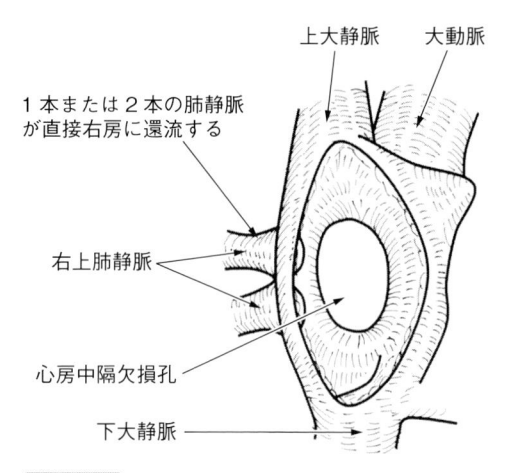

図6-2 右肺静脈右房還流型
- 1本または2本の肺静脈が直接右房に還流する
- 上大静脈
- 大動脈
- 右上肺静脈
- 心房中隔欠損孔
- 下大静脈

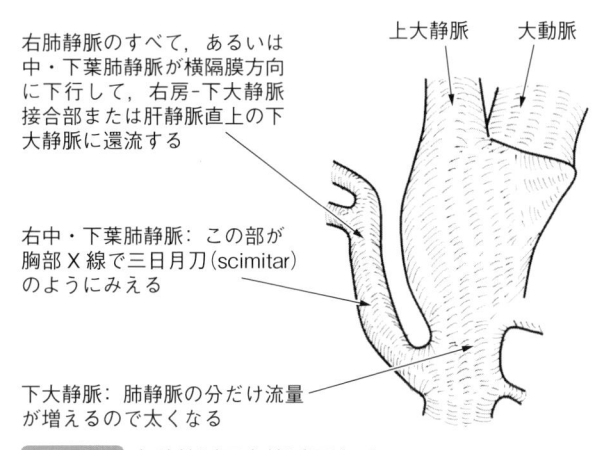

図6-3 右肺静脈下大静脈還流型
- 右肺静脈のすべて，あるいは中・下葉肺静脈が横隔膜方向に下行して，右房-下大静脈接合部または肝静脈直上の下大静脈に還流する
- 上大静脈
- 大動脈
- 右中・下葉肺静脈：この部が胸部X線で三日月刀(scimitar)のようにみえる
- 下大静脈：肺静脈の分だけ流量が増えるので太くなる

6. 部分肺静脈還流異常症

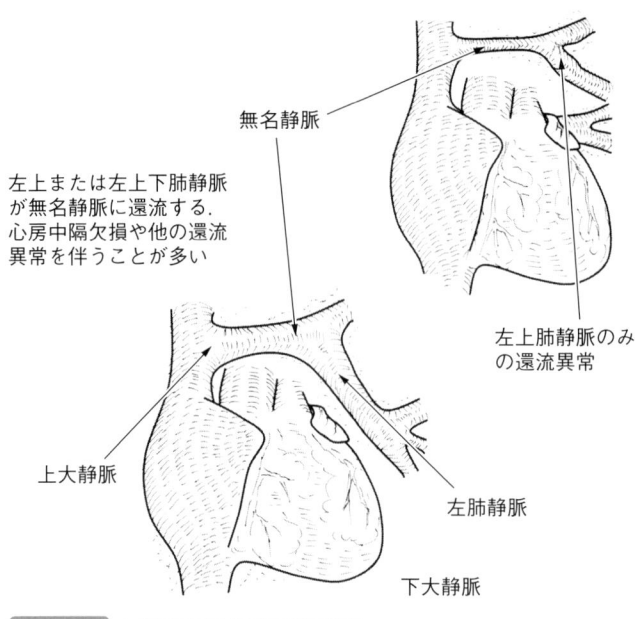

図6-4 左肺静脈無名静脈還流型

c. **右肺静脈下大静脈還流型**（図6-3）

　右肺静脈のすべて，あるいは中・下葉肺静脈が横隔膜方向に下行して，右房-下大静脈接合部または肝静脈直上の下大静脈に還流する．右下肺静脈が下大静脈接合部付近に還流する例もあり，多くは下大静脈接合部付近に静脈洞型心房中隔欠損孔を合併する．

　右肺静脈の下大静脈への還流例のうち，右肺低形成，気管支形成異常，心臓の右方偏位，右肺動脈の低形成，下行大動脈から肺動脈系への異常動脈交通を伴う症例を scimitar 症候群とよぶ．胸部 X 線にて右下肺野に scimitar（三日月刀）型の陰影があり，このようによばれる．

d. **左肺静脈無名静脈還流型**（図6-4）

　左上または左上下肺静脈が無名静脈に還流する．心房中隔欠損や他の還流異常を伴うことが多い．

C 血行動態

　右房は左房に比べて弾力性に富み，流れやすいため，同じ本数の肺静脈が左房に還流した場合の血流量よりも右房に還流した場合の方が血流量は多くなる．また，右肺は左肺に比べ容量が大きいため，右肺静脈の還流異常の影響は大きくなる．例えば，4本の肺静脈の右2本が右房に還流した場合は，肺血流量全体の50%ではなくて2/3程度になると考えられる．

　各心房心室での負荷像は，心房位での左右短絡と考えられるため，心房中隔欠損症と同様の負荷像を示す．

　scimiter 症候群では右肺の低形成がみられるため，一側全体の還流異常でも短絡量は30%前後

にとどまる.

D 症状と徴候

scimiter症候群以外の病型では，症状の発現や徴候はASDとほぼ同様である．scimiter症候群では重症度が様々で，肺炎を繰り返したり，呼吸困難，喘鳴，喀血などを呈する．

E 検査

肺静脈の還流場所などの特定や他の血管との関係はCTやMRIが優れている．術式の決定にはASDの有無・大きさ・場所・体静脈-右房接合部との距離などの所見が役立つ．

カテーテル検査は肺高血圧症が疑われる場合以外には行われない．

F 手術

1. 手術方法

肺静脈は比較的可動性が小さいことや，左房が大きな右房の後方にあるため肺静脈を離断して直接左房に吻合するのは困難である．さらに，術後圧迫により肺静脈の狭窄をきたす可能性がある．種々の方法やその変法が報告されているが，主な術式を記載する．

a. 上大静脈-右房接合部還流型および上大静脈還流型に対する手術

1）上大静脈-右房接合部還流型に対する手術

肺静脈が欠損孔の近くにあるため右房内でトンネルを作成して，肺静脈血が左房に注ぐように心房内血流転換術を行う．

①パッチを使用する方法

自己心膜やPTFEなどの人工パッチを当ててトンネルを作成する．自己心膜では遠隔期の収縮による肺静脈ルートの狭窄が報告されて，人工物の方が扱いやすく安全であると考えられる．

②心房自由壁フラップなどの自己組織を用いる方法

組織が成長するため，遠隔期の狭窄の心配は少ない．心房壁の切開線や縫合線による遠隔期の心房性不整脈が危惧される．

2）上大静脈還流型に対する手術

①1枚のパッチによる方法（one-patch法）（図6-5A）

右房中央部あるいは後方の1カ所の切開線より，1枚のパッチにて肺静脈開口部から心房中隔欠損孔までのトンネルを作成する．肺静脈開口部から心房までの下大静脈は非常に太くなっている（血流が多いため）ことが多いが，下大静脈の中に肺静脈ルートと下大静脈ルートを作成するためどちらかが狭くなる可能性がある．

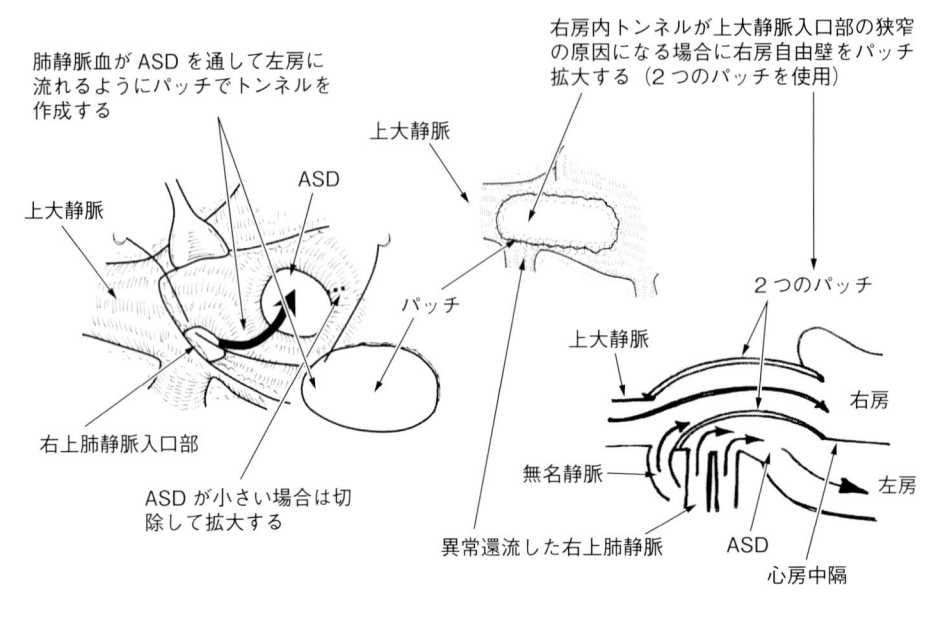

A. one-patch 法
（右房自由壁はそのまま閉鎖）

B. two-patch 法
（右房自由壁にもう 1 枚のパッチを当てる方法）

図 6-5　右房内トンネル作成術

② 2 枚のパッチによる方法（two-patch 法）（図 6-5B）

　心房内のトンネルは one-patch 法と同様にパッチにて作成するが，下大静脈内の狭窄を避けるためもう 1 つのパッチにて下大静脈を拡大形成する．狭窄の可能性は少なくなるが，下大静脈-右房接合部を切開するために洞結節や洞結節に注ぐ洞結節動脈（様々なパターンがあり一定ではない）を損傷する可能性がある．

③ Warden 法（図 6-6）

　1984 年に Warden らが多数例を報告した（1967 年から行われている）ため欧米の文献では Warden 法とよんでいることが多い．まず，上大静脈を肺静脈入口部直上で切断し（図 6-6A），中枢側を縫合閉鎖する（図 6-6B）．その後，右房切開線より肺静脈から心房中隔欠損孔までのトンネルをパッチで作成し肺静脈ルートを完成させる（図 6-6D）．また，上大静脈末梢側を右心耳に縫合して下大静脈ルートを作成する（図 6-6B）．技術的には比較的容易であるが，上大静脈を下方に引き下げるため，引きつれによる狭窄防止のため，無名静脈などを十分に剥離する必要がある．また，右心耳の内部は筋束が豊富であるため，血栓閉塞防止のため十分に切除・拡大する必要がある．

　これに対して，肺静脈ルートを右房自由壁のフラップにて作成する方法を Williams 法とよんでいる．人工物を使用しないが，フラップ作成が遠隔期不整脈発生の原因となる．

④心房フラップのみによる方法（図 6-7）

　心房自由壁を心房中隔に縫合して，肺静脈から心房中隔欠損孔を通して左房へのルートを作成す

図 6-6 Warden 法

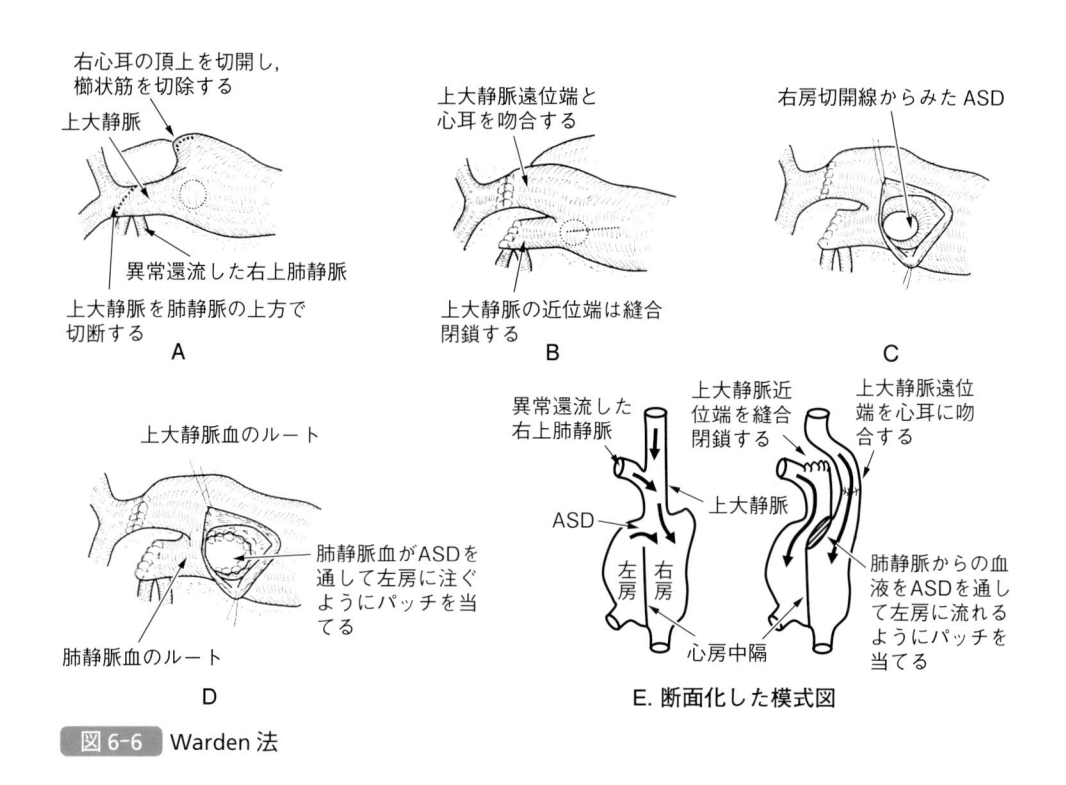

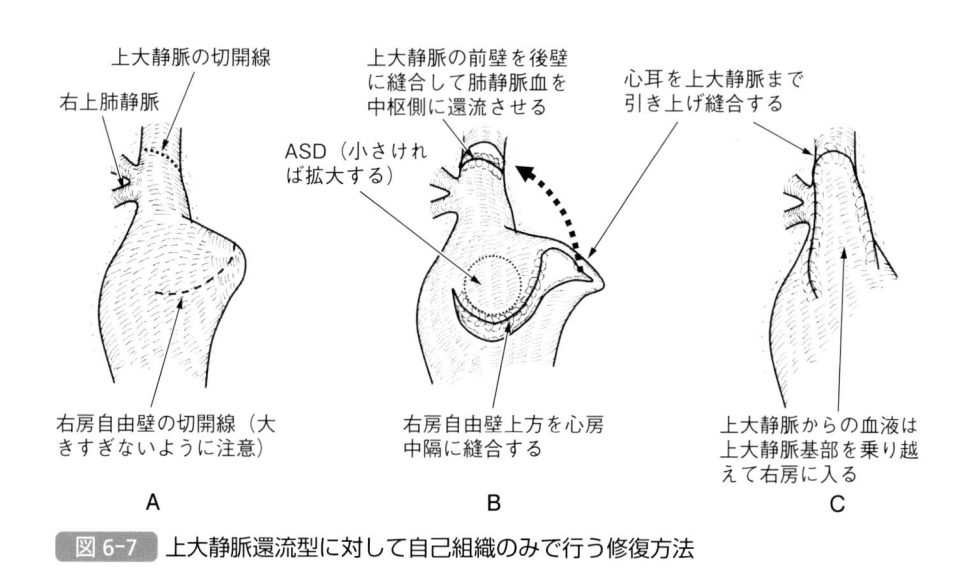

図 6-7 上大静脈還流型に対して自己組織のみで行う修復方法

るまでは離断せず，前面半周だけ切開し（図 6-7A），下大静脈前壁を後壁に縫い合わせて下大静脈中枢端を閉鎖する．その後，心房のフラップにて心房内トンネルを作成して肺静脈血の還流ルートを作成する（図 6-7B）．次に，残存した右房自由壁と切開を入れ展開した右心耳をフラップとして上大静脈末梢側に吻合し，上大静脈ルートを作成する（図 6-7C）．右房が大きく，拡大して

6. 部分肺静脈還流異常症 | 97

いることが多いためこのような方法が可能になる．上大静脈吻合部に狭窄を作らないように縫合し，上大静脈ルートの右側縫合線が洞結節に接近しないように注意する．

b. 右肺静脈右房還流型に対する手術

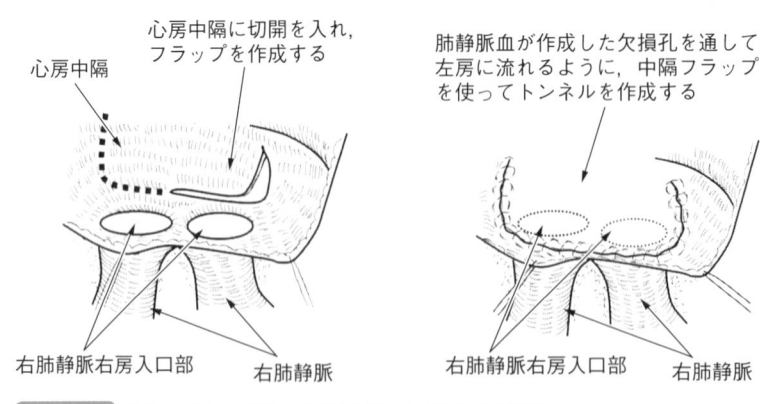

1）中隔フラップによる右房内トンネル作成術（図6-8）
心房中隔欠損孔がない場合は中隔フラップを作成して，血流転換術を行う．

2）パッチによる右房内トンネル作成術
心房中隔欠損孔がある場合はパッチによる血流転換術を行う．上大静脈接合部の狭窄にならないように，パッチの大きさを調整する．

c. 右肺静脈下大静脈還流型に対する手術

1）心房内トンネル作成術
下大静脈接合部付近の還流例ではパッチによる心房内トンネル作成術ができる．心房中隔欠損孔がない場合は作成し，くりぬいた中隔はフラップ状にしてトンネルの一部に利用することもできる．パッチの材料としては自己心膜を使用することが多いが，遠隔期に収縮する可能性があるためPTFEなどの人工材料を推奨する報告もある．

2）右房への肺静脈再移植＋心房内トンネル作成術
下大静脈接合部から離れた下大静脈に還流している例などでは，まず右肺静脈を結紮後右房と側々吻合するか，切離して端側吻合してASD近くの右房に還流させる．その後，右房還流型と同様にパッチにて血流転換術を行う．

3）左房への再移植法
肺静脈を切断して直接左房へ再移植する．人工心肺下で行うのが安全であるが，Brownら[2]は人工心肺を使わないで右開胸にて行い良好な成績を報告している（図6-9）．左房後壁によるscimitar静脈の圧迫や吻合部のねじれなどが危惧される．

d. 左肺静脈無名静脈還流型に対する手術

- 左心耳との吻合術（図6-10）：左肺静脈は心膜外で無名静脈に還流しているため心膜外で結紮・

図6-8 中隔フラップによる右房内トンネル作成術

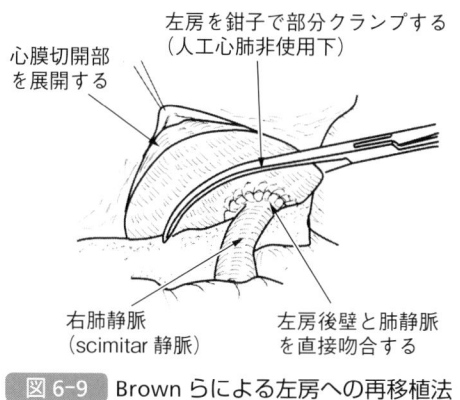

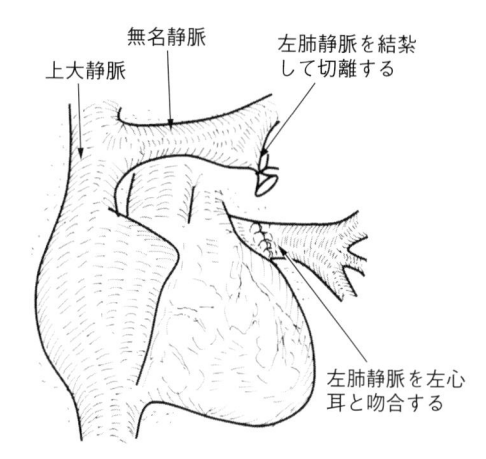

図6-9 Brownらによる左房への再移植法

図6-10 左肺静脈無名静脈還流型に対する左肺静脈-左房直接吻合術

切離し，心膜を切開して心膜内に通す．その際，肺静脈の屈曲や横隔神経の損傷に注意する．左心耳は細く長いので十分な吻合口が取れるようにトリミングする．

2. 術後急性期の問題点

a. 不整脈

1）洞機能不全

洞結節近くを切開したり，吻合のために縫合線が通るために起こる．直接洞結節を損傷することは少ないと思われるが，洞結節に注ぐ洞結節動脈を損傷することが考えられる（特に上大静脈還流型で注意）．洞結節動脈の走行にはいろいろなパターンがあり，完全に避けるのは困難である．Senning手術の時と同様に心外膜だけを薄く運針するなどの工夫を要する．

2）房室ブロック

心房中隔欠損孔を作成・拡大するための切開により発生することがある．特に，冠静脈洞付近の切開は慎重に行う．また，心房中隔に縫合線を置くことが原因となることもある．

b. 還流路の狭窄

上大静脈還流型では上大静脈ルートと肺静脈ルートが併走する結果となり，両方の狭窄が考えられる．術後のCT検査などにより，狭窄の有無を確認しておく．人工のパッチを心房内トンネルなどに使用した場合は，血栓形成などにより狭窄をきたすこともあるため，アスピリンを3～6カ月投与する．また，心房内トンネルに自己心膜を使用した場合は，徐々に収縮し狭窄を起こす可能性がある．

3. 術後遠隔期の問題点と成績

急性期死亡や遠隔期死亡は小児ではほとんど報告されていないが，遠隔期には以下に示すような問題がある．

a. 上大静脈・右房還流型
 1) 遠隔期の不整脈

それぞれの術式は古くから行われている術式であるが，最近の報告から成績を紹介する．2007年のシカゴからの論文[3]でone-patch法（22例），two-patch法（21例），Warden法（5例）が比較されており，遠隔期の洞結節機能低下が24％，55％，0％であったと報告されている．two-patch法が最も不整脈が多く，経過観察期間は短いもののWarden法で少なかったと述べている．2009年のベルリンからの報告[4]ではone-patch法（64例）とtwo-patch法（54例）の比較を行い，退院時（14％ vs 32.7％），1年後（6.3％ vs 18.1％）ともにtwo-patch法の方が不整脈の発生頻度が有意に高かったと報告している．2006年インディアナポリスからの報告[5]では心房内パッチ法（one-patch法29例とtwo-patch法12例）とWarden法13例を比較し，上室性不整脈が心房内パッチ法で9.8％にみられたが，Warden法ではまったくみられなかったと述べている．これらの報告からすると，不整脈の点からはWarden法がよく，上大静脈-右房接合部に切開を入れるtwo-patch法で不整脈が多くみられるようである．しかしながら，two-patch法の方がone-patch法より不整脈が少なかったという真逆の報告[6]もあり，さらに検討を行っていく必要もありそうである．

自己組織だけで修復を行う目的で行われる心房フラップに関するユニークな報告が神戸大から発表されている．フラップ法群14例と非フラップ法群9例を比較し，退院時（57％ vs 0％），遠隔期（50％ vs 0％）ともにフラップ法に洞結節機能低下が多くみられたと報告している．心房切開線（J型10例，U型4例）と心房の縫合線が原因と考えられるとしている．自己組織による修復は遠隔期の狭窄を防止できる可能性がありよく行われているが，不整脈防止という点ではさらに術式の改善・検討を要すると考えられる．

 2) 静脈路の狭窄

最近の報告では静脈路狭窄の発生頻度が非常に低いため，術式による比較は困難である．トロント小児病院の236例[1]では3例に体静脈路の狭窄が発生し，15年の体静脈路狭窄回避率は97.8％で，肺静脈路狭窄は9例で発生し肺静脈路狭窄回避率は86％とやや悪い．12例中9例がscimitar症候群で発生している．

b. 右肺静脈下大静脈還流型

scimitar症候群は重症度や合併奇形の種類などが幅広い疾患であるため術式の評価が非常に難しい．トロント小児病院の15例の経験[1]では，心房内トンネルの結果は芳しくなく2例に下大静脈狭窄，7例に肺静脈狭窄が認められたと報告している．狭窄があっても左肺が機能を代償するためほとんどの例が無症状であったとしている．一方，左房への再移植法を最初に報告したBrownらの最近の報告[8]では，12例がこの方法で行われ，5年の経過観察で狭窄はなかったとしている．2009年のイタリアの7施設による10年間の共同研究[9]では，右房内トンネル法（18例）と左房への再移植法（8例）が比較検討されている．統計学的有意差はなかったものの，再移植法の方が術後の合併症が多く（62％ vs 22％），肺静脈の狭窄の頻度も高かった（50％ vs 18％）と報告している．scimitar症候群は症例数が少なく文献的解析が重要であるが，相反するデータがあり判断の

難しいところである.

■文献

1) Alsoufi B, Cai S, Van Arsdell GS, et al. Outcomes after surgical treatment of children with partial anomalous pulmonary venous connection. Ann Thorac Surg. 2007; 84(6): 2020-6; discussion 2020-6.
2) Brown JW, Ruzmetov M, Minnich DJ, et al. Surgical management of scimitar syndrome: an alternative approach. J Thorac Cardiovasc Surg. 2003; 125(2): 238-45.
3) Stewart RD, Bailliard F, Kelle AM, et al. Evolving surgical strategy for sinus venosus atrial septal defect: effect on sinus node function and late venous obstruction. Ann Thorac Surg. 2007; 84(5): 1651-5; discussion 1655.
4) Buz S, Alexi-Meskishvili V, Villavicencio-Lorini F, et al. Analysis of arrhythmias after correction of partial anomalous pulmonary venous connection. Ann Thorac Surg. 2009; 87(2): 580-3.
5) Shahriari A, Rodefeld MD, Turrentine MW, et al. Caval division technique for sinus venosus atrial septal defect with partial anomalous pulmonary venous connection. Ann Thorac Surg. 2006; 81(1): 224-9; discussion 229-30.
6) Iyer AP, Somanrema K, Pathak S, et al. Comparative study of single- and double-patch techniques for sinus venosus atrial septal defect with partial anomalous pulmonary venous connection. J Thorac Cardiovasc Surg. 2007; 133(3): 656-9.
7) Takahashi H, Oshima Y, Yoshida M, et al. Sinus node dysfunction after repair of partial anomalous pulmonary venous connection. J Thorac Cardiovasc Surg. 2008; 136(2): 329-34.
8) Gudjonsson U, Brown JW. Scimitar syndrome. Semin Thorac Cardiovasc Surg Pediatr Card Surg Annu. 2006: 56-62.
9) Vida VL, Speggiorin S, Padalino MA, et al. The scimitar syndrome: an Italian multicenter study. Ann Thorac Surg. 2009; 88(2): 440-4.

7 総肺静脈還流異常症

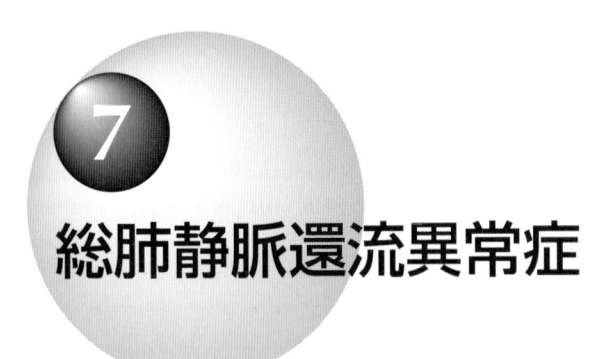

A 概要

1. 定義
いずれの肺静脈も左房と結合せず，右房もしくは他の体静脈系血管や臍帯卵黄静脈系と結合する心奇形．

2. 種類

a. 単独型

他の合併症を伴わない例．生存には卵円孔開存あるいは心房中隔欠損孔が必要である．この稿では単独型について記述する．

b. 無脾症・多脾症などの他の奇形に合併する型

心外型の本症が無脾症候群に合併した場合は，生後早期に症状が現れ，手術成績を含めて予後が悪い．

B 形態

1. 発生

胎生期初期に肺原基のなかの肺静脈叢は左房後壁に出現した共通肺静脈と交通している．また，初期には共通肺静脈は卵黄静脈，臍静脈，総主静脈などの体静脈との原始的静脈結合をもっている（図7-1A, B）．その後，正常の発生過程では共通肺静脈が左房に結合し，この肺静脈と体静脈の原始的静脈結合は消失する（図7-1C, D）．本症では共通肺静脈が左房と結合できず，離れて存在する．しかしながら，上記の体静脈系との原始的静脈結合が残存し，肺静脈血が体静脈系に還流することにより生存可能となっている疾患である（図7-2）．残存した静脈結合の種類により病型が分けられる．この静脈結合は消失する可能性を秘めており，生後肺静脈閉塞を起こす一因とも考えられる．

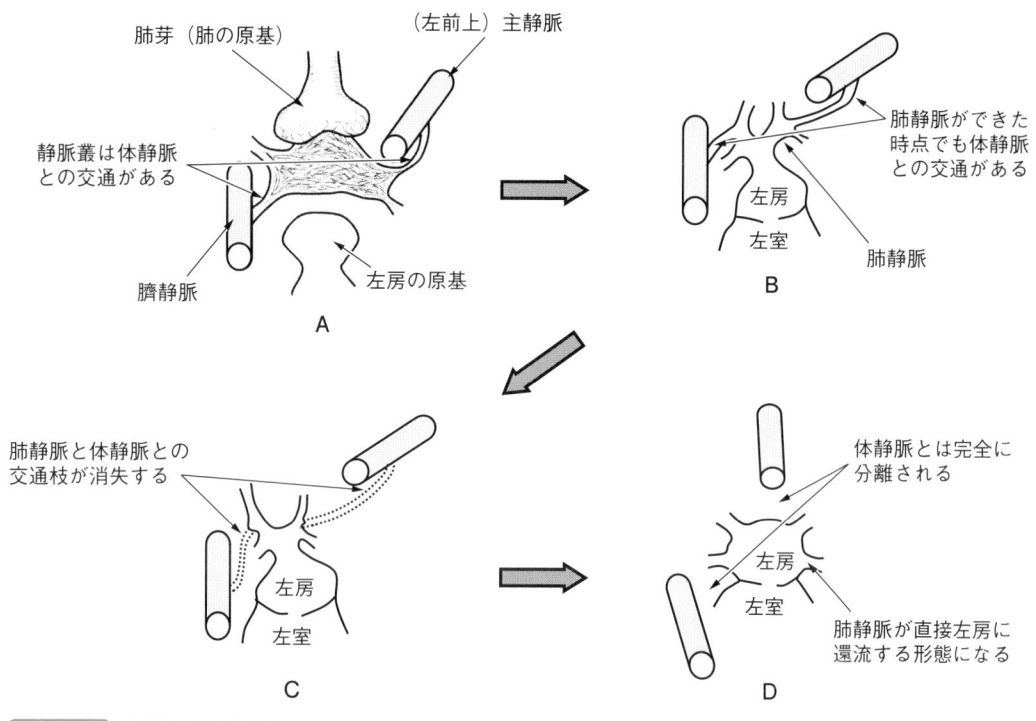

図 7-1 肺静脈の正常発生過程

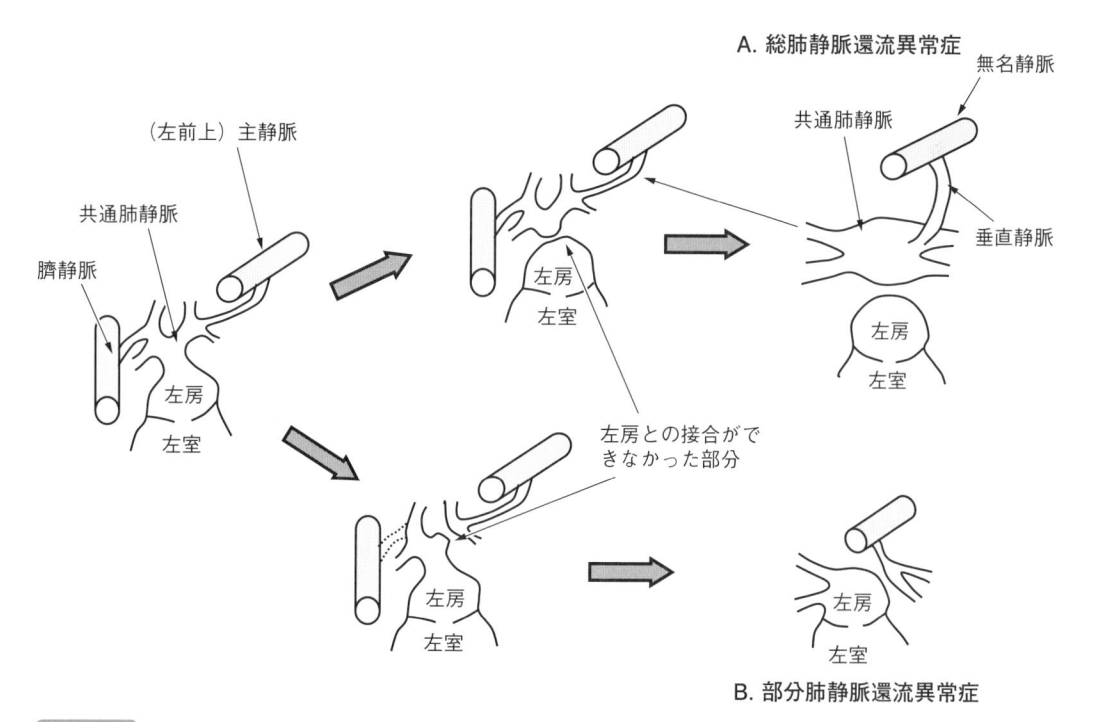

図 7-2 肺静脈還流異常症の発生過程

7. 総肺静脈還流異常症

2. 病型分類と頻度

a. Ⅰ型：上心臓型 supracardiac type（図7-3）
- ⅠA型：無名静脈に還流する型．共通肺静脈から無名静脈に頭側に向かう静脈を垂直静脈 vertical vein とよぶ．
- ⅠB型：上大静脈に還流する型．共通肺静脈から右後下方より注ぐ静脈（垂直静脈）により接合していることが多く，この静脈が閉塞して肺静脈閉塞症状を起こす．

b. Ⅱ型：心臓型（傍心臓型）cardiac type or paracardiac type（図7-4）
- ⅡA型：心臓の後方を走行する冠静脈洞に還流する型．冠静脈洞接合部で閉塞することが多い．
- ⅡB型：右房後壁に還流する型．各肺静脈が別々であったり，1つになったりして還流する．

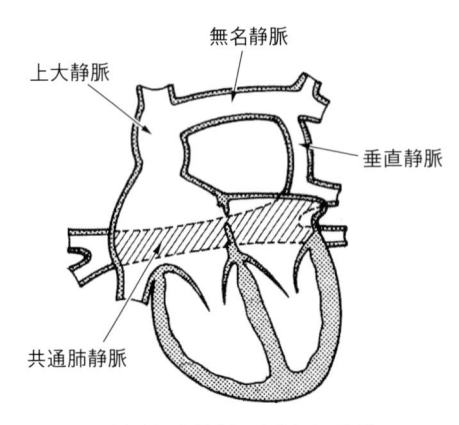

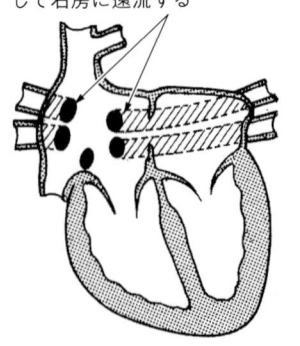

図7-3 Ⅰ型：上心臓型 supracardiac type

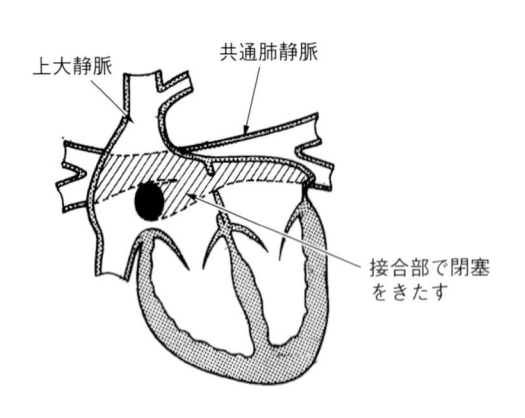

図7-4 Ⅱ型：心臓型（傍心臓型）cardiac type（paracardiac type）

c. Ⅲ型：下心臓型 infracardiac type（図7-5）

垂直静脈が心臓より下方に向かい，横隔膜を貫いて門脈，静脈管，肝静脈の枝，下大静脈などに還流する．接合部位で肺静脈閉塞を起こすことが多いが，その程度を心エコー検査などで検出することは困難である．

d. Ⅳ型：混合型 mixed type（図7-5）

2種類異常の部位に還流する型．ⅠA＋ⅡAが多い．

表7-1に東京女子医大の今井教授の著書の中に記された病型分類とその頻度を示した．全体ではⅠ型が最も多く，Ⅱ・Ⅲ型がそれに続く．新生児期に治療の対象となった例のなかでは，Ⅲ型が多くなっている．Ⅲ型が比較的早く症状を呈することを示していると思われるが，現在では心エコー検査によりほとんどが新生児期に発見されるためこういった明らかな傾向はないかもしれない．

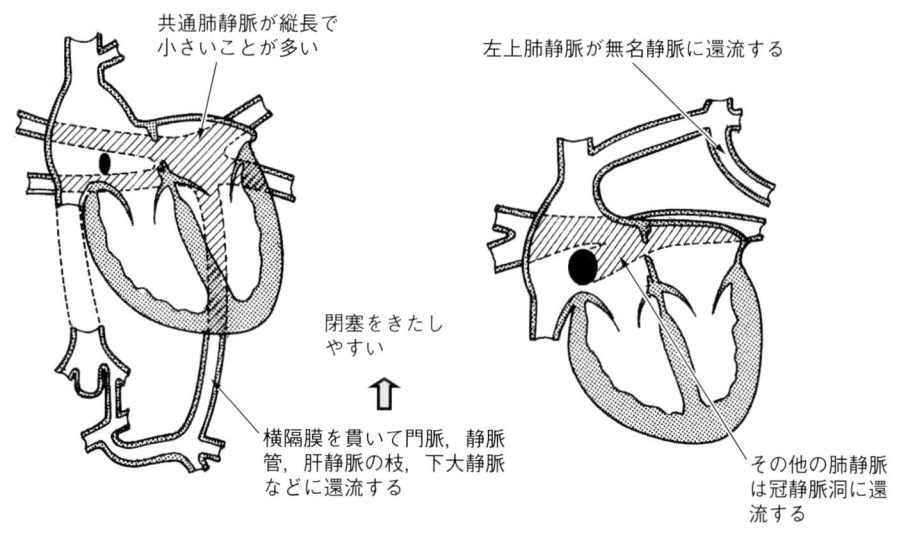

図7-5 Ⅲ型とⅣ型の形態

表7-1 病型分類と頻度

Darling 分類	後期（1985〜2000）	前期（1971〜1984）
ⅠA supracardiac	54（35.8%）	38（48.7%）
ⅠB	18（11.9%）	1（1.3%）
ⅡA paracardiac	17（11.3%）	11（14.1%）
ⅡB	8（5.3%）	5（6.4%）
Ⅲ infracardiac	38（25.2%）	13（16.7%）
Ⅳ mixedtype	16（10.6%）	10（12.8%）
total	151（100%）	78（100%）

C 血行動態（図7-6）

　上心臓型の場合：下大静脈からの還流血は正常に右房に還流するが，上大静脈からの還流血のなかには垂直静脈を通して体静脈系に還流した動脈血が混合している．肺を通過した動脈血がすべて上大静脈に流入するため，右房は拡大する．左心系へは血液の唯一の入り口である卵円孔ないし心房中隔欠損孔から右房内の血液が流れる．さらに，右房内の動静脈の混合血が右室にも流れ，肺動脈を通して肺に流れる．したがって，右房内の同じ組成の血液が他の3つの部屋に流入することになる．心房間交通孔はあまり大きくないことが多く，大部分が右室・肺動脈に流れるため，右室の容量負荷となり，肺血流量は通常増加する．肺動脈圧も上昇するが，肺静脈閉塞がある場合は血流が堰き止められる形となり，肺うっ血がみられ高度の肺高血圧を呈する．

　左心系へは心房間交通孔からの血液が流入するが，血流量はあまり多くなく左房・左室は小さい．全身へは右房で混合した血液が流れるためチアノーゼがある．心房間交通孔が大きく肺静脈閉塞がない場合はごくまれに乳児期を脱する例もある．

1. 肺静脈閉塞

　いずれの病型も肺静脈閉塞を起こす可能性があるが，ⅠA，Ⅲ型に多い．垂直静脈は本来閉塞消失する運命である静脈であるため閉塞しやすいとともに，ⅠAでは肺動脈や気管支により圧迫を受け閉塞しやすい（図7-7）．Ⅲ型では食道裂孔での閉塞の他，静脈管閉塞とともに肺静脈血が肝臓の微小循環を通過せざるを得なくなり，急速に抵抗が増すことにより閉塞症状が出現する．

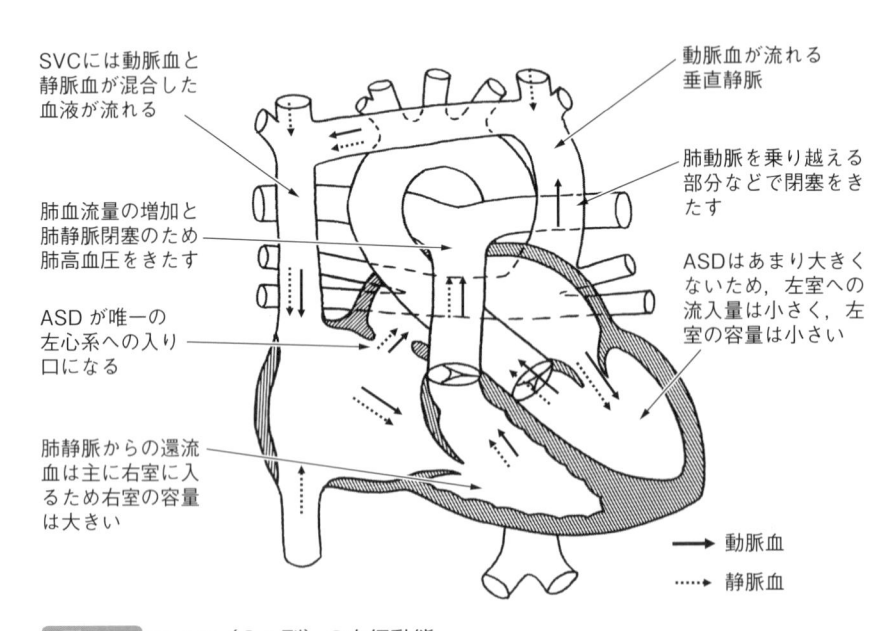

図 7-6 TAPVR（ⅠA型）の血行動態

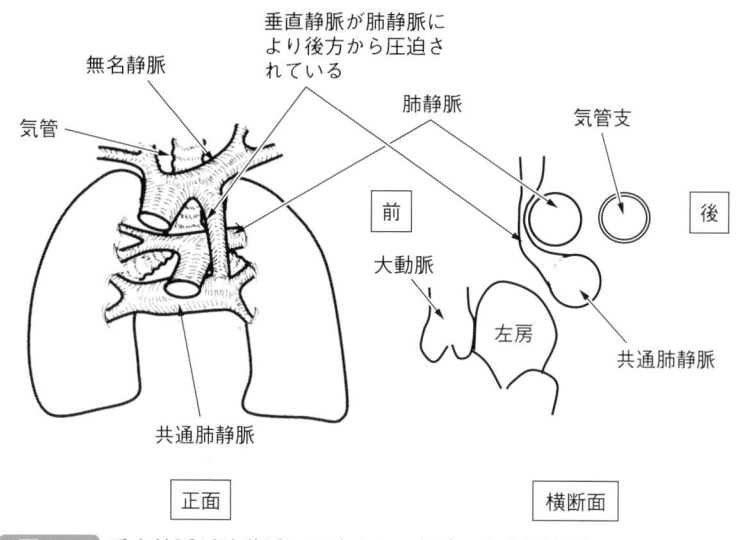

図 7-7 垂直静脈が肺動脈に圧迫される場合の解剖学的位置関係

2. 左室の狭小化・右室負荷

　肺静脈血がすべて右房に還ってくるため，右房で mixing が十分であれば，心臓の 4 つの腔での酸素飽和度はすべて同じになる．動脈管が開存していれば，肺動脈圧が高いために肺動脈から下行大動脈に流れるようになるが（右左短絡），同じ酸素飽和度の血液が流れているため上下肢の酸素飽和度に差が出ること（differential cyanosis）はない．右房に還流して肺循環と体循環の血液が左室に流入しなければ生存できず，心房間交通が小さい場合は肺循環への血流が増え右室への容量負荷が増大する．大きな心房中隔欠損孔を有する症例は少なく，左室への血液の流入が少ないため，左室拡張末期容積は小さい（50% normal 程度になることもある）．一方，右房・右室の容積はその血流量に比例して非常に大きくなる．右室には容量負荷と圧負荷の両方がかかる．肺静脈閉塞と容量負荷により重篤な肺高血圧となる．

D 症状・徴候と内科的治療

a. 肺静脈閉塞（原因：垂直静脈の閉塞など）による症状

　多呼吸，呼吸困難，強いチアノーゼ．
　基本方針：肺静脈うっ血の進行防止（肺血流量増加の防止）．
　実際の管理：酸素，β 刺激薬（肺血管拡張療法）は厳禁（肺うっ血を助長する）．
　人工呼吸管理：Fio$_2$ 0.21, PEEP を高めに保つ（平均肺胞内圧を上昇させ肺血流量の増加を防ぐ）

b. 循環不全（原因：右室の容量負荷・圧負荷，狭小左室）による症状

　元気がない，哺乳力微弱，頻脈，末梢の脈は弱い．心音は弱く，III 音があり gallop（奔馬調）となる．さらに進めば，乏尿，アシドーシスとなる．

基本方針：体循環維持

実際の管理：利尿薬・ドパミンの投与，アシドーシスの改善．

E 検査

a．心エコー検査

心房位の右左短絡の大きさと LVEDV の大きさ，肺静脈の異常還流血流の検出と PVO の強さ評価，共通肺静脈腔の大きさ，肺静脈 4 枝の確認などが手術治療に際して有用である．

b．CT 検査

移動を伴う侵襲があるため，心エコー検査にてもはっきりしない共通肺静脈の大きさや肺静脈分枝の確認のため行う．

c．心臓カテーテル検査

大きな侵襲を伴い，手術に必要な情報は心エコー検査，CT で十分得られるため，現在はほとんど行われない．

---

point 術前の把握のポイント
・どの病型か？
　　各病型の特徴と頻度の把握
・左室はなぜ小さいか？
　　左房・左室狭小化の原因と意味
・垂直静脈とは何か？
　　肺静脈の発生と垂直静脈の意味
・肺静脈の閉塞の症状があるか？
　　静脈閉塞の原因と症状
・肺高血圧症がなぜ起きるのか？
　　肺高血圧症の原因と対処

F 手術

1．手術方法

a．Ⅰ型およびⅢ型に対する手術方法

共通肺静脈を切開し，左心房後面の切開線と縫合する．再狭窄の原因となるため，共通肺静脈の切開線は分枝の末梢まで延長しないようにする．左心房の切開線は心耳まで延長して拡大する．吻合は吸収糸を用いるが，5 針前後の結節縫合（結節縫合間の組織が成長しやすいと考えられている）を置いて再狭窄防止をはかる．Ⅰ型では共通肺静脈が左右に伸びているが，Ⅲ型では上下に伸びていることが多い．左房の切開線は左右に伸びているため，Ⅲ型の場合は両方の切開線がややね

じれているため注意を要する.
　共通肺静脈に到達する方法によりいくつかに分けられる.

1) posterior approach 法（図 7-8）
　心臓を脱転して，心膜を切開して共通肺静脈を露出して，左房と吻合する.
- 利点：視野が非常によい．肺静脈全体を観察でき，分枝まで確認できる.
- 欠点：共通肺静脈と左房が離れるため，吻合時の空間的位置関係をやや把握しにくい．心囊内から心臓が出ているため，心臓を冷却しにくく，心筋保護が不十分になる.

2) superior approach 法（図 7-9）
　上大静脈と上行大動脈の間から吻合を行う．Ia・Ib 型に適応される.
- 利点：共通肺静脈と左房とが近接していて吻合口のねじれを起こしにくい.
- 欠点：肺静脈の全貌を把握しにくいので，posterior approach を併用して肺静脈の走行を確認する必要がある.

b. ⅡA 型に対する手術方法
　カットバック法：冠静脈洞と左房間の隔壁を切開し，肺静脈と左房の交通口を作成する（図 7-10A, B）．その後，心房中隔欠損孔と冠静脈洞孔をパッチで閉鎖する（図 7-10C）．冠静脈血は左房に注ぐことになる．パッチの代わりに右房自由壁のフラップを用いて閉鎖する方法もある．房室結節が近接してあるため，損傷しないように注意する.

c. Ⅳ型に対する手術方法
　§6. 部分肺静脈還流異常症の項（92 頁）で述べた種々の方法を組み合わせて修復する．細い分枝の肺静脈の還流異常は放置されることもある.

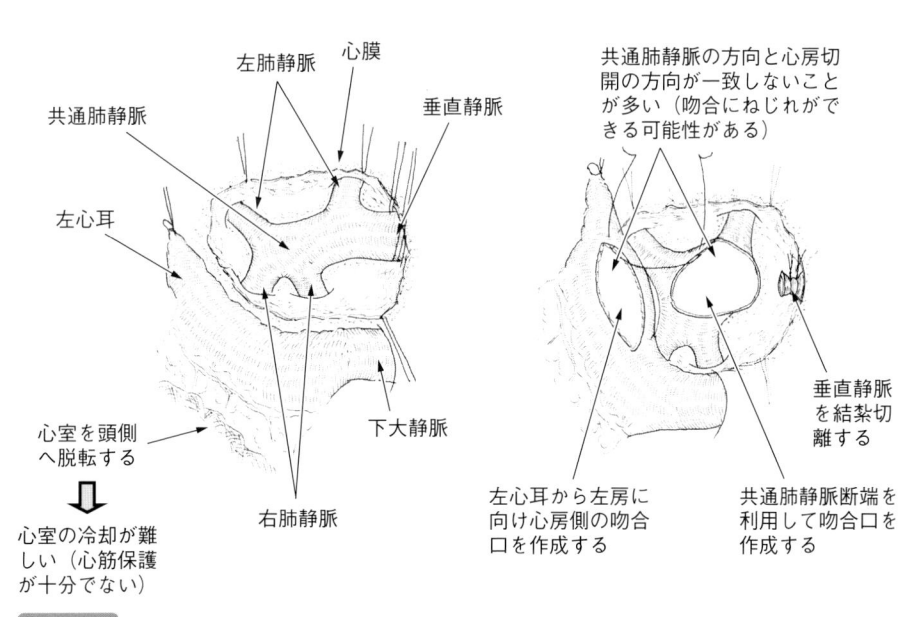

図 7-8 Ⅲ型における posterior approach 法

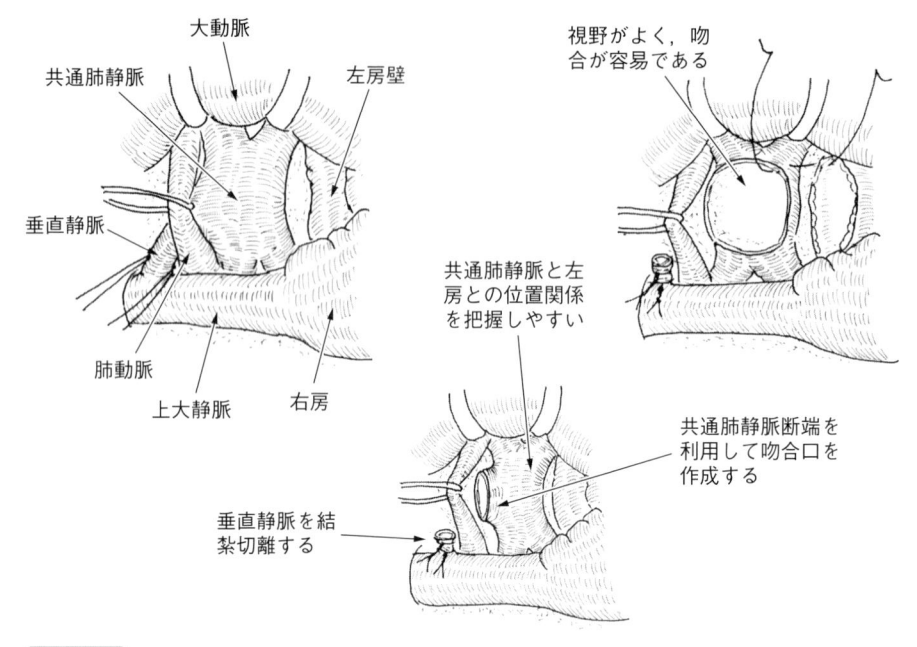

図 7-9 Ⅰ型に対するsuperior approach法

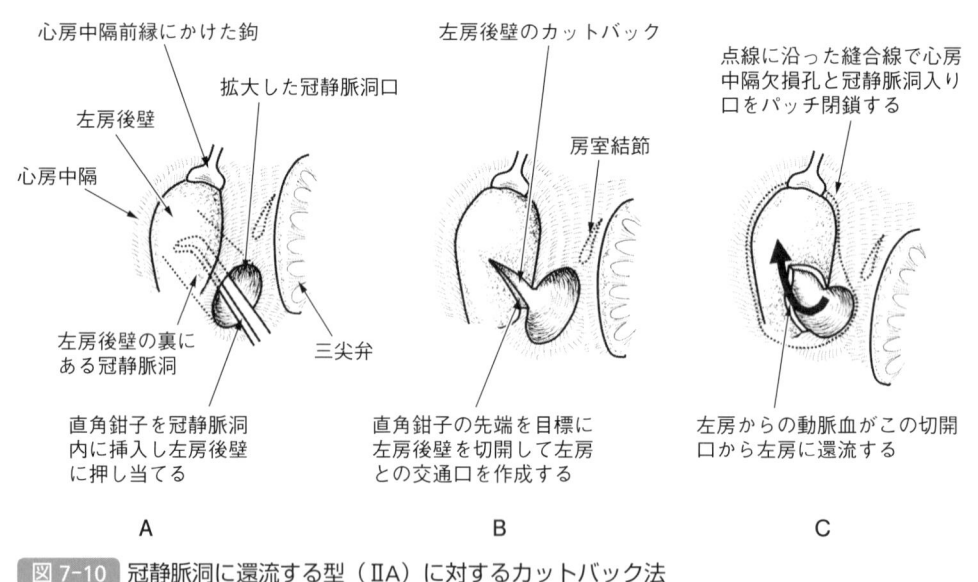

図 7-10 冠静脈洞に還流する型（ⅡA）に対するカットバック法

2. 術後急性期の問題点と管理（図 7-11）

a. LOS（低心拍出量症候群）と急性腎不全

術前左室は狭小であったが，術後は正常の容積を要求され，左室の容量負荷が増加する．急激な容量負荷（水分負荷・輸血など）を避け，後負荷軽減療法を行う．さらに，心筋虚血（心停止下の

図7-11 TAPVR（Ⅰa）心内修復術後の血行動態と問題点

肺静脈での閉塞が解除されるため肺高血圧は消失する
⇩
人工心肺の影響などにより術直後に一時的に残存することがある

垂直静脈は結紮切離する

肺静脈の吻合口
⇩
吻合口が閉塞をきたすこともある

肺静脈そのものが術後閉塞することが多い

肺静脈の再閉塞が起これば右室圧が上昇し始める
⇩
肺静脈の再閉塞の指標（心エコー）になる

術前の小さな左室で正常の肺静脈還流血を受けるため容量負荷がかかる

右室の容量負荷は術後消失する

→ 動脈血
┅▶ 静脈血

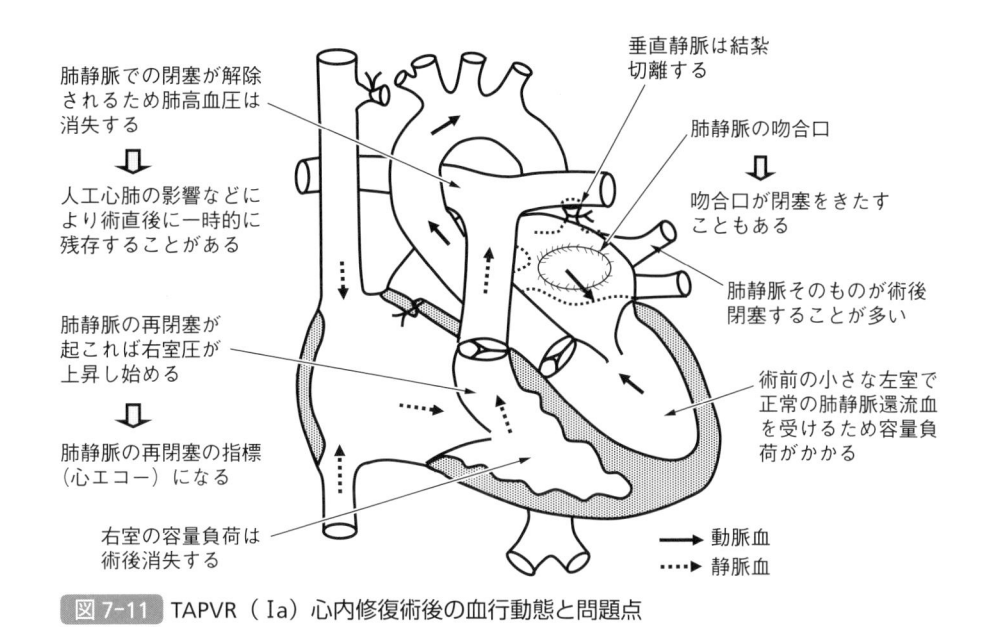

手術)・人工心肺の影響などによる心収縮能低下が加わる．新生児早期の手術では腎機能も未熟で，急性腎不全も発生しやすく，尿量が少ない場合には早めに腹膜灌流を開始する．

b. PH crisis（PHクリーゼ）

　胎生期の肺静脈閉塞による影響としてリンパ管拡張症や肺小静脈の低形成などがあげられており，手術によっても突然これらの変化が消失するわけではない．このため，手術後も人工心肺の影響，覚醒時の後負荷上昇などにより肺高血圧発作を起こしやすい．覚醒時，気管内チューブ抜管時，啼泣時などに注意する．圧測定や心エコー検査にて肺高血圧がある場合にはNOの吸入などを積極的に行う．

> **point**　術後の把握のポイント
> ・肺静脈への到達法は？
> 　到達法の種類と特徴
> ・手術方法は？
> 　各病型と手術法，その問題点
> ・術直後に予想される問題点は？
> 　手術成績と予後
> ・肺静脈閉塞の頻度と発生時期・予後は？
> ・Planche法（Sutureless法）とは？

c. 不整脈

　心房中隔欠損孔を閉鎖するため右房切開を行い，心房中隔には閉鎖のための縫合線が置かれる．さらに左房は吻合のため大きな切開線を入れる．これらの両心房，心房中隔に対する侵襲のため，上室性不整脈（PAC, PSVT, JETなど）が起こりやすい．左室に対する容量負荷増大により

7. 総肺静脈還流異常症

PVCも起こりやすい．

d. 肺静脈閉塞
早い例では術後1カ月以内で起こることもあるため，入院中にも注意する．

e. 横隔神経麻痺
IA型の垂直静脈の剥離，肺静脈末梢の剥離の際に横隔神経損傷や炎症の波及の可能性がある．

f. 手術成績と危険因子
早期の手術成績は著明に改善しており，死亡率は5％前後になっている．術前状態が極端に悪い例（肺静脈分枝の発育が非常に悪い例，共通肺静脈が非常に小さい例など）以外はほとんど救命できるようになった．危険因子として以前は術前のPVOがあげられていたが，近年では危険因子とならないという報告もある．

3．遠隔期の問題と再手術

a. 問題点

1）肺静脈閉塞
3～15％の発生頻度と報告により差があるが，術後1カ月から1年以内に発症する．吻合部の狭窄は吸収糸の使用や結節縫合の併用などにより減少したが，末梢肺静脈の内膜過形成・線維化による閉塞が問題となっている．自然経過として発症する運命（遺伝情報などにより）にあったとする説もあるが，原因は不明である．共通肺静脈が小さい症例で起こりやすい傾向がある．

2）不整脈
洞機能不全の頻度は比較的高いが，房室ブロックはまれであり，心房性・心室性の不整脈も少ないことが報告されている[1]．大規模な研究はないので，実際の発生頻度は不明である．症状のない例でもHolter心電図で所見のある例も多いことも報告され，修復後30～40年を経てから多くの例で出現する可能性もあり，成人先天性心疾患分野でのこれからの課題である．

b. 再手術

1）肺静脈閉塞に対する再手術
末梢肺静脈の過形成・線維化部分の切除やパッチによる拡大などが行われており，奏効する例もある．しかしながら，さらに末梢に閉塞が進行する例も多く，再手術を繰り返すこともある．原因が過剰な組織の反応であるのか，運命的な原因であるかはいまだ不明であるが，対策として肺静脈に針糸を使用しないsutureless technique（Planche法）が考案された．

コラム
術後の肺静脈閉塞は外科医にとって非常にいやな合併症である．早期の救命率は著明に改善したが，緊急手術を行い苦労しても何カ月後かに症状が現れる．縫合の位置や縫い方，糸の材料を変えても改善があまりみられない．手術により救命でき，患児の元気な姿をみた親御さんが再び不治の病に悲嘆に暮れる姿は忍びない．何か発想を変えた治療法はないだろうか．

2) Planche（プランシェと読む）法

1999 年に Lacour-Gayet ら（Planche の施設から）により報告された方法[2]で，右側左房に大きな切開を置き（図 7-12A），交通口を作成する．閉塞部には手をつけずに，肺静脈を末梢にて切離する．さらに縦切開を入れ，肺静脈開口部を拡大する（図 7-12B）．その後，右側の心膜の一部を利用して右房の右側に別の腔を作成する（図 7-12C）．右房と心膜の癒着があればできるだけそれを利用して，心膜と右房の縫合線を少なくする．肺静脈には全く針糸がかからないため，sutureless technique ともよばれる．吻合や縫合がないため再閉塞を防止できる可能性がある．

c. 遠隔成績と危険因子

2002 年のフィラデルフィア小児病院からの 17 年間 100 例の報告[3]では，早期死亡は 14%（1995 年以降では 5% と改善）で，17 年後の遠隔生存率は 84% であったと報告している．2 例の遠隔死亡も PVO が原因で，術後 2 カ月と 3 カ月で発生し，その後の死亡はないと述べている．PVO も 13 例で発生しており，すべて術後 4 年以内に再手術を行っている．2005 年のボストン小児病院からの 11 年間 84 例の報告[4]では，早期死亡が 7% で，遠隔死亡は 5% であったと報告している．2006 年のテキサス小児病院からの 10 年間 84 例（nonheterotaxy 例）の報告[5]では 30 日の生存率は 96% で，5 年生存率は 89% であり，遠隔死亡はすべて 6 カ月以内に発生している．我々の経験でも遠隔死亡はすべて PVO が原因で，6 カ月以内に発生している．その時期を再手術などで乗り切った PVO 例では死亡例は今のところ少ないと考えられる．

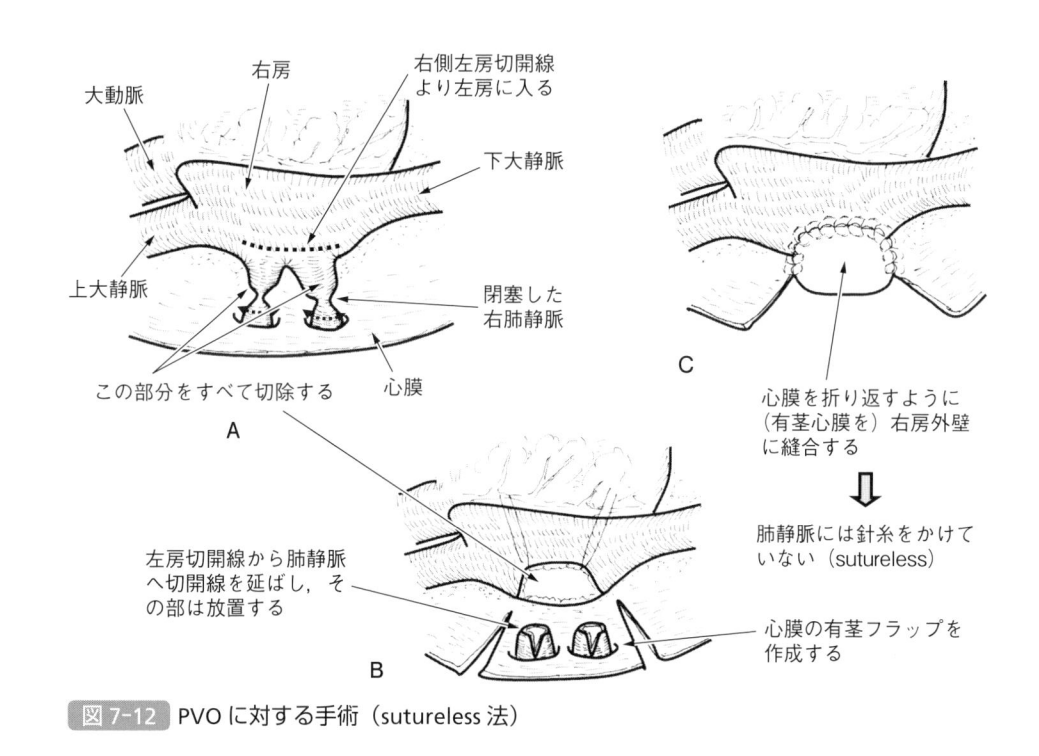

図 7-12 PVO に対する手術（sutureless 法）

■文献

1) Tanel RE, Kirshbom PM, Paridon SM, et al. Long-term noninvasive arrhythmia assessment after total anomalous pulmonary venous connection repair. Am Heart J. 2007; 153(2): 267-74.
2) Lacour-Gayet F. Surgery for pulmonary venous obstruction after repair of total anomalous pulmonary venous return. Semin Thorac Cardiovasc Surg Pediatr Card Surg Annu. 2006: 45-50.
3) Kirshbom PM, Myung RJ, Gaynor JW, et al. Preoperative pulmonary venous obstruction affects long-term outcome for survivors of total anomalous pulmonary venous connection repair. Ann Thorac Surg. 2002; 74(5): 1616-20.
4) Hancock Friesen CL, Zurakowski D, Thiagarajan RR, et al. Total anomalous pulmonary venous connection: an analysis of current management strategies in a single institution. Ann Thorac Surg. 2005; 79(2): 596-606; discussion 596-606.
5) Morales DL, Braud BE, Booth JH, et al. Heterotaxy patients with total anomalous pulmonary venous return: improving surgical results. Ann Thorac Surg. 2006; 82(5): 1621-7; discussion 1627-8.

Fallot四徴症

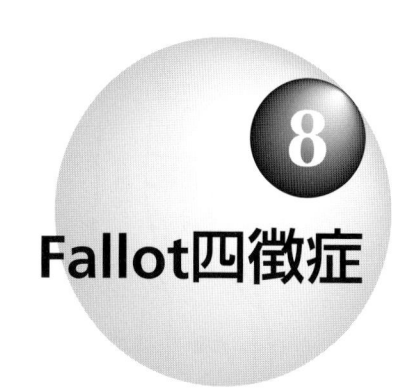

A 概　要

　1888年病理学者のFallotが初めて4つの奇形をもった心臓を報告したため，この名前がついている．心室中隔欠損症（VSD），肺動脈狭窄，大動脈の心室中隔への騎乗，右室肥大の4つの特徴を備えた心奇形で，比較的頻度の高い疾患である．単なる奇形の組み合わせではなく，後述する1つの原因から生まれる複合奇形である．形態には多くのバリエーションがあり，形態により病態も大きく異なるため，形態の理解が重要である．

B 形　態

　Fallot四徴症（tetralogy of Fallot）の実態は一徴症（monology）である？

1. 基本的形態（図8-1）

　本質的には一徴症であるといわれており，右室流出路の発育不全を伴う漏斗部中隔の前方偏位がすべての徴候を生み出すと考えると理解しやすい．前方偏位した漏斗部中隔と洞部中隔（漏斗部より下方の心室中隔）との間にできたギャップがVSDとなる．このように漏斗部中隔と同一平面に整合（align）しないためにできるVSDの型をマルアラインメントタイプ malalignment type とよぶ（アイゼンメンジャータイプ Eisenmenger type とよぶこともある）．漏斗部中隔の後方に位置する大動脈は漏斗部中隔の前方偏位により洞部中隔に騎乗する結果になる．また，右室流出路の発育不全の程度により，肺動脈狭窄から肺動脈閉鎖まで種々の病型ができ，この狭窄と大きなVSDにより右室圧が上昇し右室肥大を引き起こす．このようにFallot四徴症は単なる4つの徴候の組み合わせではなく，1つの奇形を4つの徴候でとらえたものと考えるべきである．

2. 心室中隔欠損孔

　整合異常型（malalignment type）であることが特徴であり，通常非常に大きい．膜様部から流出

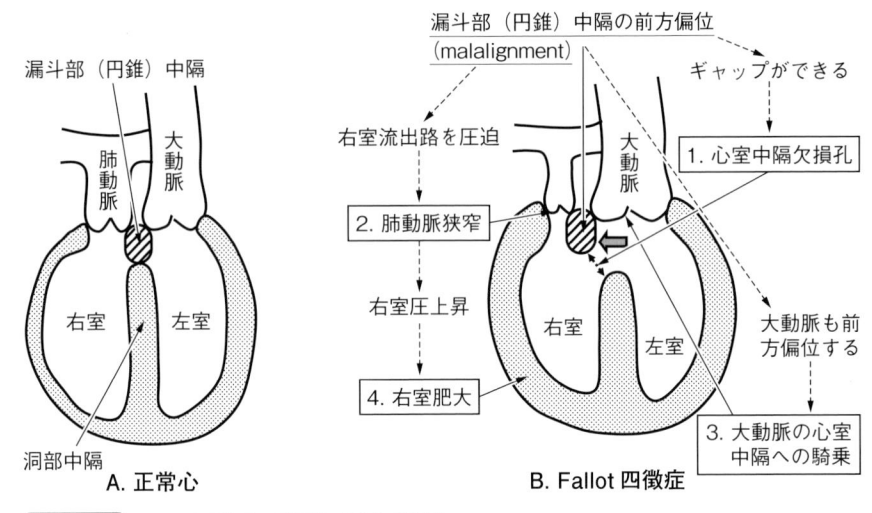

図 8-1 Fallot 四徴症の解剖（発生機序）

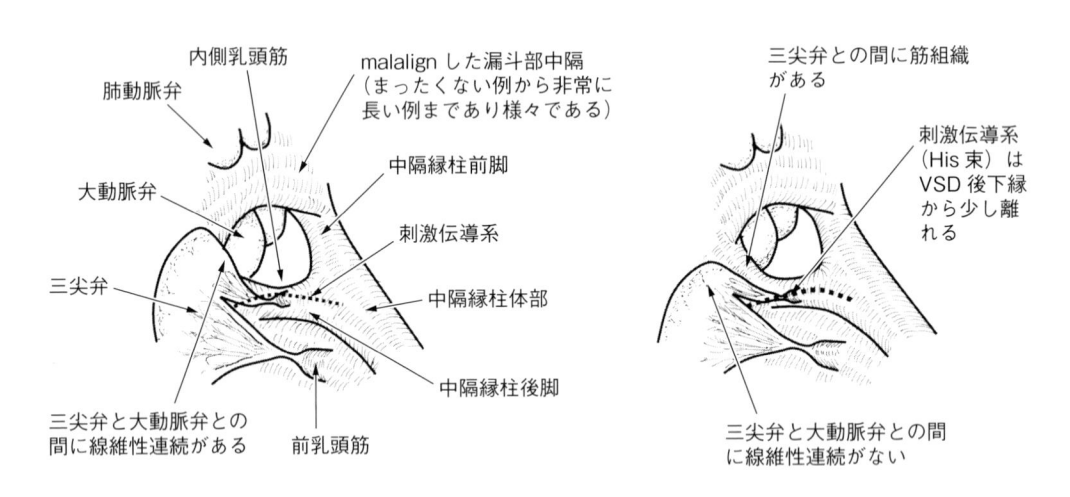

図 8-2 Fallot 四徴症における VSD とその周辺の解剖

部に伸展し，大動脈弁が近くにある．種類としては VSD の後下縁と三尖弁の間に筋組織がみられない膜性部型（図 8-2A），筋組織が認められる（通常あまり厚くない）筋性部型（図 8-2B），円錐中隔全体が欠損している円錐中隔全欠損型（日本人に多いとされている）がある．

3. 漏斗部中隔

正常心では漏斗部中隔は流出路全体を形成し，比較的大きいが，本症では低形成である．低形成ではあるが，前方偏位し右室流出路の狭窄を生じる．漏斗部中隔がまったくない全欠損型が約 10% 存在する．

4. 肺動脈弁下（右室流出路）の筋性狭窄

前方偏位している漏斗部中隔と右室自由壁により，筋性狭窄を生じる．βブロッカーの投与などにより程度は異なるが，加齢により流出路の筋組織の形態は変化し，狭窄は次第に強くなる．

5. 肺動脈弁の形態

a. 肺動脈弁輪の狭窄

弁直径自体が小さく，パッチ拡大以外には拡大方法がない．

b. 弁狭窄

弁尖の融合があり，3弁のうち2弁が互いに癒合していることが多い．全体が癒合して先端のみが開口している形態を fish mouth 様とよぶ．これらの弁に対して弁切開を行うが，弁逆流は必発である．

---

point
- 心室中隔欠損孔の特徴
   四徴症の発生機序，刺激伝導系
- 右室流出路の形態
   どこが，どのように，どの程度狭いか
- 肺動脈の発生・形態
   全体の発育，狭窄部の有無，血流供給源
- 左室の容積の意味

---

6. 肺動脈の形態

a. 肺動脈弁上狭窄

弁直上の局所的狭窄と主肺動脈全体が細い場合がある．

b. Juxtaductal coarctaion（旁動脈管縮窄）

動脈管が閉塞する際に周囲の中心肺動脈を巻き込み狭窄ができる．

c. Shunt による狭窄

肺動脈周囲の剥離による瘢痕収縮と吻合の引きつれなどの技術的原因による吻合部狭窄がある．

d. PA index

中心肺動脈の太さを表す指標（体表面積にて標準化している）．
PA index＝左右の中心肺動脈の断面積の和/体表面積（mm^2/m^2，300 前後が正常値）．

e. 肺動脈閉鎖

主肺動脈が閉鎖することが多い．動脈管周囲で中心肺動脈が閉鎖する場合もある．外科的には，残った中心肺動脈と右室流出路との距離が術式の上で問題となる．

7. 刺激伝導系

心房中隔にあるコッホの三角の頂点付近に房室結節が存在し，それに連なる伝導系は His 束となる（穿通束と分枝束に分けられる）．膜性部周辺流出路型 VSD においては，His 束は膜性部基部付

近では心室中隔の頂点を走行し，その末梢の心室中隔下縁では中隔縁柱後脚に覆われて心室中隔の左側（左室側）に位置すると考えられている．その後伝導系は右脚・左脚に分かれ，右脚は心室中隔の頂点を乗り越えるようにして右室側に達する．VSD 後下縁と三尖弁の間に筋組織が介在する筋性部流出路型の VSD では，後下縁の刺激伝導系（His 束）が筋束に覆われて VSD 後下縁からは離れて走行している．針を極端に深くかけない限りはこの筋組織の部分で刺激伝導系を損傷する可能性は少ない．

C 血行動態（図 8-3）

1. 血液の流れ

体循環からの還流血は右房・右室に流入するが，右室の出口の漏斗部・肺動脈弁には狭窄があり肺には血液が流れにくく肺血流量は低下する．心室中隔には大きな心室中隔欠損孔があるため右室圧は左室圧と等圧になり，高度の右室肥大を呈する．大動脈の騎乗のため右室にある静脈血の一部が直接大動脈にながれ全身のチアノーゼを生じる．肺血流量の低下のため肺動脈の発育が悪くなりさらにチアノーゼが強くなる原因となり，短絡手術が必要になる．

肺血流量が低下しているため肺静脈・左房への還流血も少なく，左室に流入する血液量も減少し，左室拡張末期容積が小さくなる．左室の容積が極端に小さい場合は心内修復術に際して危険因子となり短絡手術が必要となることもある．

2. チアノーゼの原因

RVOTS による肺血流量の減少と大動脈の右室側への偏位によりチアノーゼを生じる．右室に還流した静脈血は肺動脈狭窄のため肺動脈には流れにくく，大動脈が心室中隔に騎乗して右室側に偏

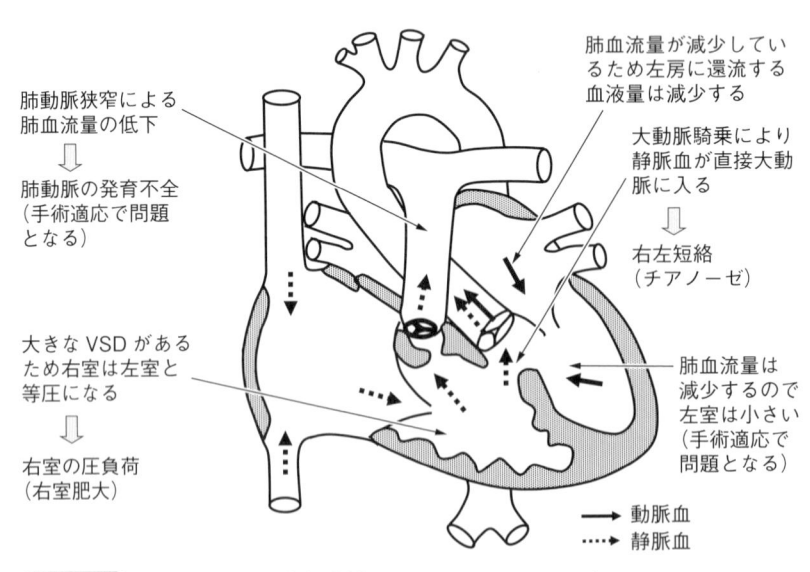

図 8-3 Fallot 四徴症の血行動態

位しているので，静脈血はそのまま大動脈に流れ込む．この結果，全身にチアノーゼが現れ，大動脈基部は左室からの血液と右室からの血液を受けるため，太くなる．成人期にさらに拡大する例があり，大動脈弁逆流を伴うこともある．大きな VSD と肺動脈狭窄のため右室と左室は一体となり，両心室は等圧となる．等圧であるため両心室間に圧差がなく，短絡は生じない．しかしながら，大動脈弁口の一部が右室に存在しているため，静脈血がそのまま大動脈に流れ込み結果的に右左短絡を生じる．

3. チアノーゼの程度と心室容積

チアノーゼの程度は肺動脈への血流量に比例し，肺動脈狭窄が強い場合は左房に還流してくる酸素化された血液の量が減り，チアノーゼが強くなる．この酸素化された血液が左室に流入することになり，左房に還ってくる血液が減少すれば左室の発育が悪くなる（左室拡張末期容積が減少する）．このため，肺血流が少ない例では左室拡張末期容積は一般に小さい．さらに，大きな心房中隔欠損症がある場合は，左房に還流してきた血液が心房中隔欠損孔を通して右房に流れ込むために左室に入る血液は減少し，左室拡張末期容積は小さくなる．BT シャントを行って肺血流量を増加させても，左室が大きくならないことがあり，原因の1つとして大きな心房中隔欠損孔の存在を考慮する必要がある．

4. 側副動脈の発育

肺血流量の減少を補うために発育する側副血管の存在は，Fallot 四徴症に限らずチアノーゼ性心疾患に特有な現象である．そのうち胸部下行大動脈から出る肺への側副動脈（気管支動脈など）は肺血流を補う動脈として発育するが，体外循環中や根治術後は逆に害を及ぼす．体外循環中は心停止下でも肺静脈への還流血の源となり視野を妨げる．また，体外循環中に下肢への血流が減少し，腎血流の減少により術後の腎不全の原因となる．特に側副動脈の多い年長児や成人などでは注意を要する．根治術後は右室から肺動脈への順行性血流の妨げになり，極端に側副動脈の多い例では，術後の右室圧の上昇の一因となる．

D 病型と治療計画

1. 通常型

右室流出路狭窄の程度により経過が異なる．

a. 非チアノーゼ型

通常の Fallot 四徴症は右室流出路の狭窄の程度により，便宜上3つに分けて考えることができる．最も狭窄の弱い群としては，いわゆる非チアノーゼ性（acyanotic）Fallot 四徴症あるいはピンクファローとよばれる群がある．マルアラインメントタイプの VSD をもち，形態学的には Fallot 四徴症の特徴を備えているが，肺動脈狭窄が弱いためにあまりチアノーゼは強くない．しかしながら，加齢とともに弁下の筋性部が肥厚し，次第にチアノーゼが強くなることがあり，外来での

管理などに注意を要する．肺動脈弁狭窄を合併したVSD例（マルアラインメントタイプではない）が次第に弁下の狭窄も出現しFallot四徴症に似た形態を示すようになり，チアノーゼが出現することがある．この場合に「ファロー化する」とよぶことがある．

　非チアノーゼ型では肺動脈狭窄が非常に弱いためVSDを通して左右短絡となり，肺血流増加群としての症状が発現し，乳児期にも手術適応となることがある．多くは軽度の肺動脈狭窄のため高肺血流にもならず，チアノーゼも強くなることなく経過し，待期的に手術が可能である．ただ，初期には非チアノーゼ性であっても，無酸素発作（anoxic spell）を起こしてくることがあり，心臓カテーテル検査の後に問題となることもあるため注意を要する．

b. 肺動脈狭窄を合併する型

　様々な程度の狭窄を合併する群で，最も多い型である．狭窄の部位も様々で，漏斗部・弁輪部・弁自体（二尖弁など）・弁上部があげられ，弁輪部は比較的広いが漏斗部が非常に狭い症例などもあり，その形態は多岐にわたっている．狭窄部の形態によっては，まったく姑息手術が必要とならないまま根治手術が可能な例もあるが，新生児から乳児期早期に短絡手術を要する例もあり，狭窄の程度や形態により手術適応年齢も様々である．

c. 肺動脈閉鎖を合併する型

　まったく肺動脈弁が閉鎖してしまった群であり，肺動脈への血流は動脈管や短絡手術により造設された血管から供給される．主肺動脈が完全にできており右室流出路とほとんど接するように存在する例から，主肺動脈がまったくなく右室流出路から中心肺動脈までかなりの距離がある例まで，主肺動脈の発育程度は様々である．主肺動脈の発育程度により，根治手術時に右室流出路との接続方法が異なり，予後を決める重要な因子となる．新生児期に動脈管が閉鎖しはじめると，強いチアノーゼが出現し治療の対象となる．診断がつきしだいプロスタグランディンの投与を行い，全身状態の改善を待って短絡手術を行う．その後，6～12カ月で心臓カテーテル検査を行い，肺動脈の発育程度や局所的狭窄がないか確認する．肺動脈の形態によっては，反対側の短絡手術も必要となることがあるが，手術適応と判断されれば1～2歳で根治手術を行う．近年では，適応があれば，乳児期に行うことも多い．

2. 特殊型

　特殊な型として肺動脈弁欠損を合併する例や主要大動脈肺動脈側副動脈（MAPCA）と肺動脈弁閉鎖を合併した例（VSD＋肺動脈閉鎖＋MAPCAと分類することもある）をあげることができる．MAPCAは前述の後天的に発達した側副動脈と異なり，先天的にある動脈で，胚芽期の節間動脈に由来するものと考えられている．

E 検査

a. 雑音

　収縮期の駆出性雑音の強さ・長さに注目する．流出路狭窄を通過する音であるため，狭窄が強く

なれば，雑音は短く，弱くなる．肺動脈弁が発育不良で，弁閉鎖音が弱いためⅡ音は単一となる．

b. 胸部X線

典型例は木靴型として有名である．肥大した右室のために心尖部が左上方に押し上げられ，左2号，3号に当たる肺動脈・左房成分が低形成・狭小のため突出が消失するために木靴型となる．また，右側大動脈弓の場合は左第1号の突出も消失し，さらにこの傾向が著明となる．

c. 心電図

正常洞調律，右軸偏位，右室肥大の所見（胸部誘導 $V_{1~2}$ でR波が高くなる）が典型的である．左軸偏位，左室肥大の所見はFallot四徴症ではない．

d. 心エコー

肺動脈弁の形態（2弁か3弁か），肺動脈弁輪径の大きさとその相対値（% normal や Z-value），肺動脈の大きさと形態などの情報が必要である．肺動脈の太さはCT検査よりやや細く計測され，やや正確さを欠く．左室拡張末期容積は手術適応の決定などに必要であるが，カテーテル検査の心室造影の数値より小さく出る傾向があり，注意を要する．

e. CT検査

juxtaductal coarctaion の有無を観察し，末梢での狭窄を観察する．気管・気管支の合併奇形を有する例も多いので，狭窄の有無をチェックする．

f. カテーテル検査

心エコー検査やCT検査などの非侵襲的検査で得られるデータ以外の情報が必要な場合に行う．

F 手術

1. 姑息的手術

a. Blalock-Taussig 手術

1) 目的および適応

肺血流量を増加させ，チアノーゼを軽減すると同時に肺動脈・左室の発育を促すことを目的とする．安静時の動脈血酸素飽和度が70%以下の患児では低酸素血症による合併症を防止するため，また無酸素発作を併発している患児ではなるべく早期に短絡手術を行う．このような日常の臨床的問題点がない症例でも，肺動脈の発育が悪い症例や左室拡張末期容積が小さい症例では，根治手術時に危険因子となるため積極的に短絡手術を行う．

肺動脈の発育は中田らによる PA index を指標としている．これは左右の肺動脈の第1分岐部の手前で測定した断面積の和を体表面積で割った値（単位としては mm^2/m^2 であるが，通常単位をつけないで表現する場合が多い）で，300以上を正常値としている．厳格な基準を設けていないが，200以下であれば短絡手術を行うことが多い．また，左室拡張末期容積が小さい場合も根治手術時の危険因子となるため，左室拡張末期容積が正常の80%以下（心臓カテーテル検査あるいは心エコー検査による計測）の場合も短絡手術の適応としている．

> **コラム**
> **実行した人と考えた人**
> Blalock-Taussigシャントは1945年Fallot四徴症の例に対してはじめて行われた．当時Johns Hopkins大学の小児科医であったTaussig（女医）がPDAの役割を果たす短絡を人工的に作ればよいと考え，外科医のBlalockが鎖骨下動脈を用いて短絡を作成したのでこうよばれる．

2）手術方法

　過去には短絡手術としてWaterston手術やPotts手術なども行われていたが，手技的困難さや肺動脈変形をきたしやすいことなどから現在ではほとんど行われなくなった．小口径の人工血管の開存性の進歩により手技的にさらに容易になり，Blalock-Taussig手術が短絡手術の主体となった．原法は鎖骨下動脈をできるだけ遠位部にて切離し，肺動脈に端側吻合を行う．人工物ではないため成長が期待され，年齢に応じて流量が増加する可能性があり，開存度も高い．反面，新生児などでは鎖骨下動脈遠位端は2～3mm程度しかない例があり，手技的に難しい症例もある．切離された鎖骨下動脈より末梢の血行は他の動脈（側副血行路）によって保たれるが，年長児では血行不全に陥る可能性もある．

　最近では，EPTFE（延伸ポリ四フッ化エチレン）グラフトをはじめとする人工血管を使用した変法が主に行われている．Fallot四徴症では1～2年で根治手術に至るため，その間の開存さえ保証されれば，十分といえる．我々の施設もEPTFEグラフトによる短絡手術後2年以内に閉塞した症例はまったくなく，人工血管によるBTシャントを基本術式としている．

3）術後急性期の問題点と管理（図8-4）

①術後の血行動態

　鎖骨下動脈からシャントを通して流れた血液が肺動脈に流れ，肺血流量は増加する．増えた肺血流量が肺動脈そのものの発育を促し，肺血管床が増える．この血液はさらに左房・左室に流れ込み，流れ込む血液量の増加により左房・左室の容量が増加して小さかった左室容量が大きくなる．肺血流量の増加により肺で酸素化される血液の量は増え，全身に流れる動脈血が増え，チアノーゼが軽くなる．大動脈では拡張期圧がシャントにより肺動脈の拡張期圧に近づくため，拡張期圧が術前よりも低くなる（肺動脈の拡張期圧の方が低いため）．拡張期にも大動脈と肺動脈の圧差がかなりあるためシャントでの左右短絡は拡張期でも流れ，連続性雑音の成因となる．右室流出路の厚い筋肉の攣縮によるanoxic spell時に順行性の血流が減少してもシャントからの血液により肺血流量は保たれるためspellは起こらなくなる．

②問題点と管理

- 過大な肺血流量による左室容量負荷：単心室例とは異なり過剰な肺血流による心不全はまれである．新生児例（体重3kg前後）で4mm，3カ月以降（5kg以上）で5mmの人工血管の使用を目安にしていれば，過大な肺血流になることはない．しかしながら，両側のBTシャントを必要とした例などでは，術後しばらく心不全傾向が続くことがある．
- シャントの早期閉塞：シャント閉塞の予防と早期発見が必要である．術後の出血が収まった時点

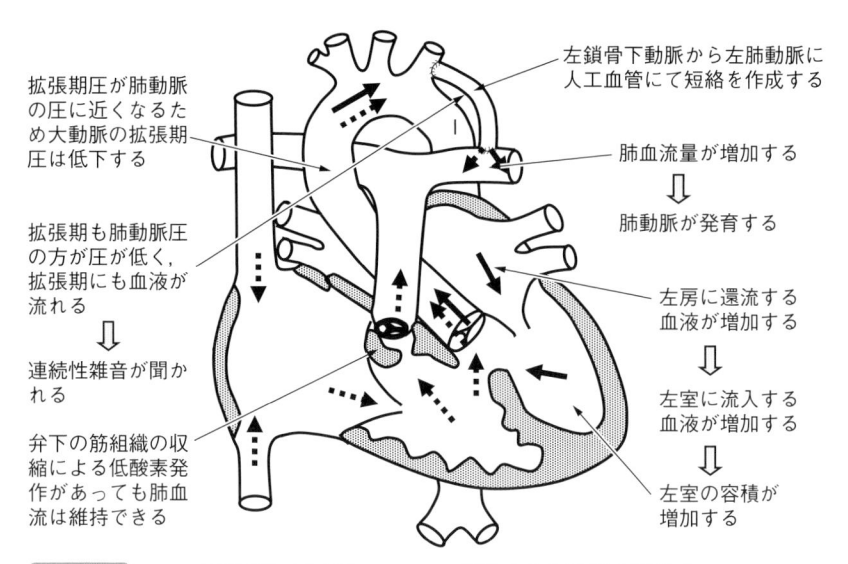

図 8-4 Fallot 四徴症に対する BT shunt 術後の血行動態と問題点

でヘパリンによる抗凝固療法（その後アスピリンに変更）を行う．シャント閉塞の早期発見のためには経皮的酸素飽和度の注意深い観測と連続性雑音の聴診が重要である．収縮期雑音しか聞こえなくなった場合は，シャントを流れる流量が低下した可能性があるため注意する．肺動脈閉鎖例でプロスタグランディンを中止した場合などは，肺血流はシャントに完全に依存しており，その閉塞は大変危険である．

b. 姑息的右室流出路形成術

1）目的および適応

肺血流量を増加させる目的は前述の BT シャント同様であるが，両側の肺動脈が 3 mm 以下で，BT シャントが困難な場合に行う．順行性の血流により左右均等な肺動脈の発育が期待できるが，体外循環を行う必要があり，根治手術時の癒着や肺血流量の調節（肺血流過剰になる可能性もある）が困難などの欠点がある．

右室流出路形成は根治手術と同様に 1 弁付パッチを使用し，肺動脈分岐部直前までのパッチ拡大にとどめておく．狭窄部の筋切除術は最小限に施行し，VSD は放置する．

2）術後の血行動態と問題点 （図 8-5）

パッチによる右室流出路拡大により肺血流量は増える．術前の肺動脈が細い場合はその増加はある程度制限されるが，術前の肺動脈の発育がよい場合は大幅に増える．過剰な増加は左室の容量負荷が増加し心不全の原因になる．したがって，この手術の適応となる例は肺動脈の発育がかなり悪い例である．VSD は閉鎖しないか，パッチ閉鎖をして開窓することもある．VSD を小さくする意味は，右室圧が下がりすぎる恐れがある例で左右短絡量を減らし左室容量負荷を軽減することにある．しかしながら，このコントロールは非常に難しく，右室圧が低下し術後左右短絡となる恐れのある例では行わない方がよい．VSD を通して静脈血が大動脈に流れるためチアノーゼは残るが，

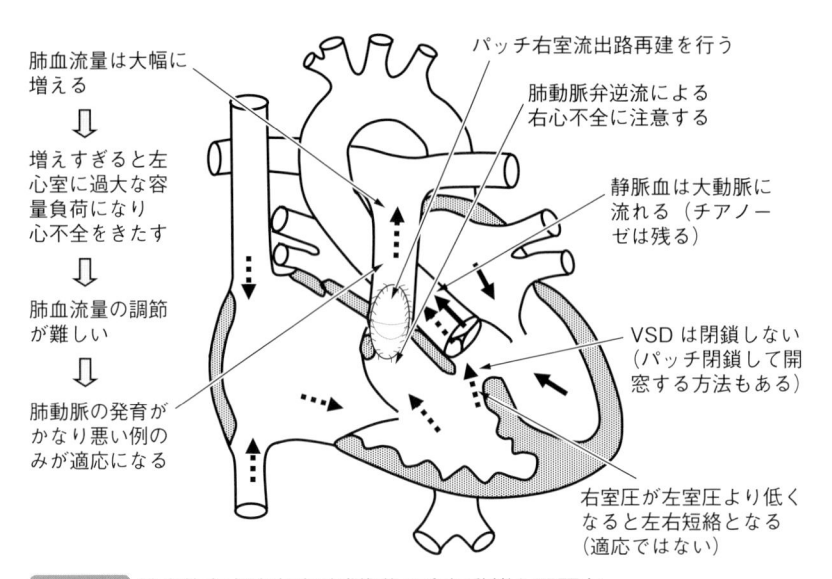

図 8-5 姑息的右室流出路形成術後の血行動態と問題点

肺血流量が増えたため VSD を通して大動脈に流れる血液量は減少するため，チアノーゼは軽くなる．さらに肺血流量が増えたるため左房に還る動脈血は増えチアノーゼは軽くなる．パッチ閉鎖による肺動脈弁逆流のため術後に右心不全を生ずる可能性がある．

2. 心内修復術

a. 適応

1) 肺動脈の発育

発育が悪い場合は術後右室圧上昇の原因となり右心不全を引き起こす．このため，中心肺動脈の一定の太さが必要となり，肺動脈末梢の wash-out も良好である必要がある．PA index 200 以上を基準としているが，末梢肺動脈の発育がいい場合はこれ以下でも適応とすることがある．

2) 左室の大きさ

左室が小さい場合も，術後の心不全の原因となる．左室拡張末期容積が正常の 70％以上を一応の基準としている．我々の心エコー検査による研究では，術直後に左室拡張末期容積は術前に比較してあまり大きくならず，むしろ小さくなる傾向があった．この点からも極端に小さな左室では，術後十分な心拍出量が得られない可能性がある．

3) 手術年齢

施設により考え方が異なるが，我々は 1～2 歳を基準としている．新生児・乳児期早期に短絡手術を受け，約 1 年後に心臓カテーテル検査を行い，適応を判断するとだいたいその年齢に達する（この年齢になると無輸血手術も安全に行える体重になる）．もちろん，1 歳以下でも条件がよければ BT シャントを行わずに心内修復術を行う．もう 1 つの考え方は BT シャントの弊害を避けるために積極的に早期に一期的心内修復術を行う方法である（early primary repair）．BT シャントの

弊害としては，肺動脈の変形や手術回数の増加（医療費の増加にもつながる）などが上げられるが，姑息手術から心内修復術までの期間の若い両親の心理的負担などを指摘する意見もみられる[1]．2008年リンツ（オーストリア）から[2]は，新生児25例を含む4カ月未満90例に対し一期的心内修復術を行い，死亡例はなかったと良好な成績が報告されている．7例に比較的早期の再手術，12例の術後のカテーテル治療とやや頻度が高い印象であるが，BTシャントを行うよりは手術回数は減少すると考えられる．手術成績は著明に改善されているが，体重3～4kgでの心内修復術での特有の問題点（弁輪を越えるパッチを必要とする頻度が上がる？）や遠隔成績が出ていないなどの不安材料もあり，さらに検討を行う必要がある．

b. 手術方法

Fallot四徴症の手術の鍵は右室流出路再建法である．

1）VSD閉鎖法（図8-6）

①右室切開口より閉鎖を行う方法

右室流出路狭窄を解除するために切開した右室の縦切開口からVSD閉鎖を行う（図8-6B）．術後の狭窄残存が手術成績悪化の大きな原因と考えられていた20～30年前から行われていた方法である．狭窄を十分に行うために比較的大きな縦切開を行い，筋肉を十分に切除して視野をよくしてVSD閉鎖していた．その後，過大な右室切開が右心不全の原因であると黒沢（東京女子医大）によって指摘され，右室全長の30％以内にとどめるべきと提唱され，できるだけ小さな切開で行われるようになった．この方法は，視野がよく，筋切除も十分にできるが，切開部が瘢痕となり遠隔期の不整脈や右心不全の原因となることが明らかになってきた．このためできるだけ右室切開を回避するようになったが，肺動脈弁輪が極端に小さい例では行わざるを得ず，その境界を設定するの

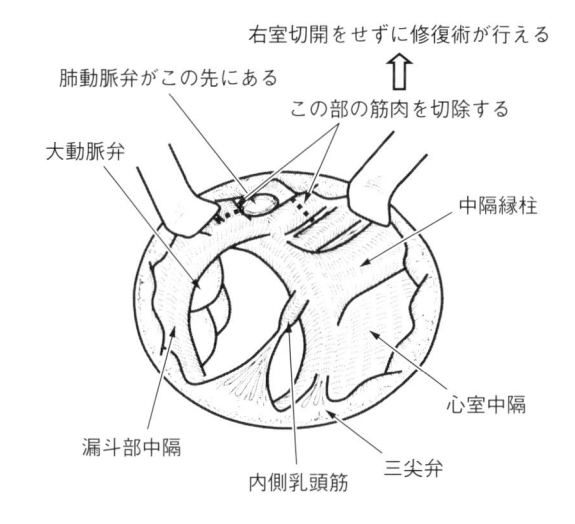

A. 三尖弁経由でみた右室内の解剖

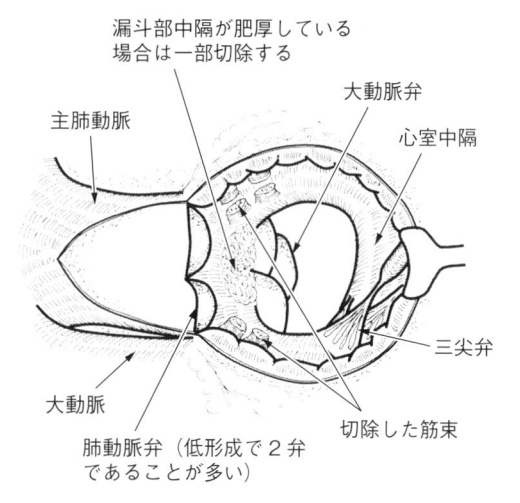

B. 弁輪を越える右室流出路切開口からみた右室内の解剖

図8-6 外科医からみた右室内の解剖

が難しい．

②右房切開により三尖弁口経由で VSD 閉鎖を行う方法

　右室切開の欠点を回避するために，三尖弁口を通して右室流出路の狭窄や VSD 閉鎖を行う（図 8-6A）．三尖弁口から右室流出路の線維組織を切除し，漏斗部中隔の壁側伸展部や肥大した流出路の遊離心筋を切除する．肺動脈弁直下の筋肉や線維組織は主肺動脈を切開して肺動脈側から切除する．このような経右房・経肺動脈的に VSD 閉鎖や狭窄解除を行う方法を経右房・経肺動脈到達法（transatrial-transpulmonary approach）とよび，川島（当時阪大）が世界に先駆けて発表した方法である．現在では多くの施設がこの方法を基本手技として用いている．欠点としては肺動脈切開部や右房切開部よりの筋切除では狭窄解除が不十分となり，術直後の圧差残存や遠隔期の再狭窄の可能性も高くなることがあげられる．

2）右室流出路再建法

①右室流出路に切開を置かない方法

- 肺動脈弁切開：比較的肺動脈弁が薄く，2弁や3弁によく形成されている例で，弁切開を行う．癒合した交連部を切開し，2弁例ではH型の切開を置き弁口を拡大する．しかしながら，弁逆流は必発で，極端な逆流を生じないように注意する．
- 肺動脈弁下の筋狭窄解除術：肺動脈弁下の肥厚した筋肉束を切開・切除する．漏斗部中隔右縁の心室漏斗部皺襞（ventricular infundibular fold, VIF）につながる筋束と左縁の中隔縁柱（trabecular septmarginalis, TSM）の前上縁につながる筋束の一部を切除する．

②弁下のみのパッチ拡大術

　弁構造・弁輪を温存し，弁下の狭窄の解除が筋切除だけでは不十分な場合に，弁下のみにパッチを当て拡大する（図 8-7B）．

③弁輪部を越えるパッチ拡大術（transannular patch repair，図 8-7A）

　弁輪径が正常に比べ極端に狭い場合（正常径の 50～60％以下）は右室流出路から主肺動脈に向かって切開を延ばし，弁輪部の拡大を行う．切開部に自己心膜や人工膜のパッチを縫着し，この

表 8-1　右室流出路再建法の種類

1. パッチ拡大術を行わない方法（弁は温存）
    1）肺動脈弁切開
    2）右室流出路筋切除術
2. パッチ拡大術を行う方法
    1）弁下のみのパッチ拡大術±主肺動脈パッチ拡大術
    2）transannular patch（弁輪を越えるパッチ）による拡大術
        a）小切開のみによる
            （小さなパッチであるため1弁は付けられない）
        b）十分な切開を行う方法
            弁なしパッチによる拡大
            1弁付きパッチによる拡大
3. 心外導管による方法

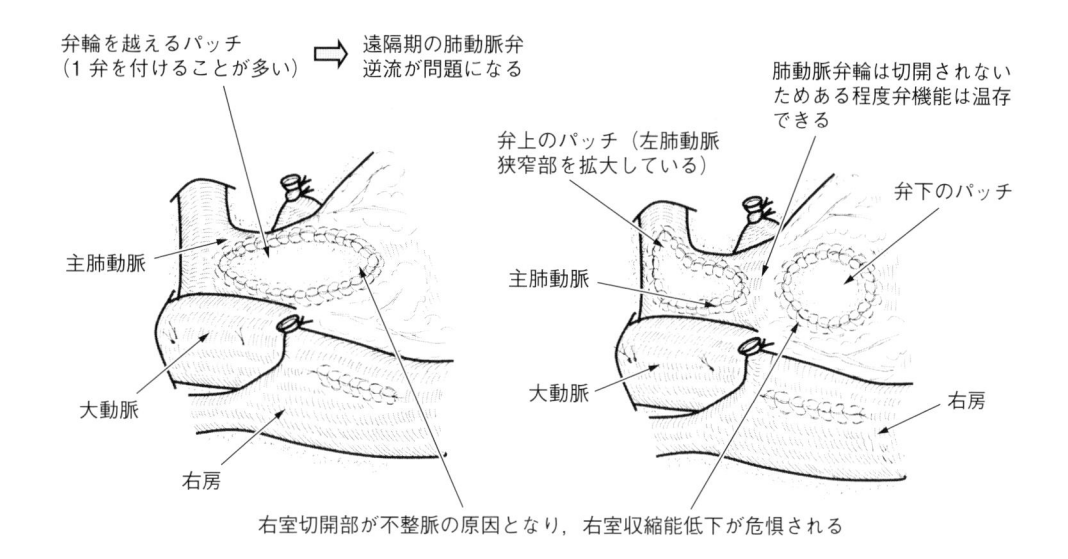

A. 弁輪を越えるパッチによる再建法
（transannular patch法）

B. 弁上と弁下のパッチによる再建法

図 8-7 パッチ右室流出路再建の方法

　パッチにゴアテックス膜の1弁を縫着する施設が多い（弁輪部を越えるパッチ transannular patch）．長期の逆流防止に耐えるものではないが，術直後の逆流を減じ，右心不全の防止に役立つ．1弁付きパッチは東京女子医大など本邦で古くから用いられているもので，日本人の細やかさを表している（図8-8）．近年では，PTFE膜を使うことが多く，特に山岸（京都府立医大）ら[3]のValsalva洞を模した膨らみをもつ1弁付きパッチは本邦の多施設で使用されている．右室に小切開しか入れない例や4kg前後の例には縫着は困難で，1弁そのものの効果に懐疑的な見方もある[1]．

　長過ぎるパッチは右心不全を増強し，幅が広すぎるパッチは肺動脈弁逆流を増強し，遠隔成績に

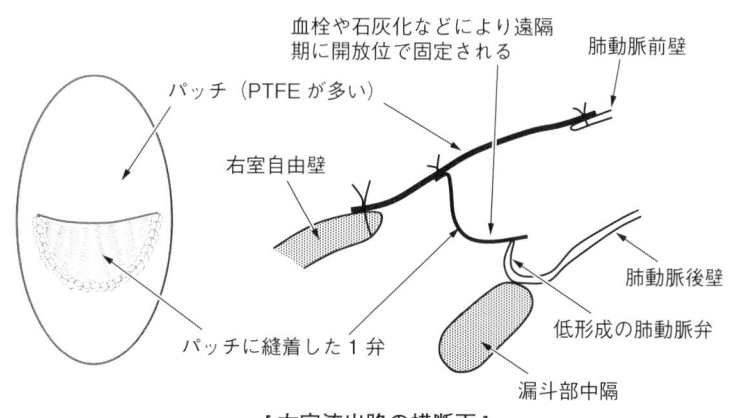

[右室流出路の横断面]

図 8-8 1弁付きパッチによる右室流出路再建術

8. Fallot四徴症

も影響を与える．以前は右室圧を正常値に近づけることを目標としていたが，近年では目標とする肺動脈弁輪径そのものを正常より小さくし（右室切開線も短くする），遠隔期に肺動脈弁逆流や右室機能低下の防止に役立てようとする報告もある．長期遠隔成績が出ていないので評価は難しいが，全体の流れとしては小さいパッチを当てる方向に向いていることは確かである．

④心外導管による流出路再建術（Rastelli型手術）

肺動脈閉鎖を合併している場合は，心外導管（異種弁付き人工血管や3弁付き異種心膜ロールなどを用いる）を用いて右室流出路と肺動脈の連続性を確保する．しかしながら，心外導管の耐久性に問題があるため（5〜10年），近年では肺動脈を直接右室流出路に吻合し前面を1弁付きパッチを当て，流出路形成を行う努力がなされている．肺動脈の可動性をよくするために左右の肺動脈の末梢までていねいに剝離し，肺動脈壁のフラップなどを利用し，右室流出路まで降ろして吻合する．主肺動脈がほとんどない症例などでは，短絡手術時に少し大きめの人工血管を使用し中心肺動脈を大きくしておくと根治手術時に役立つ．なお，狭窄の強い例や肺動脈閉鎖例では動脈管挿入部での中心肺動脈の狭窄が多くみられ，自己心膜にて積極的に拡大術を行う．

c. 術後急性期の問題点と管理（図8-9）

1) 右心不全

①原因

(1) 過大な右室切開による収縮力低下
(2) 肺動脈弁下の過剰な筋切除による収縮力低下
(3) 肺動脈弁逆流（必発）：ゴアテックスの1弁は逆流を完全に防止できる訳ではない．自己弁は多くの場合不完全で，弁切開のみで終わっても逆流は残る．
(4) 三尖弁逆流：パッチ閉鎖時に三尖弁の一部を使うため，弁の可動性が障害され逆流の原因となる．
(5) 高い右室圧残存：術前よりの肺血管床の発育不全や不十分な狭窄解除などによる高い右室圧が持続し，心不全をきたす．

②術後管理

CVPの変動や肝臓の大きさなどに注意し，心エコー検査などにより右心不全の程度を把握する．過剰輸液などに注意し，右心不全が強い場合にはカテコラミン投与を十分に行う．過剰輸液は胸水貯留の一因となり，入院期間の延長につながる．

2) 左心不全

①原因

(1) 術前からの狭小な左心室：理論的には術後は左室に流入する血液量は増えるため，増大する容量負荷に耐えきれなくなる．
(2) 大動脈遮断（心筋虚血）の影響：チアノーゼ心筋は虚血に弱いといわれ，虚血後の収縮力低下をきたす．
(3) 右心不全による左室への前負荷不足：右室の収縮不全により左室に流入する血液が減少し，左室の前負荷不足となる．循環血液量の減少（hypovolemia）があれば，さらに心不全を加速さ

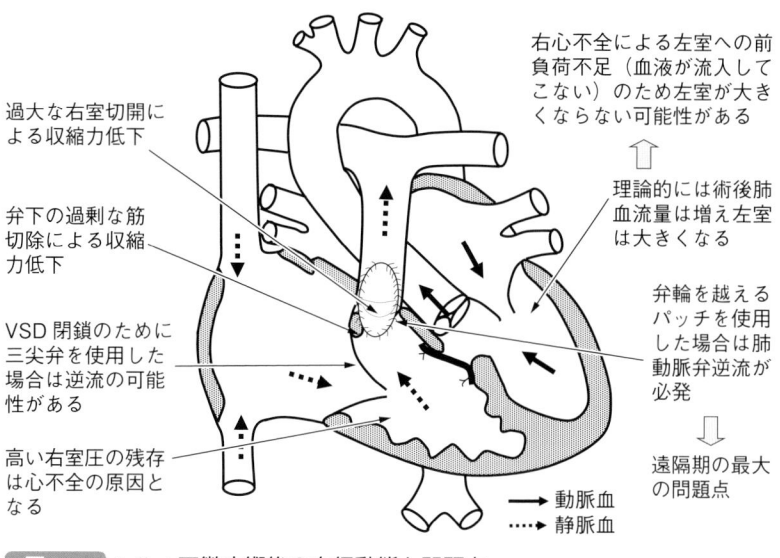

図 8-9 Fallot 四徴症術後の血行動態と問題点

せる．

②術後管理

　左室の後負荷となる極端な末梢循環不全を避け，カテコラミン投与を十分に行う．以前は血管拡張薬の使用は全身の側副血行路を拡張し，過剰輸液の原因になるため避ける傾向があったが最近では投与する施設もある．

3）不整脈

①原因

(1) 心室性期外収縮：大動脈遮断（心筋虚血）の影響により一部の心筋壊死が不整脈の起源となる．右室流出路切開や肺動脈弁下の心筋切除による心筋障害（挫滅・心内膜下の出血など）が起源となる．

(2) 心房性不整脈：心房切開創や右心不全による右房圧上昇により心房性不整脈が出やすくなる．

(3) 房室ブロック：針糸による損傷やパッチの機械的圧迫による心内膜下血腫のために刺激伝導系が直接障害を受ける．

(4) 右脚ブロック：針糸による損傷が原因．右脚の走行は付近の構造物の解剖学的バリエーションが多いことなどから，完全に避けるのは困難である．約 1/3 の症例では術後完全右脚ブロックとなる．急性期の血行動態にはあまり影響しないが，遠隔期の QRS 幅に影響を及ぼし，遠隔成績に影響する可能性がある．

②術後管理

　抗不整脈薬の投与以外に体外的ペースメーカーの使用が有効で，心室性不整脈の抑制にも役立つ．ペーシングの設定を細かく調節する．

d. 遠隔期の問題点と再手術

1) 問題点

①心室の拡張・機能低下

　右室の拡張・機能低下が術後20～30年の経過で問題となってきた．原因としては，
(1) 手術によって引き起こされる必然的病変：肺動脈弁逆流，右室流出路切開の瘢痕，筋切除部の瘢痕，VSDパッチなど
(2) 遺残病変：右室流出路狭窄，肺動脈狭窄，遺残短絡など
(3) 後天的病変：三尖弁病変，右室流出路の瘤

などが考えられる．左心室の拡張・機能低下の原因としては後述する大動脈弁輪拡張による大動脈弁逆流があげられる．

②肺動脈弁逆流

　手術によって引き起こされる必然的病変ではあるが，右室拡大などに伴って，弁輪部のさらなる拡大が発生し，弁逆流が経年的に強くなる．

③遺残あるいは再発狭窄

　右室流出路，末梢肺動脈，肺動脈弁のいずれの部位においても，遺残狭窄が，線維性肥厚などにより狭窄が再発することがある．雑音の強度により判断できる．

④三尖弁逆流

　右室の拡大に伴って三尖弁輪が拡大し，弁逆流が次第に強くなる．経年とともに腱索の断裂，弁尖の亀裂などが発生し，二次的変化が強くなる．

⑤不整脈

　右室拡大に伴って心室期外収縮や心室性頻拍が出現する．心室性頻拍は遠隔死亡の原因となる．三尖弁逆流などによる右房拡大により，心房性不整脈が発生し，上室性頻拍が出現する．

2) 再手術と手術適応

①再狭窄に対する再手術

- 肺動脈の狭窄：近年ではバルーンによる拡大術やステント留置術が行われ，手術による肺動脈狭窄解除術のみを行うことはまれである．
- 右室流出路の狭窄：筋切除などが行われるが，再々狭窄の可能性を考慮して，パッチ拡大術が行われることが多い．
- 心外導管の狭窄：現在使用されているほとんどの導管は5～10年で狭窄を生じることが多く，交換を必要とする．新しい弁付き導管に交換する以外に，導管を除去し，中心肺動脈を十分に剝離した後，右室流出路まで引き下ろして直接吻合する方法もある．この中心肺動脈を後壁にして，前壁を1弁付きパッチにて右室流出路再建を行う．さらに，導管を除去した後に残る結合組織（Peerとよぶ）を後壁にして，前壁を1弁付きパッチにて右室流出路再建を行う方法（Peer technique）もある．いずれも再々度の導管交換術を避ける方法として有用である．

> **コラム**
> いい手術とは？
> 　Fallot 四徴症の手術成績は非常によくなり，課題は 20 年以上後にも問題の少ない手術はどういう手術かという点に移っている．右室流出路狭窄が残れば比較的早期に再手術となり，過剰に拡大すれば 10〜20 年後に肺動脈弁逆流が問題となり，そのジレンマと戦いながら手術法を選択している．早期成績が悪かった頃は狭窄を残すと救命できないことが多かった．現在の趨勢では，右室拡大の進行による右室機能低下が長期の最大の問題点とされている．手術法を改善してもその答えが出るのは 20〜30 年後である．

②肺動脈弁逆流に対する再手術

- **肺動脈弁置換術の適応**：肺動脈弁逆流は術直後よりすでに発生しているために，どのような時期に弁置換術を行うかが問題となる．しかしながら，現在のところ本邦では欧米に比して肺動脈弁置換術の症例数はあまり多くない．多くない原因が実際に重症肺動脈弁逆流例が少ないためなのか，手術適応が欧米とは異なるためなのかははっきりしない．欧米では臨床症状が出る前に客観的なデータに従って肺動脈弁置換術を行うことを薦めている施設も多い．MRI 検査による右室容積や逆流率の正確な測定が可能になり，より客観的で正確な判断ができるようになっているためである．トロント小児病院からの報告[4]では右室容積拡張末期容積が 170 ml/m² 以上になった例では肺動脈弁置換術後に容積が正常化した例はなかったとしている．Tal Geva（ボストン小児病院）はその総説[5]のなかで，右室拡張末期容積が 160 ml/m² 以上，逆流分画（regurgitant fraction）25％以上などを適応に上げている．最近の肺動脈弁置換に関する 19 の論文の review では，肺動脈弁置換術は右室機能を改善し，症状の改善も得られていると報告している．本邦では MRI アンギオによる右室容積の測定が容易にできる施設は少なく，臨床症状や心臓カテーテル検査による適応決定を行っている．これから徐々に肺動脈弁置換術の適応となる例が増えてくる可能性がある．
- **弁の選択**：機械弁による弁置換術の優れた報告もあるが，右心系の血流速度が遅いことから血栓弁になりやすい．このため，生体弁が使われることが多い．しかしながら，耐久性に問題があり，10 年前後で再弁置換となる．組織工学による自己組織を用いた弁などの耐久性のある新しい弁の出現が待たれる．
- **経皮的肺動脈弁移植術**：カテーテル先端に装着した人工弁（ステントの中に弁が入ったような形）を経皮的に留置する手術が欧米では始められている．現在のところ弁の耐久性や弁輪拡大のある例に適応があるかなど多くの課題があるが，工学・技術分野の進歩は著しく将来の主流になる可能性を秘めている[6]．

③三尖弁逆流に対する再手術

　第 1 選択としては弁形成術を行うが，弁輪拡大による逆流と弁自体の病変による逆流との区別が重要となる．肺動脈弁置換や三尖弁に対する手術により右室拡大が軽減するために，弁輪拡大が改善する．弁輪拡大の改善による逆流軽減と弁形成術による逆流軽減により，臨床症状などが取り

除かれるか判断する必要がある．初回手術から長期間にわたっている例では，二次的変化が強く弁形成は困難である．三尖弁置換には生体弁が用いられている．

④不整脈に対する手術

不整脈単独に対して外科的手術を行うことは少ないが，再狭窄や肺動脈弁逆流に対する手術が行われた際に同時にablation（伝導路切断術）が行われる．特に，早期の肺動脈弁置換と心房性不整脈出現例に対するablationは再手術後の予後によい影響を与えるとされている[7]．

⑤大動脈弁置換（±大動脈基部置換）

術後長期を経過した症例のなかで，大動脈基部の拡大と大動脈弁逆流が発生することが報告されている．シャント手術から心内修復術までの期間が長いほどより急速な進行をきたすことなどが報告されており，大動脈基部置換を要する大きな手術が必要となる．Mayo clinicからの多数例の報告[8]ではFallot四徴症40例を含めた先天性心疾患術後53例に対して大動脈弁や大動脈基部・上行大動脈の置換術が行われており，手術時の平均年齢は36歳であった．大動脈弁輪は平均29 mm（21～43 mm），上行大動脈径は平均45 mm（23～65 mm）まで拡大していた．早期死亡は1例（1.9％）で，10年後の生存率も96％と非常に良好であったと報告している．手術適応などは成人における大動脈基部拡大に準ずると考えられるが，さらに検討が必要な課題である．

■文献

1) Jonas RA. Early primary repair of tetralogy of Fallot. Semin Thorac Cardiovasc Surge Pediatr Card Surg Annu. 2009; 39-47.
2) Tamesberger MI, Lechner E, Mair R, et al. Early primary repair of tetralogy of Fallot in neonates and infants less than four months of age. Ann Thorac Surg. 2008; 86: 1928-36.
3) Miyazaki M, Yamagishi M, Nakasima A, et al. Expanded polytetrafluoroethylene valved conduit and patch with bulding sinuses in right ventricular outflow tract reconstruction. J Thorac Cardiovasc Surg. 2007; 134: 327-32.
4) Therrien J, Provost Y, Merchant N, et al. Optimal timing for pulmonary valve replacement in adults after tetralogy of Fallot repair. Am J Cardiol. 2005; 95(6): 779-82.
5) Geva T. Indications and timing of pulmonary valve replacement after tetralogy of Fallot repair. Semin Thorac Cardiovasc Surg: Pediatr Card Surg Annu. 2006; 11-22.
6) Lurz P, Gaudin R, Taylor AM, et al. Percutaneous pulmonary valve implantation. Semin Thorac Cardiovasc Surg Pediatr Card Surg Ann. 2009; 112-7.
7) Karamlou T, Silber I, Lao R, et al. Outcomes after late reoperation in patients with repaired tetralogy of Fallot: the impact of arrhythmia and arrhythmia surgery. Ann Thorac Surg. 2006; 81(5): 1786-93.
8) Dearani JA, Burkhart HM, Stulak JM, et al. Management of the aortic root in adult patients with conotruncal anomalies. Semin Thorac Cardiovasc Surg Pediatr Card Surg Ann. 2009; 122-9.

9 純型肺動脈閉鎖症

A 概　要

　新生児の先天性心疾患の1～3％の頻度とされ，単心室やFallot四徴症に合併する肺動脈閉鎖と区別するために，純型肺動脈閉鎖症 pure pulmonary atresia（PPA）とよばれる．欧米では早くから pulmonary atresia with intact ventricular septum（PAIVS）という呼び方をしていたが，近年は本邦でもPAIVS（適当な日本語訳がない）ということが多くなった．intactとは正常の心室中隔という意味で，VSDがないということを意味する．PPAの方がPAIVSより2字少ないのに，なぜこうよぶようになったかという疑問がわく．これは，心室中隔欠損孔を伴うものはPA with VSDといい，肺動脈閉鎖を伴うFallot四徴症と同義語で，この疾患を対照するためであろうと思われる．

B 形　態

1．発　生

　先天性と考えられており，胎児期の炎症による肺動脈狭窄・閉鎖が原因という証拠はほとんどない．早期に（右室完成前に）弁閉鎖が起こると，右室の発育も悪く，三尖弁も小さくなる．内腔として完成していない部分の一部が類洞となり，冠動脈と交通をもつようになる．この異常は正常の冠動脈の発達も妨げ，冠動脈の途絶が起こる．

2．解　剖

　上記のように本症の実態は肺動脈閉鎖自体にあるのではなく，それに伴う右室の低形成・三尖弁の低形成と逆流・右室-冠動脈瘻の存在などの把握が重要となる．

a. 肺動脈閉鎖の形態

　多くが膜様閉鎖（70～80％）であるが，交連部が癒合して閉鎖，各弁尖が確認できる例と，平滑な膜様組織で閉鎖されている例に分けられる（図9-1）．

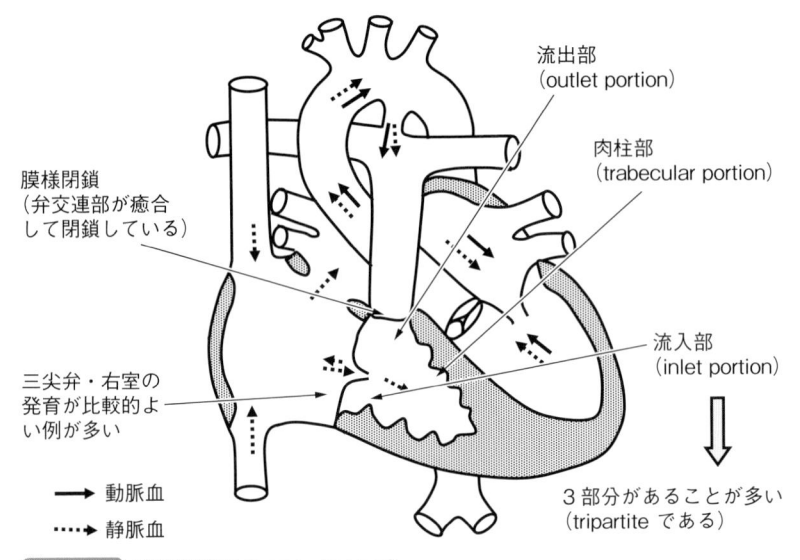

図 9-1 膜性閉鎖型の PPA（PAIVS）

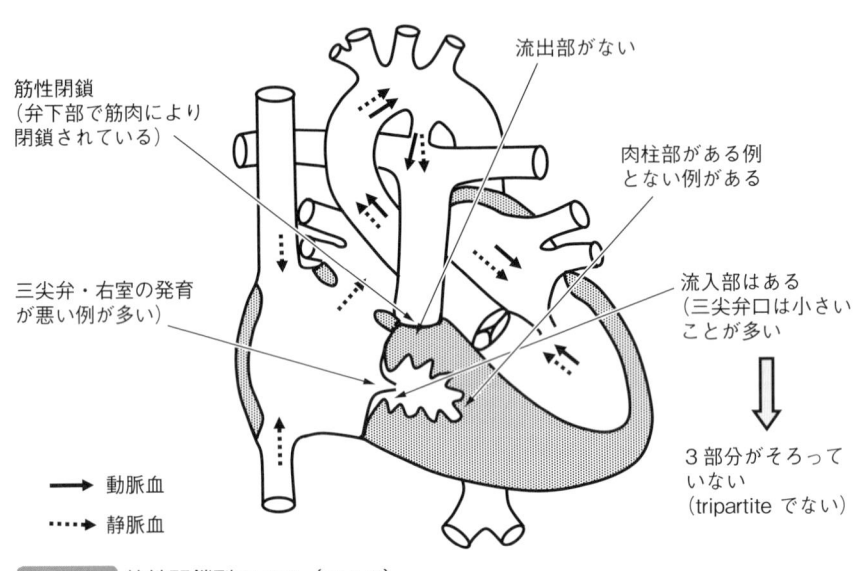

図 9-2 筋性閉鎖型の PPA（PAIVS）

弁下に筋組織が存在する筋性閉鎖では，流出路部分を欠く場合が多く，バルーンによる弁裂開術や外科的裂開術の適応にならない例が多い（図 9-2）．

b. 右室の低形成と形態

1）右室の大きさ

低形成であるが，正常に近い例から，20～30％程度まで様々である．未発達な右室であるため肉柱部分が多く，その部分を右室として考えるかどうかが右室の大きさの評価に影響を与える．

20～30％程度であれば，将来の2心室修復はかなり困難となる．

2）右室の形態

右室を3部分として考える（tripartite）のが一般的で，流入部（inlet），肉柱部（trabecular），流出部（outlet）に分ける．厳密な定義はないが，約半数で3部分が存在する（Bullの研究）．3部分がそろっていない症例を姑息手術により2心室修復を完結することが外科治療の目標となる．

c. 三尖弁の低形成と逆流

低形成であるため狭窄と逆流をほとんどの症例で合併する．三尖弁の大きさは右室の大きさに相関するという研究もあり，三尖弁径が小さい症例を将来2心室修復を行うのは難しい．

d. 右室 – 冠動脈瘻（図9-3）

右室から冠動脈への瘻孔（類洞血管 sinusoidal communication）が発達している例が約1/3で認められる．このような例では，冠動脈にも拡張・変形が認められ，狭窄・閉塞を伴う例もある．右室低形成が高度で高圧の場合は，大動脈から流れる動脈血よりも静脈血による灌流が優位となり，「右室依存性冠循環」とよばれる．約1/4で右室依存性の例が認められる．容易に心筋虚血を生じ，心筋虚血所見や線維化（左室を含めて）が認められることもあり，治療成績に大きな影響を与える．

e. 心房中隔欠損孔の存在

右室の出口がなく，心房中隔欠損孔が開いていないと生存できない．心房間交通が十分でないときはBASを行う．

f. 動脈管の開存

肺循環は動脈管からのみ維持される．主肺動脈は比較的太いことが多いため，経肺動脈による肺動脈弁裂開術が可能となる．動脈管の退縮に伴う中心肺動脈の狭窄は他の疾患と同様に注意を要する．

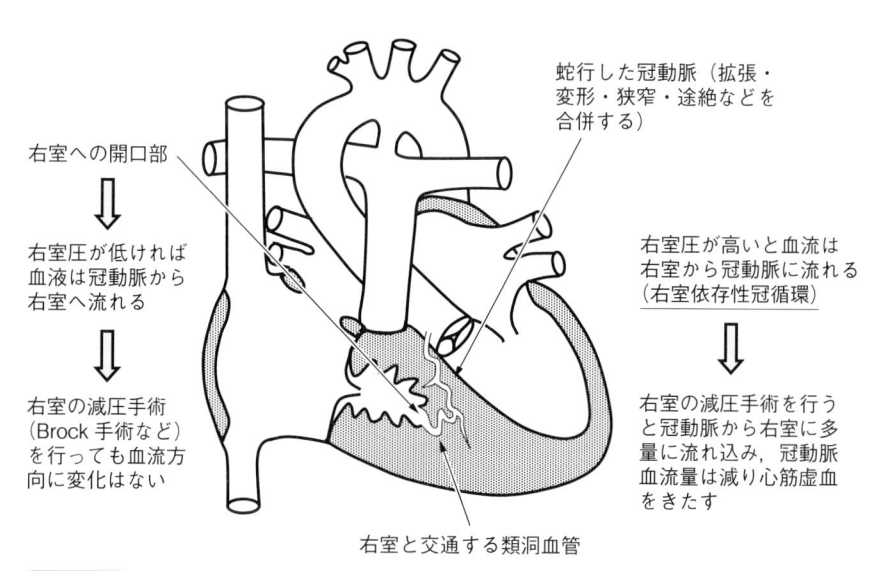

図9-3 右室 – 冠動脈瘻の模式図

> **コラム**
> 本症は肺動脈閉鎖 - 右室・三尖弁の低形成の複合した疾患であるが，もう1つ重要なのが右室 - 冠動脈瘻である．予後・治療方針などに大きく影響する因子であるが，やっかいなのがその大きさや心機能などに与える程度が様々である点だ．個々の例の瘻の形態を把握して治療にのぞむ必要がある．

C 血行動態 (図9-4)

a. 血液の流れ

体循環からの還流血は右房に流入するが，肺動脈弁が閉鎖しているため右室には流れない．右房の出口は心房間交通孔だけであるため生存のためには大きく開いている必要がある．三尖弁は低形成で弁逆流を合併していることが多いが開口しており，右室内に入った血液は出たり入ったりしている．右室からの順行性の血液がないため肺動脈へは動脈管だけが血液を供給できる．

動脈管から肺に供給された血液が肺静脈を経て左房に還流するが，左房には右房から流れてきた体循環の還流血も流れ込み左房・左室には容量負荷となり拡大する．全身へはこの静脈血と動脈血の混合血が流れるため全身のチアノーゼが出る．通常肺血流量は低下しているため静脈血の方が多く強いチアノーゼとなる．

b. 心房中隔欠損孔

体静脈から右房へ還流してきた血液は肺動脈への出口がないため，心房中隔欠損孔を通して左房に流れる．欠損孔が小さい場合は右房が拡大し，圧負荷がかかるため，BAS を必要とする．還流静脈血はすべて体循環に流れるため，全身の酸素飽和度は肺循環から還流した血液の量（すなわち

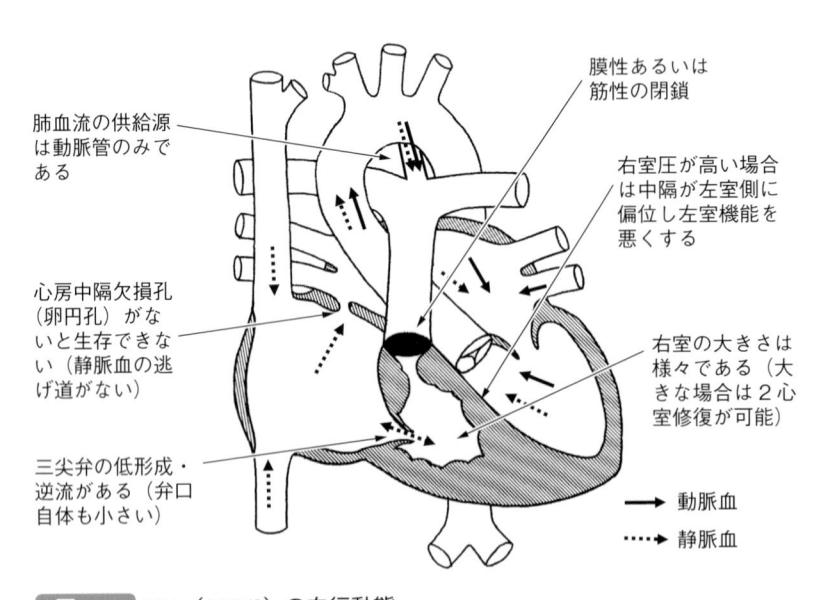

図9-4 PPA (PAIVS) の血行動態

肺血流量）に依存する．

c. 動脈管
肺への順行性血流はないため，生存には動脈管が必須である．プロスタグランディンにより開かなければ，緊急手術が必要である．

d. 三尖弁逆流
三尖弁は低形成であるとともに，少なからず逆流がある．手術により順行性の血流ができても，三尖弁の逆流は右室の容量増大や機能に影響を与える．

e. 右室内圧
出口がないため，高い圧となる．冠動脈瘻がある例では，拡張期に冠動脈に向かって静脈血が流れるようになり，心筋内酸素飽和度の低下をきたし心筋虚血・梗塞（左心室を含めて）の原因となる．右室圧が左室圧を超えるようになると心室中隔が左室側に張り出し，左室機能の低下をもたらす．このような例ではFontan型手術によってさらなる心機能低下をもたらし，問題となる．

D 症状と徴候

新生児期に問題となるのは低酸素血症と心不全症状である．

a. 低酸素血症に対する治療
- PGE_1の投与：酸素飽和度は75％前後にコントロールする．高すぎる場合は心不全症状が出現する．副作用（無呼吸，電解質異常，発熱，下痢など）に注意．
- 酸素の投与：不要ないし禁忌

b. ductal shock（動脈管閉塞によるショック）の治療
ショック・循環不全の治療に準ずる．

c. BAS（balloon atrioseptostomy，バルーン心房中隔欠損孔作成術）
ASDが小さくなると，右房が拡大し，心拍出量が低下の原因となる．

E 検査

a. 心エコー検査
弁性閉鎖の場合は閉鎖部が明確に描出できる．右室の容積・三尖弁輪径の測定，心房中隔欠損孔・動脈管の大きさの確認を行う．三尖弁逆流があるため右室圧の推定が可能である．心房中隔の左側への膨隆により右房圧が左房圧より高いことが確認できる．ドップラーエコーにて右室内で右室-冠動脈瘻を思わせる血流がないか確認する．

b. 心臓カテーテル検査
右室造影にて右室の大きさ（％normal，心エコーより正確だが，肉柱部分が大きく絶対的評価は難しい），右室の形態（tripartiteかどうか），右室流出路の形態と主肺動脈との距離，三尖弁逆流の程度の評価などを行う．心房中隔欠損孔が小さければ，BASを同時に行う．右室造影にて右

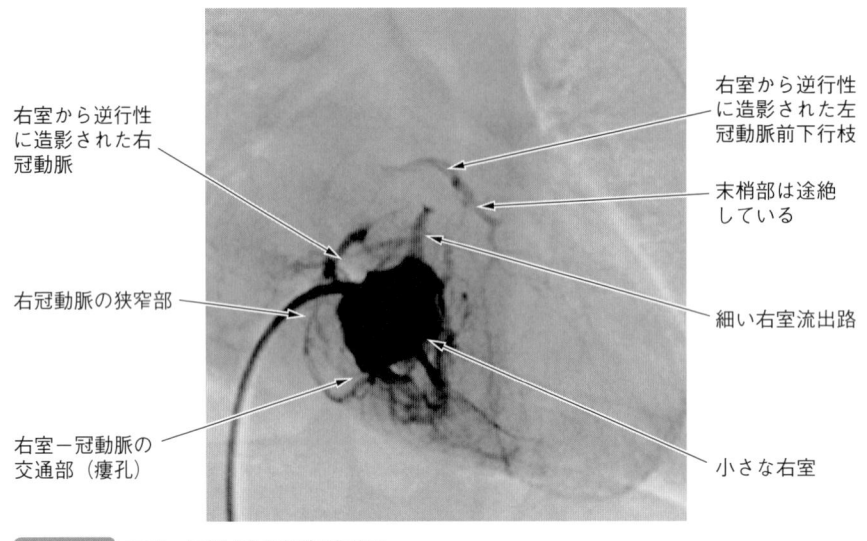

図9-5 右室-冠動脈瘻の造影所見

（右室から逆行性に造影された右冠動脈／右冠動脈の狭窄部／右室-冠動脈の交通部（瘻孔）／右室から逆行性に造影された左冠動脈前下行枝／末梢部は途絶している／細い右室流出路／小さな右室）

室-冠動脈瘻が認められれば，冠動脈造影を行い，冠動脈の狭窄・閉塞（特に中枢側の冠動脈病変は造影でしか判断できない）の有無を確認する（図9-5）．

F 手術

この疾患ほど治療方針が施設により異なる疾患は他にない．

本疾患は解剖学的に多様であるため，統一・一般化した治療戦略はない．それぞれの解剖学的・血行動態的特徴に応じた治療計画が必要で，施設によっても考え方は大きく異なる．本書でも個々に特徴を記述した（図9-6）．

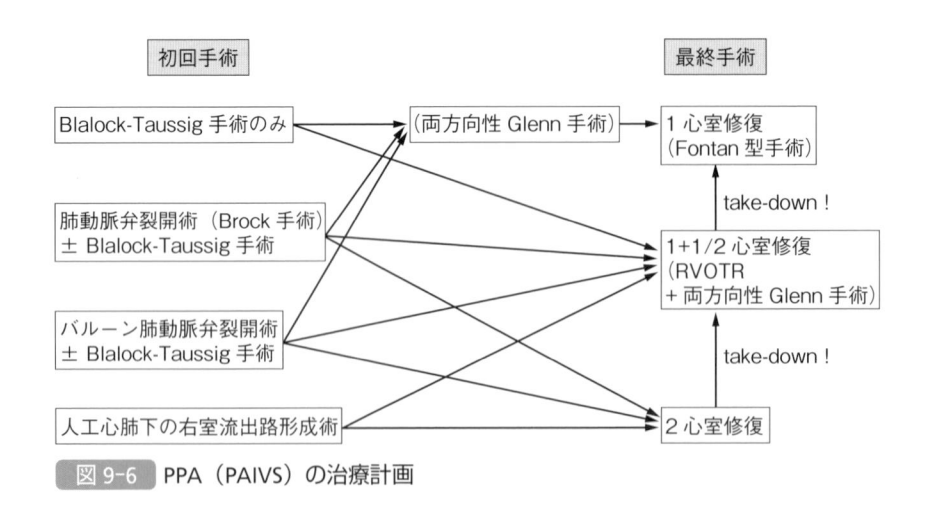

図9-6 PPA（PAIVS）の治療計画

1. 初回（新生児期・乳児期早期）手術

手術法の選択：PDA閉鎖後に肺血流量を短絡手術から得るか，肺動脈弁裂開術などにより順行性に得るか，その両方かのいずれかである．さらに，動脈管結紮術を行わない限り動脈管はすぐに閉じないため，一時的には3つの血流源をもつ可能性がある．肺血流量が多すぎて心不全をきたし，急性期死亡につながることもある．経時的変化をみながら，適当な肺血流量を維持していくのは必ずしも容易なことではない．右室を通過する血流量を増やそうと欲張らなければ，新生児期の手術死亡は回避できる疾患であるため，慎重な術式の選択が必要である．

a. Blalock-Taussig 手術のみ

1）手術適応

右室容積が小さく将来的にも成長が見込めない例，強い筋性狭窄を合併する（肺動脈弁裂開術の適応とならない）例，大きな右室冠動脈瘻がある（右室依存性冠循環）例などでは短絡手術のみを行う．

2）術後の血行動態と術後管理（図9-7）

1心室ではあるが正常の僧帽弁をもった左室であるため，無脾症候群に合併する単心室などよりは心機能の予備力があると考えられる．しかしながら，体循環血と肺循環血の両方の血液が還流し，2心室例（Fallot四徴症など）よりは余裕がなく，肺血流量が多い場合には，容量負荷に注意する．

b. 右室減圧手術（肺動脈弁裂開術）± Blalock-Taussig 手術

1）適 応

膜性閉鎖（tripartite である）で右室がある程度の大きさがあり，裂開後右室からの順行性の拍出が望める例では肺動脈弁裂開術が行われる．まず，裂開術のみを行い，プロスタグランディンを

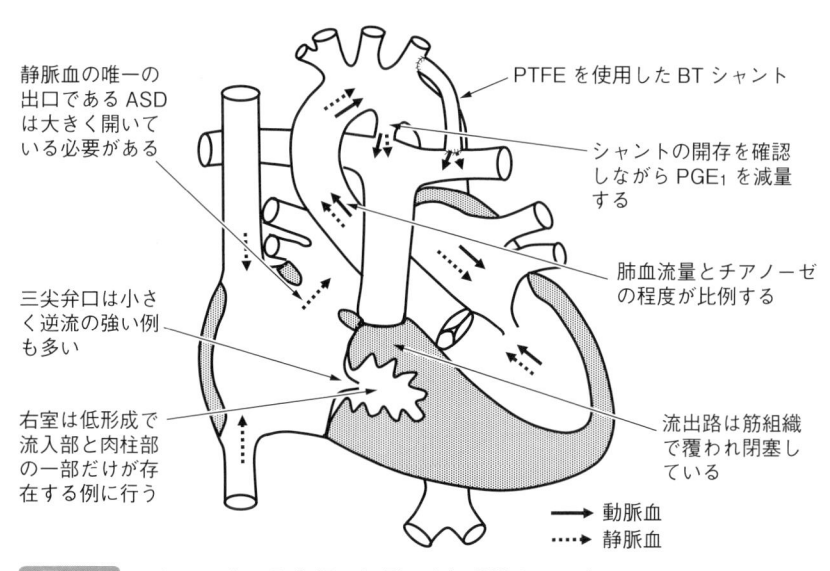

図9-7 BTシャントのみを行った例の血行動態と問題点

9. 純型肺動脈閉鎖症

中止した後に低酸素血症が残れば短絡手術を行う方法と裂開術と短絡手術を同時に行う方法がある．前者は右室を通る順行性の肺動脈への血流が多いほど，将来の右室の成長に有利であろうという考えから，できるだけ短絡手術を回避する方法である．手術が2回になることや低酸素血症による合併症発生の可能性があるなどの欠点がある．

2）手術方法

①経右室による肺動脈弁裂開術（Brock 手術）

正中切開にて右室流出路にタバコ縫合やマットレス縫合を置き，ブロック刀やペアン鉗子などを挿入して弁裂開を行う．筆者自身はこの手術の経験はないが，手術に助手として立ち会ったことはあり，右室の筋肉が厚く思ったよりは出血しないなあという印象であった．正中切開による癒着や筋肉の瘢痕による収縮不全などが問題となる（図9-8）．

②経肺動脈による肺動脈弁裂開術（図9-9）

左開胸により主肺動脈に小判型のタバコ縫合を置き，タバコ縫合のターニケットを締めながら太い注射針などで弁に小孔を開ける．その小孔を通してバルーンカテーテルを挿入し（ガイドワイヤーを使用すると出血が防げる），右室からの血液の噴出を防止する．次に，主肺動脈遠位側を血管鉗子で遮断し，タバコ縫合の中心部に縦切開を置き，直視下にハサミで肺動脈弁を切除する．切除後，切開部を縫合し，バルーンカテーテルを抜去する．助手がタイミングよくタバコ縫合のターニケットをゆるめたり締めたりするかが出血量を左右する，助手との共同作業の手術である．

③経皮的バルーンカテーテルによる肺動脈弁裂開術

外科的弁裂開術のあとに BAP を行われることが多いが，一部の施設では初回手術でも BAP を行うことがある．ガイドワイヤーが膜性閉鎖部を穿通すれば施行可能であるが，ガイドワイヤーが自由壁から心外に出たり，裂開が強すぎてカテーテル検査室内で急性心不全を発生したなどの合併症の報告もある．頻回に行える操作であるため，あまり大きく裂開しないようにする．

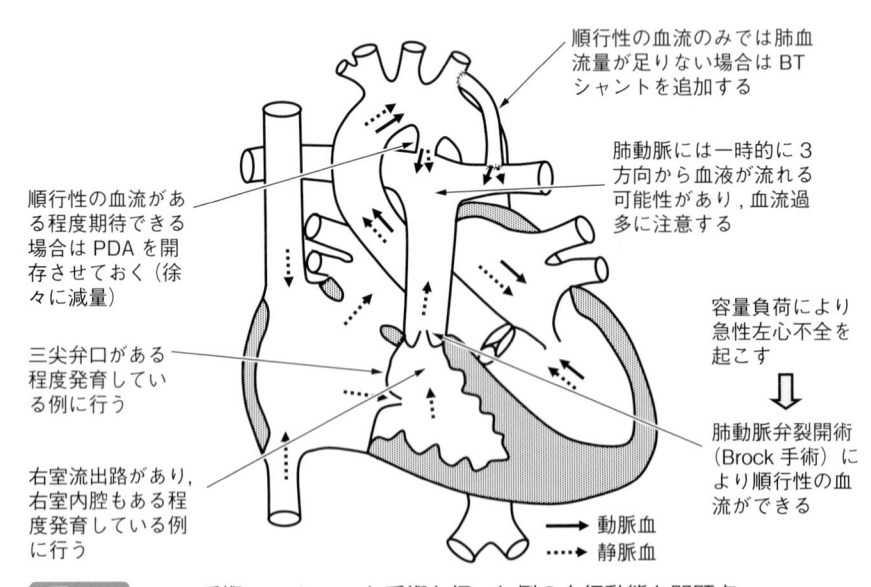

図 9-8 Brock 手術＋BT シャント手術を行った例の血行動態と問題点

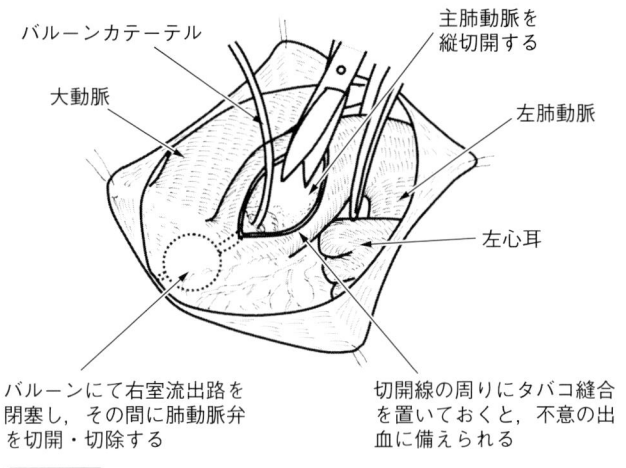

図9-9 経肺動脈的肺動脈弁裂開術

④体外循環下の右室流出路形成術（図9-10）

　人工心肺を使用してパッチによる右室流出路形成術を行う方法で，弁下の筋性閉鎖が強い症例でも十分な流出路が得られる．心停止下でなくとも手術が行える（大動脈遮断が必要でない）可能性があるが，新生児期の人工心肺使用による合併症（脳出血など）もあり侵襲が大きい．一般的には流出路が大きく拡大されても，本疾患がもつ右室のコンプライアンス（拡張能）の低下などにより，急性期には順行性に十分流れない．しかしながら，過剰に流れた場合は強い心不全に陥る．体外循環中は遮断していた動脈管を結紮するか，開放のままにするかの判断も難しい．

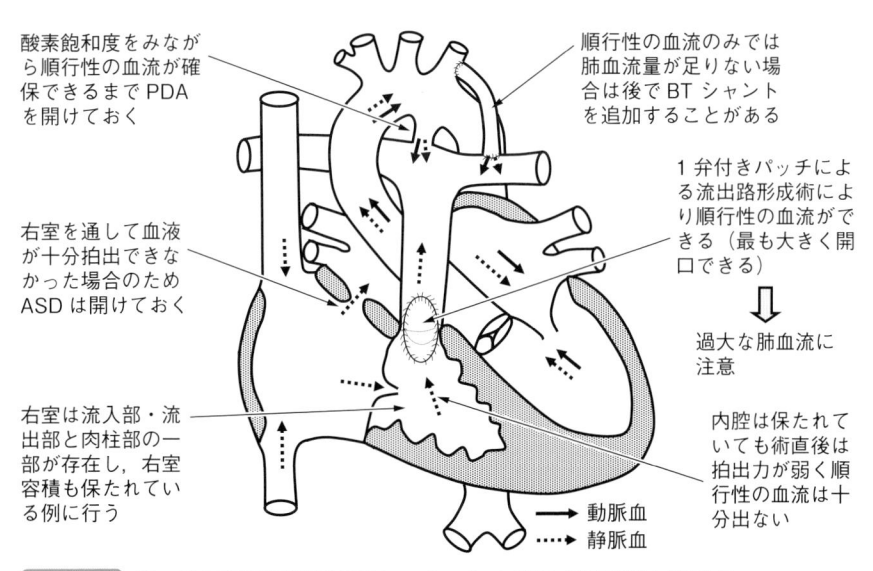

図9-10 パッチ右室流出路再建術±BTシャント例の血行動態と問題点

3）術後の血行動態と術後管理

減圧手術と同時にBTシャントを行った場合は術中にPGE$_1$を中止するが，PDAが完全に閉じるまでの間は短絡・動脈管・肺動脈弁経由の血流が肺に流れるため，肺血流量過多に注意する．

BTシャントが同時に行われなかった場合はPGE$_1$を徐々に減量する．これは肺動脈弁の裂開が十分に行われていても，右室機能が低下しているために術直後には順行性（肺動脈弁経由）の血流はあまり多くないからである．順行性の血流は徐々に増加していくため，心エコーで頻回に観察する必要がある．PGE$_1$を減量する過程で順行性の血流が増加せず低酸素血症が進行すれば，BTシャントを追加する．

パッチ右室流出路形成術を行った場合は大きさとしては大きく流出路を拡大できるが，右室の大きさや機能が十分でない症例では術直後には順行性の血流があまり多くない例もある．動脈管を結紮するかどうか迷うところであるが，術中エコーや体外循環停止後の動脈血酸素飽和度などで判断する．

4）初回手術の手術成績

対象例の解剖学的条件と手術方針により手術成績は強く影響されるが，2004年のアメリカからの多施設による408例の報告[1]では1カ月の生存率は77％であった（1987〜97年の手術例とやや古い）．2005年のイギリスの多施設からの183例の報告（1991〜95年の手術例）でも1年生存率は70.8％と低い．しかしながら，近年の報告[3-5]では90％を超える報告も多く出ており，大幅に改善している．

行われた手術の種類については施設により手術方針が異なるため一定の傾向はないが，カテーテル治療による限界を示す報告もある．

2. 初回手術以降の姑息手術

a. 肺血管床が十分でない場合

Blalock-Taussig手術の追加と経皮的バルーンカテーテルを使用して肺動脈弁裂開術を行い順行性血流を増加させる方法がある．肺動脈弁が少しでも開いている時は，肺動脈弁裂開術を試みる．

b. Fontan型手術前の段階的手術

Fontan型手術の適応と決定した場合は，準備手術として両方向性Glenn手術を行う．

c. 右室洞部筋切除術

肥厚した右室内の筋肉を三尖弁と肺動脈弁経由で切除し，右室容積を増大させる手術を行っている施設もある．2008年のクリーブランドから[6]は全43例中16例に筋切除を行い，13例（87％）で2心室修復を行い得たと報告されている．対象となった例の右室は小さく（z-valueで平均−4.9），遠隔期に右室のサイズも増加している．5年，10年の生存率は85％，64％で，三尖弁輪が成長に従って大きくならない傾向があり，そういった例が遠隔死亡の危険因子となっている．この手術を施行している施設が少ないため評価は難しいが，切除による合併症（瘢痕化，不整脈源性など）が不明であるためさらなる検討が必要である．

3. 最終手術

心房中隔欠損孔を閉鎖してチアノーゼをなくす手術が最終目標の手術となる．右室の機能をどれくらい期待できるかにより1心室修復，1＋1/2心室修復，2心室修復に分かれる．

a. 1心室修復（Fontan型手術）

手術方法や適応については一般の単心室例と同様である．しかしながら，右室が小さく右室依存性冠循環を有する例のなかには，左室機能の低下例もみられ，Fontan型手術の適応にならない例もある（欧米では心移植の適応となる）．

b. 右室流出路再建術＋両方向性Glenn手術（いわゆるone and one half ventricular repair）（図9-11）

上大静脈に還流する血液を中心肺動脈に吻合し，両方向性Glenn手術とし，下大静脈に環流する血液は右室流出路形成を行った右室を通して左右の中心肺動脈に流れるようにする．左室＋半分の右室という意味で1＋1/2心室修復という．

1）適 応

全身から還流してくる血液を肺に送るだけの右室の容積（心機能を含めて）はないが半分なら送れる右室の場合が適応となる．肺動脈弁の発育不全のため術後の逆流が予想されるため，三尖弁の逆流が軽度である必要がある．肺血管の条件は，右室による拍出が期待されるためFontan型手術よりはハードルを下げられる．

2）利 点

Fontan型手術よりは下半身の静脈圧が低いため，長期にわたる肝臓うっ血や蛋白漏出性胃腸症などの合併症が防止できる．チアノーゼは消失する．

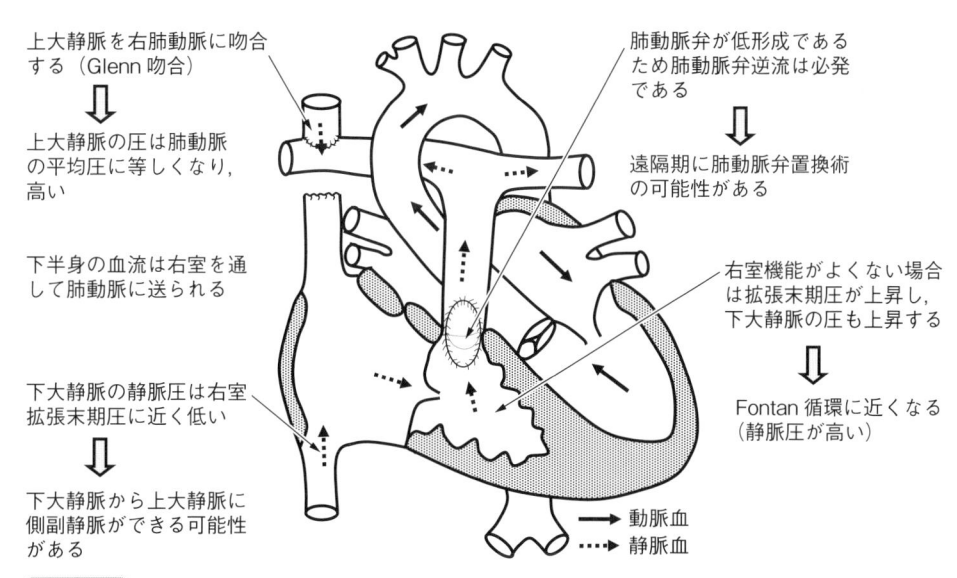

図9-11 one and one half repair（右室流出路再建術＋両方向性Glenn手術）の血行動態と問題点

9．純型肺動脈閉鎖症

3) 問題点

遠隔期の右室機能低下や三尖弁逆流の出現によって右房圧が上昇し，心房性の不整脈が出現する事がある（心耳-肺動脈吻合型のFontan型手術の遠隔期と類似してくる）．結局，右室機能が悪い例ではFontan型手術と同程度の血行動態となり，良好な例では2心室修復が可能であったのではないかと判断され，Fontan型手術との中間である本手術の存在意義はないとする考え方もある．2心室修復を目指し，人工心肺離脱が困難な時に両方向性Glenn手術を追加するといったバックアップ的な手術とする考えが支配的になっている．

4) 術後急性期の血行動態と術後管理

肺血管抵抗を下げる治療が主体となり，Fontan型手術と同様の術後管理が必要である．中心静脈圧は症例により大きく異なり，下半身の静脈圧も正常値に近い例からFontan型手術術後のように高い例まである．

c. 2心室修復（図9-12）

1弁付きパッチなどにより右室流出路再建術を行い，心房中隔を閉鎖すれば2心室修復となる．術後に強い右心不全が予想される場合は，心房中隔欠損孔を小さくして残すこともある（静脈還流血の逃げ場ができるが，全身の酸素飽和度は下がる）．

1) 適応

いまだに意見の合意をみた明確な適応規準はない．原因の1つは右室の大きさや三尖弁逆流の程度の定量化が困難であること（右室内部か筋肉が多く，どこまで右室と考えるか施設により異なる）や肥厚した右室の機能が評価しにくいことがあげられる．術後の肺動脈弁逆流は不可避であることを考えると，術後に右心不全が起こらないような右室の大きさがあること，高度の三尖弁逆流がないこと，肺血管床の条件がある程度よい（Fontan型手術よりは条件が低い）ことなどが適応条件である．

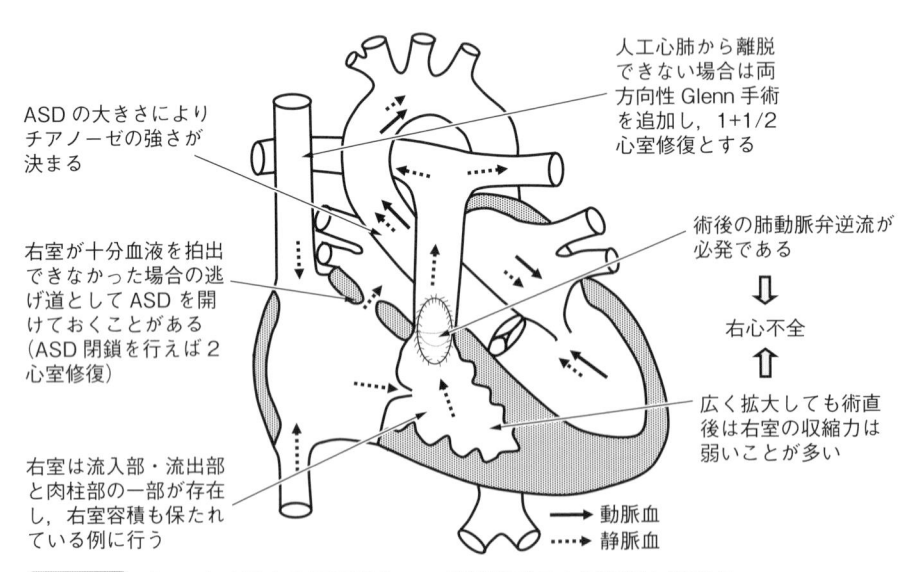

図9-12 パッチ右室流出路再建術±ASD閉鎖術例の血行動態と問題点

2）利　点

心房中隔欠損孔を閉鎖された場合は，チアノーゼは完全に消失する．肺循環の駆出に右室が利用できるため術後の運動機能などが Fontan 型手術よりはよいと考えられる．

3）問題点

右室流出路再建を行っても肺動脈弁の逆流が残存するため，多少なりとも右心不全は残り，長期の経過観察が必要である．右室の発育がボーダーラインの例では Fontan 型手術の方が十分な遠隔成績が残せるという意見もある（症例の選択が重要である）．

4）術後急性期の血行動態と術後管理

術前に冠動脈異常などがみられない限り，左心不全の可能性は少ないが，高圧の右心室が左室機能に悪影響を与えるという報告もある．多くは右心不全が主体であり，中心静脈圧に反映される．中心静脈圧の高さは正常に近い圧から，Fontan 型手術に近い例まであり，高い例では長期的にも問題があり，他の手術への take-down も考慮する．

コラム

15 年以上前になるが，少し右室の小さい男の子の例で，心房中隔欠損孔を小さく開けたまま 2 心室修復をなんとか終え，家族も喜んでいた．ところが，術後 4 カ月に自宅で突然死した．不整脈もなかったのでショックであったのを覚えている．原因はよくわからないが，2 心室修復をあきらめ Fontan 型手術をしていれば今も元気でいたかもと思うと考えさせられる．

---

d. 最終手術の手術成績と再手術

1）最終手術への到達率

前述のように初回手術の手術成績はかなりよくなっているが，この疾患に特有なのが最終手術への到達率の問題である．Fallot 四徴症などでは特殊例を除いて心内修復術に到達しないことはまれであるが，2004 年のアメリカからの多施設の報告[1]では初回手術から 5 年間で最終手術に到達したのは 52％のみで，15 年間で 38％が最終手術に到達せずに死亡している．2005 年のイギリスからの多施設の報告[2]でも初回手術から 9 年間の経過観察で 16.5％が最終手術に到達していない．この原因については，冠動脈異常を伴う例が経過観察中に死亡する可能性があることや，疾患の多様性によると思われる．後者については新生児期からどの治療方針（2 心室修復か 1 心室修復か）に向かうかを決定することなどにより克服する努力がなされて，到達率は改善の方向に向かっている．

2）最終手術の種類

アメリカからの多施設の報告[1]では 15 年を経過した例のうち 33％が 2 心室修復，20％が Fontan 型手術，5％が 1＋1/2 心室修復であった．イギリスからの多施設の報告[2]では 9 年を経過した例のうち 29％が 2 心室修復，10.5％が Fontan 型手術，3％が 1＋1/2 心室修復であった．ここで考えなければならないのは，2 心室修復の割合が多ければよいのかという問題である．これまでは 2 心室修復を最終目標にしていた感があったが，Fontan 型手術の成績が向上し，遠隔期の管理

も向上しているため右室機能のよくない2心室修復よりFontan型手術の方が生活の質がよく，突然死の可能性も少ないといった意見も出てきている．術後の運動機能などで詳細に検討し，さらに厳密に適応を決めていく必要がある．

3）遠隔成績

アメリカからの多施設の報告[1]では5年生存率が60％，15年では58％で，最近の5年では79％に改善している．イギリスからの多施設の報告[2]では1年生存率が70.8％，5年で63.8％であった．この時点ではあまりよくないが，兵庫県立こども病院[5]など90％を超える報告もあり，徐々に改善している．

4）再手術

① Fontan型手術

右室依存性冠循環を伴う例でのFontan型手術では，右室には動脈血が流れることになり，心筋にとっては好条件になると考えられる．しかしながら，遠隔期の左室機能低下が報告されており，この場合は心移植以外には方法はない．

② one and one half repair

右室の機能低下やコンプライアンスの低下により右房圧が上昇し，右房拡大や心房性不整脈が問題となる．これは心耳-肺動脈吻合型のFontan型手術の遠隔期の問題点と類似しており，心外導管を使用したTCPCへの転換が必要となることがある．

③ 2心室修復例

肺動脈弁の再狭窄，肺動脈弁逆流・三尖弁逆流の増加，右室コンプライアンスの低下などにより右房圧が上昇し，やはり右房拡大・不整脈が出現する．右室機能低下を伴っていることも多く，肺動脈弁や三尖弁の形成術・弁置換術などでは対応できない場合はFontan型手術に転換する適応となる．

右室機能が保たれている例では肺動脈弁置換術が多い．2006年のロサンジェルスから2心室修復を行った56例（1＋1/2心室修復26例を含む）の遠隔成績が報告[7]されている．4例が25日以内に死亡したが，その後の遠隔死亡はなく，最高17年の経過観察で生存率は91.5％で良好であった．しかしながら，遠隔期の再手術のうち58.8％を肺動脈弁置換術が占めており，1弁付きパッチを使用した例が最も有意な危険因子であったと述べている．Fallot四徴症と同様に遠隔期の肺動脈弁逆流が大きな問題になる可能性がある．

■文献

1) Ashburn DA, Blackstone EH, Wells WJ, et al. Congenital Heart Surgeons Study members. Determinants of mortality and type of repair in neonates with pulmonary atresia and intact ventricular septum. J Thorac Cardiovasc Surg. 2004; 127(4): 1000-7.

2) Daubeney PE, Wang D, Delany DJ, et al. Pulmonary atresia with intact ventricular septum: predictors of early and medium-term outcome in a population-based study. UK and Ireland Collaborative Study of Pulmonary Atresia with Intact Ventricular Septum. J Thorac Cardiovasc Surg. 2005; 130: 1071-8.

3) McLean KM, Pearl JM. Pulmonary atresia with intact ventricular septum: initial management. Ann

Thorac Surg. 2006; 82(6): 2214-9; discussion 2219-20.
4) Hannan RL, Zabinsky JA, Stanfill RM, et al. Midterm results for collaborative treatment of pulmonary atresia with intact ventricular septum. Ann Thorac Surg. 2009; 87(4): 1227-33.
5) Yoshimura N, Yamaguchi M, Ohashi H, et al. Pulmonary atresia with intact ventricular septum: strategy based on right ventricular morphology. J Thorac Cardiovasc Surg. 2003; 126(5): 1417-26.
6) Bryant R 3rd, Nowicki ER, Mee RB, et al. Success and limitations of right ventricular sinus myectomy for pulmonary atresia with intact ventricular septum. J Thorac Cardiovasc Surg. 2008; 136(3): 735-42, 742. e1-2. Epub 2008 Jun 9.
7) Odim J, Laks H, Tung T. Risk factors for early death and reoperation following biventricular repair of pulmonary atresia with intact ventricular septum. Eur J Cardiothorac Surg. 2006; 29(5): 659-65.

10 三尖弁閉鎖症

A 概　要

　三尖弁がまったくなく，右房と右室の間の交通がない疾患で，交通がないために右室も低形成である．先天性心疾患の3％以下といわれる頻度の低い疾患で，univentricular repair の対象となる．
　univentricular repair である Fontan 手術が始まった頃は，右心耳と主肺動脈を吻合する形で行われ，三尖弁閉鎖症では ASD を閉鎖するだけで Fontan 型手術となり，非常によい適応と考えられていた（その後，冠静脈洞を右心系の高い圧の中に開口させることは心機能低下につながると考えられるようになり，パッチを使用して左心房に開口させるようになった）．さらに，三尖弁閉鎖症では右心房が大きいため，肺動脈に血液を送り込むよいポンプとなるのではないかと考えられたこともある．近年では，この収縮により上・下大静脈へ逆流し（大静脈流入口に人工弁挿入を考えられたこともあるが），肺動脈に血液がスムーズに流れ込むための抵抗になっていることがわかり，血液がよりスムーズに流れる人工血管が使用されるようになった．さらに，遠隔期になると右房が拡大し不整脈や血栓形成を引き起こすことが知られてきた．そういった歴史のなかの中心であった疾患である．

B 形　態

1. 解　剖

　閉鎖した三尖弁口が心室中隔から連続する筋肉で閉鎖された筋性閉鎖が約70％で，弁組織による膜性閉鎖が約30％みられる．右室内には流入部はなく，VSD は膜性部周辺に存在することが多い．VSD が小さい場合は大血管への血流が制限され肺動脈弁狭窄，弁輪狭窄（あるいは大動脈弁狭窄，弁輪狭窄）が発生する．心房間交通孔は多くは拡大した卵円孔であるが，二次孔欠損の場合もある．特殊な形態としては，膜性閉鎖と肺動脈弁欠損を合併する例があり，このような例では右室壁は薄くなり瘤状に突出している．

2. 病型分類

Keith-Edwardsの分類（表10-1）が用いられることが多い．Ⅰ型（図10-1）は正常の心室大血管関係で全体の70〜80％を占める．肺動脈閉鎖がⅠa，肺動脈狭窄がⅠb，肺動脈および弁が正常で肺血流増加型となる群をⅠcとする．Ⅰ型のなかでは85％が肺動脈狭窄・閉鎖を合併する．右室から肺動脈が出るため，肺動脈の状態はVSDの大きさに影響される．VSDがない場合は肺動脈には血液が流れず，肺動脈閉鎖となる．逆に大きなVSDの場合は肺動脈および弁の形成は良好で肺血流増加型となる．

Ⅱ型（図10-2）は大血管転換がある群で右室から肺動脈が出る．大動脈が右前方，肺動脈が左後方にある（d-transposition）．肺動脈閉鎖がⅡa，肺動脈狭窄がⅡb，肺動脈および弁が正常で肺血流増加型となる例をⅡcとする．Ⅱa・Ⅱbは少ない．Ⅱc群では新生児期にPABが必要となるが，PAB後に左室肥大とともに大動脈弁下狭窄が進行することもある．

表10-1 Keith-Edwardsの分類

Ⅰ．正常心室大血管関係
  a) intact ventricular septum（肺動脈閉鎖）
  b) small VSD（肺動脈狭窄）
  c) large VSD（肺血流増加）

Ⅱ．d型大血管転換
  a) 肺動脈閉鎖
  b) 肺動脈狭窄
  c) 肺動脈狭窄なし（肺血流増加）

Ⅲ．l型大血管転換

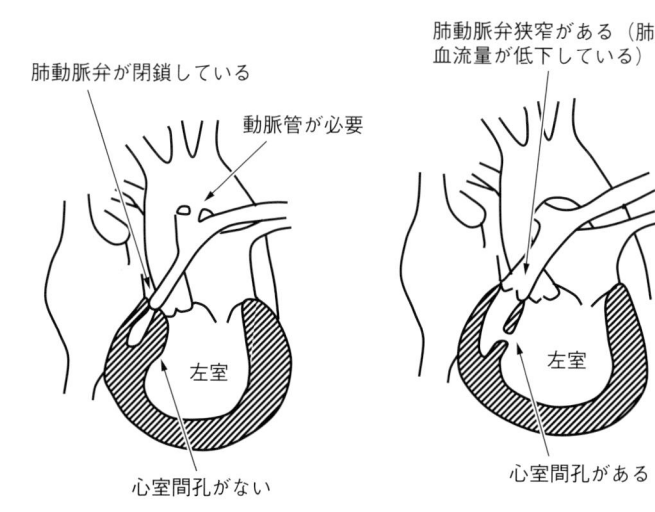

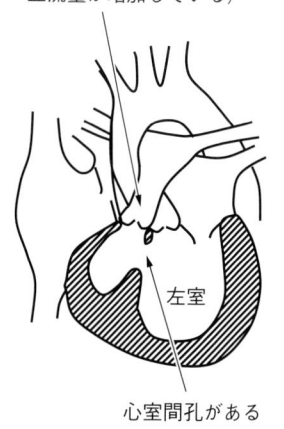

図10-1 Ⅰ型（正常大血管関係）の病型（Keith-Edwardsの分類）

Ⅱa. 肺動脈閉鎖　　　　　Ⅱb. 肺動脈狭窄　　　　　Ⅱc. 肺動脈狭窄なし

図 10-2　Ⅱ型（正常大血管関係）の病型（Keith-Edwards の分類）

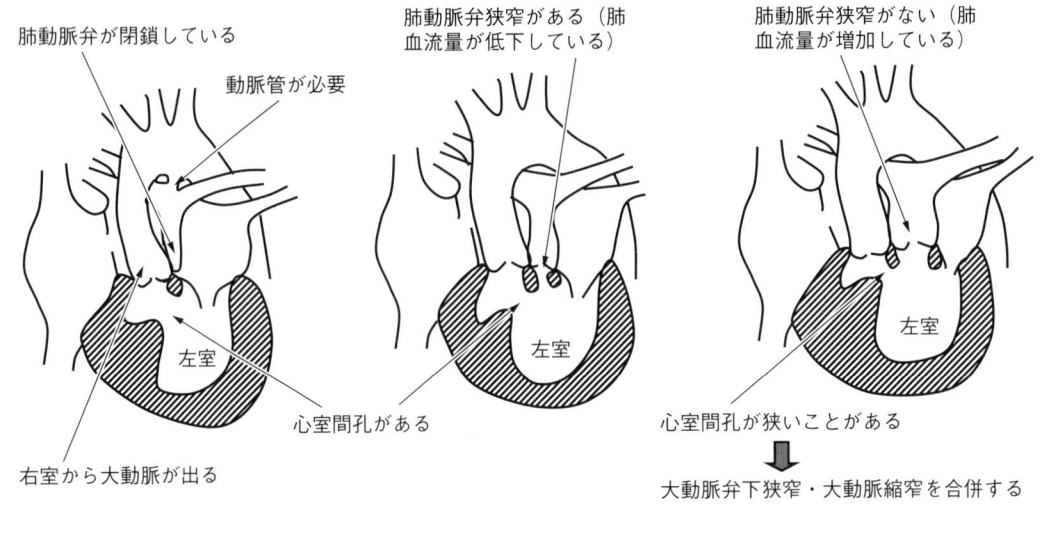

C　血行動態

1．Ⅰ型の場合（図 10-3）

a．血液の流れ

　右房に還った体循環からの静脈血は三尖弁の閉鎖のため心房間交通孔から左房に還流する．心房間交通孔が小さい場合は右房圧が上昇し圧負荷となり，右房が拡大する．左房に入った静脈血は肺を通過し肺静脈から還った動脈血と混合し，左室に入る．肺血流量が多い場合は左房・左室に入る血液が多くなり，左房・左室の容量負荷となり拡大する．この混合した血液が大動脈に流れるため全身のチアノーゼが出現する．肺血流は心室間孔から右室を経由して肺動脈に入った血液で維持されるが，この経路のいずれか狭窄があれば肺血流量は低下し（Ⅰb），狭窄がなければ高肺血流量（Ⅰc）となる．肺動脈閉鎖であれば動脈管により肺血流が維持される（Ⅰa）．

b．ASD

　Ⅰ型・Ⅱ型ともに体循環からの還流血は右室に流入できないため，心房間交通は生存のために必須である．卵円孔が狭小な場合には BAS を行う．右房からの静脈血は左房に流入し，全身に流れるためチアノーゼを呈する．体静脈血と肺静脈血（動脈血）の割合がチアノーゼの程度を決める（肺血流量が多いほどチアノーゼは軽くなる）．

c．右室と VSD

　三尖弁が形成されていないため右室の低形成を伴う．VSD が小さい場合は肺動脈への血流が制限され，肺血流量が低下し短絡手術が必要となる．VSD が大きい場合は右室も比較的大きいが，血管抵抗が低い肺に血流が多くなり PAB が必要となる．

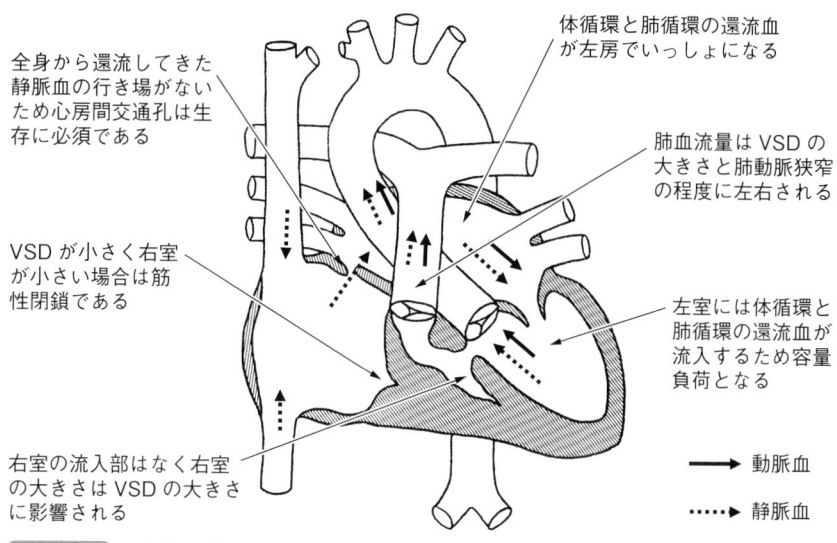

図 10-3 三尖弁閉鎖症の血行動態（正常心室大血管関係の場合，Ic 型）

d. 流出路の狭窄

狭窄の程度は右室・VSD の大きさに比例することが多いが，弁狭窄・漏斗部狭窄もあり得る．

e. 左心室への負荷

体循環と肺循環の両方の還流血が流入するため，肺血流量が多い例では容量負荷となる．心室機能低下や僧帽弁逆流を生ずる例もある．

2. II型の場合（図 10-4）

a. 血液の流れ

左室までの流れはI型と同様であるが，左室に入った動脈血と静脈血の混合血は左室から出ている肺動脈に入る．肺血流量の程度は肺動脈弁・弁下の狭窄の程度に依存する．大動脈へは心室間孔を経由して右室に流れた血液が拍出される．この経路のいずれかに狭いところがあれば大動脈弁・上行大動脈の低形成を招来する．

b. 肺血流量

I型と同様に動脈血と静脈血が混合した血液が左室に入るが，肺血流量は肺動脈弁および弁下の狭窄によって制限される．IIaやIIbではPDAが十分開いていなければ，肺への血流が減少し，強いチアノーゼを呈する．

c. 体血流量

Keith-Edwardsの分類は肺血流量によりa～cまで分類されているが，Ia・Ib 型の心内解剖のように右室・VSD が小さく大動脈への血流が制限されている例がある．PDA が十分開いていなければ，全身の血流が低下し強いショックとなる．上行大動脈・大動脈弓部の低形成を伴い，Norwood 型手術が必要となる．

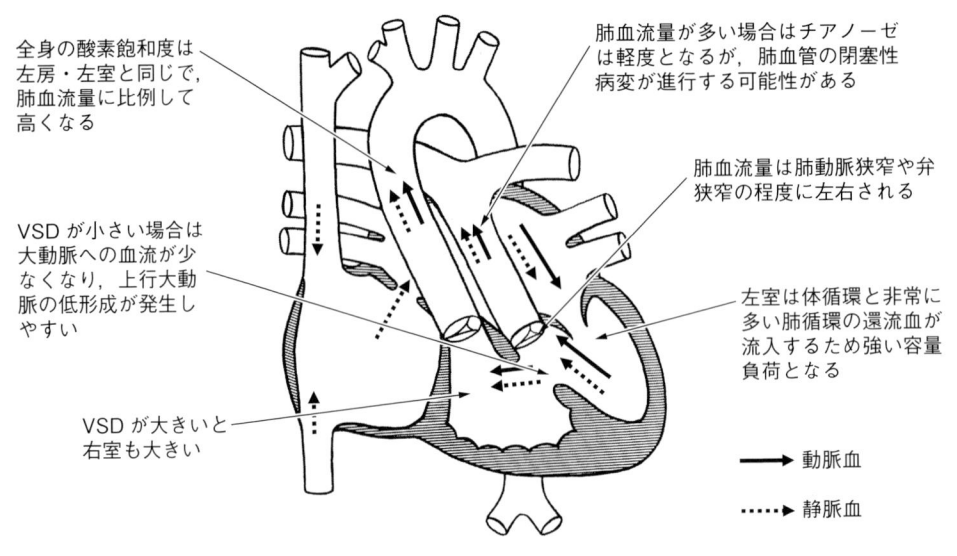

図10-4 三尖弁閉鎖症の血行動態（大血管転位がある場合，Ⅱc型）

D 症状と徴候

a. **チアノーゼ**

体循環からの還流血（静脈血）が左房に流入するため，どの病型でもチアノーゼを呈する．VSDの狭小化や漏斗部の筋性肥厚のためFallot四徴症のような無酸素発作（anoxic spell）を起こすこともある．

b. **心不全**

肺血流量が多いIc・Ⅱc型ではチアノーゼは軽くなるが，左室に還流する血液が増加するために心不全を起こす．これらの例では軽度のチアノーゼがみられても，酸素投与は心不全を増悪するため禁忌である．

E 検査

a. **心エコー検査**

外科的治療方針・方法の決定には肺動脈弁狭窄・弁下狭窄（漏斗部狭窄）の程度，VSDの大きさなどが必要である．Ⅱ型では大動脈弁・上行大動脈・大動脈弓部の発育を十分検査する．

b. **心臓カテーテル検査**

右心バイパスの適応などを検査するためには必須であるが，姑息手術の段階では必ずしも必要ではない．CT検査などにより肺動脈の情報を得て術式を判断できる．

F 手術

本疾患は2心室修復が不可能であるため,最終目標はFontan型手術である.Fontan型手術に至るまでにいかにいい条件で臨むかが課題である.肺血流量増加型・減少型ともに,他の単心室と治療計画はほとんど変わりがないが,SASを合併する例ではいまだ議論が定まっていない.現在のおおよその治療の選択枝を図10-5に示した.上行大動脈が非常に細い例やSASが非常に強い例では新生児期に狭窄解除のため,姑息的動脈スイッチ手術かNorwood型手術を経て右心バイパス手術を行う(適応の判断は難しい).SASがあまり強くない例ではPABを行い(大動脈縮窄合併例では大動脈形成術を同時に行う),その後の右心バイパス手術時に狭窄部拡大術かDKS吻合によるSAS解除を行う.

1. 姑息手術

a. 非開心姑息手術

肺血流減少型ではBlalock-Taussig手術,増加型では肺動脈絞扼術を行う.方法や術後の問題点などは他の単心室と同様であるが,体心室が左室であるため容量負荷には強い傾向はある.

b. 開心姑息手術

Ⅱ型の大動脈弁下の狭窄を合併する例では姑息手術の選択が問題となる.術前より弁下狭窄が強い例では,PAB後は心室の両方の出口をふさぐ形となり,術後強い心不全をきたし,死亡に至ることもある.また,術前は中等度の狭窄例でも術後に進行し,強い狭窄となる例もある.

術前より強い狭窄を示す例では,PABを行わず,生後早期より圧負荷を積極的に回避するための開心姑息手術が行われており,それらの方法を解説する.

1) 姑息的動脈スイッチ法

体循環へのルートに肺動脈を使用し,肺循環へのルートは弁・弁下狭窄のある大動脈を使用する.

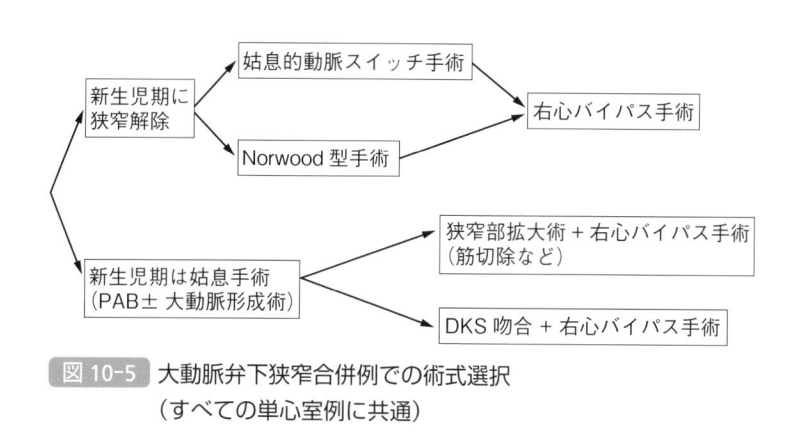

図10-5 大動脈弁下狭窄合併例での術式選択
(すべての単心室例に共通)

①手術方法（図10-6）

冠動脈を肺動脈基部に移植し，主肺動脈遠位端で切断した肺動脈を大動脈弓部に吻合して新大動脈とする大動脈再建を行う（図10-6B）．肺動脈への血流確保は弁下狭窄有する大動脈を中心肺動脈に吻合して，右室-肺動脈の連続性を確保する．冠動脈ボタンの欠損部は自己心膜で補填する（図10-6C）．

②利　点

血行動態的には心室-肺動脈短絡（RV-PA shunt）となるために，肺-体短絡（BTシャント）と比較して，体循環の拡張期圧が下がらないなどの利点がある〔§17．左心低形成症候群のNorwood手術の項（245頁）参照〕．さらに，大動脈弁があるため右室内への逆流を防止できる．人工血管を使わないため，短絡閉塞の可能性は少ない．術後に胸骨開放にてした場合などは，PABを追加することにより肺血流量が調節できる．BTシャントによる肺動脈の変形を回避できる．

③問題点

大動脈弁下の狭窄の程度により肺血流量が調整されるが，狭窄の程度を術前に推定するのが難しい．冠動脈移植による遠隔期の合併症を考慮する必要がある．

④直後の血行動態と術後管理（図10-7）

術後の血行動態はRV-PA conduitによるNorwood手術と同様であるが，肺血流量が適当である

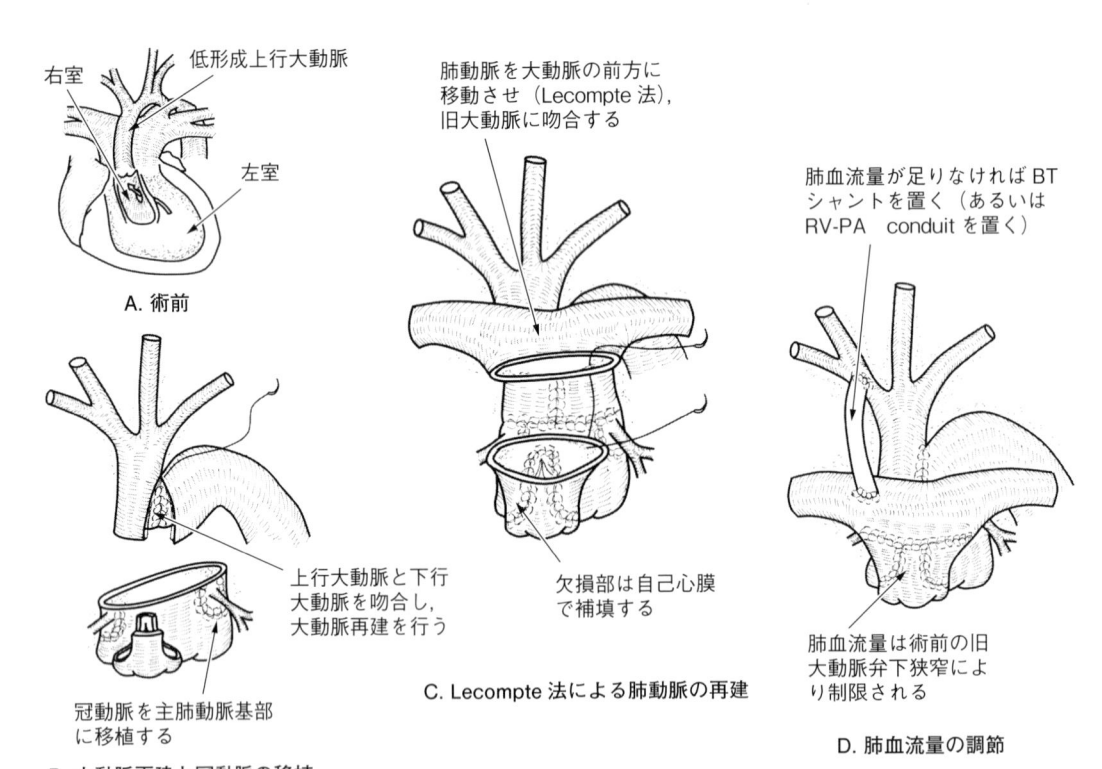

図10-6 三尖弁閉鎖症Ⅱcに対する姑息的動脈スイッチ手術

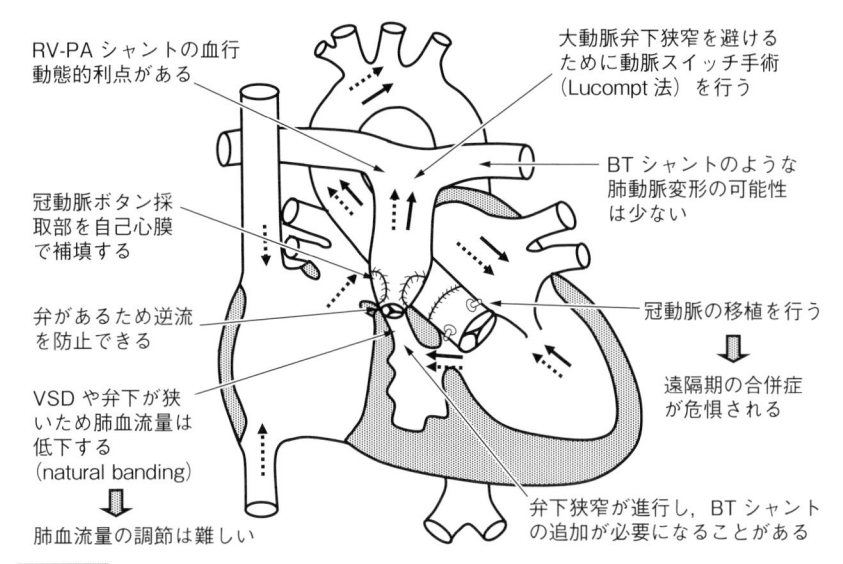

図10-7 三尖弁閉鎖症Ⅱcに対する姑息的動脈スイッチ手術後の血行動態と問題点

かどうかを判断することが重要である．

⑤遠隔期の合併症と再手術

　大動脈（新肺動脈）弁下狭窄の進行のため，BTシャントの追加が必要となることがある（図10-6D）．NewYorkのモルガン・スタンレー小児病院からの最近の9例の報告[1]では，早期死亡は1例のみで，BTシャントの追加が必要であったのは3例のみであった報告している．遠隔死亡も1例のみで6例がFontan型手術を終えており，姑息的動脈スイッチ手術を推奨している．

2）Norwood型手術

　大動脈弓部全体を形成する原法のNorwood手術や，DKS吻合と同様にdouble barrel法や主肺動脈中枢端を上行大動脈に端側吻合による大動脈形成を行ない，BTシャントを置く手術法などがある．右室が比較的発達のよい例ではRV-PA conduitによる短絡を置くことができる．

　姑息的動脈スイッチ手術と比較すると，BTシャントを置かざるを得ず，RV-PA conduitが使用できた場合も現在のところ弁機能がない点が不利であるが，冠動脈の移植の必要がなく移植に伴う遠隔期の合併症がないことが異なる．

2．右心バイパス手術

　Fontan型手術については§12. 単心室，3. Fontan型手術の項（180頁）を参照．

　三尖弁閉鎖症Ⅱc型ばかりではなく，他の単心室でも姑息手術後に徐々に大動脈弁下狭窄が進行し心機能低下の原因となることがある．Fontan型手術の後に大動脈弁下狭窄が進行して再手術となった報告もあり，SAS解除の必要性や解除方法などが問題となるので以下に解説する．

a. SAS 解除方法

1）筋切除による SAS 解除法

大動脈切開経由，房室弁経由，心室切開などで狭窄部の切除や心室間孔の拡大を行う．短時間で行え，心停止下でなくとも行える．しかしながら，心内解剖の正確な把握を必要とし，刺激伝導系の障害，再狭窄，残存心室の機能低下などが問題となる．刺激伝導系の障害の頻度の低い報告[2]もあるが，再狭窄を考慮に入れる必要がある．

2）Damus-Kaye-Stansel 吻合（DKS 吻合）による方法

①手術法

- 端側直接吻合（図 10-8A）：上行大動脈に肺動脈中枢端を直接端側縫合する方法．手技として簡単であるが，肺動脈弁輪が大動脈に向かって傾斜する可能性があり，血流も非生理的であるため，肺動脈弁逆流（PR）発生の可能性がある．
- パッチによる拡大を行う方法（Laks 変法）（図 10-8B）：上行大動脈に L 字型切開を加え，そのフラップを後壁に使用して肺動脈中枢端を吻合する．足りない部分はパッチで補填する．肺動脈弁輪の傾斜をやや緩和できる．
- double barrel 法（Lamberti 変法）（図 10-8C）：大動脈と主肺動脈を同じ高さで切断し，隣接した壁を縫合し，double barrel（二重の樽という意味）として上行大動脈末梢側を吻合する．肺動脈が極端に太い場合や上行大動脈が細い場合は補填物を必要とする場合もある．肺動脈弁輪の傾斜がなく，PR 防止に役立つと思われる．上行大動脈が細く口径差が大きい場合は，前方を縦切開しパッチ拡大して調整する．

A. 端側直接吻合法

B. パッチによる拡大を行う方法（Laks 変法）

C. Double barrel 法（Lamberti 変法）

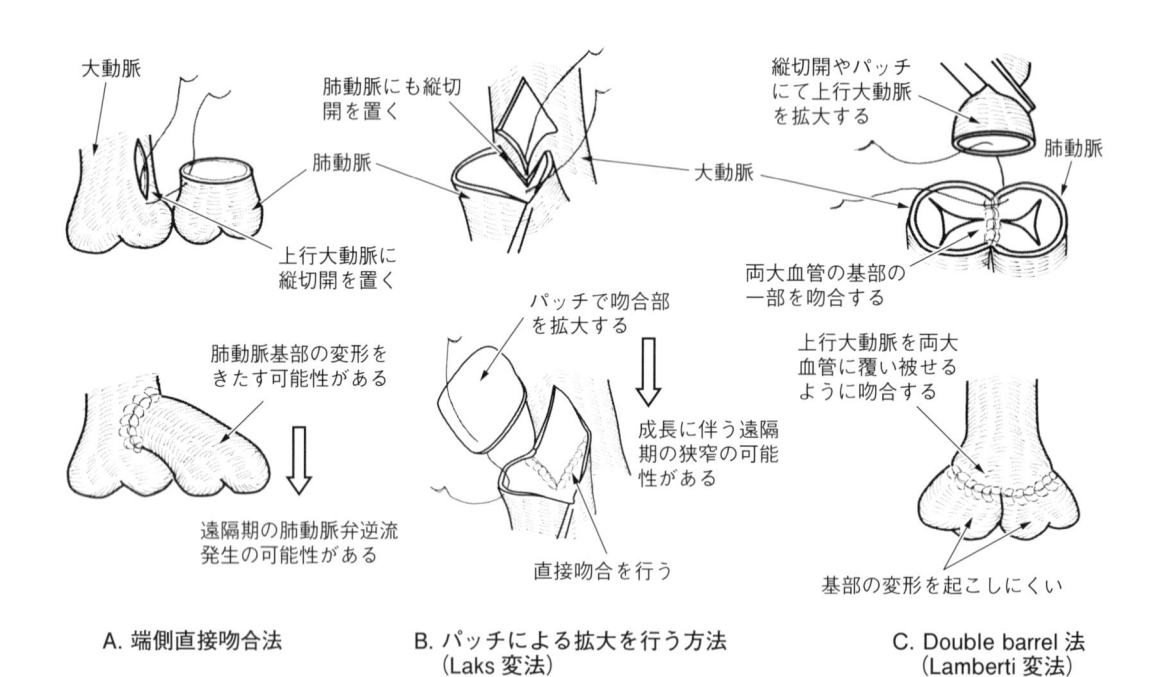

図 10-8　DKS 吻合の各種手術方法

②利点と問題点

　上記のどの方法でも手技的難易度は高くなく，手術直後の問題も少ない．しかしながら，遠隔期の肺動脈弁の逆流，大動脈弁の逆流，肺動脈・大動脈の変形が問題となる．肺動脈弁の逆流については，手術法により異なることもあり，いまだ評価は定まっていない．PRの程度評価にもよるが，頻度の低い報告では5.6％（18例中1例），高い報告では52％にみられ，非常に幅広い．

b. SAS解除術式の選択と手術介入時期

1）新生児期の手術介入

　新生児期にSAS解除術を行えば，心筋に与える悪影響は少なくなる．しかしながら，新生児期は術後管理の問題や新生児開心術特有の合併症（脳障害など）などが危惧され，手術成績も今のところ十分ではない．SASがかなり高度で大動脈の低形成を伴う例に行うべきである．

2）新生児期以降の手術介入とその適応

　新生児期に姑息手術を受けた後にSASが進行した例では，両方向性Glenn手術時やFontan型手術時にDKS吻合あるいは切除術を行う．長期にわたる圧負荷はFontan型手術の危険因子となることが報告されているが，早期にPAB解除を行えば，大動脈弁下狭窄は生存率を下げる因子とはならないという報告[3,4]があり，高いFontan型手術到達率も報告されている．

　第2期手術前に圧差が認められた例ではSAS解除の明らかな適応になるが，圧差があまりないが，形態学的に狭窄が認められる場合の判断が問題となる．Fontan型手術の後に狭窄が進行した例も報告されており，積極的に適応を拡大してDKS吻合を行う施設が多い．

■文献

1) Ceresnak SR, Quaegebeur JM, Pass RH, et al. The palliative arterial switch procedure for single ventricles: are these patients suitable Fontan candidates? Ann Thorac Surg. 2008; 86(2): 583-7.
2) Pass RH, Solowiejczyk DE, Quaegebeur JM, et al. Bulboventricular foramen resection: hemodynamic and electrophysiologic results. Ann Thorac Surg. 2001; 71(4): 1251-4.
3) Clarke AJ, Kasahara S, Andrews DR, et al. Mid-term results for double inlet left ventricle and similar morphologies: timing of Damus-Kaye-Stansel. Ann Thorac Surg. 2004; 78(2): 650-7.
4) Fiore AC, Rodefeld M, Vijay P, et al. Subaortic obstruction in univentricular heart: results using the double barrel Damus-Kaye Stansel operation. Eur J Cardiothorac Surg. 2009; 35(1): 141-6.

11 Ebstein奇形

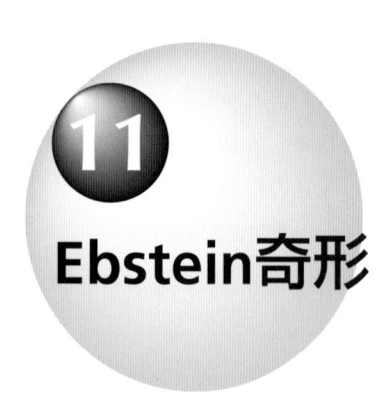

A 概要

　1866年ドイツ人のEbsteinによりはじめて剖検所見にて報告されたため，こうよばれる．先天性心疾患の約0.5％の頻度といわれ，まれな疾患である．次項に示すような解剖学的特徴を示すが，その程度は非常に幅広く，天寿を全うされた後の解剖によって発見される例から，新生児期に心胸郭比90％を超える例まである．

　外科治療の歴史はHardy手術から始まり，MayoクリニックのDanielsonによる手術が発表された．その後，僧帽弁の形成術を積極的に行っていたCarpentierによる思い切った新しい方法が行われ，成績が向上した．現在はこの方法やその変法が主流となり，乳児期以降の発症例に関しては早期・遠隔期ともに手術成績は安定している．一方，新生児期に発症する例は重篤で，従来は新生児での心臓移植の適応となっていたが，Starnesにより三尖弁を塞ぐ手術が行われ，本邦でも成功例が報告され光明がみえはじめたところである．

　Mayoクリニックから2008年に発表された539例（34年間）の手術例の集計[1]では，第1回手術の平均年齢は24歳で，8日から79歳と幅広い．182例で弁形成術，337例で弁置換術が行われ，早期死亡率5.9％（2001年以降は2.7％）と良好で，10年生存率が84.7％，20年生存率が71.2％と報告している．この世界最多の報告からもこの疾患特有の多様性と問題点が感じ取られる．

B 形態

1. 発生

　房室弁は心室心筋内層の「undermining（削り去り）」といわれる行程により形成される．図11-1Aのように密集した間葉組織が弁の原基で，その下の心筋層を削り去るように筋性の索が弁の原基に付着するようになる（図11-1B）．この索は結合組織に置き換わり，弁に付着する腱索となり，その下が乳頭筋となる（図11-1C）．

図 11-1 房室弁の発生過程

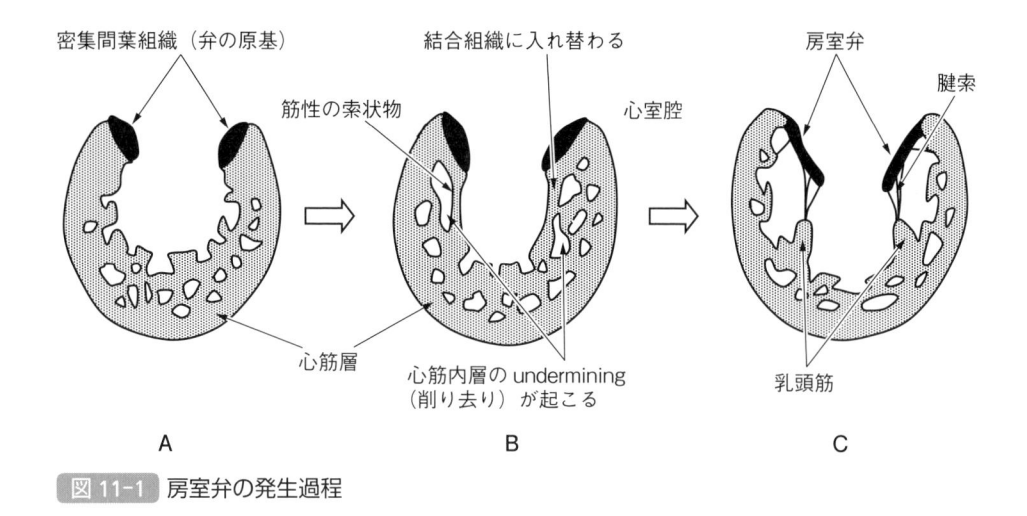

　三尖弁では各弁の形成時期に差があり，前尖が最も早くできあがり，後尖・中隔尖がこれに続く．Ebstein奇形はこのunderminingが阻害されたために起こる三尖弁・右室心筋形成異常の複合奇形と考えられる．この過程が阻害されたことにより，弁は壁にへばりつく（plastering）ようになり，残った機能する弁が本来の弁輪部より右室側にずり落ちて起始するようになる．弁尖のへばりついた部分は右房化右室とよばれ，壁は菲薄化する．前尖は早期に形成されるためか，比較的正常に近い大きな弁尖となることが多い．

2. 解剖 (図11-2)

a. 中隔尖・後尖の下方偏位・plastering

　中隔尖・後尖が心室側に落ち込んだ形となり，下方偏位した部分は中隔・心室組織にへばりついたようにみえるために，plastering（「張り付ける」，「しっくいを塗る」という意味）とよぶ．図11-3Aの断面でみた図のように，自由壁では正常心房筋組織である右房自由壁に続き本来の後尖付着部より以下で菲薄化した右房自由壁（心房化右室）に三尖弁後尖がへばりつくように存在する．へばりついていない弁組織だけが弁として機能し，弁機能が十分果たせなくなる．図11-3Bの心室中隔付近の断面でも三尖弁中隔尖が心室中隔にへばりつくように存在し，残った弁組織のみが弁機能を果たすのみとなる．

b. 前尖のplastering

　前尖にもplasteringが認められることがあり，腱索間隙が小さくなり心室壁に固定され，可動性が失われる．

c. 三尖弁輪・右房

　三尖弁逆流が強い例では三尖弁輪・右房が著明に拡大し，右房が心陰影の大部分を占めるようになる．三尖弁輪の位置は右室側に偏位する．

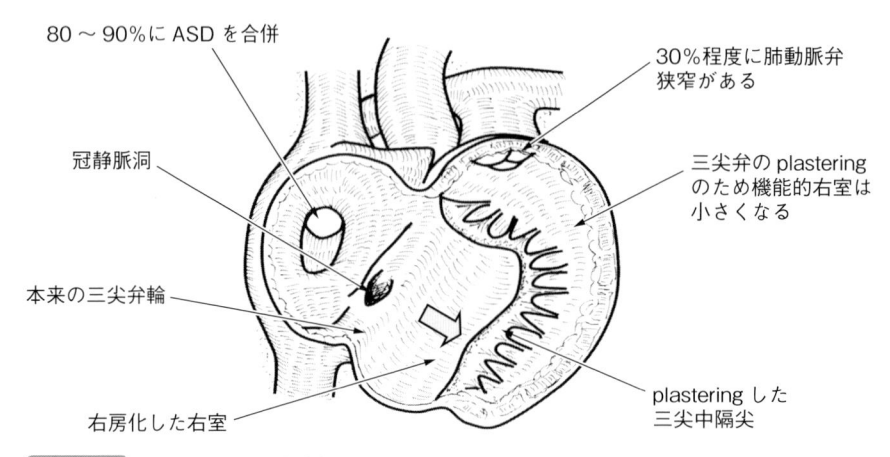

図 11-2 Ebstein 奇形の解剖

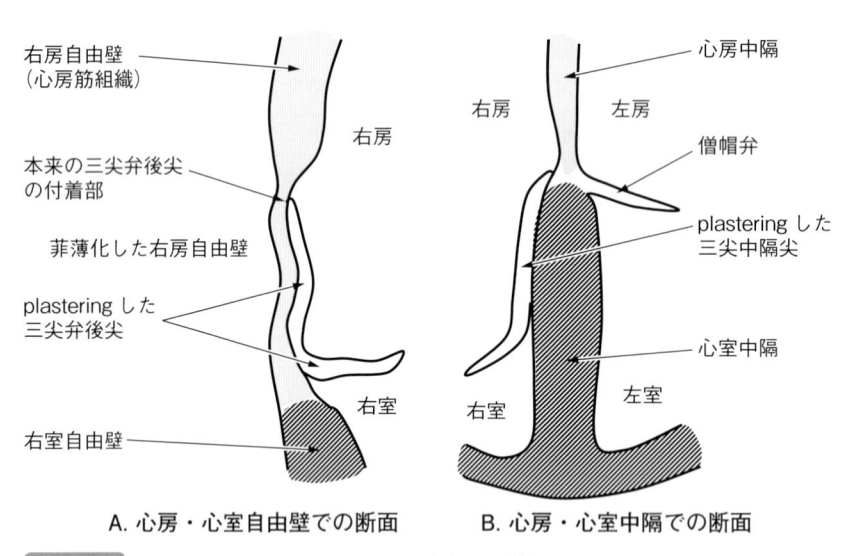

図 11-3 断面でみた plastering した三尖弁の形態
A. 心房・心室自由壁での断面
B. 心房・心室中隔での断面

d. 心房化右室・機能的右室

　plastering が認められる右室の部分は壁が薄くなるため，右房の一部のようにみえるため，心房化右室とよばれる．この部は空間としては右房の中にあるが，組織としては右室の一部であるため，心室（QRS 波）と同期して収縮する．三尖弁が下方偏位したために，本来の機能的右室は小さくなり，収縮力も弱まる．

e. 合併奇形

　ASD や PS を合併することが多い．心房間交通孔が存在しなければ右左短絡とはならず，チアノーゼは出現しない．30％程度に肺動脈狭窄・閉鎖を伴う．

f. 病型分類

　Carpentier による分類が使われることが多いが，plastering の程度による分類と考えられるた

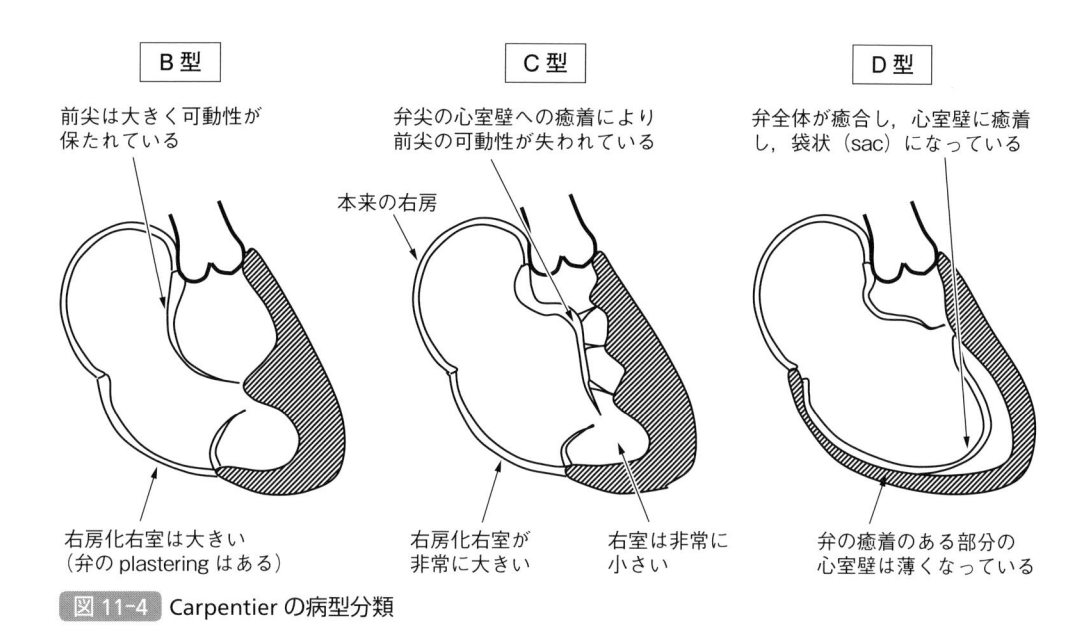

B型
前尖は大きく可動性が保たれている
右房化右室は大きい（弁のplasteringはある）

C型
弁尖の心室壁への癒着により前尖の可動性が失われている
本来の右房
右房化右室が非常に大きい
右室は非常に小さい

D型
弁全体が癒合し，心室壁に癒着し，袋状（sac）になっている
弁の癒着のある部分の心室壁は薄くなっている

図11-4 Carpentierの病型分類

め，境界を定めにくい．A型は前尖が大きく可動性がある．右房化右室は小さく，機能的右室も大きい最も奇形が軽度の例である．B〜D型へと次第にplasteringも強くなり，D型では弁全体が癒合し囊状（tricuspid sac）となっている（図11-4）．

2002年の191例の報告[2]ではA型：7％，B型：34％，C型：53％，D型：6％である．

C 血行動態

1. 血液の流れ

a. 新生児期

1）PDAがない場合（図11-5）

上・下大静脈から還流した静脈は右房に到着するが，右室機能が悪い例や三尖弁逆流の強い例では右室は新生児期の高い血管抵抗に打ち勝てず，肺への順行性の血流が減少する．このため，血液は右房でうっ滞し，うっ滞した血液により右房は拡大，右房圧が上昇して卵円孔を通して右左短絡となりチアノーゼを呈する．しかしながら，肺動脈狭窄のない例では肺血管抵抗の高い時期を過ぎれば肺動脈に血液が流れ始め，徐々にチアノーゼは軽度になる．心室機能が順行性の血流が保たれている例では右室圧は正常に近くなり，ほとんどチアノーゼはなくなり，乳児期以降の病型に移行する．解剖学的にPSがある例では肺血流量が減少し，卵円孔からの右左短絡も加わりチアノーゼが残る．

2）PDAがある場合

基本的にはPDAがない場合と同様であるが，肺血流量が順行性の血流で保たれているのかPDAからの血流で保たれているのかが問題となる．十分に順行性の血流が心エコー検査にて確認

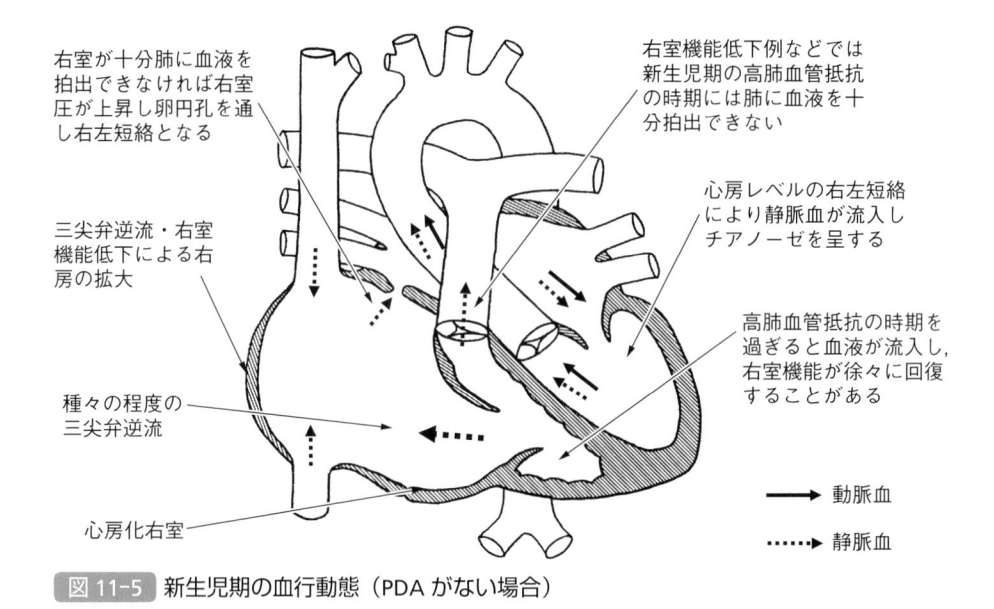

図 11-5 新生児期の血行動態（PDA がない場合）

図 11-6 機能的肺動脈閉鎖の血行動態

されている場合以外は PGE₁ を投与することになるが，順行性の血流が十分であるか確認しながら PGE₁ を減量・中止していく．十分な血流がなく低酸素血症となる場合は短絡手術が必要となる．

　PDA からの血流が多く，順行性の血流がまったくない場合がある．形態学的にはまったく正常の肺動脈弁でも，肺動脈閉鎖と同じこととなり，「機能的肺動脈閉鎖」とよぶ（図 11-6）．実際に肺動脈弁が開いていないため，心エコー検査でも膜性閉鎖と区別がつかない．PGE₁ を減量・中止

図中ラベル:
- 心房間交通孔があればほとんどの例で右左短絡となる（チアノーゼが出る）
- 三尖弁逆流・右室の拍出力低下により血液がうっ滞し右房が拡大する
- 種々の程度の三尖弁逆流
- 落ち込んだ三尖弁
- 心房化右室
- 肺血流量は肺動脈狭窄の程度と右室の拍出能力に左右される
- 右室の容量負荷により左室機能が低下することがある
- 多様な右室形態と容積が予後を決定する
- →動脈血
- ⇢静脈血

図 11-7 乳児期以降の血行動態

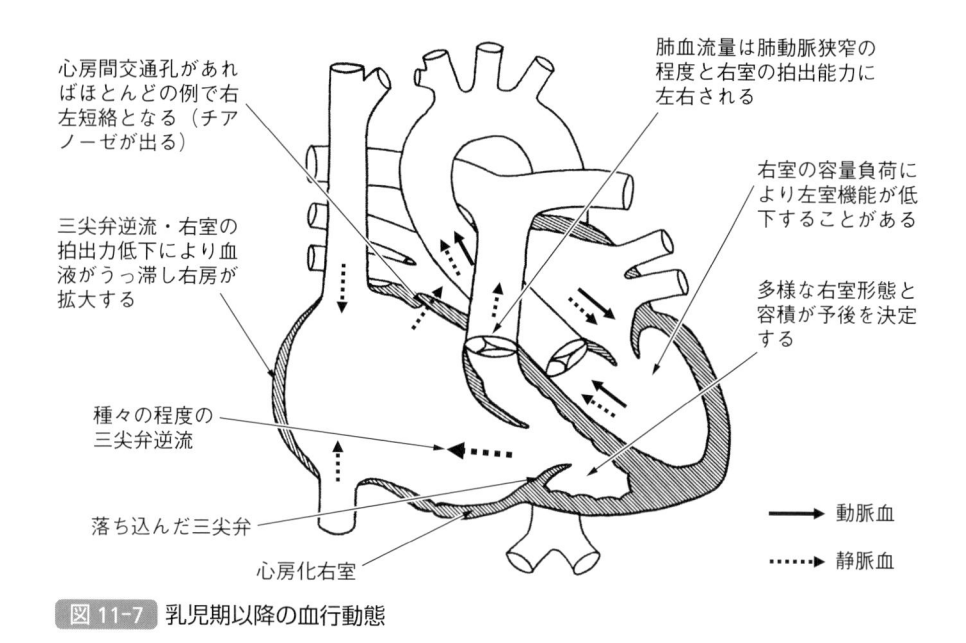

していくと PDA からの血流が減り，徐々に順行性の血液が増え，PDA がなくても肺血流量を維持できることもある．右室内に血液が流入しはじめ右室機能も徐々に改善してくる．一方，PGE₁ を中止し PDA が細くなっても肺動脈弁が開かない場合もあり，高肺血管抵抗が続いている可能性があり，PGE₁ を投与しながら肺血管抵抗が下がるのを待つ必要がある．このように，PDA がある例の新生児期は右室機能，PDA の大きさ，肺血管抵抗のバランスをとりながら管理を行う必要がある．

b. **乳児期以降**（図 11-7）

乳児期以降の血行動態は三尖弁逆流・右室機能を総合した前方（肺）への拍出能力と ASD の大きさの大きく 2 つの因子に影響される．症状が最も軽いのは ASD がなく拍出能力も十分な場合で，軽度の三尖弁逆流のみでほぼ正常に近く無症状で経過することもある．ASD があっても拍出能力があれば右房での血液のうっ滞は少なく，右房圧も低いため右左短絡もあまり多くない．拍出能力が低下していれば右房圧は上昇し ASD での短絡は多くなり，強いチアノーゼとなる．ASD がなくても拍出能力が低下していれば，右房でうっ滞し，左房側に逃げることもできないため強い右心不全症状を呈することとなる．

2. 三尖弁逆流

三尖弁の plastering や腱索の異常などによる弁逆流が発生する．plastering があっても弁逆流が軽度の場合は症状がほとんど出ない．

3. 右室機能低下

三尖弁の下方偏位により右室自体が小さく，TR により右室機能も低下してくる．

4. チアノーゼ

心房間交通孔があればTRに伴う右房圧上昇により右左短絡を生じ，チアノーゼを呈する．右房圧があまり高くなければチアノーゼが目立たない場合がある．

心房化右室の動態：心房化右室は右室の一部であるため，右室と同じタイミングで収縮する．心房の収縮により右房内の血液は心房化右室にはいるが，心室の収縮に同期した心房化右室の収縮により右房に後戻りし，前方への拍出量が低下する原因の1つとなる．

5. 左室機能低下

手術前より左室機能の低下が認められる例が報告されている．右室の容量負荷による左室への影響・左室心筋の線維化などが原因としてあげられている．術後の右室の容量負荷減少により左室機能の改善が報告されているが，術前に左室機能低下を伴う例では手術死亡率は高い．

D 症状と徴候

a. 無症状

軽症例ではまったく無症状で経過する例もある．

b. 右心不全

TR・右室機能不全による右心不全症状が主体であるが，重症例では左室機能不全も認められる．

c. チアノーゼ

ASDがある例ではチアノーゼを呈するが，その程度は様々である．また，年齢によって変化することもある．新生児期に肺血管抵抗が高い時期には右房圧が上昇し，右左短絡が多くなり，強いチアノーゼがみられるが，肺血管抵抗が下がるとともに次第にチアノーゼが軽くなる．しかしながら，加齢とともにTRが強くなり右房圧が上昇しはじめるとチアノーゼが再び出るということもある．

d. 頻脈

約1/4に発作性上室性頻拍が認められ，WPW症候群に伴う頻脈発作を合併する例も多い．

E 検査

a. 心エコー検査

手術方針の決定のためには，各弁尖の発育程度（特に前尖の大きさなど），plasteringの程度，弁逆流の場所・程度，右室の大きさ・収縮能などの検討が必須である．さらに左心室機能の評価が必要である．

b. 心臓カテーテル検査

新生児・乳児期ではカテーテル検査の役割は小さくなっているが，肺血管抵抗などの血行動態的データが必要な場合はカテーテル検査が必要となる．

F 手術

1. 新生児期の姑息手術

前述のごとく本症は非常に幅広いスペクトラムをもつ疾患であるため定まった治療方針はなく，症例ごとに細かく検討していく必要がある．図11-8に新生児期のEbstein奇形に対する治療計画の考え方の1つを示した．肺への順行性血流があれば右室の機能は保たれている可能性があり，PSがない場合はそのまま経過観察でき，将来2心室修復の可能性がある．PSがあり肺血流量が足らなければシャントを行い，やはり2心室修復の可能性がある．

肺への順行性血流がない場合は動脈管からの血液で肺血流が保たれており，機能的肺動脈閉鎖でも右室が十分大きく強い場合は肺血管抵抗が下がった後に肺に順行性に流れるようになり，2心室修復の可能性はある．右室が小さければ1心室修復の可能性が高い．右室が小さく三尖弁逆流が強い場合はStarnes手術を経て1心室修復になる．解剖学的肺動脈閉鎖である場合はシャントが必要で，右室が小さく三尖弁逆流が強い場合はStarnes手術を経て1心室修復が行われる．右室が大きけばshunt手術，弁形成術を経て2心室修復の可能性がある．これらはおおざっぱな流れを示したもので他の解剖学的因子も考慮して詳細に治療計画を立てる必要がある．

a. Blalock-Taussig 手術

肺動脈弁狭窄・閉鎖により肺血流量の低下が認められる例では，BTシャントが行われる．機能的肺動脈弁閉鎖例でもPGE$_1$を中止するために，BTシャントが行われたが，非常に成績が悪く，Starnes手術が行われるようになった．

b. Starnes 手術（スターンズ手術）

新生児期に三尖弁逆流が強く，心胸郭比90％以上を示す例では肺の容積も減少しており，救命困難で心臓移植の適応とされていた．このような例に対して従来の肺血流量のコントロールだけを

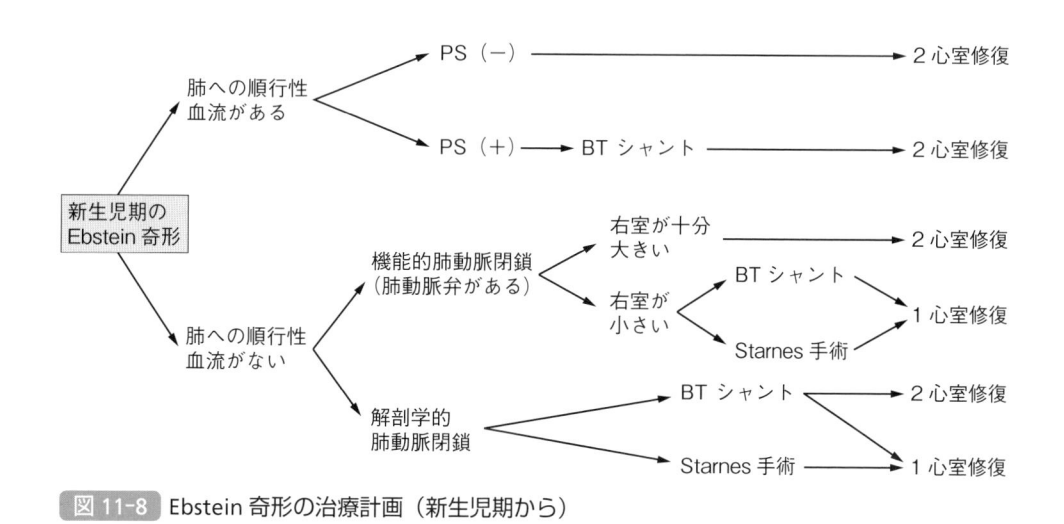

図 11-8 Ebstein奇形の治療計画（新生児期から）

目的とするだけでなく，著明な心拡大の軽減と高度の TR の廃絶を目的とした手術がスタンフォード大学にいた Starnes により報告された．

1）手術方法（図 11-9）

右房縦切開により三尖弁に到達し，三尖弁口をパッチにて塞ぐ．その際，オリジナルの報告では，刺激伝導系の損傷を避けるため，冠静脈洞付近の弁輪は縫合していない．冠静脈洞は右室側に落す．最近の報告では，パッチの中央部に径 4 mm の穴をあけ，冠静脈洞は右房側に落している．また，心拡大を軽減するため，右房自由壁を切除し，縫縮する．肺血流は BT シャントにて維持し，ASD は開けて単心室の血行動態とする．右室自由壁を切除・縫縮する RV exclusion 法も発表されているが，遠隔成績の報告はない．

2）利　点

TR が消失するため，右房拡大の進行が阻止できる．右房の縫縮により心拡大が軽減され，肺の容積が増加する．

3）問題点

BT シャントを伴う単心室の血行動態となり，新生児期であるため肺血流量の調節が難しい（図 11-10）．

4）術直後の血行動態と術後管理

BT シャントを伴う Norwood 手術後の血行動態と同様であるが，手術時間が短く，手術侵襲は Norwood 手術に比して小さいと考えられる．高度の心拡大によって圧迫された肺であるため，呼吸管理が難しい．

5）遠隔期の問題点と再手術

遠隔成績の報告は少ないが，ロサンゼルス小児病院からの報告[3]では 31％の病院死亡率であるが，遠隔死亡はないとしている（三尖弁形成術例も含まれている）．小孔を開けたパッチで閉鎖した右室は，遠隔期にも拡張することなく減圧され，左室を圧迫することはないと報告されている．一方では，バーミンガムからの報告[4]のように新生児や乳児期早期でも弁形成術を行って 2 心室修

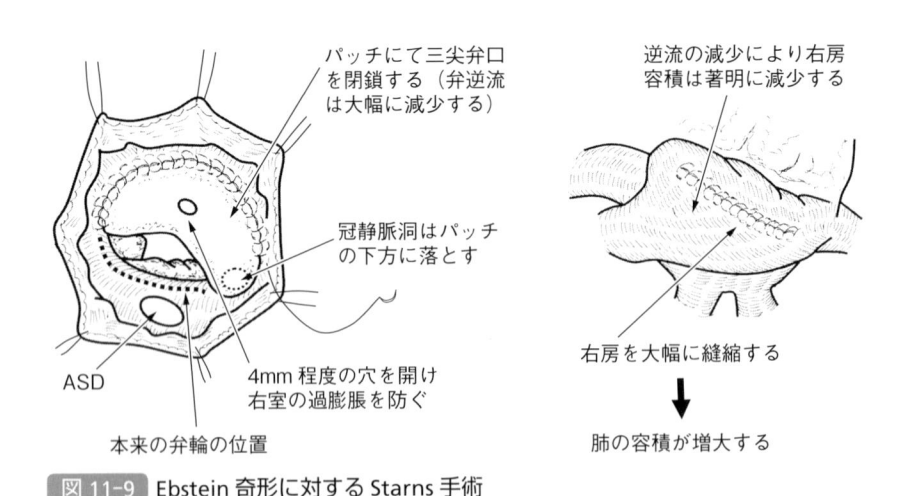

図 11-9 Ebstein 奇形に対する Starns 手術

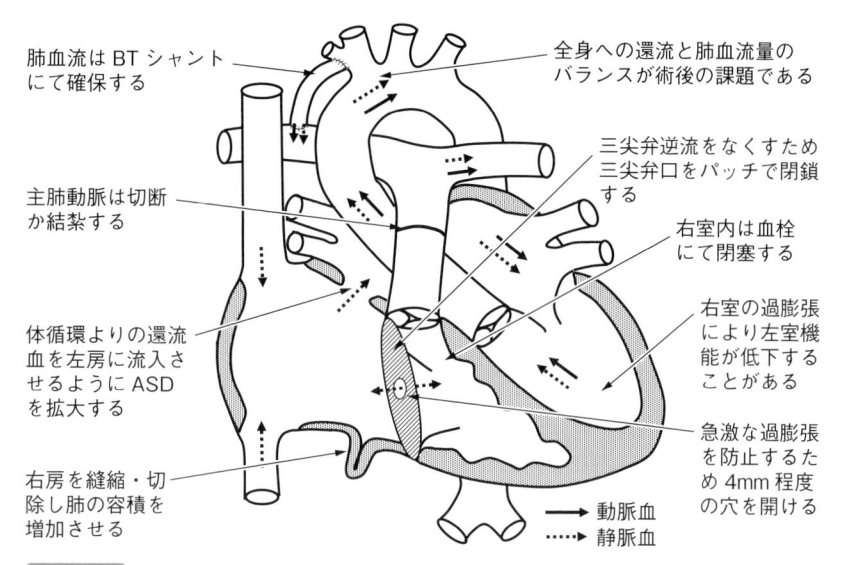

図中ラベル:
- 肺血流はBTシャントにて確保する
- 全身への還流と肺血流量のバランスが術後の課題である
- 三尖弁逆流をなくすため三尖弁口をパッチで閉鎖する
- 主肺動脈は切断か結紮する
- 右室内は血栓にて閉塞する
- 体循環よりの還流血を左房に流入させるようにASDを拡大する
- 右室の過膨張により左室機能が低下することがある
- 急激な過膨張を防止するため4mm程度の穴を開ける
- 右房を縫縮・切除し肺の容積を増加させる
- → 動脈血
- ⋯▶ 静脈血

図 11-10 Starnes 手術後の血行動態と問題点

復を目指し，良好な成績（26％の早期死亡率，遠隔死亡なし）をあげている施設もあり，手術方針については議論のあるところである．

2. 新生児以降の手術

a. 三尖弁形成術

1）Danielson 手術

Mayo クリニックの Danielson によって 1992 年に報告されたが，1970 年代より約 20 年間行われていた方法である．この手術の前に一般的であった Hardy 手術は，横方向の心房化右室の縫縮のみであったが，この方法では縦方向の縫縮を組み合わせ，1弁化を行う．

①手術方法（図 11-11）

右室自由壁部分の前尖と後尖の落ち込んだ部分をマットレス結節縫合にて吊り上げ，横方向の縫縮を行う．さらに，右室自由壁の後尖部分に縦方向の縫縮を行う．前尖のみが弁機能を果たすため，1弁化手術ともいわれる．後尖の心室中隔側に落ち込んだ部分は放置する．

②利　点

技術的に比較的容易である．

③問題点

前尖が大きく可動性がある場合によい適応になるが，実際によい適応となる症例は少ない．

④遠隔期の問題点と再手術

2006 年の Mayo クリニックからの 30 年間，52 例の報告[5]では，早期死亡率は 5.8％であったが，84 年以降の死亡例はないとしている．危険因子は 2.5 歳以下，体重 10.7 kg で，再手術は 17 例で行われ，三尖弁置換術や Maze 手術が多く認められた．再手術回避率は 10 年で 77％，15 年

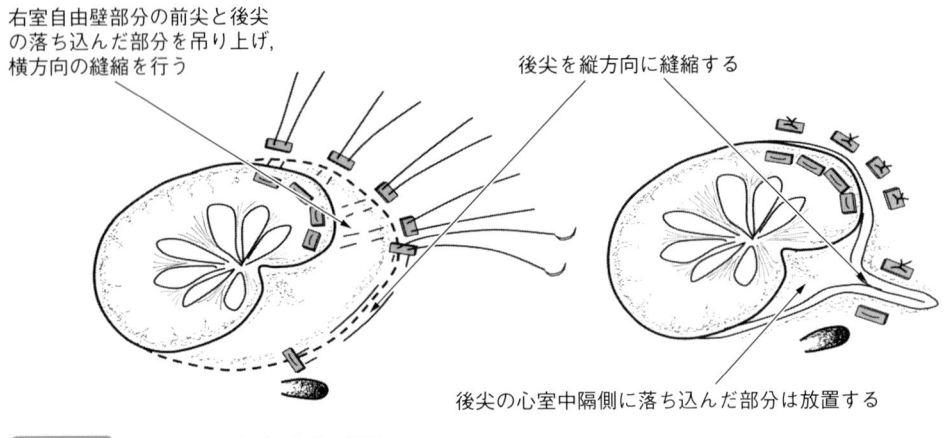

図11-11 Danielson法（1弁化手術）

で61％であった．弁形成術の評価は非常に難しく，特に本症では奇形の程度が幅広いため困難であるが，満足できる成績と考えられる．

2) Carpentier手術

1988年CarpentierはそれまでHardyらによって提唱されていた心房化右室の横方向の縫縮は右室を小さくし変形させるもので，縦方向の縫縮と三尖弁の移動・再配置により右室の形を維持できると以下のような術式を発表した．

①手術方法

前尖から後尖まで弁尖の基部を弁輪から一時的に切離し，移動を可能にする（図11-12A）．弁尖先端についた腱索は残しながら，異常腱索や肉柱を切断する．心房化右室をマットレス結節縫合（原法は単結節縫合）で縦方向に縫縮する（図11-12B）．前尖と後尖の切離縁を時計方向に回転しながらずらして（図11-13A），本来の弁輪に近い部分に弁口を覆うように再縫合する（原法では

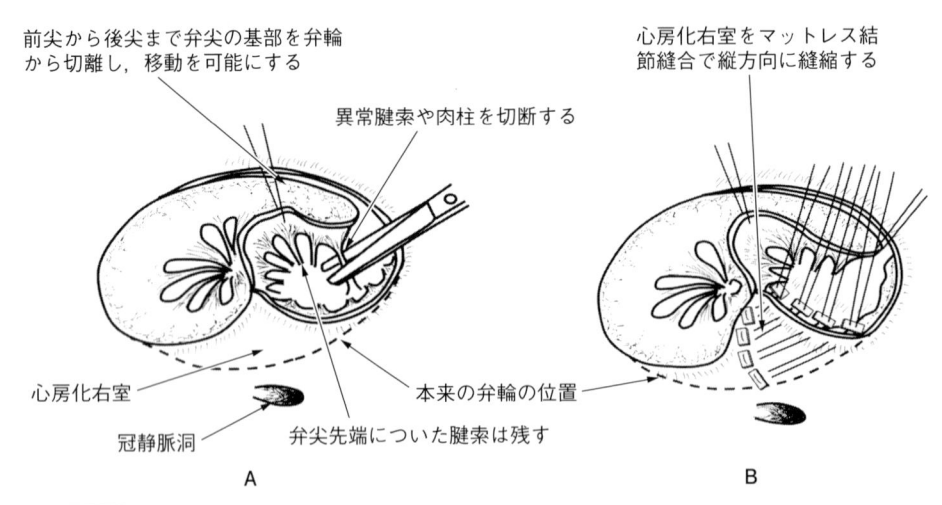

図11-12 Carpentier法（2弁化手術）

11. Ebstein奇形

図 11-13 Carpentier 法（2 弁化手術）

A
- 前尖と後尖の切離縁を時計方向に回転しながらずらす
- 弁口を覆うように再縫着する
- 心房側は連続縫合で縫縮する

B
- 本来の弁輪に近い部分に再縫合する
- 原法では弁輪にリングを縫着している

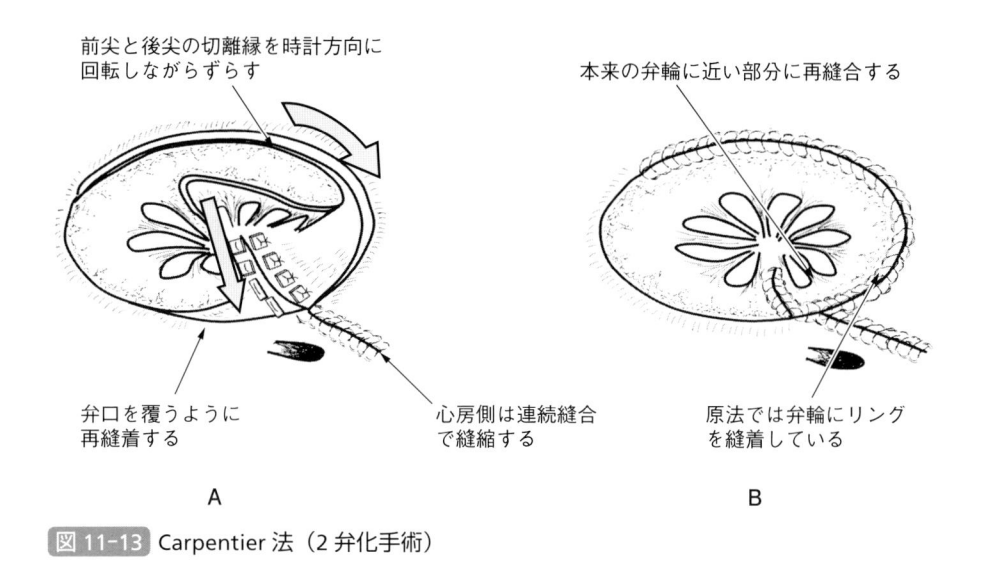

人工リングを使用している）（図 11-13B）．これにより三尖弁を 2 弁化（前尖と中隔尖）されたと考える．

②利　点

2 弁化によるより生理的な修復ができる．前尖があまり大きくない例でも形成術ができる．弁口が大きく取れる．右室の形態変化が少ない．

③問題点

手技が複雑である．

④遠隔期の問題点と再手術

Carpentier の病院からの 191 例の報告（2002 年）[2] では 20 年の生存率は 82％で，再手術は 16 例（8％）に行われ，10 例は再形成術が行われている．最近の報告（2008 年）[6] でも 19 年の生存率が 96％，再手術回避率は 72％で，再手術時に弁置換術となったのは全体の 11％と述べられている．比較的早期に再手術が行われる例では弁置換となっているが，初回手術後徐々に進行した TR に対しては再形成術が行われることが多い．また，ある程度 TR が残存していても，NYHA の機能分類などの点では良好に経過しているようである．

b. 三尖弁置換術

三尖弁の奇形が高度であるが，右室が大きく機能もある程度保たれている例や，弁形成後の再手術では三尖弁置換が行われることがある．現在のところ異種生体弁が用いられることが多い．

c. 不整脈に対する手術

本症には WPW 症候群が合併しやすく，手術時に副伝導路の外科的切断術が行われている（カテーテル治療でもできる）．長期にわたり右房負荷がかかるため心房細動・粗動を合併する例も多いが，三尖弁に対する手術と同時に PV isolation や術中アブレーションなどの手術も行われている．

d. one and half ventricular repair と 1 心室修復

　右室機能がまったく期待できない例では，Fontan 型手術が考慮されるが，三尖弁形成術や置換術を行って両方向性 Glenn 手術を行うことが多い．また，三尖弁形成術や置換術を行ったあとの人工心肺からの離脱困難例に追加して行われることもある．Mayo クリニックからの報告[7] では 169 例中 15 例（9％）で三尖弁に対する手術と同時に両方向性 Glenn 手術が行われたと述べ，1 例の早期死亡を認めている．さらに Carpentier の病院からの 191 例の報告（2002 年）[2] では実に 60 例（31％）に同時に両方向性 Glenn 手術が行われている．重症例が多いことを示唆していると思われるが，同時に両方向性 Glenn 手術を行うことにより死亡率が低下したと報告している．

■文献

1) Brown ML, Dearani JA, Danielson GK, et al. The outcomes of operations for 539 patients with Ebstein anomaly. J Thorac Cardiovasc Surg. 2008; 135(5): 1120-36.
2) Chauvaud S, Berrebi A, d'Attellis N, et al. Ebstein's anomaly: repair based on functional analysis. Eur J Cardiothorac Surg. 2003; 23(4): 525-31.
3) Reemtsen BL, Fagan BT, Wells WJ, et al. Current surgical therapy for Ebstein anomaly in neonates. J Thorac Cardiovasc Surg. 2006; 132: 1285-9.
4) Knott-Craig CJ, Goldberg SP, Overholt ED, et al. Repair of neonates and young infants with Ebstein's anomaly and related disorders. Ann Thorac Surg. 2007; 84(2): 587-92.
5) Boston US, Dearani JA, O'Leary PW, et al. Tricuspid valve repair for Ebstein's anomaly in young children: a 30-year experience. Ann Thorac Surg. 2006; 81(2): 690-6.
6) Palmen M, de Jong PL, Klieverik LM, et al. Long term follow up after repair of Ebsterin's anomaly. Eur J Cardiothorac Surg. 2008; 34(1): 48-54. Epub 2008 May 1.
7) Quinonez LG, Dearani JA, Puga FJ, et al. Results of the 1.5-ventricle repair for Ebstein anomaly and the failing right ventricle. J Thorac Cardiovasc Surg. 2007; 133(5): 1303-10. Epub 2007 Mar 26.

12 単心室

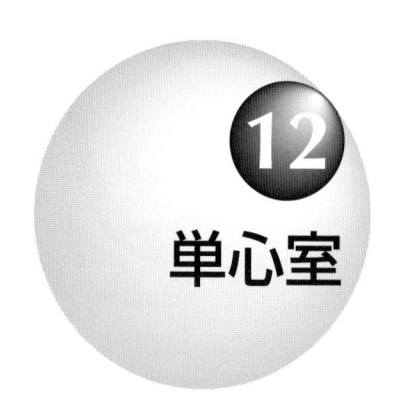

A 概要

1. 定義

多くの形態を含んだ疾患群の総称で，正確で包括的な定義はなく，混乱している．英語では single ventricle, common ventricle とよばれているが，近年ではヨーロッパを中心として univentricular heart とよばれることもある．日本語では適当な翻訳がなく，「1心室心」とはいわない．一方，univentricular repair などは「1心室修復」と訳している (biventricular repair：2心室修復に対峙して)．double inlet ventricle も2個の房室弁が1つの心室に接合しているため，単心室と同義語である．

多くの場合は1つの心室だけではなく，小さい痕跡的心室を伴うことが多く，その部は流出路だけであるため痕跡的流出路腔 rudimentary outlet chamber とよばれる．

2. 頻度

先天性心疾患の約2％といわれているが，こども病院などで治療の対象となる疾患のなかではもっと多い．

B 形態

1. 病型分類と解剖

歴史的には Van Praagh の分類（図12-1）が用いられていたが，現在は左室性（左室型）単心室（Van Praagh の A 型）と右室性（右室型）単心室（同 B 型）に分けるのが一般的である（double inlet LV, DILV や double inlet RV, DIRV ということもある）．その他，心エコーや心室造影でも心室の特徴がはっきり決定できない心室（indeterminate ventricle）を識別する考え方もある（左室では内部の肉柱が細かく，右室では太くて粗いことなどにより識別している）．

上記のように心室の形態は大きく3つに分けることができるが，心室につながる房室弁や半月

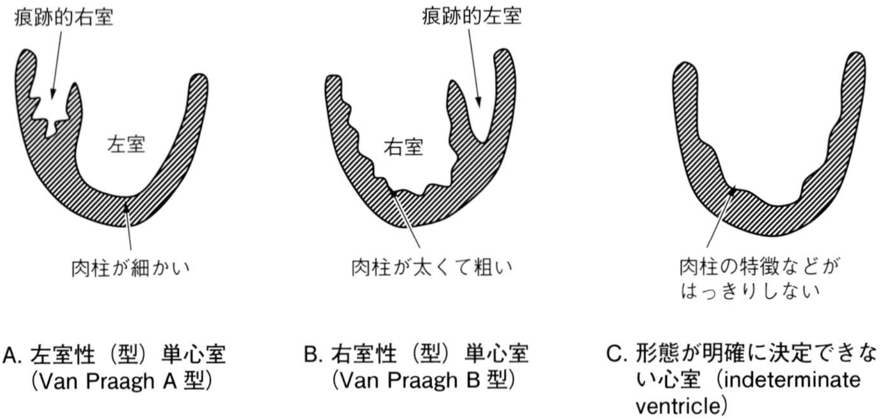

A. 左室性（型）単心室
（Van Praagh A 型）
- 痕跡的右室
- 左室
- 肉柱が細かい

B. 右室性（型）単心室
（Van Praagh B 型）
- 痕跡的左室
- 右室
- 肉柱が太くて粗い

C. 形態が明確に決定できない心室（indeterminate ventricle）
- 肉柱の特徴などがはっきりしない

図 12-1 単心室症における主心室の形態

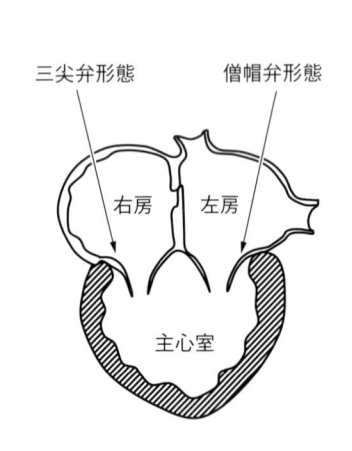

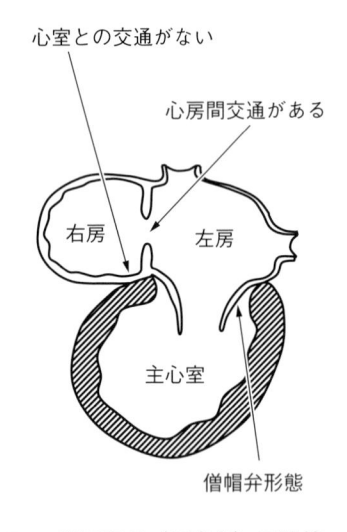

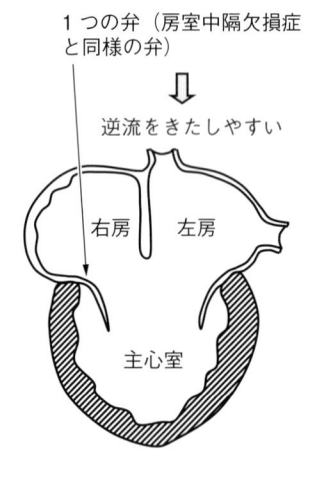

A. 両側房室弁挿入
- 三尖弁形態
- 僧帽弁形態
- 右房／左房
- 主心室

B. 一側房室弁（三尖弁）口閉鎖
- 心室との交通がない
- 心房間交通がある
- 右房／左房
- 僧帽弁形態
- 主心室

C. 共通房室弁口
- 1つの弁（房室中隔欠損症と同様の弁）
- 逆流をきたしやすい
- 右房／左房
- 主心室

図 12-2 単心室症における房室結合の種類

弁の形態・位置関係もいくつかあり，その組み合わせは多種多様である．このため詳細な分類は困難であり，それらの構造物の形態・位置関係1つ1つを正確に把握することが大切である．把握のポイントとしては，1）主心室の形態（図 12-1）と痕跡的心室の位置，2）房室結合の種類（両側房室弁挿入，一側房室弁口閉鎖，共通房室弁口，図 12-2），3）心室-大血管関係，があげられる．

a. 左室性単心室

主心室が左室の形態（§1．手術の理解に必要な一般的知識の項，1頁で記述した肉柱の形などで区別する）を示す例で，全体の40％程度を占める．

1）痕跡的右室

d-ループ（左室が左側にある）の場合は，痕跡的右室は右前方にあり（図12-3A），その逆のl-ループの場合は左前方に位置する（図12-3B）．いずれのループでも1本の筒（straight heart tube）である心臓の原基の上流・前方にある部分が右室となるため，痕跡的となっても右室は前方に位置することになると考えられる．

2）心室-大血管関係

大血管転位型（d-transposition，大動脈が右前方にあり右室とつながる）が70％，正常・両大血管一室起始が15％前後である．

3）狭窄部の発生

痕跡的右室から出る大血管出口の狭窄（原因は右室内の肉柱およびVSD）が発生する．右室から大動脈で出る場合は大動脈弁下狭窄となり，大動脈に血液が流れにくくなり大動脈縮窄症の原因となると考えられている（flow theory，血流原因説）．右室から肺動脈が出る場合は肺動脈弁・弁下の狭窄（40〜50％の頻度）が起こる．

4）房室結合の様式

大部分は両側房室弁左室挿入（double inlet LV, DILV）であり，一側の弁の形態異常・機能異常を伴うことが多い．約20％は共通房室弁（common AV valve, CAVV）で，多くは無脾症候群に合併し，逆流を伴うことが多い．

5）心ループ

d・l-ループがほぼ同数である．d-ループの半数でVSDの狭小をきたし（上述），大動脈縮窄・

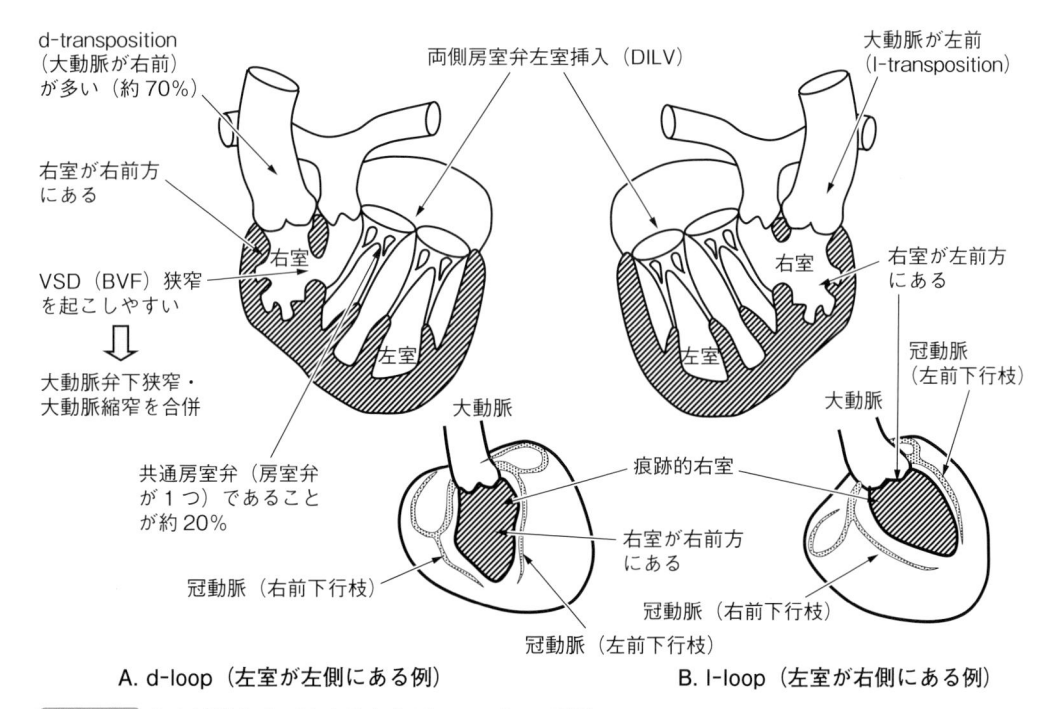

図 12-3 左室性単心室（大血管転換型，DILV）の形態

大動脈弓低形成を合併する予後不良の症候群を作る．

b. 右室性単心室
1) 痕跡的左室
　痕跡的左室がある群とない群に2つに分かれる．痕跡的左室がある群では，d-ループの場合は左後方に痕跡的左室があり（図12-4A），l-ループの場合は右後方にある（図12-4B）．

2) 心室-大血管関係
　発生過程にて右室は原始心筒の上流にあり，右室には将来2本の大血管になる円錐部が連なっている．左室が痕跡的となった場合は右室から2本の大血管が出ることになり，すべてDORVとなる（痕跡的左室からは大血管は起始しない）．さらに，前方に大動脈，後方に肺動脈が位置することが多い．

3) 狭窄部の発生
　両側円錐（大動脈弁下にも漏斗部・筋組織がある）がほとんどであるため，弁・弁下狭窄を起こしやすい．PS・PAを合併することが多い．まれにSAS合併例もある．

4) 房室結合の様式
　痕跡的左室を認めない群では，85％以上が共通房室弁であり，弁の奇形を合併することが多い（逆流を生じやすい）．痕跡的左室を認める群では半数で2つの房室弁がある（DIRV）．

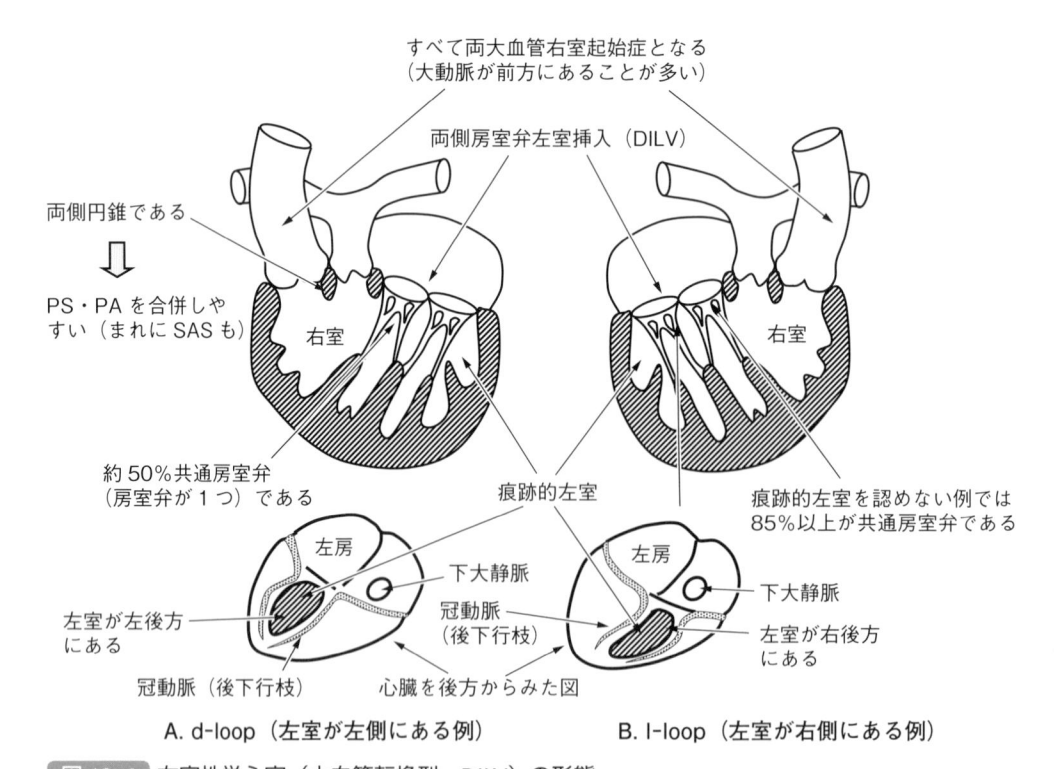

図12-4 右室性単心室（大血管転換型，DILV）の形態

> **point**
>
> 形態把握のポイント
> 1) SLV か SRV か
> 2) 心室 – 大血管関係は？
> 3) 半月弁狭窄・閉鎖はあるのか？ PS・PA か？
>   SAS か？
> 4) VSD の狭窄をきたしやすい型か？
> 5) 房室弁の形態は？
>   共通房室弁かどうか．
>   逆流はあるのか．
> 6) 他の奇形はあるか？
>   無脾・多脾症候群であるか．

C 血行動態

a. unfavorable or favorable streaming

体循環と肺循環の両方の還流血を1つの心室で受けるため，心室の容積は比較的大きく，十分な動脈血と静脈血の混合 mixing があると考えがちである．しかしながら，実際には各心房からの血液は層状になって流れ，mixing は比較的少ないと考えられている．大動脈が右房に近い部位から起始するときは，右房から流入した静脈血がそのまま大動脈に流れる量が多く，チアノーゼは強くなる（unfavorable streaming）（図12-5A）．逆に，大動脈が左房に近い部位から起始する時はチアノーゼが軽くなる（favorable streaming）（図12-5B）．

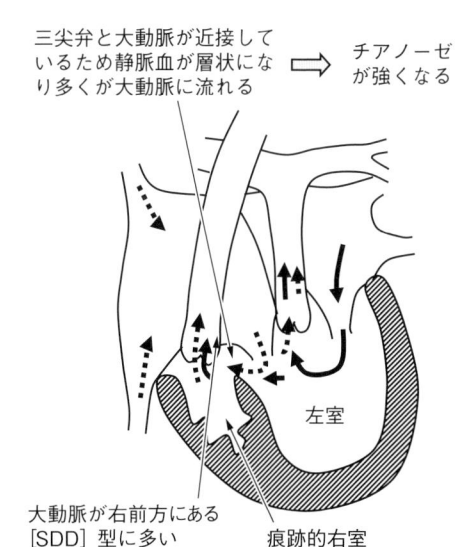

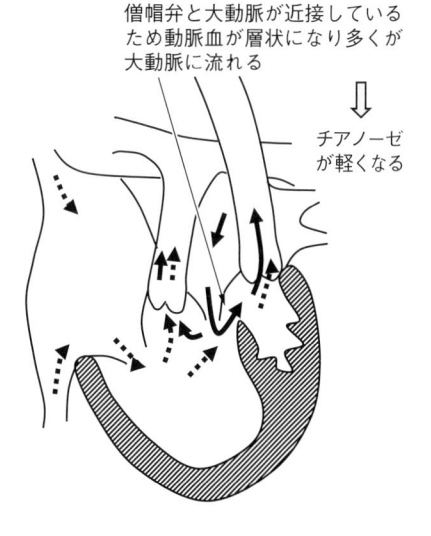

A. unfavorable streaming　　B. favorable streaming

図12-5 単心室の血行動態（unfavorable or favorable streaming の例）

b. チアノーゼの程度

　上記の心室内の流れとともに，心房位での mixing，肺血流量などがチアノーゼの程度に影響し，症例により詳細な検討を要する．

D 症状と徴候

1. 臨床像分類

a. 肺血流量増加群

　早期より肺血流が増加し，心室への容量負荷も大きいため，心不全・呼吸不全をきたす．SLV の［SDD］，［SLL］が多い．SLV の［SDD］型では，VSD の狭窄による大動脈縮窄や大動脈弓低形成のため Norwood 型の手術が必要となることがある．左側房室弁狭窄を伴う例では，肺うっ血のため早期より心不全をきたす．低体重児では，成長を考慮して PAB の周径をやや大きめ（ゆるく banding）にせざるを得ず，術後も心不全気味に経過することが多い．SAS のある例で PAB 後に，SAS の進行に注意を要する（DKS 吻合の適応を検討）．

b. 肺血流量減少群

　著明なチアノーゼをきたし，低酸素血症による症状が現れる．RSV の多くがこの群に属し，右胸心・無脾症候群を伴うことが多い．動脈管の閉塞に伴い，チアノーゼが顕著になる例があり，PGE_1 に反応するかが問題となる（緊急シャント手術の適応となる）．低体重児では 3.5 mm 径の人工血管は使えず，体重増加を待つ（鎖骨下動脈を使った古典的 Blalock-Taussig 手術は可能であるが，流量も少なく，手技的にも困難である）．

c. 適度な肺血流を示す群

　中等度以下の PS 例では，チアノーゼは軽く，運動能も保たれている例もある．SLV の［SLL］型に多い．筋性の肺動脈弁下狭窄では成長に伴って狭窄の進行が認められる例があるため，注意を要する．軽度の狭窄例ではチアノーゼは軽いが，肺血管抵抗が上昇している例がある．

E 検査

a. 心エコー検査
- 形態：房室弁の形態（弁葉の大きさ・バランス，弁尖の厚さ・硬さ，乳頭筋の数・位置など），房室弁逆流の程度と位置，心室形態と大血管との関係．
- 計測：心室容積，心室機能（駆出率），心室中隔欠損の大きさ，大動脈弁下狭窄の強さ（弁輪径，弁下の径，三弁の有無など），房室弁の径，心房中隔欠損孔の大きさ．

b. カテーテル検査
- 圧データ：肺動脈圧，肺血管抵抗，肺対体血流比，左房圧．
- 計測：心室容積，駆出率，PA index，心室中隔欠損孔の大きさ，房室弁逆流の程度．

F 手術

1. 手術方法

　機能する心室が1つしかない本症では，従来は短絡術や肺動脈絞扼術のみで生涯を終える例が多く，そのQOLも低かった．しかしながら，Fontan型手術を代表とする右心バイパス手術によりQOLは飛躍的に改善した．同時に長期遠隔生存例の問題点も多く出現し，成人先天性心疾患領域の重要なテーマの1つとなっている．

- 分類：体循環からの還流血を直接肺動脈に流す血液の量によって3つに分けて考えられる．

a. 両方向性 Glenn 手術（bidirectional Glenn procedure, BDG）

　Glenn手術の原法が上大静脈を右肺動脈に吻合し，右側だけに流す（1方向性）のみであった．この手術では，両側肺動脈に流すために両方向性とよばれる．両方向性大静脈肺動脈短絡（bidirectional cavopulmonary shunt, BCPS）ともいわれる．上大静脈からの血液だけを肺動脈に還流させる部分右心バイパス手術の1つである．Qp/Qs は 0.4～0.5 になる．

b. total cavopulmonary shunt（TCPS, Kawashima procedure）

　下大静脈欠損で奇静脈結合（azygos or hemiazygos connection）がある場合，上大静脈を肺動脈に吻合すれば，肝静脈の血流を除いたすべての下半身の血液も肺動脈に還流させることができる．大阪大学の川島教授によりはじめて報告されたため，Kawashima procedure ともよばれる．この手術の後に肺動静脈瘻が発生しやすいことから，hepatic factor の存在が示唆された．

c. Fontan 型手術

　肝静脈を含めた下半身からの血液のすべても直接肺動脈に吻合する完全右心バイパス手術である．フランスの Fontan がはじめて多数例の報告をしたため，Fontan 手術とよぶ．現在は心耳と肺動脈を吻合して行う手術だけを Fontan 手術とよび他の方法を含めた場合は，Fontan「型」手術とよび，区別している．方法により以下のように分けられる．

1) 心耳-肺動脈吻合法（心房内をパッチなどで分離）：Fontan 手術
2) total cavopulmonary connection（TCPC）：lateral tunnel 法，extracardiac lateral tunnel 法，心房フラップ法，extracardiac conduit 法などがある．

2. 両方向性 Glenn 手術

a. 利点と適応

1) 有効肺血流量の増加

　この手術では正常循環と同じく，酸素飽和度の低い静脈血が肺動脈に流れる．肺静脈血の酸素飽和度が通常のように95%以上に上昇するならば，酸素飽和度の上昇は非常に大きい．体-肺短絡術（BTシャントなど）によって流れる肺の血液はある程度酸素化されているため同じ肺静脈血が95%に上昇しても酸素飽和度の上昇は小さい．このため，同じ絶対肺血流量（Qp/Qs は 0.4～0.5）であれば酸素飽和度の上昇は BDG 手術のほうが大きい（短絡手術から BDG に変換して，絶対肺

血流量が低下しても全身の酸素飽和度は維持される）．

2）心室に還流する血流量の減少
体循環に流れる血液の量が同じであれば，体肺短絡術に比較して肺から心室に還流してくる血液が消失する（左右短絡が消失する）ため，心室に還流する血液が減少する．これにより，いわゆる volume reduction ができ，房室弁逆流の軽減が期待できる．

3）合併手術が可能
吻合が簡単なため，他の合併奇形に対する手術（房室弁形成術，肺静脈還流異常の修復など）が同時にできる．これにより Fontan 型手術のリスクを軽減できる．

4）下半身の低い静脈圧
下半身は心房圧のままであるため，肝臓・腸管などのうっ血が回避できる．

5）長期の開存性
短絡術で使用する人工血管などの人工物を使用しないため，長期開存が期待できる．

6）肺血管抵抗の高い症例への適応
術後に上半身の血液だけが肺動脈に流れるため，Fontan 型手術の適応限界（肺血管抵抗が高いために）の症例にも施行できる．このため，Fontan 型手術の段階的手術として施行される．

7）短い手術時間
種々の工夫（非大動脈遮断下，人工心肺非使用下など）により，心室への侵襲を小さくでき，心室拡大・心室機能低下を伴う例でも施行できる（段階的手術として有効）．

b. 問題点

1）側副静脈の形成
上大静脈から静脈圧の低い下半身への静脈−静脈側副路が出現する．これにより，肺血流量が減少し，徐々に全身の酸素飽和度が低下する．

2）肺動静脈瘻の出現
原因は不明で発生頻度もはっきりしないが，hepatic factor（肝臓から出る何らかの物質）が肺動脈に流れないため生ずると考えられている．

3）全身酸素飽和度の経時的低下
1）と 2）を原因とする．

4）中心肺動脈の狭小化
肺血管抵抗はあまり変化しないと考えられているが，長期にわたると中心肺動脈が細くなる傾向がある．

5）Fontan 型手術による容量負荷軽減効果の消失
先行して BDG を行った場合には，Fontan 型手術によるさらなる volume reduction は得られない（房室弁逆流の軽減につながらない）．

6）中心肺動脈の狭窄
両側上大静脈の例では，左右の上大静脈の血流が分散し，中心肺動脈の中央部が狭くなる可能性がある．

c. 手術方法

1）上大静脈-右肺動脈吻合法

肺動脈を横切る付近で上大静脈を切断し，右肺動脈頭側の切開線に吻合する（図12-6）．奇静脈は上半身から下半身への大きな側副路となりうるので，結紮しておく．上大静脈の中枢端は，Fontan型手術を行うときに使用する場合には直接閉鎖せず，ある程度の口径を維持するためパッチ閉鎖をする．

2）hemi-Fontan手術（図12-7）

hemi-Fontan手術の定義ははっきり定められていない（両方向性Glenn手術全体をhemi-Fontan手術とよぶ人もいる）が，Norwoodらにより1992年に報告された方法をさす場合が多い．右心耳の頭側から上大静脈にかけて切開を入れ，上大静脈後方を肺動脈と吻合する．上大静脈の入口部をパッチで閉鎖するとともに，吻合部の前面をパッチで形成し，上大静脈からの血液が肺動脈に流れるようにする．Fontan型手術のときは入口部のパッチを除去し，パッチで心房に隔壁を作り，TCPCとする．1）の手術よりもエネルギー効率がよいとされているが，技術的にやや複雑である．

d. 手術成績と課題

早期手術成績は非常に良好で，死亡率3％以下という報告が多い．注目すべきは近年の低年齢化である．HLHSなどの疾患で新生児期に開心姑息手術を行う例が多くなり，使用する人工血管が細いことなどから低酸素血症が進行し，早期のBDGが必要となった．さらに，乳児期早期のBDGの安全性が報告されて，心室への容量負荷をできるだけ早く軽減するために積極的に乳児期早期に行う傾向となった．最近の報告では，手術時年齢は5カ月前後となっているが，人工心肺

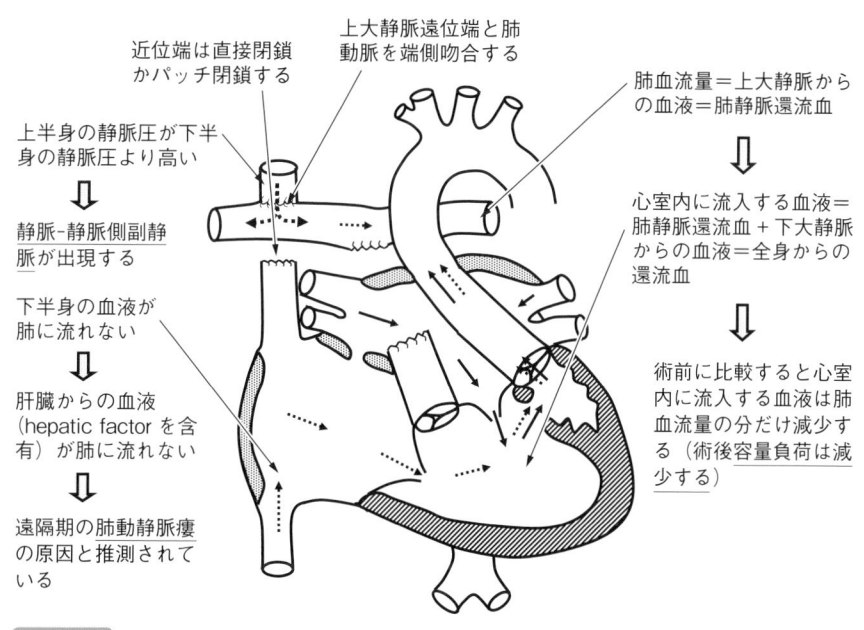

図 12-6 単心室症における両方向性Glenn手術後の血行動態

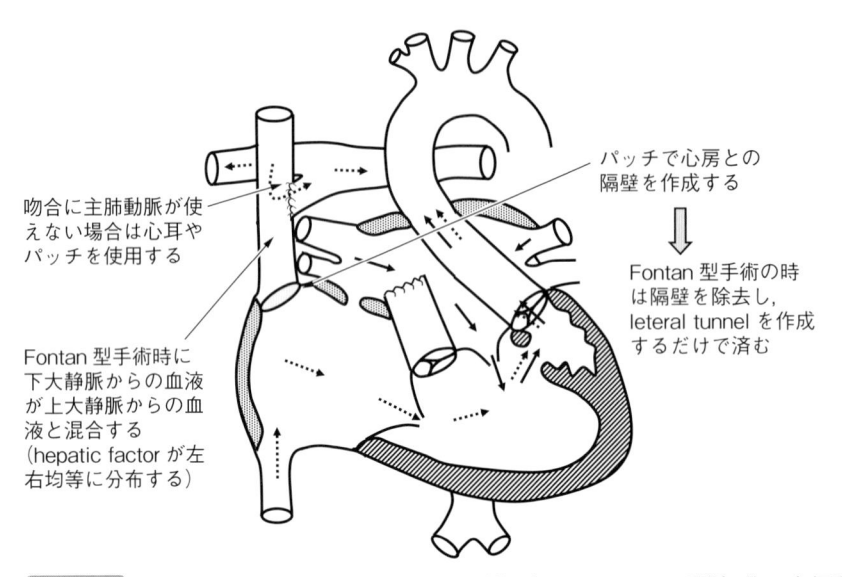

図12-7 単心室症における両方向性 Glenn 手術（hemi-Fontan 手術）後の血行動態

時間の長さ，CVP の高さ，肺動脈・静脈間の圧差，右室性単心室例[1]などが術後経過を悪くする（入院期間が長くなるなど）因子としてあげられている．さらに低い手術年齢，年齢に比して体重の小さいことも術後経過に影響する因子としてあげられている[2]．

しかしながら，低年齢で行われる BDG ほど術前条件が悪い可能性が高く，死亡例も出てくる可能性がある．また，BDG 手術後はあまり肺動脈の発育は期待できず，悪い術前状態が Fontan 型手術後にも影響する可能性があり注意深く検討して行必要がある．

3. Fontan 型手術

a. 適応条件

1) 肺血管抵抗が低い

駆出する心室がなくても肺動脈に血液が流れるためには，正常に近い肺血管抵抗である必要がある．カテーテル検査にて計算した肺血管抵抗が 3 単位以下であることが望ましい．しかしながら，この値は計算上の数字であり，測定時の患児の状態や採血場所による誤差も大きいため総合的に判断する．肺血管抵抗をあらわす一部として中心肺動脈の太さを用いることがある．これは PA index とよばれ，東京女子医大の中田らにより報告されたため海外では Nakata index ともよばれている．左右の肺動脈の断面積を体表面積で除した値で，正常は 300（mm^2/m^2）であり，200 以上が望ましい．肺動脈の太さが正確に肺血管抵抗をあらわすわけではないが，1 つの目安になる（手術成績と PA index との間に相関はないという報告もある）．

2) 心機能がよい

体循環と肺循環の 2 つの毛細血管を通過させるためには強いエネルギーが必要であるが，単心室例では心機能が低下した例も多い．姑息手術を行う経過のなかで，心室拡大や機能低下を防ぐ工

夫が必要である．心室容積が正常の250％を超える例や駆出率が40％以下の例では，手術適応について慎重に検討する必要がある．

3）その他

①高度の房室弁逆流

右心バイパス手術による心室容量減少効果のみで，房室弁逆流を軽減できるのはわずかであり，同時手術として弁形成や弁置換が必要である．特に共通房室弁の場合は何らかの手術介入が必要であるが房室弁逆流のみでは適応外とはならない．

②年　齢

近年では適応年齢が著しく低下しているが，1歳前後での適応は検討を要する．遠隔期の血行動態や肺動脈の成長が明らかでなく，検討を要する．また，異常なFontan循環に低年齢からさらす必要はないとする意見もある．高年齢については，術前の条件さえよければ成功例も多く報告され，あまり制限はない．

③静脈還流異常

以前は手術適応外としていた時期もあったが，現在では種々の工夫によりほとんど修復可能となり，適応外ではない．

b．手術方法

1）心耳－肺動脈吻合術（Fontan手術, atrio-pulmonary connection, APC）（図12-8）

● 方法：心房内にパッチや直接閉鎖などにより隔壁を作り，右心房内を通して下大静脈からの血液を肺動脈に送る．三尖弁閉鎖症などに行われ，初期にはこの方法が主流であった．心耳を利用して肺動脈に吻合し，狭ければパッチを使用する．パッチを使わないで吻合するのに技術を要す

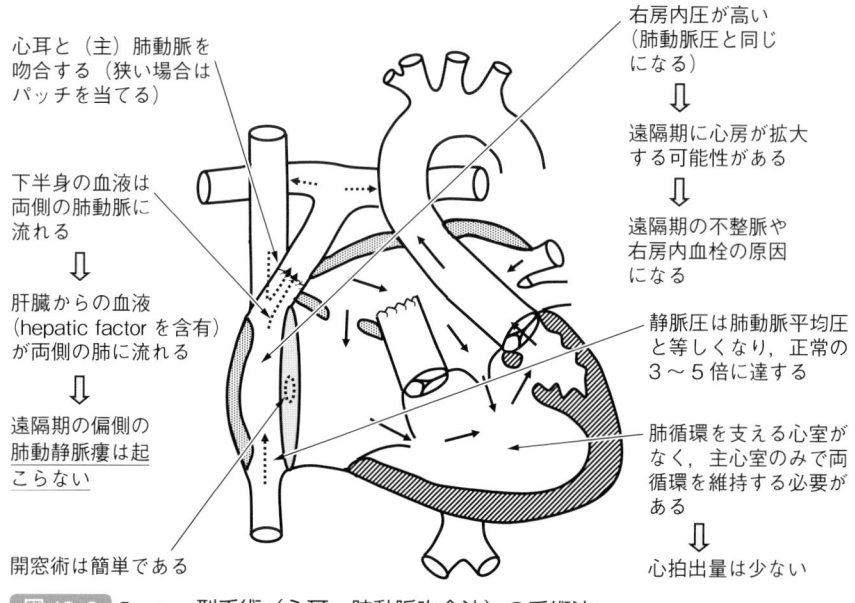

図 12-8 Fontan型手術（心耳－肺動脈吻合法）の手術法

る．
- 利点：上大静脈と下大静脈からの血液が一度混合して，肺動脈に流れるため，hepatic factor が左右の肺動脈に流れる．三尖弁閉鎖症など技術的に容易な症例もある．
- 欠点：初期の頃は右房の収縮が血液を駆出するのに役立つと考えられたが，心房の収縮がスムーズな血液の流れの抵抗となり，エネルギー効率の点からよくないことが示された．長期の高い静脈圧のため右房が拡大し，血栓ができやすい．また，拡大により心房性不整脈も多くなる．これらの合併症のため，この手術から TCPC への変換（TCPC conversion または Fontan conversion とよぶ）を行う例も多くなってきた（不整脈に対する手術も同時に行う）．

2) total cavopulmonary connection（TCPC）

① lateral tunnel 法（LT-TCPC）
- 方法：右房の側壁にパッチにて隔壁を作り，トンネルを作成する．外側は自己の心房壁を利用し，下大静脈からの血液は上大静脈の中枢端を肺動脈に吻合して肺に流す（図 12-9B，図 12-10）．
- 利点：技術的に容易である．
- 問題点：体静脈・肺静脈の還流位置異常があると，心房内で弯曲したパッチとなり，血栓や狭窄の原因となる．櫛状筋部分の縫合部などでリークが起こりやすく，右左短絡による酸素飽和度の低下につながる．心房部分の遠隔期の拡大の可能性がある．縫合線や心房の拡大などが心房性不整脈の源となる．心房内にパッチによる「しわ」ができ，ストレートなトンネルを作成するのが

A. 心房フラップによる lateral tunnel 法
- 心房をフラップ状にして心房中隔に縫合する
- 全周が自己組織である
- ⇩
- 成長する
- 抗凝固がいらない

B. パッチによる lateral tunnel 法
- 心房内にパッチにてトンネルを作成する
- 半周が人工物である
- ⇩
- 抗凝固が必要である？

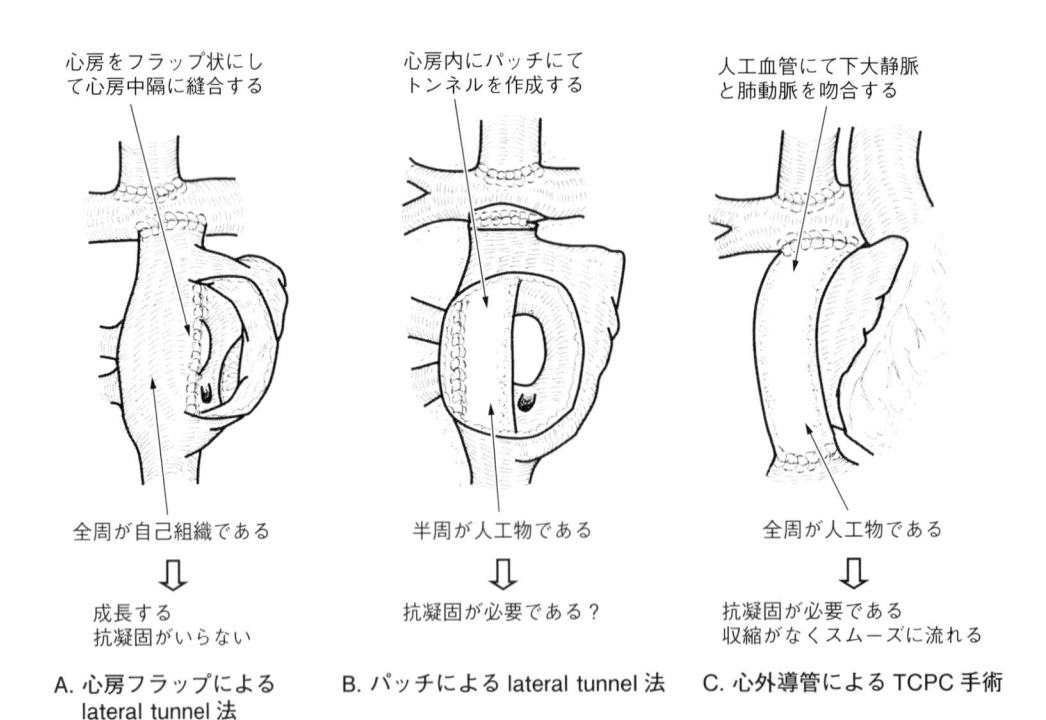

C. 心外導管による TCPC 手術
- 人工血管にて下大静脈と肺動脈を吻合する
- 全周が人工物である
- ⇩
- 抗凝固が必要である
- 収縮がなくスムーズに流れる

図 12-9 TCPC 手術の方法と特徴

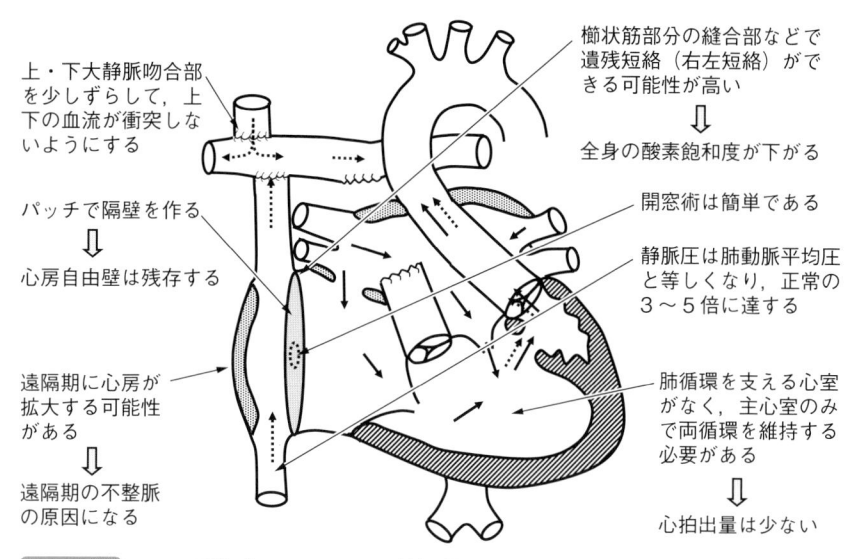

図12-10 TCPC手術(lateral tunnel法)後の特徴と術後血行動態

難しい．hepatic factor が左右両肺に流れない可能性があり，上大静脈の中枢端の吻合に工夫を要する．

② extracardiac conduit 法（EC-TCPC）（図12-9C，図12-11）
- 方法：下大静脈を心房入口部で離断し，人工血管（直径16～22 mm，成長を考慮してできるだけ大きな径を選ぶ）を吻合する．対側は肺動脈の下側に吻合して，下半身の血液を肺動脈に流す．
- 利点：心房に高圧がかからず，心房の切開・縫合線が少ない．このため，不整脈発生の頻度が低下する可能性はあるが，lateral tunnel 法と差はないとする報告もある．リークによる右左短絡がない．手技的には比較的容易で，心房内の肺静脈入口部をバッフルなどで閉塞しない．
- 問題点：Fontan 型手術の静脈系の血流は非拍動性で人工血管内に血栓ができやすく，生涯にわたってワーファリンの服用が必要である．成長しないため，遠隔期の相対的狭小・短小化が考えられる．心外で肺静脈の圧迫の可能性がある．複雑な体静脈の還流位置異常（肝静脈が下大静脈と分離して還流している場合など）のある例では適用しにくく工夫を要する．hepatic factor が左右両肺に流れない可能性がある．

③ 心房フラップ法（図12-9A）
- 方法：右房自由壁をフラップ状に切開し，中に折れ込むように中隔に縫合して lateral tunnel を作成する．フラップの前壁をトンネルの上に縫いつけ，左房側を閉鎖する．
- 利点：トンネル全体が自己組織で作られているため，抗血栓性に優れ，成長する可能性がある．
- 問題点：高い静脈圧により膨張・拡大する可能性がある．トンネル自体が拍動しており，血流の抵抗になる可能性がある．

④ extracardiac lateral tunnel 法
- 方法：上大静脈の下方と下大静脈の上方に心房自由壁に横切開を入れ，その自由壁がトンネルの

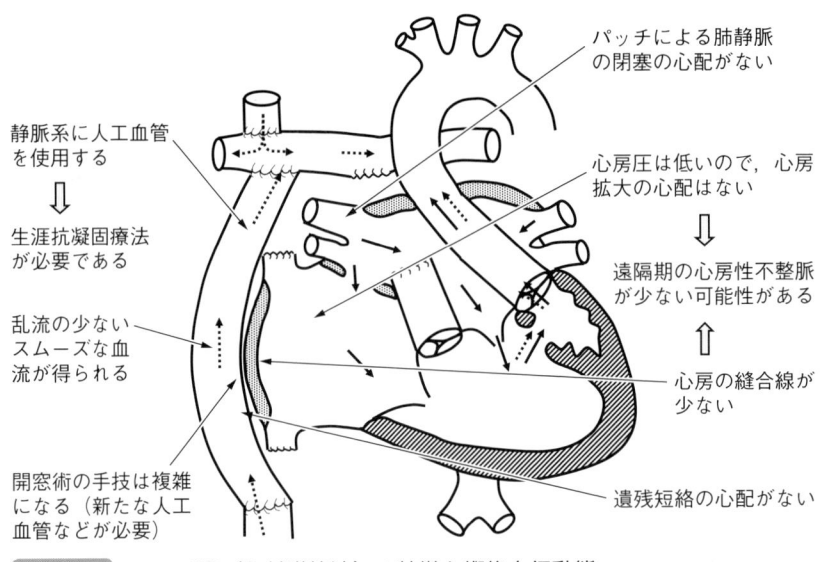

図 12-11 TCPC 手術（心外導管法）の特徴と術後血行動態

内壁になるように中隔と縫合する．外壁は人工血管などの人工物で作成し，lateral tunnel とする．
- 利点：左房側が自己組織で左心系の抗凝固に役立つ．
- 問題点：トンネルが拡張した場合に左房側に張り出し，房室弁への流入血の抵抗になる可能性がある．

c. fenestration（開窓術）について
- 方法：心房を隔てるパッチに直径 3〜5 mm の穴を開けるか，extracardiac conduit による手術の場合は 4〜5 mm 径の人工血管を使用して心房位の右左短絡を作成する．
- 利点：右左短絡のため，肺血流量が減少し，CVP が下がる．血管外漏出液（腹水，胸水など）の減少により，循環血液量が確保でき，術後経過の短縮化につながる．また，右左短絡のため体心室にかかる前負荷が増加し，心拍出量が増加する．術後の低心拍出量の時期には非常に有利に働く．
- 問題点：右左短絡により全身の酸素飽和度が下がる（運動能の低下）．小さな穴あるいは人工血管であるため自然に徐々に閉鎖する（徐々に中心静脈圧が上昇してゆくが，緩徐であるため耐えられる）．

d. DKS 吻合術について

1) 大動脈弁下狭窄の問題点

大動脈弁下狭窄に伴う心室肥大による心筋重量の増加や心室コンプライアンスの低下が Fontan 手術の危険因子としてあげられている．また，Fontan 型手術後に狭窄が進行し，再手術の原因となることがある．肺動脈絞扼術による心室容積減少などによっても，狭窄が進行することもある．

2）原因と解剖学的背景

大動脈弁下狭窄の原因としては，心室間孔（心室中隔欠損孔，bulvoventricular foramen）の狭小化が最も多いが，大動脈弁下の筋性・線維性狭窄によるものもある．解剖学的背景としては，痕跡的右室・完全大血管転位・両房室弁左室挿入を伴う左室性単心室例，完全大血管転位を伴う三尖弁閉鎖症（TAIIc），左側房室弁閉鎖・完全大血管転位・痕跡的右室を伴う左室性単心室が多い．多くの症例で大動脈縮窄症・大動脈離断症を伴い，肺血流増加型が多い．

3）診断基準

弁下狭窄の重症度評価の規準は定められていないが，現状の重症度だけでなく将来の進行の可能性を予測する必要がある．最近では，有意の圧差のある症例だけでなく，狭窄部が正常大動脈弁輪径に比して小さい症例，経過中に心エコー検査にて血流速度が増加した症例，上記の解剖学的背景を有する症例などでは積極的に解除を行っている施設が多い．

4）手術法

端側直接吻合は上行大動脈に肺動脈中枢端を直接端側縫合する方法であり，手技として簡単である．しかしながら，肺動脈弁輪が大動脈に向かって傾斜する可能性があり，血流も非生理的であるため，肺動脈弁逆流（PR）発生の可能性がある．パッチによる拡大を行う方法（Laks 変法）は上行大動脈にL字型切開を加え，そのフラップを後壁に使用して肺動脈中枢端を吻合する方法である．足りない部分はパッチで補填し，肺動脈弁輪の傾斜をやや緩和できる利点がある．double barrel 法（Lamberti 変法）は大動脈と主肺動脈を同じ高さで切断し，隣接した壁を縫合し，double barrel として上行大動脈末梢側を吻合する方法である．肺動脈が極端に太い場合や上行大動脈が細い場合は補填物を必要とする場合もある．肺動脈弁輪の傾斜がなく，PR防止に役立つと思われる．

5）利点と問題点

上記のどの方法でも手技的難易度は高くなく，手術直後の問題も少ない．しかしながら，遠隔期の肺動脈弁の逆流，大動脈弁の逆流，肺動脈・大動脈の変形などが問題となる．肺動脈弁の逆流については，手術法により異なることもあり，いまだ評価は定まっていない．

e. Fontan 型手術後の循環生理の特徴

1）全身の静脈圧が高くなる

正常循環では静脈圧は右房圧と同じで，右房圧は右心室の拡張末期圧に等しく，非常に低い（平均1～5 mmHg）．Fontan 型手術術後は右房がなく（もしくは機能せず），静脈圧は肺動脈圧と同じになる．肺動脈圧は正常でも平均9～19 mmHg と高い．このため，Fontan 術後は静脈圧が高値となり，全身のうっ血を招く．肝うっ血や蛋白漏出性胃腸症などはこのための合併症である（蛋白漏出性胃腸症は静脈圧があまり高くない例でも発生している）．

2）心室が1つしかない

体循環と肺循環の2つの毛細血管を通過させるため強いエネルギーが必要で，その負荷が1つの心室にかかる．1つの心室が正常の左室である場合（三尖弁閉鎖症など）はまだ余裕があるが，この項で述べられている単心室の心室は機能的にも構造的にも問題がある．長期的にはこの負荷に

より心機能が低下すると考えられ，長期予後が疑問視される所以である．

3) 心拍出量が少ない

上記1），2）などの理由から心拍出量は低下している．術後のカテーテル検査の結果でも2〜2.5 $l/min/m^2$ 程度しかない例が多い．さらに，運動時では正常のように心拍出量の増加はなく，少ない運動量で心拍数の増加が起きてしまうことが運動負荷試験などで判明している．

4) 前負荷がかからない．

心拍出量が少ないため，心室に還流する血液が少なく，前負荷がかからない．このため胸部X線では心胸郭比が小さく，他の心疾患より状態はよいようにみえる．また，発作性上室性頻拍などで頻脈になった場合は，さらに前負荷がかからず（頻脈では拡張期が短くなり，前負荷がかからなくなる），容易に血液循環は破綻し，意識消失などを起こしやすくなる．

f. 術後急性期の問題点と術後管理

1) 問題点と術後管理

①高いCVP

毛細血管での物質の濾過は，濾過圧（毛細血管内と組織液の静水圧の差）と浸透圧勾配（毛細血管内と組織液の膠質浸透圧の差）のバランスで行われる（Starlingの仮説）．通常，濾過圧は毛細血管外に水を押し出すように働き，浸透圧勾配は水を血管内に押し込むように働く．術後CVPが高くなれば静水圧勾配は増し，水は血管外に出ていき全身の浮腫・胸水・腹水となって貯留する．さらに，漏出により循環血液量は減少し低心拍出量症候群を助長する．このためCVPをできるだけ低く保つ術後管理を行い，肺血管抵抗を下げる薬剤（ニトログセリン，ミルリノンなど）を投与し，一酸化窒素ガスの吸入を行う．一方，浸透圧勾配をあげるためにアルブミンなどによる高張輸液を行い水の血管外漏出を防ぐ．

②低心拍出量症候群

常に低心拍出量の状態にあるが，術後は特に人工心肺・心筋虚血・肺血管抵抗の上昇によりさらに心拍出量は下がる．カテコラミンとしては脈拍数を増加しやすい種類の薬剤は発作性上室性頻拍を誘発する可能性があるので使用を避ける．ドパミン・ドブタミンの少量使用に押さえる．後負荷軽減のため血管拡張薬を使用するが，循環血液量が少ないため低血圧になりやすいので注意する．

③頻脈の防止

単心室例では房室弁逆流を伴っていることが多い，心室拡大例が多いなどの理由により頻脈になると極端に心拍出量が低下する．さらに，循環血液量が減少していれば前負荷がかからず，心拍出量の低下を助長する．心房・心室へのペースメーカーワイヤーは必須で，ペーシングにより頻脈の予防や治療を行う．多脾・無脾症候群では術前に上室性頻拍の既往を確認しておき，必要ならば術前にカテーテル治療などを行う．

④水分管理

人工心肺や麻酔中にすでに水分バランスはプラスとなっていることがほとんどで，術後はマイナスバランスにもっていきたいところであるが，術当日・1日目は難しい．循環血液量が減少すると低心拍出量となるため，ある程度のプラスバランスはやむを得ない．輸血を行っていないにもかか

わらず Hb 濃度が上昇している場合などは，血管外への水の漏出を示唆しており，循環血液量不足となる可能性がある．

⑤呼吸の影響

呼吸様式も CVP の高さに影響する．人工呼吸器による陽圧呼吸を行っている場合は，肺胞内圧は自発呼吸よりも高い圧になっている．その結果，肺の毛細血管を圧迫する形になり，肺血管抵抗は増す．近年では，Fontan 型手術後に手術室にて気管内チューブを抜管し，自発呼吸にて術後管理を行う施設もある．

⑥左房圧モニター

術後の左房圧の絶対値は心室機能や房室弁逆流の程度などにより，様々であるが，相対値の変化により心機能の変化が推察できる．中心静脈圧が上昇した場合，原因として肺血管抵抗の上昇と左房圧の上昇（心機能の低下）が考えられる．左房圧を直接モニターしていれば確実な判断ができ，適切な対処（カテコラミンの増量など）ができる．

2）早期の手術成績

施設の手術適応の厳しさによって影響される．適応条件ぎりぎりの症例を多く行っている施設では早期成績は低下する．適応条件の差が手術成績に大きく影響する手術であるが，多くの施設では早期死亡は 5％以下となっている．年代的には多くの施設では APC からスタートしており，1990 年ごろから LT-TCPC に移行し，2000 年頃より EC-TCPC が行われはじめている．手術成績も年々よくなっているため，術式別の手術成績の評価は難しく，術式の評価は遠隔成績によりなされることが多い．早期死亡の危険因子としては肺動脈圧の高さ，共通房室弁の有無[1]，心室機能の低下[2]，左心低形成症候群例[3] などがあげられているが，成績のよくなった現在では危険因子を見出すのも難しい．

g. 遠隔期の問題点と再手術

1）問題点

①血栓塞栓症

原因となる因子は，もともと血液の流れが遅いこと，静脈路でのうっ滞，右左短絡，血流内の盲端の存在，人工物の存在，心房性不整脈，凝固能亢進状態など多くのものがあげられているが，これらが複雑に絡み合っていると考えられている．術後急性期から遠隔期まで様々な時期に発生し，発生頻度も 3～16％と様々である．近年では種々の凝固因子の異常が注目されている．

②不整脈

右心房の拡大，心房の切開線・縫合線などが原因と考えられている．したがって，心外導管による TCPC により遠隔期の心房性不整脈の減少が期待されるが，現在のところ明確な結論は出ていない．

③進行性の心機能低下

Fontan 型手術前の容量負荷による心機能低下が影響しているが，術後にも肺循環と体循環の 2 つの循環系を維持するために負荷がかかる．心機能不全に対する一般的薬物治療が有効であるが，機能低下は進行性であることが多い．

④肝機能障害

長期にわたる高い静脈圧が肝うっ血をきたし，肝機能障害をもたらす．頻度はあまり把握されていないが，肝硬変や肝臓癌に至る例もある．

⑤進行性の低酸素血症

心房レベルの右左短絡がなくとも全身の酸素飽和度は90％前半にとどまることが多く，運動時にはさらに低下することもある．原因としては肺の動静脈短絡や換気血流不均衡の存在，静脈-静脈短絡など多くの因子が考えられる．さらに，心機能不全が存在するときはチアノーゼが強くなる．

⑥肺血管抵抗の上昇・肺血管径の低下

原因はよくわかっていないが，Fontan型手術後に徐々に肺血管抵抗が上昇する例がある．肺循環に拍動性が失われることや，血管内皮細胞の機能低下が原因としてあげられている．成長に比例した肺血管径の増大がみられないことも報告され遠隔成績に影響を与えている．

⑦蛋白漏出性胃腸症

発生率は3～15％と報告により非常に幅広く，原因もよくわかっていない．危険因子分析の報告でも一定した結論が出ておらず，肺血管抵抗・肺動脈圧などとも関連が見出されていない．しかしながら，難治性で致死率も高く，5年で50％という報告もある．

2）遠隔生存率と再手術回避率

ボストン小児病院からの2007年の261例（1985年以前に生まれた例，1975～1991年の手術例）の報告[3]では，死亡や心移植回避率は10年で87％，20年で83％であった．遠隔死の原因は突然死9.2％，血栓塞栓症7.9％，心不全関連死6.7％，敗血症2.6％などであった．バーミンガム小児病院からの2007年の406例（1988～2004年）の報告[2]では，累積生存率は10年で86％，15年で82％であった．メルボルンのロイヤル小児病院からの2007年の報告[1]でも20年の遠隔生存率は84％であった．しかしながら，術式別にみるとAPCの15年生存率は81％で，LT-TCPCは94％となっており，術式の変更による改善がみられたと報告している．これらの報告は似かよった成績で，20年生存率が80～85％と考えてよいが，術式の変更による将来の改善が大いに期待できる．

APCは心房の拡大などにより様々な合併症が出てくるため，他の術式に比して遠隔成績はあまりよくないと予想されるが，LT-TCPCとEC-TCPCの差については現在のところ結論は出ていない．両群を比較したインディアナポリス小児病院からの報告[4]では，洞調律喪失率や5年生存率に差は出ていない．EC-TCPC単独の報告では福岡こども病院から10年の生存率が94％と良好な成績を報告[5]されており期待がもてるが，20年に達する報告はまだ出ていない．

3）再手術の対象となる問題と手術方法

体静脈還流路の狭窄，肺静脈還流路の狭窄，房室弁逆流や狭窄の進行，大動脈弁下狭窄，チアノーゼの持続（体静脈から肺静脈への側副路の形成，心房内バッフルからの漏れ，肺動静脈瘻などによる），肺動脈の狭窄の進行に対する再手術が考えられる．

4）Fontan conversion について

　APC による Fontan 型手術では遠隔期に心房拡大による心房性不整脈や血栓形成などの合併症のため，心外導管による TCPC に変更する手術が行われる．この場合に Fontan conversion 手術とよばれる．術前に Fontan 循環が成立していた例ではあるが，手術侵襲による肺血管抵抗の増大や心機能低下の程度が手術成績に影響する．拡大した心房の切除・不整脈に対する手術（Maze 手術など）・ペースメーカー移植術などが同時に行われる．本邦でも APC による Fontan 型手術例が 20 年以上経過する例が増加し，Fontan conversion 手術も増加している．

■文献

1) d'Udekem Y, Iyengar AJ, Cochrane AD, et al. The Fontan procedure: contemporary techniques have improved long-term outcomes. Circulation. 2007; 116(11 Suppl): I157-64.
2) Hosein RB, Clarke AJ, McGuirk SP, et al. Factors influencing early and late outcome following the Fontan procedure in the current era. The'Two Commandments'? Eur J Cardiothorac Surg. 2007; 31(3): 344-52.
3) Khairy P, Fernandes SM, Mayer JE Jr, et al. Long-term survival, modes of death, and predictors of mortality in patients with Fontan surgery. Circulation. 2008; 117(1):85-92.
4) Fiore AC, Turrentine M, Rodefeld M, et al. Fontan operation: a comparison of lateral tunnel with extracardiac conduit. Ann Thorac Surg. 2007; 83(2): 622-9.
5) Nakano T, Kado H, Tachibana T, et al. Excellent midterm outcome of extracardiac conduit total cavopulmonary connection: results of 126 cases. Ann Thorac Surg. 2007; 84(5): 1619-25.

13 心房内臓錯位症候群

A 概要

　非対称性臓器（肺，心房，肝など）の対称的な発育，消化管の回転異常（malrotation）と心血管の奇形などを特徴とする症候群を心房内臓錯位症候群（heterotaxy, heterotaxy syndrome あるいは heterotaxia）という．

　無脾症候群（asplenia）と多脾症候群（polysplenia）に分けられるが，移行型も存在する．ヨーロッパ学派では無脾症候群を右側の構造物が両側に同じようにあることから右側（心房）相同症 right（atrial）isomerism，多脾症候群を左側（心房）相同症 left（atrial）isomerism とよんでおり，本邦でも採用している施設も多い．

　図 13-1A のように一見左右対称にみえる臓器（肺や気管支など）も左右で微妙に異なる部分が

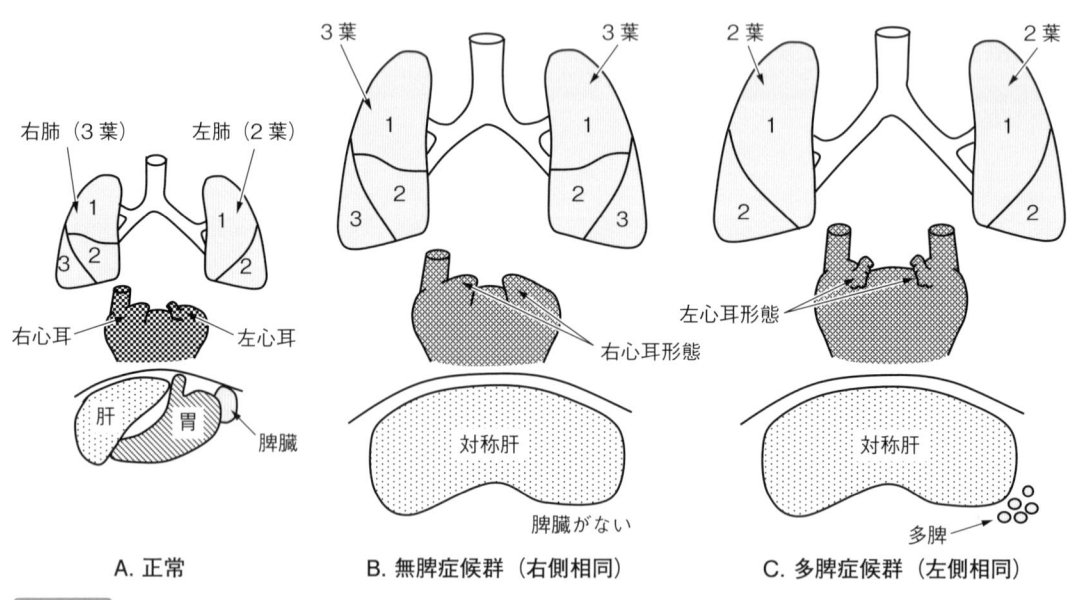

図 13-1 心房内臓錯位症候群の概要

A. 正常　　B. 無脾症候群（右側相同）　　C. 多脾症候群（左側相同）

あり，非対称性臓器が多い．Bの無脾症候群（右側相同症）では左側の臓器が右側の臓器と同じ構造になり，右肺は3葉，左側の心耳も右心耳と同じ形態をしている．右側には脾臓がないため左側にも脾臓がなく，脾臓が欠損する．これが無脾症候群といわれる所以である．図13-1Cの多脾症候群（左側相同症）では右側の臓器が左側の臓器と同じ構造になる．脾臓は左側にあるため，右側にも脾臓があることになり，多脾症候群とよばれる所以である．実際には小さな脾臓が散らばって存在することが多い．肺や心耳の形態が変化しても機能にあまり変化がないが，その他の心臓内部の形態の変化により複雑な心臓形態になる．

> **コラム**
> **気管支分岐の角度**
>
> 気管支の分岐角度も左右により異なる．右よりも左の方が分岐角度が緩やかである．片肺挿管になった場合に左に入ってしまうのはこのためである．本症ではどちらかの特徴をもつ分岐となり，左右同じ角度で分岐する．胸部X線やCT検査での診断の一助となる．

B 形 態

1．発 生

各臓器の左右分化障害が本症の本質であるが，各臓器の左右分化の発生過程の時期が異なることや脾臓の形態が様々一定でないことなどから本症の発生過程・原因はよくわかっていない．移行型も多いが臨床的に扱いやすくするために2つに分けて考えている．

2．解剖と特徴

a．無脾症候群（右側相同症）（図13-2）

1）腹部臓器
- 脾臓：欠損している．
- 肝臓：半数は対称性である．
- 胆嚢：右側に多い．
- 胃泡：半数は右，半数は左，正中はまれである．
- その他：腸回転異常が9％，鎖肛が2％，十二指腸閉鎖が0.4％にみられる．

2）胸部臓器および心臓
- 肺：両方とも3葉である．
- 気管支：上葉への気管支は両側とも肺動脈の上方を走行する．
- 大血管：大血管転位は2/3，左側大動脈弓約が70％にみられる．
- 肺動脈弁：PSあるいはPAが70〜80％にみられる．
- 上大静脈：両側上大静脈が60〜80％で，1本の場合は左右の頻度は同じである．

図 13-2 無脾症候群の形態

（図中ラベル）
- 上葉への気管支は両側とも肺動脈の上方を走行する
- 肺は両側とも3葉である
- 両側上大静脈が60〜80％，1本の場合は左右の頻度は同じである
- 大血管転位は2/3で，左側大動脈弓が約70％でみられる
- PSあるいはPAが70〜80％
- 両側とも円錐型の右心耳形態
- 冠静脈洞は欠損している
- 心房中隔が大きく欠損していることが多い
- 房室弁は80％以上で共通房室弁で，弁尖・乳頭筋・腱索の異常を高率で認める
- 70〜90％でTAPVRを合併する
- 下大静脈が心房に還流する位置は左右同じ頻度．肝静脈がIVCの反対側に還流するのは30〜40％
- 主心室が右室である単心室形態がほとんどで，後壁に痕跡的左室を認めることもあるが，大血管とは接続しない

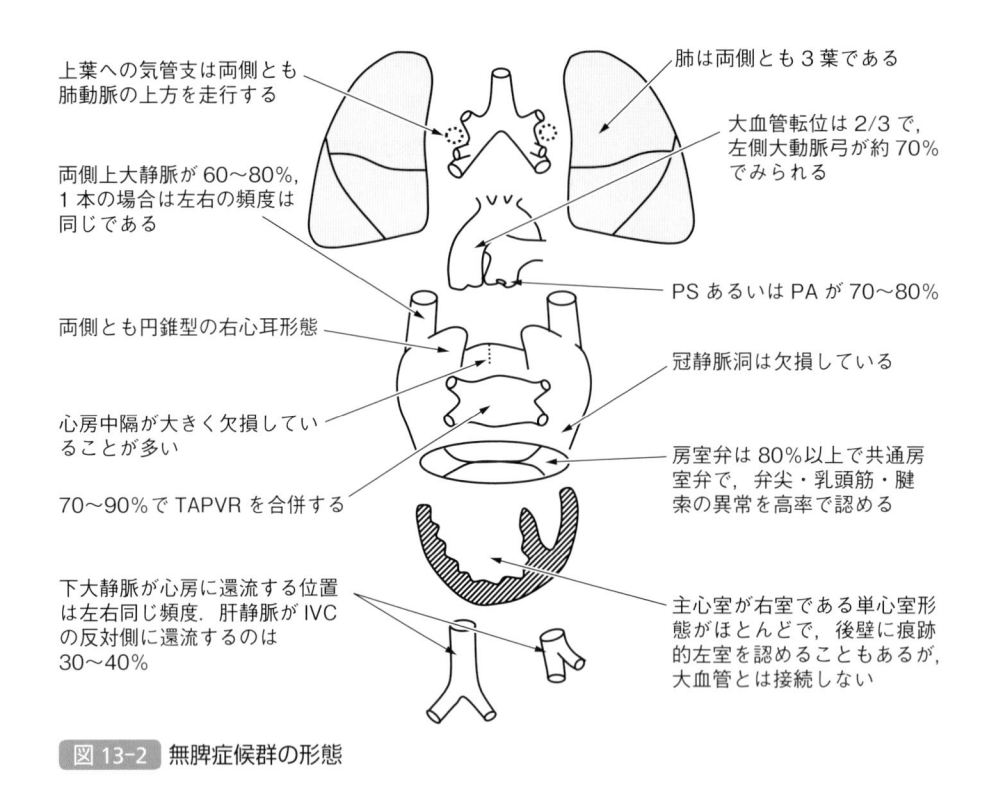

- 下大静脈：心房に還流する位置は左右同じ頻度で，肝静脈がIVCの反対側に還流する例が30〜40％にみられる．
- 肺静脈：70〜90％でTAPVRを合併する．
- 心耳：両側とも円錐型の右心耳形態である．
- 心房中隔：大きく欠損していることが多い．
- 冠静脈洞：欠損している．
- 房室弁：80％以上において共通房室弁で，弁尖・乳頭筋・腱索の異常を高率で認める．
- 心室：主心室が右室の単心室形態であることがほとんどである．後壁に痕跡的左室を認めることもあるが，大血管とは接続しない．

b. 多脾症候群（左側相同症）（図13-3）

1）腹部臓器

- 脾臓：多脾，分葉脾，副脾などがある．
- 肝臓：30％が対称性である．
- 胃泡：70％は右にある．
- 腸回転異常：80％に合併する．
- その他：胆嚢低形成および胆道閉鎖が7〜10％にみられる．

2）胸部臓器および心臓

- 肺：両方とも2葉である．

図中ラベル（図13-3 多脾症候群の形態）:
- 上葉への気管支は両側とも肺動脈の下方を走行する
- 肺は両方とも2葉である
- 正常の大血管が80%にみられる
- 両側上大静脈が40%，右のみが40%，左のみが20%である
- PSあるいはPAは10%のみである（無脾症候群に比べ少ない）
- 心耳は両側とも細長い左心耳形態である
- 冠静脈洞が存在することが多い
- 50%に心房中隔欠損孔がある
- 房室弁：共通房室弁は多くない．部分型AVSDを認める．半数で2個の房室弁を認める
- 肺静脈は40%で正常，心外型TAPVRはまれである
- 心室が90%で2つ存在する
- VSDを60%で認める
- 下大静脈は70%で欠損し，奇静脈あるいは半奇静脈結合を認める
- 肝静脈が50%は心房の右側，30%で左側，20%で両側に流入する

図 13-3 多脾症候群の形態

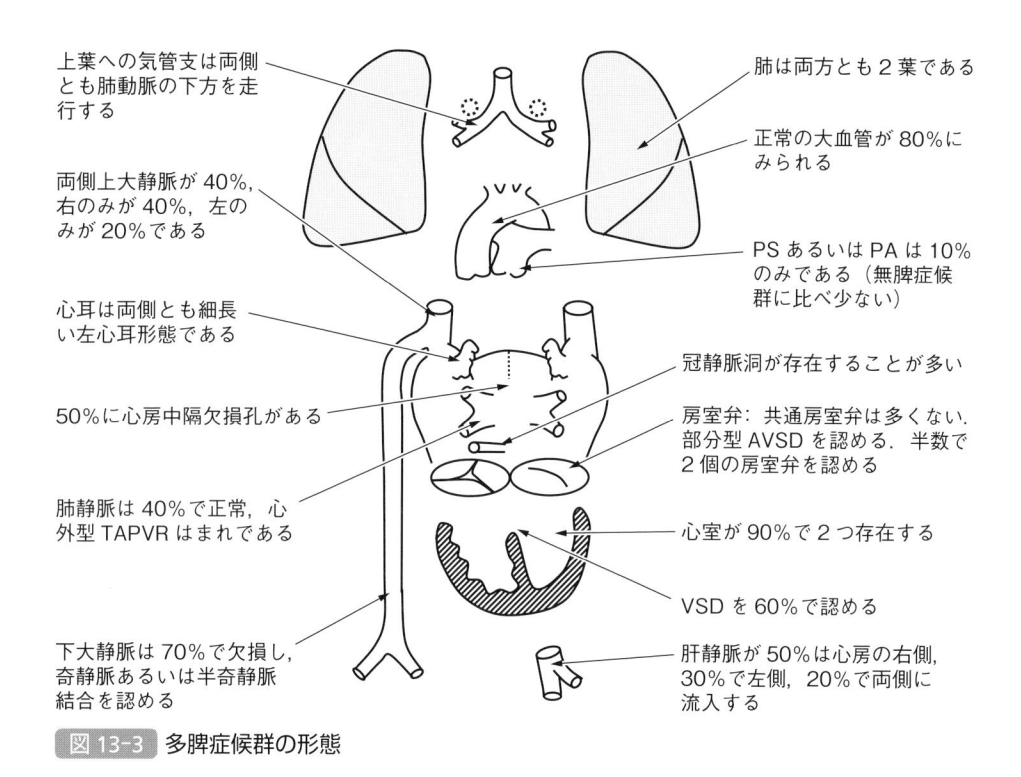

- 気管支：上葉への気管支は両側とも肺動脈の下方を走行する．
- 大血管：正常が80%にみられる．
- 肺動脈弁：PSあるいはPAは10%のみである（無脾症候群に比べ少ない）．
- 上大静脈：両側上大静脈が40%，右のみが40%，左のみが20%である．
- 下大静脈：70%で欠損し，奇静脈あるいは半奇静脈結合を認める．
- 肝静脈：50%は心房の右側，30%で左側，20%で両側に流入する．
- 肺静脈：40%で正常，心外型TAPVRはまれである．
- 心耳：両側とも細長い左心耳形態である．
- 心房中隔：50%に欠損孔がある．
- 冠静脈洞：存在することが多い．
- 房室弁：共通房室弁は多くない．部分型AVSDを認める．半数で2個の房室弁を認める．
- 心室：90%で2つ存在する．
- VSD：60%で認める．
- primary ciliary dyskinesia（PCD, 線毛運動の先天異常）：呼吸器症状が遷延，無気肺を繰り返す．

c. 刺激伝導系の特徴

刺激伝導系も非対称性であるため，本症では種々の異常が存在する．

表 13-1　合併心奇形の発生頻度の相異

心奇形		右側相同 (%)	左側相同 (%)
体静脈	両側上大静脈	40	62
	下大静脈欠損	0	52
大静脈	右側大静脈	49	14
	大動脈/下大静脈並走	91	5
心　房	単心房	69	62
	一次口欠損	31	24
	二次口欠損	0	10
心　室	単心室	91	38
	心室中隔欠損	3	10
房室弁	共通房室弁	97	81
	房室弁逆流	49	33
半月弁	肺動脈弁狭窄	57	33
	肺動脈弁閉鎖	34	10
	（肺高血圧）	9	43
大血管の位置	大血管転位*	57	33
大血管の起始	両大血管右室起始	54	33
	両大血管左室起始	3	0
肺静脈	総肺静脈還流異常	80	5
	部分肺静脈還流異常	3	5
動脈管	動脈管開存	37	43

*大動脈が肺動脈の前方に位置することだけを意味する

1）無脾症候群（右側相同症）

①洞結節

　通常洞結節は右側にあり無脾症候群では左側にも洞結節があることがある．この場合，P波が2種類となる．その他，心房下部にも洞結節様の組織がある可能性も指摘されている．臨床的には洞結節機能不全の頻度は無脾症候群に比べてはるかに低い．

②房室結節

　心臓の発生過程では房室結節が前後に2つあることが知られている．正常では前方結節が消退し後方結節が残る．臓器心房錯位症候群では2つあることがある．2つの房室結節は房室錯位（右房が右室とつながるような房室接続）例において特徴的であるが，同様の解剖学的背景が臓器心房錯位症候群にもあると考えられる．2つの房室結節がある場合前方結節と後方結節の間にslingとよばれる細いHis束があり（図13-4B），問題の1つは細いために切断されやすくなり房室ブロックになりやすいことである．もう1つの問題は2つの房室結節間での回帰性頻脈が発生すること

A. 洞結節の位置
（前方からみた図）

B. 房室結節とHis束
（前方結節と後方結節）

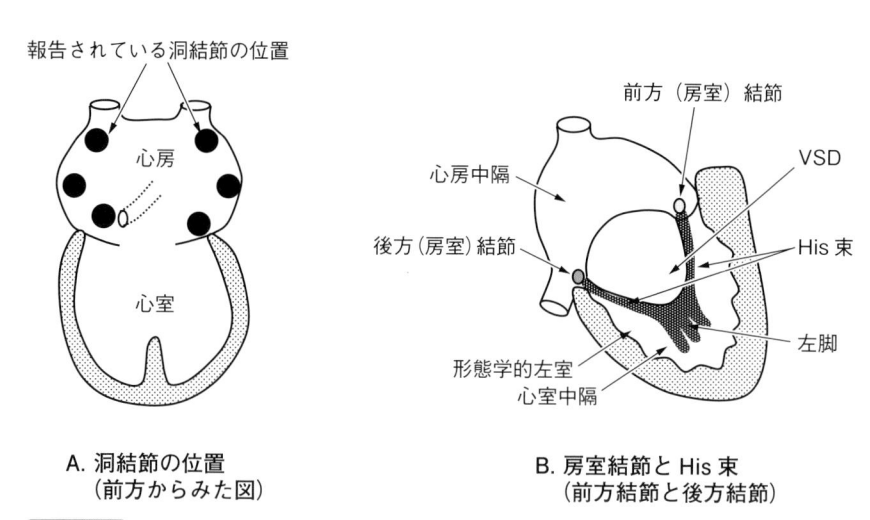

図13-4 多脾症候群の刺激伝導系の特徴（門間和夫，他．心臓．1988; 20: 1393-402）[1]

である．臨床的には房室ブロックの発生は多脾症候群よりも頻度は低い．

2）多脾症候群（左側相同症）（図13-4）

①洞結節

　欠損または低形成となると考えられるが，複数の場所に洞結節様組織の存在が報告されている[1]（図13-4A）．臨床的には心房下部からの調律が多く，徐脈化傾向がある．徐脈化傾向は加齢とともに進行する．結節性調律の頻度も高い．複数に分散して存在しているために1つ1つの洞結節の機能が十分でないと考えられる．

②房室結節

　図13-4Bのように無脾症候群と同様に房室結節が2つあることがあり，臨床的には多脾症候群では房室ブロックの頻度は無脾症候群より高いといわれ，加齢とともに進行する．完全房室ブロックになることもあり，ペースメーカー移植の適応となる．

d. 無脾症候群における感染に対する抵抗力低下について

1）原　因

　脾臓の欠損による免疫機能低下と考えられており，IgM・IgEの低値，肺炎球菌ワクチンに対する抗体獲得能の低下，T細胞機能の低下，細網内皮系における感作赤血球除去能の低下などが報告されている．

　起炎菌：6カ月未満では大腸菌・クレブシェラなどで，6カ月以降では肺炎球菌・インフルエンザ菌などがあげられる．

2）対　策

　1つはワクチンの接種であり，肺炎球菌ワクチン（ニューモバックス）やインフルエンザ菌bワクチン（ヒブワクチン）などがある．もう1つは抗生物質の早期投与を行うことである．発熱がある場合は早期に入院させ，抗生物質の投与開始する．電撃感染によりショックとなり数日で死亡することも経験している．

C 診　断

a. **心エコー検査**

　心内形態，体静脈・肺静脈形態，心耳形態が診断できる．

b. **単純X線検査**

　腹部では胃泡の位置，肝臓の形態を観察する．胸部では気管分岐部から上葉枝を分岐するまでの距離，気管支の分岐角度などが観察できる場合がある．

c. **CT**

　体静脈・肺静脈形態，肺動脈の形態，心耳形態などが観察でき有用である．

d. **熱処理赤血球シンチグラム**

　脾臓の形態診断ができるが，情報は限定的である．

e. **血液検査**

　Howell-Jolly 小体が有名であるが，正常新生児にも認められるため早期の診断的意義は小さい．

D 手術治療

1. 姑息手術

　多くの例で新生児期に肺血流量の調節が必要である．PAB かシャント手術が行われる．

　狭窄病変にて肺血流が自然に調節されて新生児期を経過する例もあるが，肺血管抵抗の上昇に注意して経過観察する（Fontan 手術ができない場合がある）．

　房室弁逆流のある例では心室に対する容量負荷のための心機能低下に注意する．1 心室修復しかできないと判断された例ではできるだけ早く容量負荷を減ずる手術（両方向性 Glenn や房室弁形成術など）を行う．なるべく早期に治療方針を決めるべきだが，乳児期早期に2心室修復ができるか判断するのは困難なことも多い．

　心外型 TAPVR による肺静脈閉塞にて新生児期に開心姑息術を必要とする例は 10 年前ではほとんど救命できなかった．肺の低形成を合併するためともいわれたが，新生児期に肺血流量を人工的に調節する管理を Norwood 型手術などで習熟したため，現在では徐々に救命できる例が増えてきた．heterotaxy を伴う TAPVR 例は heterotaxy を伴わない TAPVR 例より手術成績が悪く，術後の肺静脈閉塞発生率も高いことが知られている．2008 年のボストン小児病院からの報告[2]では，1985〜1997 年（やや古い）に手術を行った例は 10 年生存率が 39％と非常に低かった（2006 年テキサス小児病院からのやや新しいシリーズの報告[3]では 10 年生存率 79％と報告されている）．また，このうち 47％が術後肺静脈閉塞を発症している．heterotaxy 非合併例で報告されている 2〜13％の発生頻度と比較して heterotaxy 合併例では異常に高いことがわかる．原因ははっきりしておらず，新生児期に姑息的開心術を行った例ではさらに高い発生率と推測されこれからの重要な課題となっている．

2. 最終手術

a. 1心室修復（Fontan型手術）

1）手術方法

基本的には他の単心室と同様であるが（§12. 単心室, 3. Fontan型手術の項, 180頁参照）, 体・肺静脈の還流異常の合併, 共通房室弁逆流, 不整脈が問題となる. 多様な静脈の還流異常に対してはextracardiac conduit法を貫き人工血管を使用して各静脈を接続する方法と心房内でバッフルや自己心房組織を用いて静脈路を作成する方法[4]がある. 前者では長い人工血管となるため血栓の可能性が増大し, 肺静脈圧迫の可能性が問題となる. 後者では複雑な縫合線となるため新たな不整脈発生源となり, 遠隔期の心房拡大の可能性がある.

共通房室弁の合併が多く, 術前に中等度以上の逆流が存在する例も多い. 弁逆流に対する術式としては部分的または全周にわたる弁輪縫縮術, 2弁口化手術, 弁尖の縫合などによる弁形成が行われる. 共通房室弁の形態は様々で一定の方法はなく, 技術的にも非常に難しい. 中等度以上の逆流残存は手術成績に影響を与える大きな因子になる. 静岡こども病院からの2010年の報告[5]では形成術によってもIII度以上の逆流残存が認められた8例中7例が死亡している. 早期死亡はみられなかったが, 遠隔期に種々の原因で死亡している. 逆流残存は心室機能を低下させ, 容易にFontan循環を破綻させるためと考えられる.

上記のようにもともと伝導系の異常を多く抱える本疾患にさらに心房切開・縫合などを加える術式は避けるべきであるが, 不整脈に対する外科的対応についてはいまだ不明な部分が多くさらに研究が必要である.

2）手術成績

①早期成績

heterotaxy例に対するFontan型手術では他の単心室例より早期成績が悪いという報告が多い. Mayoクリニックからの30年間142例の報告[6]（2006年）のなかで1995〜2004年に手術を受けた21例（うちasplenia17例）の早期死亡率9.5％であった. 同時期の他の単心室例の死亡率（2〜3％）に比べて高く, 全例で開窓術を行うべきとしている. 韓国からの報告[7]（2006年）でも早期死亡率は4.8％で, 他の単心室例の死亡率2.4％よりも有意に高かったとしている. これらは5〜15年前の成績であり, 現在ではさらに早期成績は改善されており, 他の単心室例と遜色のないものとなっていると考えられる.

②遠隔成績

早期成績に比べ遠隔成績は本疾患の本質的な部分に影響されるため飛躍的改善は望めないが, 術式の改善などにより少し向上している. Mayoクリニックの報告では5年, 10年, 15年生存率がそれぞれ64％, 57％, 53％で, 生存例の46％に不整脈がみられた. Boston小児病院からの報告[8]（2002年）では1年, 10年生存率がそれぞれ90％, 87％で, 1991年以降の10年では10年生存率が93％で以前の10年の70％に比して遠隔成績も大幅に改善がみられた. 10年後の徐脈性不整脈回避率は78％で, 頻脈性不整脈回避率は70％で, 多脾症候群の方が不整脈の問題が多いことが示されている. 房室弁逆流と不整脈が遠隔期の予後に影響を与える因子と考えられるが, 手術時年

齢の低年齢化や術式の工夫などによりさらに改善されると思われる．

b．2心室修復

1）手術方法

2つの心室があり，大きさも十分でバランスがよい例だけが対象となる．polysplenia 例で行われることが多い．共通房室弁は左右2つに分けることは可能である．どのような例が適応となるか定義するのは非常に難しく症例ごとに検討しているのが現状である．年少時にある程度2心室修復を目指すかどうかを決めるが，途中から方向性が変わる可能性も十分にある．

体・肺静脈の還流異常は2心室修復でも問題になる．心房を左右に分ける際に複雑に彎曲したパッチになることが多い．縫合線が不整脈の源となり，彎曲したパッチは血栓閉塞の原因になる．

共通房室弁は房室中隔欠損症と同様に分けるため，Fontan 型手術時に1弁と扱って形成術を行うよりは容易である．

2）手術成績

かなり高度な奇形が複合した心臓を2心室に分けて修復するため，修復可能であるとしても術後様々な困難が予想される．2009年のボストン小児病院からの heterotaxy に対する1心室修復の報告[9]では，1990〜2007年に heterotaxy と診断された 371例中 91例（25％）に2心室修復が行われている．対象は polysplenia 66例（73％），asplenia 9例（10％），中間型 16例（17％）と圧倒的に polysplenia に多い．10年生存率が 93.4％で比較的良好であるが，再手術（カテ治療を含む）回避率が 10年で 38％，不整脈回避率が 10年で 53.9％であった．2心室修復を行っても再手術が多く不整脈が問題となることが示されている．どちらかの心室が小さい共通房室弁例が高い危険因子であったと述べている．2010年のフランスからの heterotaxy 139例（1989〜2008年）の報告[10]では，64例（46％）で2心室修復が行われ全体の死亡率は 15.6％，15年生存率は 77％であった．1心室修復は 50例（36％）で，全体の死亡率は 18％，15年生存率は 85.1％であった．かなり積極的に2心室修復が行われているが，遠隔成績は1心室修復の方がよかったと判断できる．ボストンでは症例を選んで2心室修復を行っているため2心室修復の比率は低く，遠隔成績も良好であったと考えられる．1心室修復と2心室修復を単純に比較することは問題があるが，本症における2心室修復自体が種々の問題を内包しており，Fontan 型手術の成績が安定し遠隔期の外来管理が向上した今日では一概に2心室修復がよいともいえない．今後も症例ごとに細かく検討していく必要がある．

■文献

1) 門間和夫, 高尾篤良, 中澤 誠, 他. 多脾症候群の洞結節機能低下. 心臓. 1988; 20: 1393-402.
2) Foerster SR, Gauvreau K, McElhinney DB, et al. Importance of totally anomalous pulmonary venous connection and postoperative pulmonary vein stenosis in outcomes of heterotaxy syndrome. Pediatr Cardiol. 2008; 29: 536-44.
3) Morales DL, Braud BE, Booth JH, et al. Heterotaxy patients with total anomalous pulmonary venous return: improving surgical results. Ann Thorac Surg. 2006; 82: 1621-7.
4) Naito Y, Aoki M, Matsuo K, Intracardiac Fontan procedure for heterotaxy syndrome with complex systemic and pulmonary venous anomalies. Eur J Cardiothorac Surg. 2010; 37: 197-203.

5) Ota N, Fujimoto Y, Hirose K, et al. Improving results of atrioventricular valve repair in challenging patients with heterotaxy syndrome. Cardiol Young. 2010; 20 : 60-5.
6) Bartz PJ, Driscoll DJ, Dearani JA, etl al. Early and late results of the modified fontan operation for heterotaxy syndrome 30 years of experience in 142 patients. J Am Coll Cardiol. 2006; 48: 2301-5.
7) Kim SJ, Kim WH, Lim HG, et al. Improving results of the Fontan procedure in patients with heterotaxy syndrome. Ann Thorac Surg. 2006; 82: 1245-51.
8) Stamm C, Friehs I, Duebener LF, et al. Improving results of the modified Fontan operation in patients with heterotaxy syndrome. Ann Thorac Surg. 2002; 74(6): 1967-77.
9) Lim HG, Bacha EA, Marx GR, et al. Biventricular repair in patients with heterotaxy syndrome. J Thorac Cardiovasc Surg. 2009; 137: 371-9.
10) Serraf A, Bensari N, Houyel L, et al. Surgical management of congenital heart defects associated with heterotaxy syndrome. Eur J Cardiothorac Surg. 2010; 38: 721-7.

14 大動脈弁狭窄症

A 概　要

　大動脈弁の先天的狭窄と定義されるが，このうち新生児期に心不全・肺静脈うっ血による呼吸不全を呈する例を"critical AS"（新生児重症 AS）とよぶ．新生児期を無症状で経過した症例の発症時期は様々である．男性に多く，女性の 3〜5 倍頻度が高いとされ，日本人には少なく，欧米人に多い疾患として有名である．バルーンによる裂開術の一般化により治療戦略が近年大きく変化してきた疾患である．また，先天性の二尖弁の大動脈弁だけの奇形は，人口の約 1.3％程度に発生する頻度の高い奇形であるが，大動脈弁狭窄症とはやや疾患単位が異なり，多くは狭窄を示さず無症状で経過する．二尖弁でも加齢による弁硬化・石灰化などのため，高齢になってから狭窄・逆流症状を発症することがある．

　左室の低形成や僧帽弁の低形成を伴う例では 2 心室修復の成績が悪いため，上行大動脈や大動脈弓の低形成を伴わなくても Norwood 型手術を行うことがある．明確な規準が定められているわけではないが，大動脈・僧帽弁輪径の正常値との比較などを行い，手術適応を決める．多施設による合同研究では全症例（非手術群・心移植群を含む）の 56％で Norwood 型手術が行われ，36％で 2 心室修復が行われている．この項では 2 心室修復ができるような例を対象に解説する．

B 形　態

　狭窄を示す弁の 2/3 は 2 弁（図 14-1A）であり，1 つの交連部（右冠尖と左冠尖の間が多い）が完全に融合した形で 2 弁となり，癒合部が残存して一見 3 弁にみえる例もある．正常にできた交連部も癒合し，弁尖の肥厚・ゼラチン様結節化などのために弁口が狭くなる．3 つの交連部がすべて癒合し，1 弁となっている例でも，交連部の痕跡がある例（図 14-1B）もあるが，まったく確認できない例（図 14-1C）もある．弁尖の分割がほとんどなく，先端が尖ったような形態の弁は高度の狭窄をきたし fish mouth（魚の口）様と表現される．

　その他，弁輪自体が低形成で狭くなっている例，弁下に線維性肥厚を合併している例，左室内圧

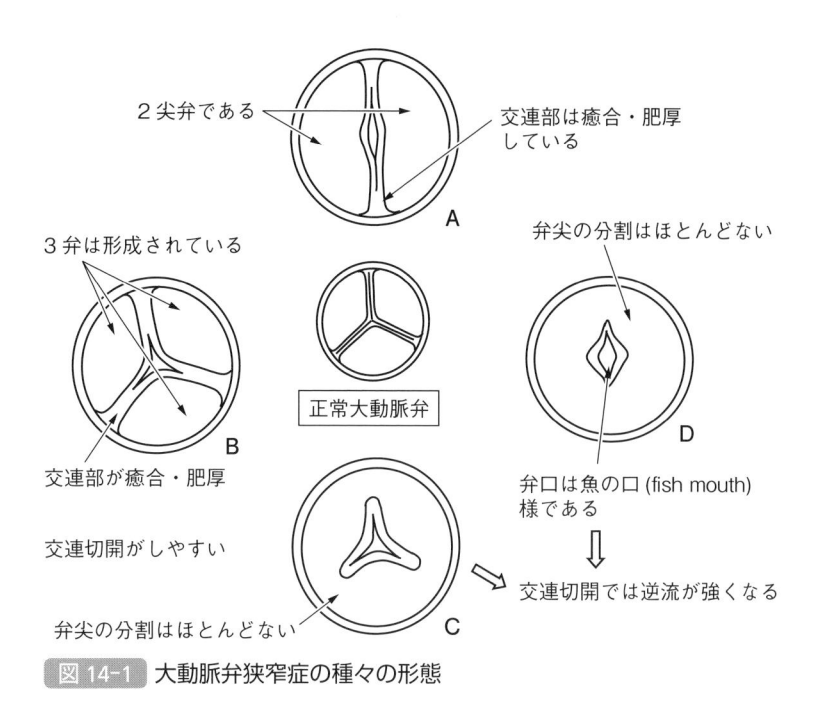

図 14-1 大動脈弁狭窄症の種々の形態

上昇に伴って弁下の筋肉の肥厚を伴う例などがある．

重症例では生後早期からの左室内圧の上昇のため左室壁が肥厚し，左室心内膜の肥厚（膠原線維・弾性線維の増生による）である心内膜線維弾性症（EFE）を合併することも多い．合併心奇形としては心室中隔欠損症，大動脈縮窄症，動脈管開存症が多い．本症と僧帽弁狭窄，大動脈弓の異常を伴う例はショーン複合（Shone complex）とよばれる．

C 血行動態（図 14-2）

a. 左室肥大と心内膜下虚血

狭窄により左室圧が上昇し，高い心室圧に対応するために心筋の求心性肥大が起こる．肥厚した心室筋の内側（心内膜側）は外側（心外膜側）よりも収縮運動は活発であるために，収縮期圧が非常に高い場合には心内膜下の相対的血流不足（相対的心内膜下虚血）をきたす．臨床的には心電図上の ST 低下などに現れる．

一方，急激な後負荷の増大に対して心内膜の肥厚などの代償機転が間に合わず左室内腔の拡大などが発生することがあり afterload mismatch とよんでいる．心筋自体の機能は正常に保たれているが，内腔拡大により壁運動が低下しみた目の駆出分画（EF）は低下する．心筋自体は障害されていないため後負荷が消失すれば壁運動も正常化する．

b. 左室収縮機能低下

相対的心内膜下虚血が続くと，左室の収縮機能は低下し，心拍出量低下をきたす．その結果，冠動脈に流れる血流も制限され，さらに冠血流低下による虚血が進む．

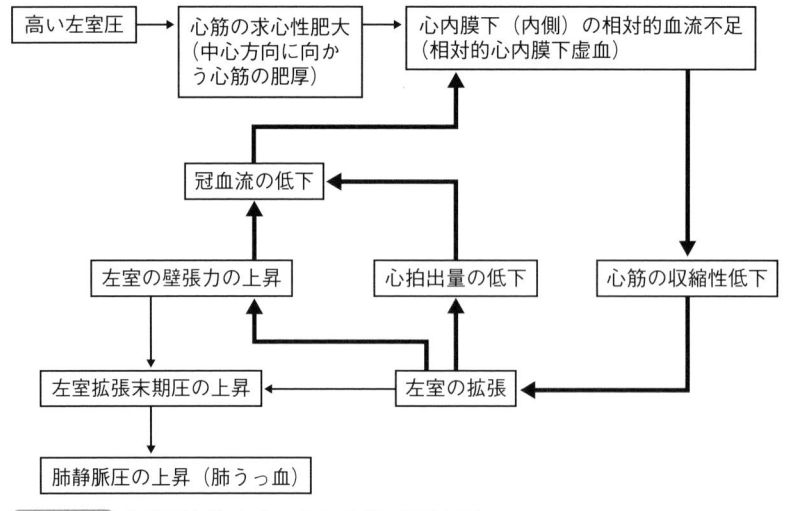

図 14-2 大動脈弁狭窄症の血行動態（悪循環）

c. 左室拡張末期圧の上昇

　左室収縮機能が低下すると，次第に心室は拡張し始め，左室壁にかかる張力は上昇する．壁張力の上昇により冠血流量は制限され，心筋虚血はさらに進行する．この経過により，臨床経過増悪の悪循環サイクルが形成される．左室の拡張により左室拡張末期圧が上昇し，重症例では肺静脈うっ血，肺高血圧をきたす．

D 症状と徴候

a. 新生児・乳児期重症大動脈弁狭窄症

　いわゆる critical AS では，多呼吸・哺乳力低下・皮膚蒼白などの心不全症状が強くみられ，四肢の脈が弱い．重症の場合はアシドーシスを呈する．聴診では駆出性収縮期雑音が聞かれ，心電図異常では高度の左室肥大，ST 低下の所見がみられる．
- 治療：重症例では人工呼吸器管理を行い，アシドーシスの改善に努める．カテコラミン投与ではドーパミンが第 1 選択となり，心筋酸素消費量を増大させる頻脈にならないように注意する．動脈管が開いている例では，下半身への血流は右室により駆出されるので，左室の負担を軽減する（左室狭小例などで拍出が不十分な場合）可能性があるため PGE_1 の投与を行う．

b. 年長例

　新生児・乳児期を過ぎた例では無症状で，発育・運動能も正常であることが多い．左室圧が高い例では，心筋虚血による胸痛や不整脈などによる失神を認めることもある．駆出性収縮期雑音が聴かれ，胸骨上縁から頸動脈にかけてスリルが触知されることがある．定期的な心エコー検査・心電図による経過観察が必要で左室肥大や虚血性変化が不可逆になる前に手術治療を行う．

E 検査

a. 心臓カテーテル検査

critical AS では心臓カテーテル検査はバルーン形成術を行う場合以外は行わない．

バルーンによる弁形成術か外科的弁形成術を選ぶかを決めるには心エコー検査による多くのデータが必要である．

b. 心エコー検査

- 形態の把握：3弁形態の確認・交連部の形態・弁尖の肥厚の有無，弁輪弁下の形態，弁逆流の有無．
- 計測値および計算値：大動脈弁・僧帽弁輪径（正常値との比較），左室容積および左室機能，推定圧差．
- EFE の有無と程度：心内膜側の輝度の高い部分が乳頭筋周辺に限局しているか（軽度），乳頭筋周辺以外にも波及しているか（中等度），全体に及んでいるか（高度）に分類する．

F 手術

1. 経皮的バルーン弁形成術

バルーンはどこが切れるかわからないが，全身への侵襲は小さい．

a. 手術方法

経皮的にバルーンカテーテルを逆行性に挿入し，バルーンの膨張により弁口拡大を行う．

b. 利点

全身麻酔が必要だが，全身への侵襲が少ない．繰り返し行えるため，年齢に応じた段階的拡大が可能である．

c. 問題点

直視下でないため，交連部を正確に裂開できない．交連部以外の部位を裂開した場合は，弁逆流を発生する．高度に肥厚した弁・石灰化のある弁などは裂開できない．バルーンが Valsalva 洞や

---

point 術前の把握のポイント
1. 新生児・乳児期例
    弁の状態は？ 心機能は低下していないか？
    Afterload（mismatch）を起こしていないか？
    手術方法と選択の理由は？
2. 年長例
    弁の形態と狭窄の程度？
    手術適応となった理由は？
    手術方法と選択の理由は？ 弁置換の可能性は？

弁輪部を含めて拡大するため，冠動脈入口部に変化（炎症・解離など）が起こることがある．

d. 術直後の血行動態と管理

1）術中の合併症
不整脈，出血，血圧低下などよる血行動態悪化の可能性がある．

2）残存圧差
重篤な逆流を発生させないためにあまり強く拡大できないことが多く，弁輪狭窄の合併などにより圧差が残存する．残存圧差が大きい場合には，手術侵襲による血行動態の悪化に影響する．

3）弁逆流の発生
ほとんどの例で逆流が発生するため，その程度や左室拡張末期容積の変化などを把握する必要がある．

4）心電図変化
ST変化の軽減，心室期外収縮の消失など心筋への負荷軽減を把握する．

5）右心系の負荷軽減の有無
高度のASでは，左室拡張末期圧上昇→左房圧上昇→肺動脈圧上昇の機序により，右心系への負荷が出現する．狭窄解除により右心系の負荷がどの程度軽減されたか確認する．

6）早期手術成績
新生児・乳児期早期のcritical AS例では早期死亡率が高かったが，この10年でかなり改善されている．ボストン小児病院からの2005年の報告[1]（生後60日以下の113例）は，22％から4％（1994～2002年）に改善している．トロント小児病院からの2007年の報告[2]（生後30日以内の53例）では，急性期死亡率13％で，症例の多い施設では新生児でも10％前後に改善していると考えられる．

e. 遠隔期の合併症と再手術
再手術率は高く，バルーン形成術は姑息手術と考えるべき．

1）遠隔生存率
トロントからの報告[2]では急性期死亡例以外の遠隔死はなく（10年の観察期間で），新生児・乳児期早期を乗り切れば生存率は良好である．

2）再手術回避率
ボストンの報告[1]では大動脈弁の再手術回避率は1年で65％，5年で48％，10年で29％（トロントの報告では33％）とされ，再手術の可能性は高い．再手術として再バルーン形成術，外科的弁形成，弁置換が行われ，バルーン形成術後1年以内の介入が多いとしている．

3）左室の大きさ・機能
左室はやや小さい傾向は残るが，体格の成長に従って大動脈弁も大きくなり，左室も大きくなっていると報告されている．

2. 外科手術治療
a. 人工心肺下の弁形成術（交連切開が主体）
正確に形成術ができるため，新生児の開心術に慣れた施設では大きな選択肢となる．

1) 手術方法
大動脈遮断下に大動脈切開を行って，直視下に弁の形成術を行う．交連切開や肥厚部を薄く切り取って（slicing）可動性をよくする．交連部としてはっきり認識できないような形成不全例では，交連部を切りすぎると重篤な弁逆流を生じるため注意を要する．

2) 利　点
直視下であるため，確実に交連部を切開でき，逆流を発生しにくい．

3) 問題点
新生児の重症例では人工心肺の侵襲が大きい．肥厚した心筋では心筋保護液による保護効果がよくないといわれ，大動脈遮断の虚血による心不全が心配される．

4) 術直後の血行動態と管理
バルーンによる形成術と同様の問題点に加え，①大動脈遮断による心不全，②体外循環の合併症を考慮する．近年，新生児の critical AS 例についても早期死亡率は著明に改善し，0～19%[3]と施設により幅があるが，死亡0という報告[4]も出ている．

5) 遠隔期の合併症と再手術
①遠隔生存率

新生児・乳児期を乗り切った症例で遠隔死亡は少ないと考えられる．多施設による研究[5]では1年後の生存率は71%で，10年後は70%と1%が死亡したのみと報告している．EFEの重症度，大動脈弁径の大きさ，手術時の年齢などが危険因子であったとしている．

②再手術回避率

新生児・乳児期早期の手術例の10年後の再手術回避率は55～78%[3]と手術年代や施設により差があるが，かなり改善されておりバルーン形成術より再手術回避率も高いようである（バルーン形成術の方が再手術率が高い）．施設により方針が異なるが，術前状態のよい例では手術による形成術を選択する方向に向いているようである．

b. Norwood 型手術
§17．左心低形成症候群の項（245頁）を参照．

c. 弁置換術
1) 人工弁置換術
小児の弁置換術はワーファリンのコントロールが問題（難しい）．

①手術方法

弁切除後，弁輪部に針糸をかけ，人工弁を縫着する．小児では弁輪拡大術（後述）を併用することが多い．人工弁としては最近ではほとんど二葉ディスク弁（機械弁）が用いられている．

②利　点

弁逆流を発生せずに，確実に狭窄を解除できる．

③問題点

　機械弁では抗凝固療法（ワーファリン）が必要で，成長期では出血による合併症防止のため運動制限が必要になる．経験的に小児期はワーファリンのコントロールが難しい．成長期は組織増生が起こりやすく，パンヌス形成による人工弁機能不全に注意する必要がある．成長による相対的狭窄を生じるため，将来さらに大きなサイズの弁に再弁置換をする必要がある．

④術直後の血行動態と管理

　人工心肺，大動脈遮断による心筋虚血などに加えて，急性期の抗凝固療法を出血の副作用を避けながら円滑にはじめる．ドレーンからの出血が減少してきた時点でヘパリンの点滴静注をはじめ，その後ワーファリンの経口投与に切り替える．小児の大動脈弁位の人工弁は血栓の合併症が少ないため，出血による合併症を考慮してワーファリンの投与を行わない施設もある．人工弁の動きは心エコー検査やX線による透視によって確認できる（外来での経過観察にも必要であるため，退院前に動きを確認する）．二葉ディスク弁を用いた早期の手術成績は良好で，増田ら（福岡こども病院・九州大学）の最近の45例の報告[6]では早期死亡1例（2.2％）のみであったと良好な成績を報告している．

⑤遠隔期の合併症と再手術

　増田らの報告では遠隔死亡も2例（4.4％）で低かったとしている．一方，30年間にわたるトロント小児病院からの報告[7]では遠隔死亡も多いとしているが，この報告には各種の生体弁や二葉ディスク弁でない機械弁も使用されており，現状とは少し解離がある．機械弁の性能自体は非常によくなっているが，機械弁の場合は血栓症と抗凝固療法による出血が大きな合併症となる．増田らの報告[6]では抗凝固療法に関する合併症の回避率は15年で94％であったと報告されている．

　再手術としては再弁置換が行われるが，原因としては成長に伴う弁狭窄，パンヌス形成や血栓弁による閉鎖不全，心内膜炎などがあげられている[8]．成長によるサイズアップを行うため，弁輪拡大術が併用されることが多い．

2) Ross手術（自己肺動脈弁による弁置換術）

　Ross手術は1弁の疾患が2弁の疾患となり，小児では20〜30年の予後が問題である．

①手術方法

　主肺動脈を切断して，肺動脈から弁に異常がないか確認し，冠動脈の損傷を避けるように肺動脈弁を採取する（図14-3A）．心室中隔付近には中隔に分布する第1中隔枝があり損傷しないように注意が必要である．次に，大動脈を切断し，大動脈弁を切除して冠動脈ボタンを採取する（図14-3B）．その後，採取した肺動脈弁を大動脈弁位に縫合する．この吻合部からの出血防止や将来の大動脈弁輪の拡大防止に役立たせるため，短冊状に切った自己心膜を補強に使う．左右の冠動脈ボタンは吻合した主肺動脈部分にパンチャーで孔を開けて，その孔に吻合する（図14-4A）．上行大動脈遠位端を切除・吻合した主肺動脈遠位端と吻合する．肺動脈弁を切除した右室流出路は，1弁パッチ・3弁付き人工血管・ホモグラフト（同種大動脈弁）などで再建する（図14-4B）．

②利　点

　自己弁であるため抗凝固療法（ワーファリン）の必要がなく，成長期の小児でも激しい運動も可

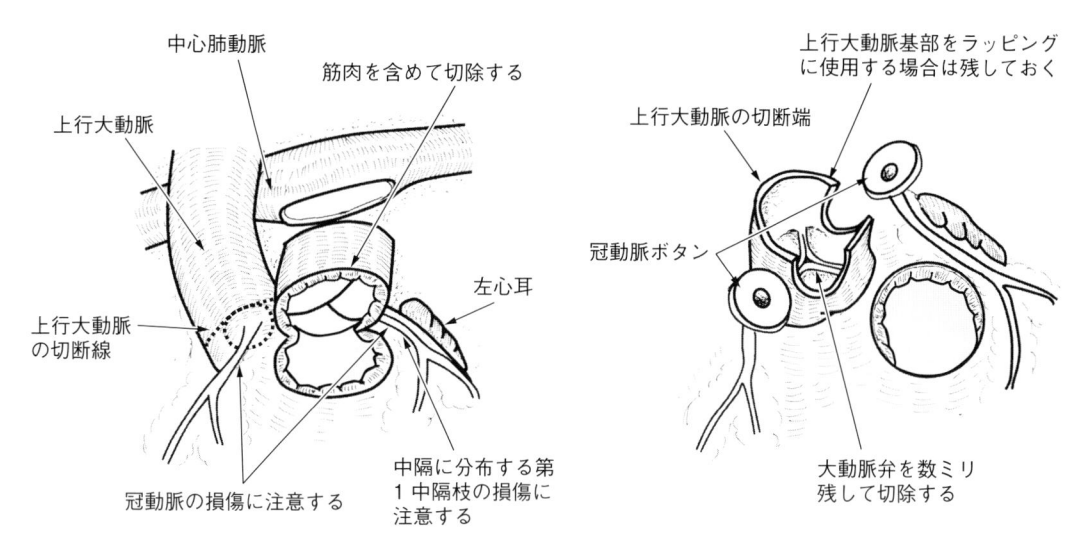

図14-3 Ross手術(その1)

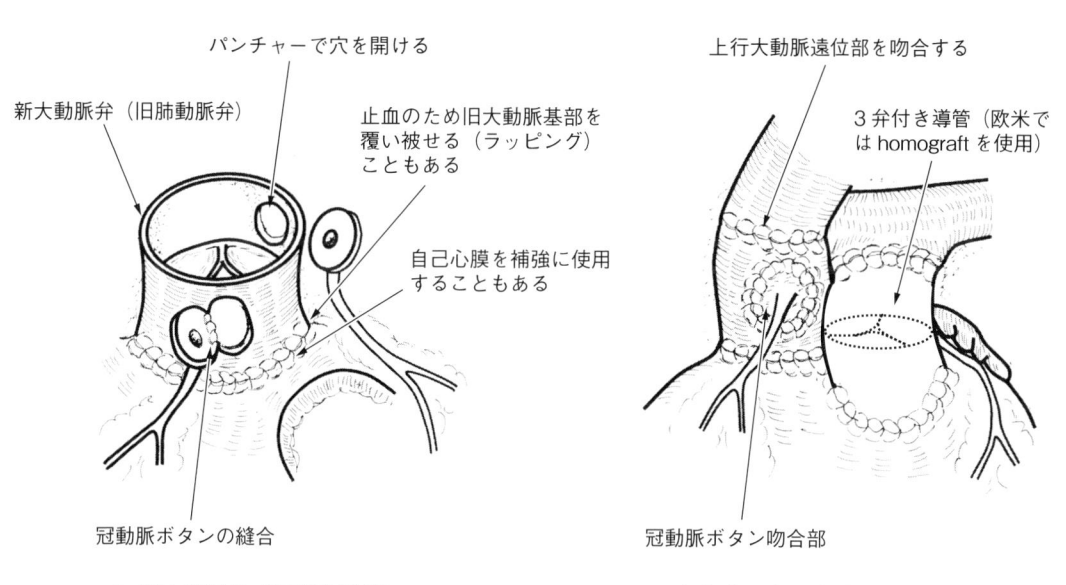

A. 肺動脈弁の採取
- 中心肺動脈
- 上行大動脈
- 筋肉を含めて切除する
- 上行大動脈の切断線
- 冠動脈の損傷に注意する
- 中隔に分布する第1中隔枝の損傷に注意する
- 左心耳

B. 冠動脈ボタンの採取
- 上行大動脈基部をラッピングに使用する場合は残しておく
- 上行大動脈の切断端
- 冠動脈ボタン
- 大動脈弁を数ミリ残して切除する

図14-4 Ross手術(その2)

A. 新大動脈弁(旧肺動脈弁)と冠動脈ボタンの縫合
- 新大動脈弁(旧肺動脈弁)
- パンチャーで穴を開ける
- 止血のため旧大動脈基部を覆い被せる(ラッピング)こともある
- 自己心膜を補強に使用することもある
- 冠動脈ボタンの縫合

B. 右室流出路再建(3弁付き導管使用)
- 上行大動脈遠位部を吻合する
- 3弁付き導管(欧米ではhomograftを使用)
- 冠動脈ボタン吻合部

能で,妊娠・出産に関しても有利である.長期的には成長が期待できる(単なる拡大とする意見もある).

③問題点

肺動脈弁は体循環を支える組織としては脆弱であることが考えられ,術後弁逆流を発生することがあり,耐久性にも問題を残している.くりぬいた肺動脈弁の位置に導管や1弁パッチが必要と

14. 大動脈弁狭窄症

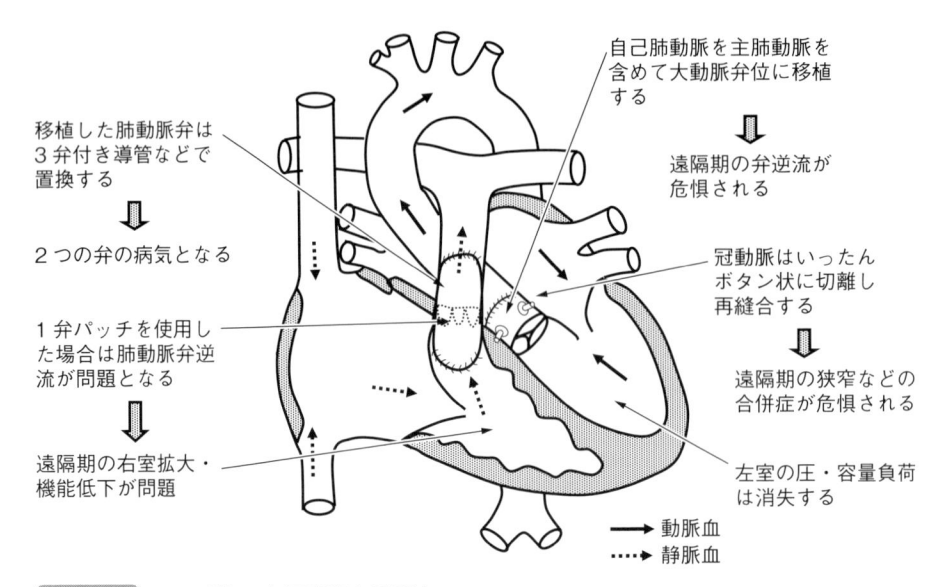

図 14-5 Ross 手術の血行動態と問題点

なる．肺動脈弁位には現在のところ適当な弁がなく，再狭窄や肺動脈弁逆流により生涯にわたって再手術が必要になる可能性がある．

④術直後の血行動態と管理

　手技が複雑で長時間の大動脈遮断となるため，心不全による合併症に注意する．冠動脈移植を伴うため心電図変化に注意し，虚血性の変化がないか確認する．早期手術成績は良好で2006年のフィラデルフィア小児病院からの121例（手術時平均年齢8.2歳）の報告[9]では死亡率2.5％で，60例で死亡0であったというドイツからの報告[10]もある．しかしながら，対象の手術時年齢のやや低い報告[11]（手術時平均年齢5歳）では9.6％と高くなり，特に2カ月未満の例での死亡が多いとしている．成人に対しても広く行われており，成人での早期死亡率は低い．

⑤遠隔期の合併症と再手術

　Ross 手術の遠隔死亡は比較的少ないが，再手術率が高いことが問題である．

　20年以上にわたる遠隔死亡に関する報告はないが，10年前後の報告では成績は良好で，フィラデルフィアからの報告[9]で1.7％，ドイツからの報告[10]で3％と低い．しかしながら，再手術回避率は低く，フィラデルフィアからの報告では8年で70％，パリからの報告[11]では10年で57％で，再手術の可能性は高い．

　再手術としては右室流出路に対する手術と新大動脈弁に対する手術の両方が考えられる．欧米の報告では右室流出路再建には冷凍保存した同種肺動脈弁が用いられているが，再手術回避率が8年で81％[9]，10年で60％[11]などの報告があり，再手術の可能性が高い．本邦では同種弁の入手はきわめて困難で，異種心膜や人工心膜などによる弁を挿入しているが，その遠隔成績は出ていない．年齢が低いほど同種肺動脈弁や弁付き導管の狭窄・石灰化・劣化は早いといわれ，慎重な経過観察が必要である．さらに，1弁付きパッチを使用した場合は肺動脈弁逆流が問題となり，右室機

能低下が問題となる．このように，Ross手術は本来大動脈弁の疾患であった例が，右心系の問題を新たに抱える（2弁の疾患になる）ことになり30～40年以上にわたる評価が必要である．

新大動脈弁についても，肺動脈弁であったため遠隔期の弁逆流が問題となる．弁輪基部の拡大や瘤形成なども報告されている．左室流出路の再手術は現在のところあまり多くないが，回避率が8年で83％という報告[9]もあり，肺動脈弁の小さな奇形，術前の大動脈弁逆流（すでに弁輪拡大があるため），VSD閉鎖を行った例などが危険因子とされている．

さらに，最近ではHolter心電図の詳細な解析により術後の不整脈の頻度が高いことが報告[12]されている．洞機能不全15％，心室性頻拍15％，房室ブロック4％などがある．不整脈による合併症も意外に多いこともわかりはじめている．

d. 弁輪拡大を伴う弁置換術

人工弁置換術やRoss手術において自己大動脈弁口が非常に小さい場合は，弁輪の拡大を行って置換術をする必要がある．大動脈周辺には冠動脈や刺激伝導系など重要な組織があり，切開して拡大できる場所は限られている．図14-6に弁輪拡大法と切開する方向や周辺の解剖などを示した．

1）Konno手術

Konno手術は東京女子医大心研の地下実験室から生まれた．

この手術は東京女子医大心研外科の今野草二教授が動物実験を行った後の心臓を使って考えついたといわれている．心臓の最も複雑な解剖をもつ部分を利用する卓越したアイデアで，今野先生は現在心臓移植の経過観察などで盛んに使われている心筋バイオプシー用のバイオトームも開発し朝日賞を受けられている．他にもValsalva洞動脈瘤破裂の分類などの業績もあり，稀有な才能をもった外科医であったが，40歳代で亡くなられた．非常に残念な思いをした記憶が先生の気さく

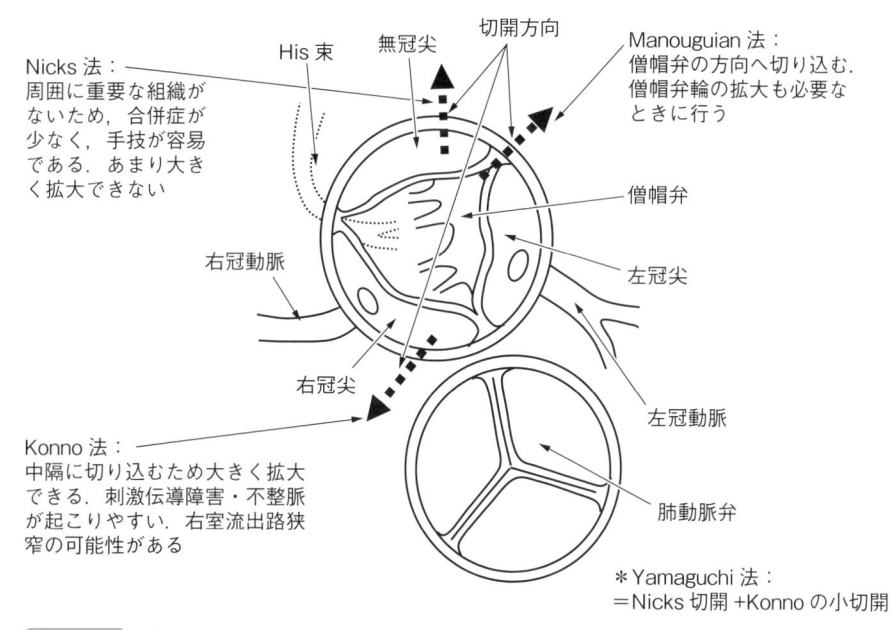

図14-6 各種の大動脈弁輪拡大術（頭側からみた模式図）

な人柄とともにいまだ鮮明に残っている.

① 手術方法

　右冠尖の右冠尖と左冠尖の交連部寄りを切開する方法で，大動脈基部，右室流出路自由壁，心室中隔の切開線を合わせ弁輪の拡大を行う．大動脈遮断下に上行大動脈に縦切開を置き，右室流出路にも肺動脈弁輪から 10 mm 程度離れて横切開を置く（図 14-7A）．この横切開が心尖部方向に向か

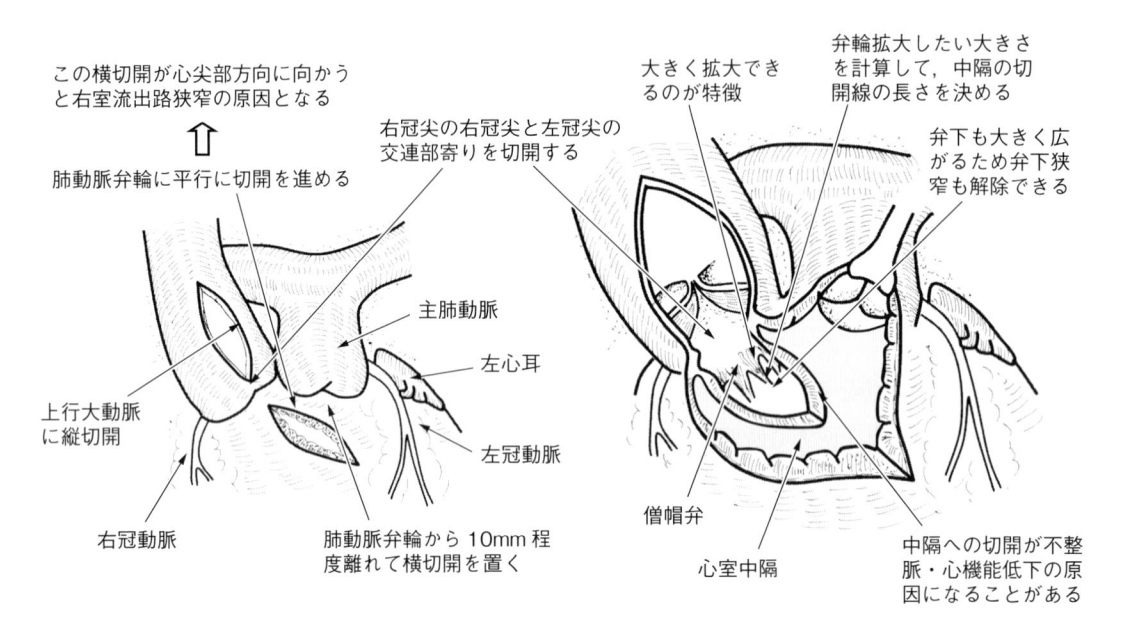

A. 大動脈と右室流出路の切開線　　　　　　　　　　B. 心室中隔の切開

図 14-7　Konno 手術（その 1）

A. 心室中隔切開部のパッチ閉鎖　　　　　　　　　　B. 大動脈弁置換

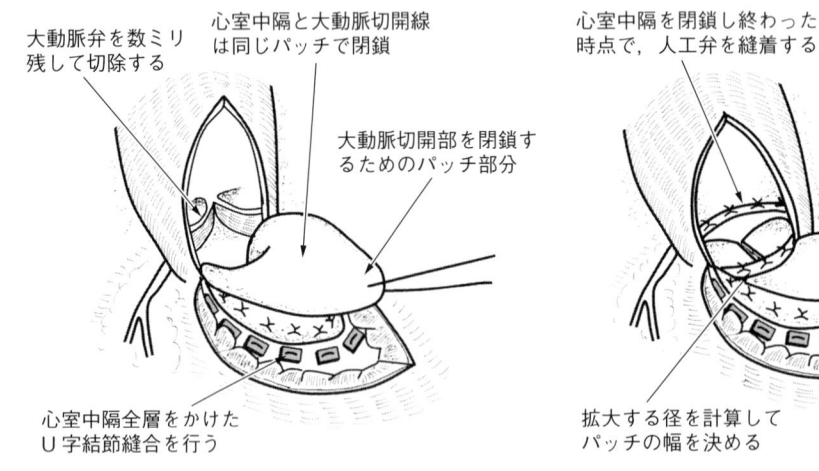

図 14-8　Konno 手術（その 2）

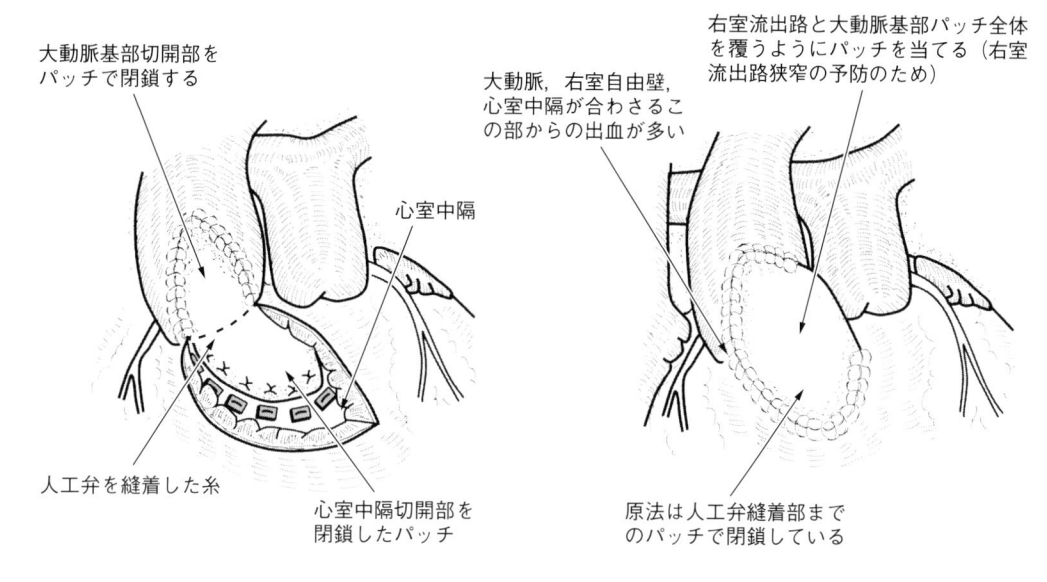

A. 大動脈基部切開部のパッチ閉鎖

B. 右室流出路再建

図14-9 Konno手術（その3）

うと右室流出路狭窄の原因となるため，弁輪に平行に切開を進める．両方の切開線を右冠尖の右冠尖と左冠尖の交連部寄りで合わせ，その切開線から心室中隔に切開を入れる（図14-7B）．弁輪拡大したい大きさを計算して，中隔の切開線の長さを決める．心室中隔と大動脈切開線は同じパッチで閉鎖し（図14-8A），心室中隔を閉鎖し終わった時点で，人工弁を縫着する（図14-8B）．その後，大動脈切開部もパッチで閉鎖し（図14-9A），大動脈遮断を解除する．右室流出路切開線にもパッチを縫着する（図14-9B）が，大きすぎると中に折れ込み狭窄となるため注意する．

②利　点

3方向に開くため，非常に大きく拡大できる．心室中隔も拡大するため，大動脈弁下の肥厚による狭窄も解除できる．

③問題点

手技が複雑である．右室流出路のパッチが折れ込みなどにより右室流出路狭窄をきたすことがある（ほとんどの例で軽度の圧差は残る）．心室中隔に大きなパッチを当てることにより，心室中隔の収縮が阻害され，心機能が低下する可能性がある．心室中隔切開・パッチ縫着が原因となる不整脈発生の可能性がある．

④術直後の血行動態と管理（図14-10）

長時間大動脈遮断による心機能不全が予想され，心室中隔切開による房室ブロック・心室期外収縮の発生に注意する．パッチの折れ込みなどによる右室流出路狭窄があれば，右室圧が上昇し，CVPが上昇してくる．高圧系でのパッチ使用のため，出血が多い．このため，ヘパリン・ワーファリン使用のタイミングをよく考える．左室内にも人工物が使用されており，急性期の血栓症の

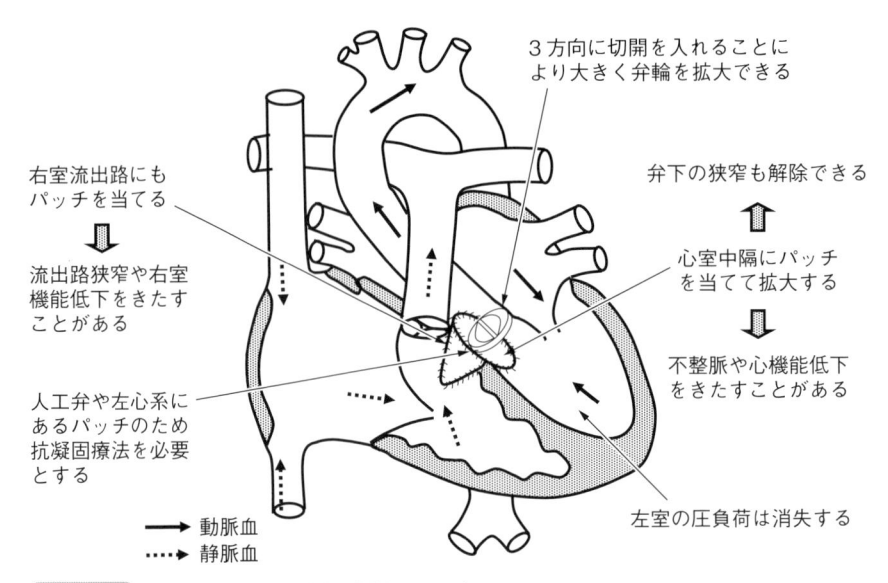

図14-10 Konno手術後の血行動態と問題点

図中ラベル:
- 3方向に切開を入れることにより大きく弁輪を拡大できる
- 弁下の狭窄も解除できる
- 心室中隔にパッチを当てて拡大する
- 不整脈や心機能低下をきたすことがある
- 左室の圧負荷は消失する
- 右室流出路にもパッチを当てる
- 流出路狭窄や右室機能低下をきたすことがある
- 人工弁や左心系にあるパッチのため抗凝固療法を必要とする
- → 動脈血
- ⇢ 静脈血

可能性が高まるため，四肢の色や拍動，瞳孔，麻痺などに注意する．Ross手術を併用しないKonno手術が世界で1番多いと思われる東京女子医大心研からの23年間63例（手術時平均年齢11.3歳）の報告[13]（2008年）では早期死亡は1例（1.6％），Mayoクリニックからの24年間53例（10歳以下が38％）の報告[14]（2006年）では8％と，20年以上にわたる成績としてはいずれも良好である．

⑤遠隔期の合併症と再手術

Konno手術の問題は遠隔成績である．東京女子医科大学心研からの報告[13]では10年生存率は92％，15年で88％であった．Mayoクリニックからの報告[14]では10年生存率は86％で，術前のNYHA機能分類の程度や人工心肺時間が遠隔死亡の危険因子としてあげられている．20年以上前からの報告であり，人工弁の性能もかなり改善されているため，現在はさらに生存率は上がっていると思われる．人工弁以外にパッチを用いること，心室中隔に切開が及ぶこと，右室流出路に切開が及ぶことなどが単純な大動脈弁置換術に比べて遠隔死亡が高い原因であると思われる．合併症としては血栓塞栓症・パンヌス形成などが報告され，event free rateは10年で87％，15年で78％であった（心研）．Mayoクリニックからの報告では大動脈弁に対する再手術は5年で19％，10年で39％と多い．もう1つ大きな合併症は左室機能低下で，心室中隔に切開が及ぶことによる．前下行枝の第1中隔枝の損傷を避けることや，切開線を肺動脈弁輪に平行に置くことにより，心機能低下や房室ブロックを防止できる可能性がある．

2) Ross-Konno手術

Konno手術における人工弁にかえて自己肺動脈弁を使用し，心室中隔に切り込んだ切開部の閉鎖に自己肺動脈弁に接している右室自由壁を使用する術式である．Konno手術と同様の利点・問題点があるが，人工弁を使用しないため，小児期に多く用いられている（Ross手術による問題点も発

生する).

3) Nicks法による弁輪拡大術
①手術方法

無冠尖中央部に切開を入れ，パッチを縫着して弁輪を拡大する．そのまま切開を進めると，僧帽弁前尖に至り大きく拡大できるが，僧帽弁機能を障害する可能性がある．僧帽弁前尖に切開を入れずに人工弁サイズを1～2サイズ上げることができる．

②利　点

僧帽弁に切開を入れなければ，冠動脈・刺激伝導系とは離れており，比較的心配なく容易に拡大できる．

③問題点

僧帽弁を障害する可能性があるため，Konno手術のように大きくは拡大できない．

4) Yamaguchi法による弁輪拡大術

兵庫県立こども病院の山口眞弘先生が最初に報告した方法で，Nicks法による弁輪拡大に加えて，大動脈切開線上端から右冠尖と左冠尖の交連部に向かって切開を加える方法である．Konno手術のように心室中隔まで入らず，その手前で止める．周辺の構造物に障害は少なく，2～3サイズ上の人工弁を挿入することができる非常に優れた方法である．

■文献

1) McElhinney DB, Lock JE, Keane JF, et al. Left heart growth, function, and reintervention after balloon aortic valvuloplasty for neonatal aortic stenosis. Circulation. 2005; 111(4): 451-8.
2) Han RK, Gurofsky RC, Lee KJ, et al. Outcome and growth potential of left heart structures after neonatal intervention for aortic valve stenosis. J Am Coll Cardiol. 2007; 50(25): 2406-14.
3) Miyamoto T, Sinzobahamvya N, Wetter J. Twenty years experience of surgical aortic valvotomy for critical aortic stenosis in early infancy. Eur J Cardiothorac Surg. 2006; 30(1): 35-40.
4) Alexiou C, Langley SM, Dalrymple-Hay MJ, et al. Open commissurotomy for critical isolated aortic stenosis in neonates. Ann Thorac Surg. 2001; 71(2): 489-93.
5) Lofland GK, McCrindle BW, Williams WG, et al. Critical aortic stenosis in the neonate: a multi-institutional study of management, outcomes, and risk factors. Congenital Heart Surgeons Society. J Thorac Cardiovasc Surg. 2001; 121(1): 10-27.
6) Masuda M, Kado H, Ando Y, et al. Intermediate-term results after the aortic valve replacement using bileaflet mechanical prosthetic valve in children. Eur J Cardiothorac Surg. 2008; 34(1): 42-7.
7) Karamlou T, Jang K, Williams WG, et al. Outcomes and associated risk factors for aortic valve replacement in 160 children: a competing-risks analysis. Circulation. 2005; 112(22): 3462-9.
8) Kanter KR, Kirshbom PM, Kogon BE. Redo aortic valve replacement in children. Ann Thorac Surg. 2006; 82(5): 1594-7.
9) Pasquali SK, Shera D, Wernovsky G, et al. Midterm outcomes and predictors of reintervention after the Ross procedure in infants, children, and young adults. J Thorac Cardiovasc Surg. 2007; 133(4): 893-9
10) Böhm JO, Botha CA, Horke A, et al. Is the Ross operation still an acceptable option in children and adolescents? Ann Thorac Surg. 2006; 82(3): 940-7.
11) Kadner A, Raisky O, Degandt A, et al. The Ross procedure in infants and young children. Ann Thorac Surg. 2008; 85(3): 803-8.

12) Pasquali SK, Marino BS, Kaltman JR, et al. Rhythm and conduction disturbances at midterm follow-up after the Ross procedure in infants, children, and young adults. Ann Thorac Surg. 2008; 85(6): 2072-8.
13) Sakamoto T, Matsumura G, Kosaka Y, et al. Long-term results of Konno procedure for complex left ventricular outflow tract obstruction. Eur J Cardiothorac Surg. 2008; 34(1): 37-41.
14) Suri RM, Dearani JA, Schaff HV, et al. Long-term results of the Konno procedure for complex left ventricular outflow tract obstruction. J Thorac Cardiovasc Surg. 2006; 132(5): 1064-71.

15 大動脈縮窄症

A 概　要

　大動脈峡部と下行大動脈の移行部の動脈管接続部に生じる限局性の狭窄と定義される．男子に多く（1.27〜1.74倍），日本の先天性心疾患剖検例の4％，欧米では6〜8％と欧米の方が頻度がやや高い傾向がある．

　他に合併心奇形がない単純型（simple coarctation）は1/3程度（軽微な心奇形を含む）で，2/3が，複合型（coarctation complex：合併心奇形がある例）である．

B 形　態

1. 発　生

a. 動脈管組織迷入説（Skoda説）
　縮窄部に迷入した動脈管組織が，出生後に収縮し狭窄となる．

b. 血流説（flow theory, Rudolph説）
　胎生期での上行大動脈への血流減少が大動脈峡部の血流低下となり，その部の正常の発達を妨げ狭窄を生じる．峡部が狭い例，大動脈弁下狭窄・円錐中隔の後方偏位がある例では説得力がある．

2. 解　剖

a. 分　類
- 限局狭窄型（localized stenosis）：shelfとよばれる組織が内腔に張り出している場合とwaistを作るように急激に狭くなっている場合がある．外観は狭窄になっていない場合も多い．
- 管状狭窄型（segmental stenosis）：峡部全体が細い例で，さらにshelfがある場合もある．

　動脈管との位置関係で管前性・管後性に分ける場合もあるがはっきり分けられないことも多く，臨床的意義も少ないためあまり使われない．

b. 大動脈弓部の発育不全

術後の圧差残存の原因となり，予後を左右する．新生児で直径 3 mm 以下では外科的処置が必要．

c. 頸部動脈（neck vessels）の分枝異常の合併

左右の鎖骨下動脈起始異常があれば，圧差や酸素飽和度などに差が出る．

d. malalignment type の VSD

正常大血管関係では漏斗部中隔の後方偏位があり，大動脈弁下が狭くなる．強い圧差を生じることはまれである．血流説を支える形態である．

e. 大動脈弁下狭窄（subaortic stenosis：SAS）

漏斗部中隔の後方偏位によるもの以外にも，線維性組織による狭窄もある．

C 血行動態

a. 血液の流れ（VSD を伴う場合）（図 15-1）

体循環からの還流血は右房・右室に流入するが，右室には VSD を通して左室からの動脈血が流れ込む．このため右室の容量負荷となり，右室圧・肺動脈圧も上昇し肺高血圧症となる．右室で静脈血に動脈血が混じった血液が肺動脈に流入し，動脈管を経由して下行大動脈に流れる．下行大動脈に静脈血が混じった血液が流れ込むため，下半身のチアノーゼが出現する．肺動脈に流れた大量の血液は下行大動脈にも流れるが，肺動脈末梢にも流れ，高肺血流量のため心不全・呼吸不全を引き起こす．

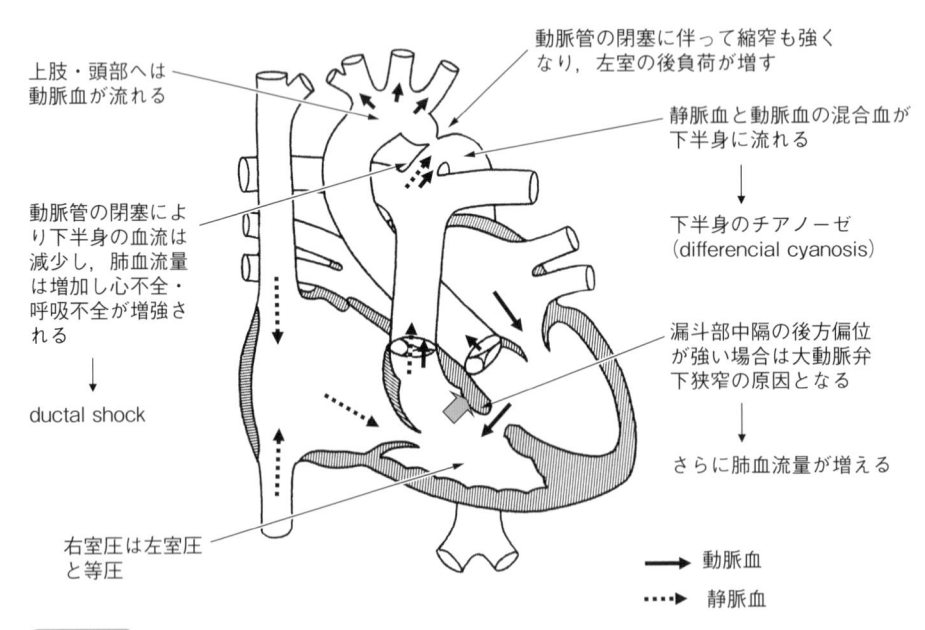

図 15-1 VSD を伴う大動脈縮窄症の血行動態

肺に流れた血液は肺静脈・左房・左室に流れ，流量が多いため左房・左室の容量負荷となる．左室からはVSDを経由して右室に流れ，左右短絡となる．大動脈には左室から動脈血が流れ，縮窄部手前までの頸部の分枝にはこの動脈血が流れるため上半身にはチアノーゼはみられない．動脈管の開存が十分でない場合は下半身に血液が流れずショック状態となる．

b. 上行大動脈への血流

漏斗部中隔の後方偏位などによる大動脈弁下狭窄のため，上行大動脈への血液は流れにくい．さらに，動脈管の閉塞に伴う縮窄部の狭窄により左室の後負荷は増大し，心不全は増強する．上行大動脈へは動脈血が流れており，頭部・上肢にはチアノーゼはない．

c. 肺への血流

VSDを通して動脈血は右室・肺動脈に流れ，肺血流量は増加し呼吸不全の原因となる．大動脈弁下狭窄があれば左右短絡量は増え，さらに肺血流量は増加する．動脈管が閉塞し始めると逃げ道がなくなり，肺血流量は一段と増加する．増加した肺血流は左室への容量負荷となり心不全を助長する．

d. 動脈管を通る血流

体循環の還流静脈血とVSDを通した左右短絡の動脈血の混合血が下半身に流れる．大動脈縮窄が強くなければ上行大動脈からの動脈血も下半身に流れ，チアノーゼは軽くなる．さらに縮窄が弱ければ下行大動脈の圧も高くなり動脈管を通る血液は左右短絡が多くなる．動脈管の血流方向を心エコーにて検索すれば縮窄の強さを間接的に知ることができる．

D 症状と徴候

a. ductal shock

動脈管の閉塞により下半身への血流低下とともに，肺血流量が増加し心肺への容量負荷を生じる．下半身の血圧低下と静脈圧上昇のため，腎不全，肝不全，アシドーシスなどを生じる．重症の場合は数日でDIC状態に陥り，手術はしにくくなる．

b. differential cyanosis

上肢・下肢・左右で酸素飽和度が異なる．心内短絡の大きさや方向により程度が異なり，鎖骨下動脈起始異常の合併により様々なパターンがある．例えば，比較的多くみられる右鎖骨下動脈の起始異常（右鎖骨下動脈が下行大動脈から分枝する）の場合は下半身と右上肢のチアノーゼがみられる．

c. 上下肢圧差

動脈管が閉塞し始めると下肢への灌流が悪くなり，上下肢圧差が出る．この際，縮窄が弱ければあまり圧差が出ないこともある．また，動脈管が十分に開いている場合にも上下肢圧差は出ない．したがって上下肢圧差がないことは複合型大動脈縮窄症の除外診断の根拠にはならない．

コラム
左室流出路（大動脈弁下）狭窄の評価の重要性

大動脈弓の奇形と VSD を合併する例では，漏斗部中隔の後方偏位により左室流出路が狭くなっている例が多いが，術前は VSD から右室に流れる血液が多く，左室流出路を流れる血流は少なくなっている．このため，左室流出路狭窄があってもマスクされており，術後 VSD 閉鎖に伴い左室流出路を流れる血流が増加し，狭窄が顕在化する．狭窄残存は手術成績に影響し，狭窄の評価によって手術方針も異なる．評価方法はいくつか提唱されているが，この問題は §16. 大動脈弓離断症の項（230 頁）で取り上げる．

E 検査

a. 心エコー検査

縮窄があるかどうかを簡便に検査する方法として最も優れているが，縮窄の程度を正確に定量化するのは難しい検査である．流速による圧差の推定や連続波ドプラ法による二重濃淡波形，carotid-subclavian artery index などの数値化が行われているが，手術する必要のある縮窄症かどうかの判断は心エコー検査のみで行うのは難しい．心内奇形の正確な診断のためには最も重要な検査である．

> **point**　術前の把握のポイント
> 1. 縮窄部の形態は？（術式の選択に必要）
> 2. 動脈管は開いているか？（ductal shock の有無）
> 3. 手術時期は？　窒素ガスは必要？
> 4. 心内奇形は？
> 5. 大動脈弁下狭窄はないか？（大動脈弁下狭窄の臨床的意味）
> 6. 一時的修復ができるか？　できない理由は？

b. CT

3D-CT 検査により周辺の臓器との位置関係がはっきりし，縮窄の程度もよく判断できる．特に大動脈弓部の発育・形態をよく観察でき，術式選択に役立つ．

c. 橈骨動脈撮影

簡便な検査として以前はよく行われたが，CT の普及によりあまり行われなくなった．

d. カテーテル検査

新生児・乳児にとっては大変侵襲的な検査であるためほとんど行われない．

F 手術

1. 二期的手術

合併心内奇形がある例で初回手術として大動脈形成術と肺動脈絞扼術を行い，第二期手術として心内修復術を行う．

種々の大動脈形成法があり，施設によりいろいろな方法が採用されている．以下に大動脈形成法の違いについて記述した．

a. 鎖骨下動脈フラップ法

1）適 応

限局狭窄型にも適応できるが，フラップの長さだけ拡大が可能なため管状狭窄型に最適である．

2）手術方法（図 15-2）

左鎖骨下動脈の分枝を結紮・切離しながらできるだけ末梢まで剥離する．椎骨動脈を残すと鎖骨下動脈盗血症候群 subclavian steal syndrome を起こす可能性があるので切離しておく．ヘパリンを全身投与した後，動脈管を結紮し，遠位大動脈弓と下行大動脈に血管鉗子をかける．鎖骨下動脈を末梢で切離し，大動脈峡部に向かって切開を入れ，その切開を縮窄部を越えて下行大動脈まで伸ばす．切開線は動脈管接合部から離れた場所まで十分に伸ばす．下行大動脈から切開を入れ，鎖骨下動脈に向かって切り進める方法もある．その後，鎖骨下動脈のフラップを下行大動脈の切開線に縫合し，縮窄部を拡大形成する．縮窄部の shelf を切除する方法もあるが，筆者らは放置しており特に再狭窄の原因になった経験はない．切除が過剰になり後の動脈瘤の原因になる可能性もある．血管鉗子の開放の前にメイロンの投与やカテコラミンなどの準備をしておく．下半身の血流再開とと

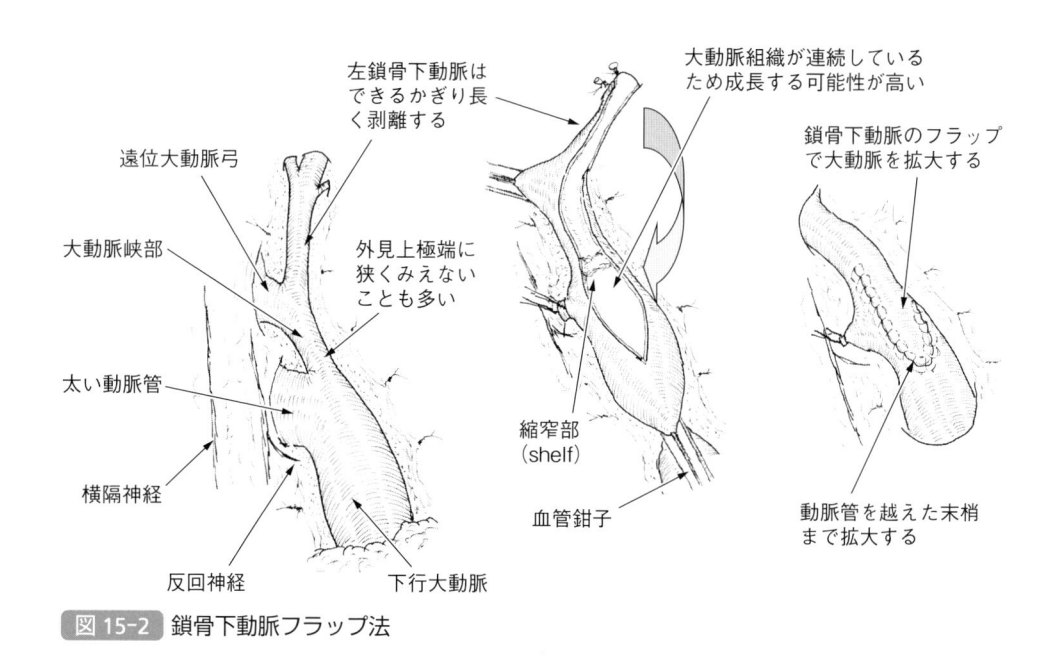

図 15-2 鎖骨下動脈フラップ法

もに虚血のため酸素不足・アシドーシスとなっていた血液が全身に回り，一時的なショック症状を呈することがあるためである．

コラム
subclavian steal
鎖骨下動脈に狭窄・閉塞がある例で，上肢の運動などにより鎖骨下動脈の流量が増えた場合に，椎骨動脈の血液が逆流して鎖骨下動脈の方へ流れて脳血流が阻害される現象をいう．めまいや種々の神経症状をきたすことがある．鎖骨下動脈を切断する鎖骨下フラップ法でも発生する可能性があり，椎骨動脈は切離しておく．

3）利　点
縫合線が縦軸方向で長いため，術後狭窄になりにくい．大動脈を全周にわたり離断しないため，拡大部の成長が期待できる．術後バルーンで拡大しやすい．

4）問題点
左鎖骨下動脈を犠牲にする（新生児・乳児では虚血症状や機能障害は認めていない）．縮窄部組織を残し，その部の縫合が難しい．残存縮窄部組織を残しているため，それが狭窄の原因となる可能性はある．

b. 縮窄部切除および直接吻合術（図15-3）

1）適　応
限局性狭窄型に適している．管状狭窄型にも適応可能であるが，切除部が長いため吻合口どうしの距離が遠くなり，大動脈の十分な剥離が必要となる．

2）手術方法
縮窄部と動脈管を切除するため鎖骨下動脈・遠位大動脈弓・下行大動脈を十分に剥離する．ヘパ

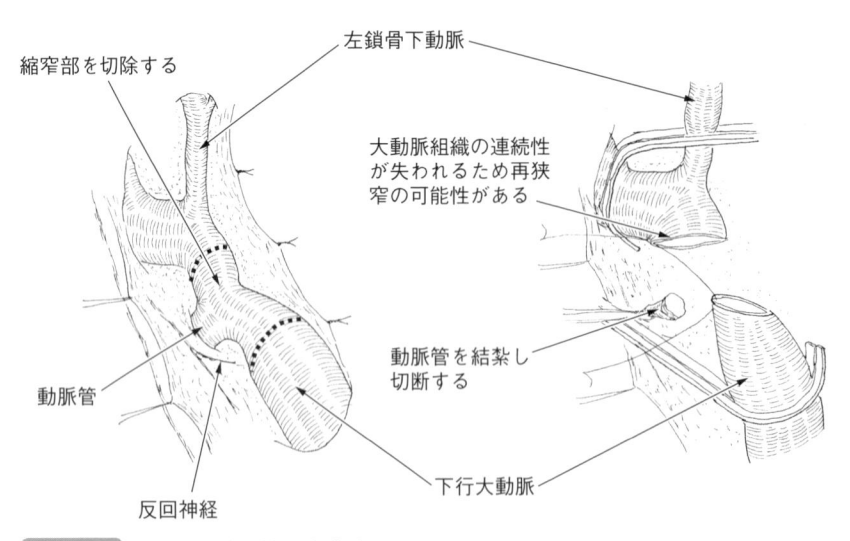

図15-3　縮窄部切除＋端々吻合法

リン投与後，動脈管を結紮する．遠位大動脈弓と鎖骨下動脈を同じ鉗子で遮断し，下行大動脈にも鉗子をかける．動脈管と縮窄部を十分切除し，大動脈断端が過度の緊張がなく近づくことを確認する．緊張がある場合は剥離を追加する．続いて吸収糸を用いて端々吻合を行うが，成長を期待して2〜3針の結節縫合を置く方法もある．

3) 利 点

吻合口を大きく取れる．縮窄部を切除するため，術直後の圧差残存が少ない．大動脈遮断時間が短い．

4) 問題点

全周性に切断・縫合するため再狭窄をきたしやすい．管状狭窄には不適（広範囲に剥離すれば可能）．

c. 拡大大動脈弓再建術（図15-4）

1) 適 応

大動脈弓の低形成を合併する例では，縮窄部を拡大しただけでは圧差が残り，弓部を含めた拡大を必要とする例に適している．遠位大動脈弓の径が体重3kgで3mm，2.5kgで2.5mm以下の場合は拡大を行った方がよいとされている．

2) 手術方法

上行大動脈・弓部三分枝・下行大動脈のすべてを十分に剥離しておく必要がある．近位部の遮断は近位大動脈弓・左総頸動脈・左鎖骨下動脈をいっしょに行う．近位部は上行大動脈ぎりぎりにかけ吻合に余裕をもてるようにする．右腕頭動脈の血流は保てるように遮断し，右橈骨動脈や浅側頭動脈の圧をモニターし脳虚血に注意する．下行大動脈遮断後動脈管を結紮し，縮窄部を切除する．その後，大動脈弓部の下部に切開を上行大動脈近くまで入れ，吻合口を拡大する．下行大動脈側も

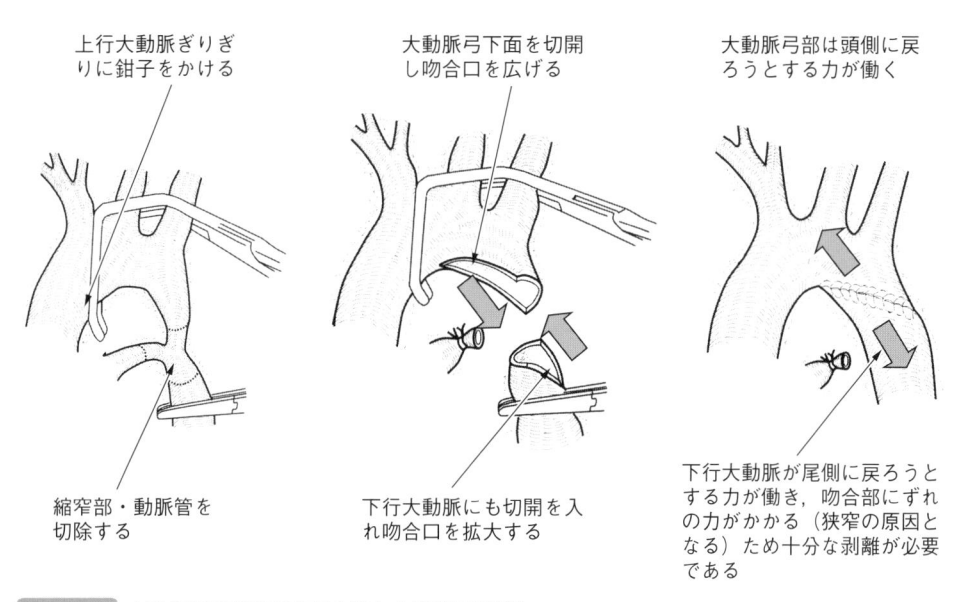

図15-4 大動脈縮窄症に対する拡大大動脈再建術

背側に切開を入れ，吻合口を拡大する．ついで吸収糸を用いて斜めに吻合を行う．剥離が十分でない場合は吻合部が上下に引っ張られて吻合部の狭窄をきたすことがあり，血管の十分な剥離が重要である．

3）利　点
吻合部が大きくとれ，術後の狭窄が少ない．

4）問題点
左総頸動脈が遮断される．右腕頭動脈が牽引され，血流阻害の可能性がある．遮断時間が長くなる．広範囲の剥離が必要で時間がかかり，皮膚切開も大きくなる．大動脈遮断時間も長くなる．

d．パッチ形成術（図15-5）

1）適　応
a〜cの手術ができないような乳児期以降に適応がある．再手術によく用いられる．

2）手術方法
大動脈を遮断後，縮窄部を含めて大動脈に縦切開を置いて拡大し，PTFEパッチなどで形成を行う．必要であれば左鎖骨下動脈まで切開を入れて拡大する．乳児期以降で下半身への側副血行路ができていない例では，下半身の血流を確保するために何らかの補助手段が必要である．カニューレによる一時的バイパスやローラーポンプを用いたバイパスなどが使われる．

3）利　点
どのような形の縮窄でも対応できる．非常に大きく拡大形成ができる．

4）問題点
パッチの部分の成長が期待できない．縫合部の偽性動脈瘤やパッチの対側の動脈壁に真性動脈瘤が発生することがある．

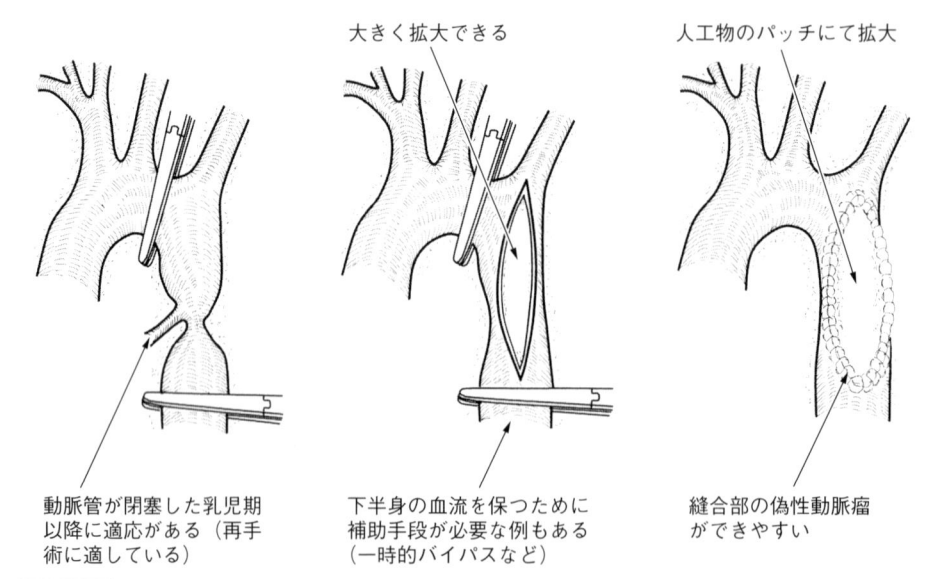

図 15-5　大動脈縮窄症に対するパッチ拡大術

e. Blalock-Park 手術（図 15-6）

1）適　応
　大動脈遮断に耐えられないような術前状態の例に行われることがある．鎖骨下動脈が細い例では適応にならない．

2）手術方法
　鎖骨下動脈の末梢を切離し，下行大動脈に端側吻合する．鎖骨下動脈のねじれや起始部の屈曲による狭窄に注意が必要である．下行大動脈の吻合は部分遮断でも可能であるがほとんど完全遮断に近くなることが多い．部分遮断の場合は動脈管を開けておいて下半身を灌流し，吻合終了後結紮することもできる．

3）利　点
　大動脈遮断時間が短い．吻合口が成長すれば鎖骨下動脈の部分は成長する可能性がある．

4）問題点
　鎖骨下動脈が細い例では術直後に圧差残存の可能性がある．

f. 術後急性期の問題点と管理（図 15-7）

1）問題点と管理

①対麻痺（paraplegia, 下半身麻痺）
　下行大動脈遮断による虚血が原因とされ，0.41％で発生（12,532 例の集計，1972 年 Brewer ら）すると報告されている．危険因子としては遮断時間，術中の発熱，低血圧，側副路の発達程度などがあげられているが明確でない．予防法として考えられる方法は，肋間動脈の血流を残すように血管鉗子をかける，術中の血圧の細心のコントロール，大動脈遮断中の低体温（35℃前後）などがあげられる．

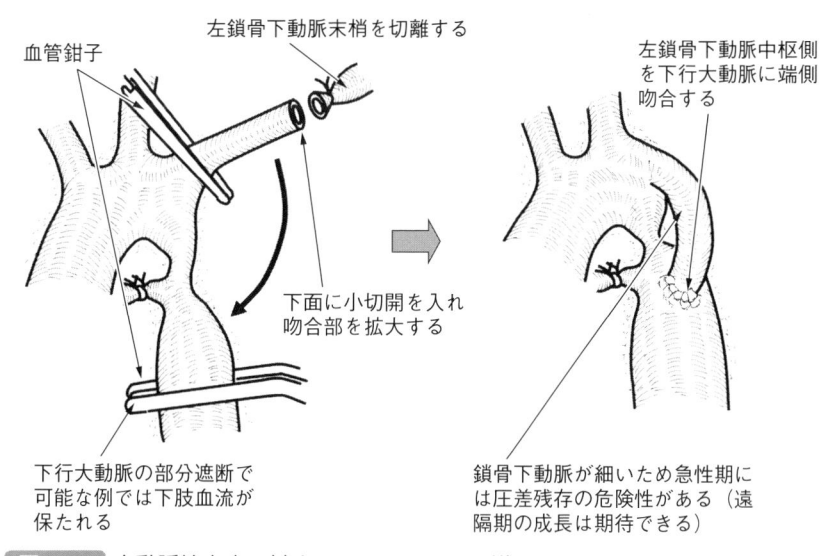

図 15-6 大動脈縮窄症に対する Blalock-Park 手術

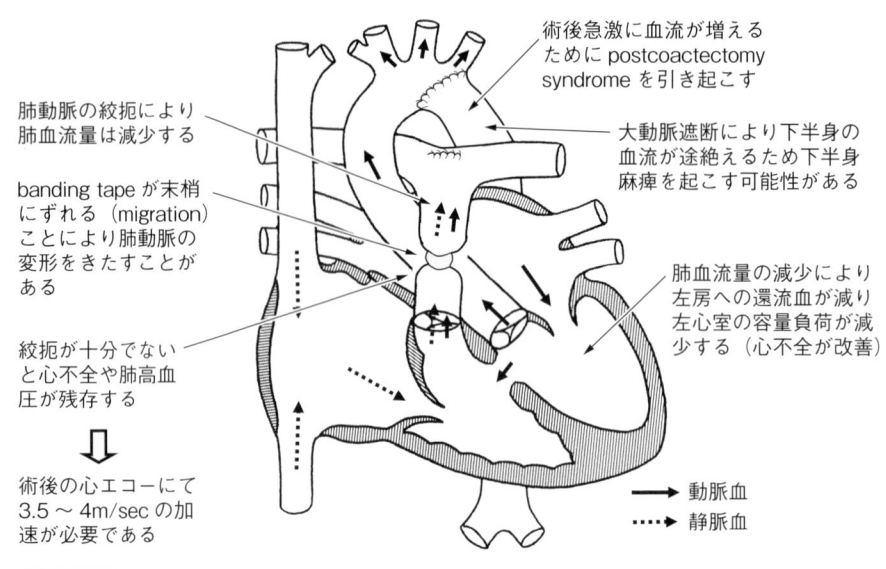

図15-7 大動脈形成術＋PAB術後の血行動態と問題点

② postcoarctectomy syndrome

　術後に腹痛，腹部膨満，嘔吐などの症状を起こす．壁の菲薄化した小動脈に術後血液が急激に多量に流れ込むことが原因とされる．術後24〜72時間絶食とするなどの対策をとる．

2) 手術早期成績

　1990年頃までは二期的手術が主流で，多くの論文で二期的手術の早期成績が発表されている．最近の報告では非常に良好な成績が報告されているが，対象疾患群や手術術式の差により多少異なる．対象疾患群が単純型か複合型か，複合型のなかでもVSD合併型か複雑心奇形合併型かなどにより成績は少し違う．単純型では早期死亡0という報告もあり，多くが2%以下である．VSD合併型でもかなりよく，複雑心奇形でやや死亡率は上昇する．施設により様々な術式が行われているが，成績が良好なために術式による差はほとんど出ていない．

> **point** 術後の把握のポイント
> 1. 二期的手術
>   絞扼は十分か？　心エコーでの加速は？
>   大動脈の再建方法は？　吻合部狭窄はないか？
>   大動脈遮断時間は？　対麻痺はないか？
> 2. 一期的手術
>   大動脈の再建方法は？　吻合部狭窄はないか？
>   肺高血圧症は残存しているか？
>   大動脈遮断時間は長くなったか？
>   腎不全の程度は？
>   心内修復の遺残病変はないか？
>   大動脈弁下狭窄への処置は行ったか？

g. 遠隔期の問題点と再手術

1）問題点と再手術

①再狭窄

新生児期・乳児期に血管吻合を行うため，成長により再狭窄が出てくる可能性はある．手術術式により原因が異なる．鎖骨下動脈フラップ法では残存した動脈管組織や縮窄部（shelf）により再狭窄をきたすことがある．ほとんどの例でバルーンによる拡大が可能であるため臨床的にはあまり問題となっていない．大動脈弓での再狭窄は外科的再手術が必要であることが多いが，最近ではカテーテルによるステントの挿入術も行われている．

- **再狭窄発生率について**：発生率は再狭窄の定義により異なってくる．上下肢圧差では20 mmHgを診断基準に採用している報告が多いが，数％から7％程度の発生率である．形態学的な評価基準は定まっていないが，最近ではMRIによる評価が報告されはじめている．横隔膜レベルの下行大動脈の径を基準にして，狭窄部の径が61〜80％の場合を軽度，41〜60％を中等度，40％以下を高度の再狭窄と判断する方法である．この規準で50例を分析したところ，約2/3に軽度以上の再狭窄が認められたとしている[1]．これらの所見のもつ臨床的意義についてはこれから検討されて行くが，MRI検査が基準とする検査となる可能性がある．

②大動脈瘤，仮性大動脈瘤形成，解離性大動脈瘤

遠隔期に外膜のみ瘤状化する仮性動脈瘤と血管の全層にわたって瘤状化する真性動脈瘤がある．鎖骨下動脈フラップ法やパッチ拡大術後に遠位大動脈弓に起こることが多く，直接吻合術には少いといわれている．パッチ形成例ではパッチの反対側に真性動脈瘤が発生することがある（パッチの硬さが原因とされる）．肺との癒着により喀血などを引き起こすこともある．外科的手術の後の発生頻度は9％と報告[2]されているが，初回手術としてバルーン形成術を行った例では約10年後の動脈瘤の発生率が35％と高く，外科的手術では全く認められなかったという報告[3]もある．現在では使用するバルーンの径などの工夫によりかなり改善されているようであるが，内膜の断裂により拡大するという方法の原理から考えると一定の頻度で起こる可能性がある．

③二尖弁の大動脈弁による遠隔期の合併症

大動脈縮窄症の60〜80％に合併するといわれる二尖弁の大動脈弁は大部分で生涯正常に機能するといわれている．しかしながら，加齢により石灰化し狭窄や逆流を起こし重篤な合併症となる場合もある．二尖弁を大動脈基部全体の疾患としてとらえ，弁逆流が重症化した場合は大動脈基部置換術を行うべきとする意見もある．

④高血圧症

術後10年から20年後の高血圧症の発生頻度は20〜40％と高く，術後の予後などに影響を与える．2007年のミュンヘンからの273例の最長27年の遠隔期の調査[4]では57％に高血圧が認められている．そのうち20 mmHg以上の圧差がみられたのは13％のみであったと報告されており，圧差がなくとも高血圧症は発生し，人工材料の使用・男性・観察時の年齢などが危険因子としてあげられている．手術時の年齢が低いほど発生頻度は低いと考えられており，早期の手術が推奨される理由の1つになっている．原因ははっきりしていないが，動脈系全体の硬さなどがあげられてい

る．運動時の高血圧の頻度も高いことが報告されているが，臨床的意味や原因などはあまりわかっていない．

⑤若年性動脈硬化

冠動脈疾患は遠隔死亡の3割程度を占めるといわれており，心血管系の合併症の危険性が高い．

⑥脳血管障害

Willis環上の脳動脈瘤が多いと報告され，脳出血を引き起こし，遠隔死亡の原因の1つとなっている．

2）成　績

①遠隔死亡率

遠隔死亡も数％以下の報告が多く，高いもので8％である．累積生存率でも10年で90％前後の報告が多い．ミネソタからの274例の多数例では，10年生存率は95％で，20年89％，30年82％，40年79％と報告[5]されている．

②再手術回避率

術式により異なるが10年で90％前後である．シカゴからの40年間にわたる271例の報告[6]では29例（11％）で再狭窄がみられ，大動脈弓の低形成，端々吻合，鎖骨下動脈フラップ法が危険因子であったとしている．拡大大動脈再建術では再狭窄・再手術は少ないようである．

参考までに以下の表15-1に最近の報告[7-11]（主に二期的手術）の死亡率や再手術まとめた．

2．一期的根治手術

心内修復術が可能な疾患（VSD，TGAなど）に対して行う．

正中切開により大動脈形成術を行い，その後心内修復を行う．

表 15-1 最近の報告における手術成績

	報告年	対象	術式・例数	早期死（例）	遠隔死（例）	再手術（例）	
Barreiro[7]（ボルチモア）	2007	CoA<1y	SFA　119例（1984～2004）	4%（5）	6%（7）	11%（12）	11例 BAP
Wright[8]（ミシガン）	2005	CoA<1y	EAA　83例（1990～2000）	1.2%（1）	1.2%（1）	6%（12）	3例 BAP
Wood[9]（アイルランド）	2004	CoA<1y	EAA　181例（1986～2002）	0.5%（1）	8%（15）	2.2%（4）	4例 BAP
Pearl[10]（シンシナティ）	2004	Simple CoA	EAA　117例　SFA　3例（1997～2003）	1.7%（2）	0.8%（1）	0	
Younoszai[11]（UCSF）	2005	Neonate 54例　Infant 34例	End-to-Side　88例（1992～1999）	0%（0）	4.2%（4）	5.5%（3）	

a. 適　応

　　新生児期に心内修復術が可能な例に対して行い，VSD，TGA，DORV などが対象になる．小さい心臓では心内修復が困難な DORV は除く．

b. 手術方法

　　正中切開にて体外循環下に大動脈再建を行い，その後心内修復術を行う．大動脈再建には縮窄部切除と直接吻合を行うが，大動脈弓部の低形成を伴う例では拡大大動脈再建術が行われる．以前は下半身の循環遮断のもとに行われていたが，近年では胸部下行大動脈から送血を行うことが多い．

c. 利　点

　　手術・麻酔が1回で済み，PAB の合併症（肺動脈の変形，SAS の進行など）の可能性がない．大動脈遮断中も送血が可能で，対麻痺の可能性が回避できる．循環動態が安定したなかで手術ができ，時間がかけられるため大きな吻合口が得られる．

d. 問題点（図15-8）

　　手術侵襲が大きい（人工心肺，剥離範囲など）．人工心肺を使用し，頸動脈遮断などを伴うため脳合併症が懸念される．

e. 一期的手術と二期的手術の比較評価

　　2000年前後より一期的手術を行う施設が増加し成績も向上しているが，10年以上の遠隔成績があまり出ていない．トロント小児病院からの CoA with VSD 例の報告[12]（2007）では全体で10年生存率は90.8％で一期・二期に差はなく，VSD が自然閉鎖する可能性がある例や大動脈弓の低形成がない例では初回は大動脈形成術のみも選択の余地があるとしている．10年後の再手術回避率には一期95％，二期75％と差が出ている．同病院の IAA 例での報告[13]（2004）でも一期的手術により経年的に遠隔成績が向上したことを報告している．2007年の榊原記念病院からの報告[14]

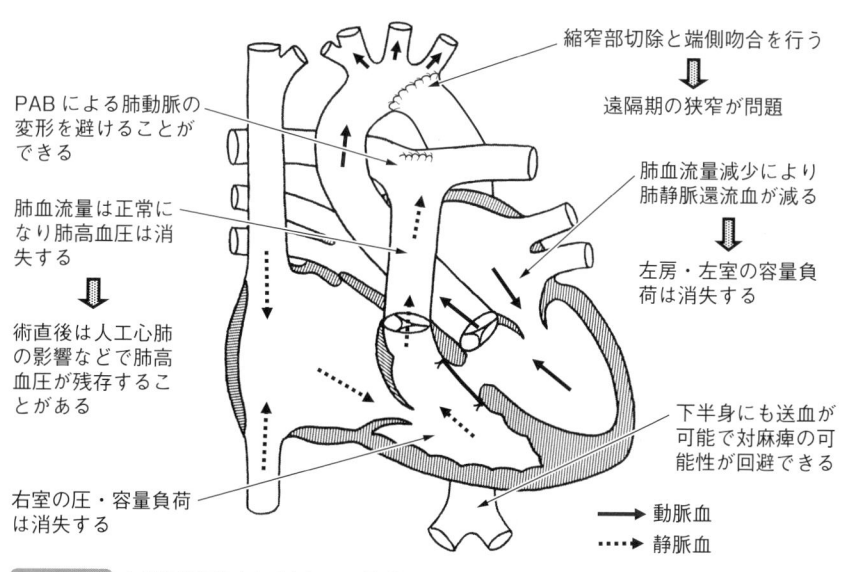

図15-8　大動脈縮窄症に対する一期的手術後の血行動態と問題点

(CoA & IAA)では，早期成績では死亡率一期3.3％，二期8.9％で一期がややよく，遠隔成績も一期手術がよかったとしている．7年での再手術回避率では両群とも93.5％と差はなかった．2008年のデトロイトからの46例（CoA with VSD）の比較論文[15]では手術成績・合併症発生率は同等で，最終手術時の低い年齢・少ない手術回数・少ない皮膚切開などの点で有利で，二期的胸骨閉鎖の必要性が高まることが不利な点であったと報告している．これらの比較論文では二期手術が行われた時期が一期手術と比べてやや古い可能性があるが一期手術がややよい成績とした報告が多い．

一期手術のみの報告では2004年のライプツィッヒからの24例（CoA & IAA）の成績[16]が発表され，24例で早期死亡・遠隔死亡ともになく，再狭窄が4例のみと良好な成績が報告されている．

一方，2006年のインディアナポリスからの20年間65例（IAA）の比較報告[17]では，一期手術の早期成績は死亡率27％と悪く，二期手術の早期死亡率は1.9％と良好であったとしている．15年生存確率も一期手術では62％で，二期手術では78％と有意の差が認められ，二期手術の方が満足できるものであったと報告している．再手術回避率を含め二期手術の成績も非常に向上しており，新生児期の体外循環の脳合併症など影響はいまだ詳細に比較検討されておらず，優劣の評価は非常に難しい．我々は低体重児やductal shockをきたした例などリスクのある例は二期手術，それ以外は一期手術と使い分けている．

■文献

1) Puranik R, Tsang VT, Puranik S, et al. Late magnetic resonance surveillance of repaired coarctation of the aorta. Eur J Cardiothorac Surg. 2009; 36(1): 91-5.
2) von Kodolitsch Y, Aydin MA, Koschyk DH, et al. Predictors of aneurysmal formation after surgical correction of aortic coarctation. J Am Coll Cardiol. 2002; 39(4): 617-24.
3) Cowley CG, Orsmond GS, Feola P, et al. Long-term, randomized comparison of balloon angioplasty and surgery for native coarctation of the aorta in childhood. Circulation. 2005; 111(25): 3453-6.
4) Hager A, Kanz S, Kaemmerer H, et al. Coarctation Long-term Assessment (COALA): significance of arterial hypertension in a cohort of 404 patients up to 27 years after surgical repair of isolated coarctation of the aorta, even in the absence of restenosis and prosthetic material. J Thorac Cardiovasc Surg. 2007; 134(3): 738-45.
5) Toro-Salazar OH, Steinberger J, Thomas W, et al. Long-term follow-up of patients after coarctation of the aorta repair. Am J Cardiol. 2002; 89(5): 541-7.
6) Dodge-Khatami A, Backer CL, Mavroudis C. Risk factors for recoarctation and results of reoperation: a 40-year review. J Card Surg. 2000; 15(6): 369-77.
7) Barreiro CJ, Ellison TA, Williams JA, et al. Subclavian flap aortoplasty: still a safe, reproducible, and effective treatment for infant coarctation. Eur J Cardiothorac Surg. 2007; 31(4): 649-53.
8) Wright GE, Nowak CA, Goldberg CS, et al. Extended resection and end-to-end anastomosis for aortic coarctation in infants: results of a tailored surgical approach. Ann Thorac Surg. 2005; 80(4): 1453-9.
9) Wood AE, Javadpour H, Duff D, et al. Is extended arch aortoplasty the operation of choice for infant aortic coarctation? Results of 15 years' experience in 181 patients. Ann Thorac Surg. 2004; 77(4): 1353-7.
10) Pearl JM, Manning PB, Franklin C, et al. Risk of recoarctation should not be a deciding factor in the timing of coarctation repair. Am J Cardiol. 2004; 93(6): 803-5.
11) Younoszai AK, Reddy VM, Hanley FL, et al. Intermediate term follow-up of the end-to-side aortic

anastomosis for coarctation of the aorta. Ann Thorac Surg. 2002; 74(5): 1631-4.
12) Alsoufi B, Cai S, Coles JG, et al. Outcomes of different surgical strategies in the treatment of neonates with aortic coarctation and associated ventricular septal defects. Ann Thorac Surg. 2007; 84: 1331-7.
13) Oosterhof T, Azakie A, Freedom RM, et al. Associated factors and trends in outcomes of interrupted aortic arch. Ann Thorac Surg. 2004; 78(5): 1696-702.
14) Kobayashi M, Ando M, Wada N, et al. Outcomes following surgical repair of aortic arch obstructions with associated cardiac anomalies. Eur J Cardiothorac Surg. 2009; 35(4): 565-8.
15) Walters HL 3rd, Ionan CE, Thomas RL, et al. Single-stage versus 2-stage repair of coarctation of the aorta with ventricular septal defect. J Thorac Cardiovasc Surg. 2008; 135(4): 754-61.
16) Kostelka M, Walther T, Geerdts I, et al. Primary repair for aortic arch obstruction associated with ventricular septal defect. Ann Thorac Surg. 2004; 78(6): 1989-93.
17) Brown JW, Ruzmetov M, Okada Y, et al. Outcomes in patients with interrupted aortic arch and associated anomalies: a 20-year experience. Eur J Cardiothorac Surg. 2006; 29(5): 666-73.

16 大動脈弓離断症

A 概要

　大動脈弓とは近位大動脈弓（無名動脈起始部から左総頸動脈起始部まで）と遠位大動脈弓（左総頸動脈起始部から左鎖骨下動脈起始部まで）をあわせた部分をいうが，広義には左鎖骨下動脈から遠位の大動脈峡部を含む．大動脈弓離断症とはこのいずれかの部分で大動脈弓の連続性が欠如した奇形をいう．発生頻度としては大動脈縮窄症よりも低い．単独例は非常にまれで，ほとんどが合併心奇形を有している．心外奇形（中枢神経異常，腎奇形など）を有する例も多い（約40％）．

B 形態

1. 発生

　大動脈縮窄症と同様の胎児期の上行大動脈への血流低下が原因とする説がある．正常では発生初期の左第4咽頭弓が大動脈弓となるが，その一部の遺残や異常な退縮により，大動脈弓の異常（重複大動脈弓，血管輪など）が発生する．大動脈弓離断症もその一連の異常の1つととらえることができる（神経堤細胞の関与が示唆されている）．

2. 形態分類（Celoria & Pattonの分類，図16-1, 2）

a. A型

　左鎖骨下動脈の遠位部で離断している型で，本邦の報告では約70％を占める．欧米からの報告では30〜40％とやや少ない．

b. B型

　左総頸動脈と左鎖骨下動脈の間で離断している型で，本邦の報告では約30％である．欧米からの報告では40〜50％と最も多い．約60％に染色体22q11.2欠失症候群（＝DiGeorge症候群，胸腺形成不全・副甲状腺形成不全・顔面奇形・漏斗部中隔全欠損などを伴う症候群）を合併する．

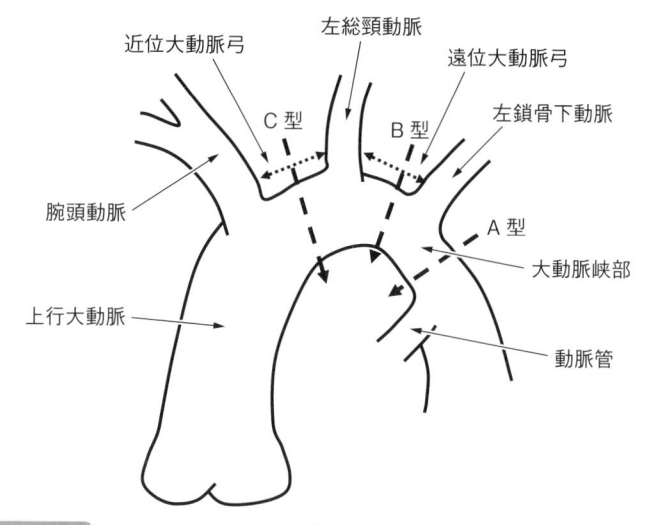

図 16-1 正常大動脈弓と病型分類（Celoria-Patton 分類）の関係

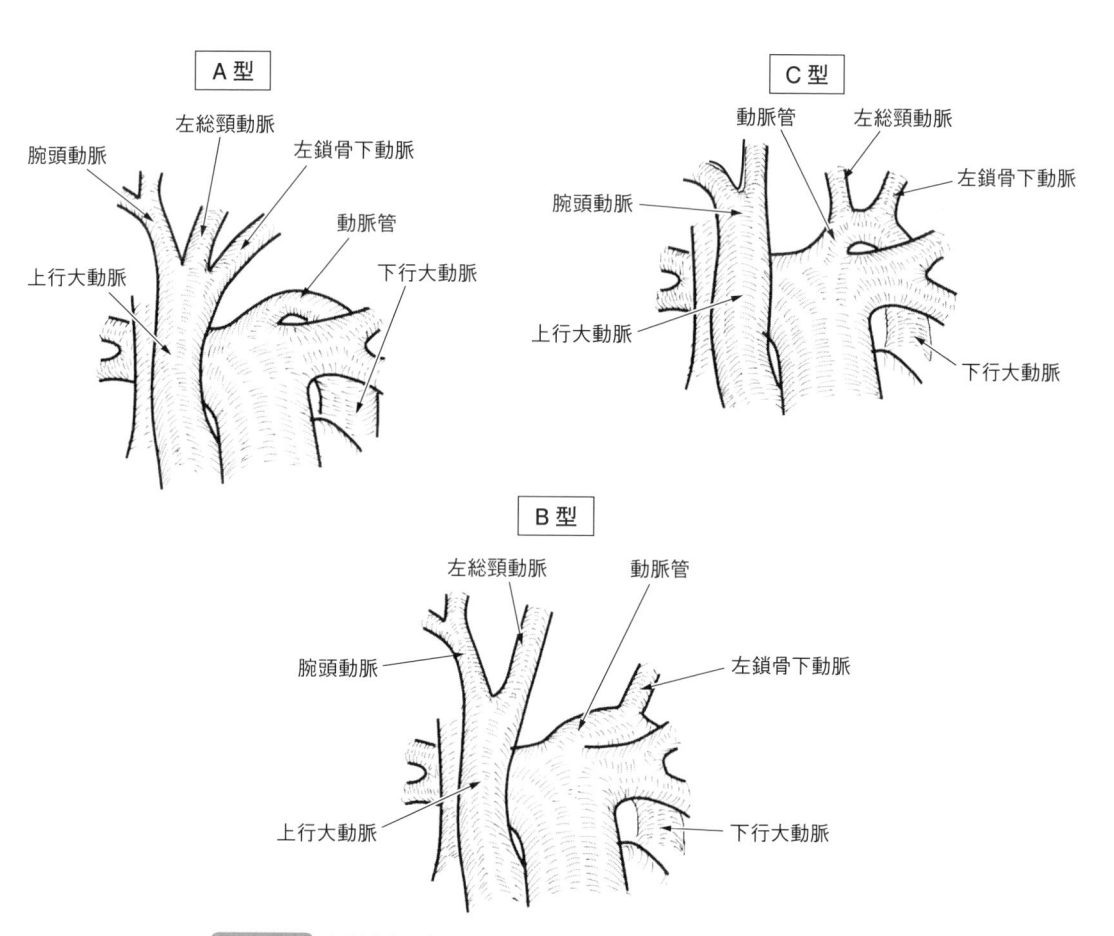

図 16-2 病型分類（Celoria-Patton 分類）

16. 大動脈弓離断症

c. C型
　　無名動脈（腕頭動脈）と左総頸動脈の間で離断している型で，本邦ではまれであるが欧米では4〜17％の頻度と報告されている．

3. 合併心奇形
- VSD：約2/3がVSD単独の合併である．漏斗部中隔にあるVSDが多い．
- 複雑心奇形：約1/3でTGA，DORV，単心室などを合併する．
- 左室流出路狭窄：漏斗部中隔の後方偏位，狭小弁輪，二尖弁などにより狭窄をきたす．新生児期に3mm以下の径であれば，何らかの対処を行わなければ術後に大きな問題となる．

4. 心外奇形
　　約4割に中枢神経異常，腎奇形，骨格系異常を認める．

C 血行動態 （図16-3）

　　大動脈縮窄症とほぼ同様の血行動態となるが，下行大動脈と上行大動脈との交通がまったくないために，動脈管の閉塞の影響は大動脈縮窄症よりも大きい．上半身に流れる動脈血の分布は病型により異なり，酸素飽和度の左右差が変化する．正常大血管関係の場合，A型では大動脈縮窄症と同じく，上半身全体で酸素飽和度が高く，下半身は酸素飽和度が低い．B型では下半身と左手の酸素飽和度が低下し，右手と頭部の酸素飽和度は高い．C型では下半身，左手，左頭部の酸素飽和度が低下し，右手と右頭部の酸素飽和度は高い．

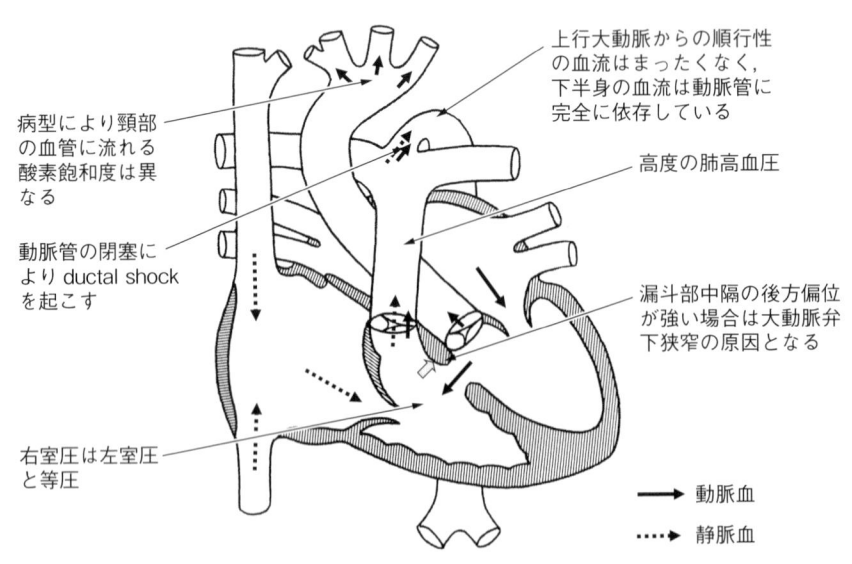

図16-3 VSDを伴う大動脈弓離断症（A型）の血行動態

D 症状と徴候

- ductal shock：大動脈縮窄症より強いショックに陥る傾向がある．
- differential cyanosis：病型によりパターンが異なる．
- 上下肢圧差：動脈管が大きく開いている場合はほとんど圧差がないが，閉塞に伴って圧差が生じる．左右頸動脈の触診も行う必要がある．

E 検査

a. 心エコー検査
一期的手術ができるかどうかを判断するためには心内の構造を見極める必要があり，心エコー検査が最も役に立つ．特にDORVなどで新生児期に心内修復が可能か詳細に検討する．

b. CT検査
大動脈の再建法を考えるためには3D-CTが最も役に立つ．大動脈弓の形態・距離や気管・食道との位置関係を確認できる．

c. 心臓カテーテル検査
心エコー検査では心内解剖が把握しにくい例や冠動脈異常が疑われる例で行われる．

> **point** 術前の把握のポイント
> 1. どこで離断されているか？（病型）
> 2. 離断された血管の距離は？
> 3. 動脈管は開いているか？（ductal shockの有無）
> 4. 大動脈弁下狭窄はないか？（大動脈弁下狭窄の臨床的意味）
> 5. 他の合併心奇形はないか？
> 6. 一期的修復ができるか？　できない理由は？

F 手術

1. 二期的手術

a. 適応
2心室修復ができない例や，低体重例，術前状態が悪い例などでは二期的手術を行う．

b. 手術方法
大動脈再建術と肺動脈絞扼術とを左開胸にて同時に行う．

1) 直接吻合術
離断部分が近い場合は直接吻合ができる．距離や気管・食道などとの位置関係などは症例により

かなり差があるため，術前にCTなどで十分に検討する必要がある．

2）Blalock-Park手術

§15. 大動脈縮窄症の項（223頁）参照

3）reversed Blalock-Park手術（Blalock-Park変法）（図16-4）

B型で左鎖骨下動脈を左総頸動脈に吻合し，下行大動脈に血液を導く方法をreversed Blalock-Park手術とよぶ．この際，鎖骨下動脈が細い場合にはパッチを当てて拡大する．下行大動脈や左総頸動脈の血流遮断を最小限度にするために，図16-4のように血管鉗子をずらしながら縫合していく．このような工夫をすれば下行大動脈遮断時間20分前後で吻合可能である．鎖骨下動脈の部分が成長するため，我々の経験では狭窄のため再手術となった例はない．

c. 利　点

左開胸のみで行え，手術・麻酔時間が短く，手術侵襲が小さい．

d. 問題点

大動脈遮断による対麻痺の可能性がある．1心室例では，肺動脈絞扼術のみでは心室にかかる容量負荷が残り，強い心不全をきたすことが多い．この群では手術成績も悪く，大動脈弁下狭窄が強い例では体外循環下にDKS吻合を行うことも考慮に入れる．

e. 術後の血行動態と術後管理

大動脈弓がうまく再建されていれば，肺動脈絞扼術術後の血行動態となる．PHアタック様の発作や強い絞扼を行った例での心不全に注意する．

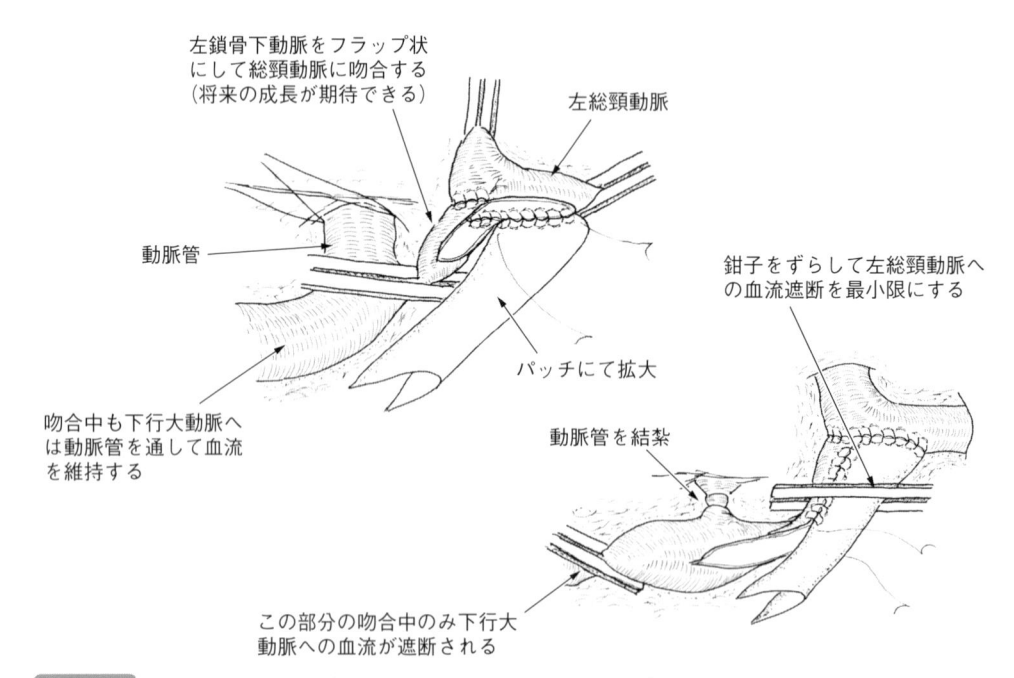

図16-4 大動脈弓離断症に対するreversed Blalock-Park手術

f. 術後遠隔期の合併症と再手術
　1）大動脈弁下狭窄の進行
　　肺動脈絞扼術後経過観察中に徐々に大動脈弁下狭窄が進行してくることがあるので注意する（弁下組織の線維性増殖などが原因としてあげられている）．
　2）再手術
　　大動脈吻合部狭窄はどの手術でも可能性がある．Blalock-Park 手術に用いた左鎖骨下動脈の部分は，急性期を乗り切れば成長して太くなるといわれ，吻合部狭窄の方が懸念される．

2. 一期的手術
a. 適　応
　　新生児期に 2 心室修復（心内修復術）が可能な例に行う．
b. 方　法（図 16-5）
　　正中切開にて人工心肺下に VSD 閉鎖や動脈スイッチ手術などの心内修復術を行うとともに，大動脈再建術を同時に行う．吻合には下行大動脈の遮断が必要であるが，①上半身のみの送血で行う場合と，②下行大動脈にもカニューレを入れて送血を行う場合がある．Norwood 手術ほど吻合に時間がかからないため，低体温を併用して単純遮断で行うこともできるが，より安全に行うために下行大動脈送血を行うのが主流となっている．
c. 利　点
　　人工心肺を用いることにより術中の血行動態が安定する．下行大動脈に対する送血を行えば，下半身虚血による合併症は防止できる．手術が一度で済む．

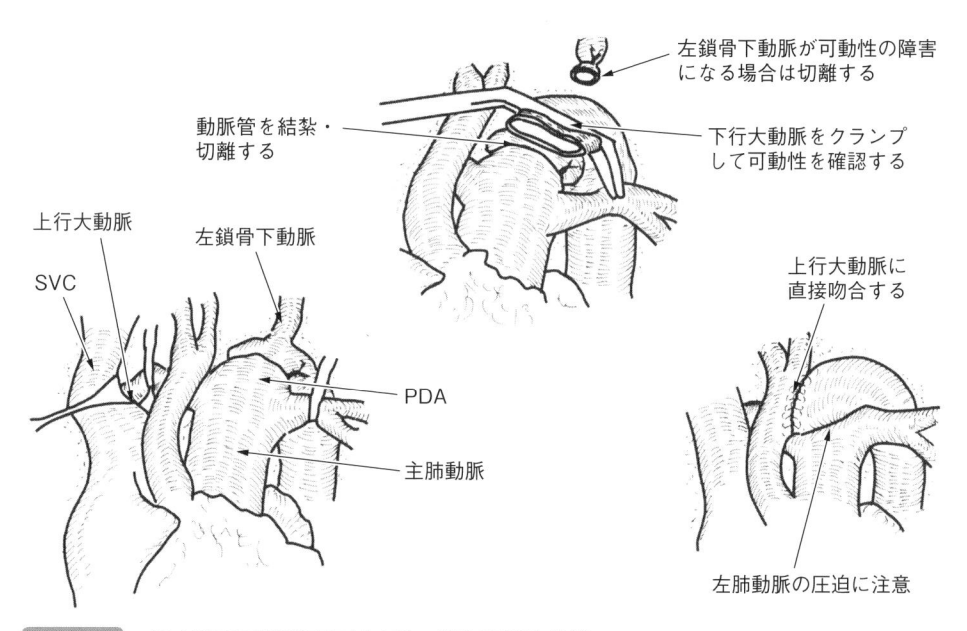

図 16-5　B 型大動脈弓離断症に対する一期的直接吻合術

d. 問題点

①新生児の体外循環に伴う合併症（脳出血など）の可能性が高くなる．②遺残狭窄：離断している大動脈弓の距離が離れている場合は，吻合部への緊張がかかり思わぬ残存狭窄の原因となる．

e. 術後急性期の血行動態と術後管理

複雑な手術であるため，長時間体外循環となり，腎不全が必発である．必要に応じて腹膜灌流を行う．動脈スイッチ手術を行った場合は心不全に対する注意が必要である．人工心肺などの影響でPHが持続することがあり，NOの吸入などを行い，PHアタックなどにも注意する．

f. 手術成績

手術成績や一期的手術と二期的手術の比較は大動脈縮窄症を含めた疾患群として報告されていることが多く，§15．大動脈縮窄症の項（215頁）にまとめて記述した．

（参考1）左室流出路狭窄の重要性と対策

a. 重要性

1）早期手術成績に与える影響

2005年のCHSS（Congenital Heart Surgeon Society）の多施設による研究[1]でLVOTOの存在が早期死亡の危険因子であることが示されている．20年間以上（1975～1999年）にわたる94例のミュンヘンからの報告（2000年）[2]でもLVOTO合併例では早期成績が悪かったと述べられている．最近では早期成績自体が著明に改善しており，LVOTOに対する術式の工夫も加わり，早期成績の大きな差を強調する論文は少ない．

2）遠隔成績・再手術回避率に与える影響

早期成績の改善にくらべて，遠隔成績・再手術率の差はいまだ大きいようである．2005年のCHSSの報告[1]でも初回にLVOTOに対する手術を行った143例のうち16年後までに死亡した例は37％，再手術を受けずに生存している例は35％，28％に再手術を要したと報告している．ミュンヘンからの報告[2]でも術前にLVOTOを合併していた例では遠隔死亡が50％に達したとしている．過去の報告ではLVOTOの合併は遠隔成績や再手術率に影響を与えているようであるが，手術法の改善などにより克服できる可能性がある．

b. 診断基準

LVOTOの原因としては，弁狭窄，狭小弁輪，弁下の線維性狭窄・筋性狭窄，僧帽弁腱索の中隔への異常付着など多くのものがあげられ，術式の決定などには正確な診断が必要である．さらに定量的評価も必要で，方法としては流出路の径・断面積（絶対値，正常値・下行大動脈との比），indexed LVOT cross-sectional area，推定圧差，subaortic Z scoreなどが提唱されている．

c. 手術方法

1）筋・線維性組織の切除

後方偏位した漏斗部中隔の一部を切除するが，大動脈弁の損傷に注意する．

2）パッチによる方法

VSD閉鎖に使用するパッチの当て方により狭窄を解除する．できるだけ小さいパッチを使用して漏斗部中隔を心尖部側に引き延ばし，狭窄を作らないようにする．Luciani法はVSDの上縁を閉鎖するパッチを左室側に固定する方法で，漏斗部中隔を引っ張る効果がある．

3）重篤な狭窄を合併する例

上記の方法では解除できない例ではRoss-Konno手術，主肺動脈－下行大動脈conduit＋PAB，Norwood型手術，Yasui（安井）手術などが行われる[3]．

（参考2）強い左室流出路狭窄を伴う大動脈弓異常＋VSD例に対する手術（安井手術）

a. 適応

左室流出路の強い狭窄を合併する例では，VSD閉鎖＋大動脈弓再建だけでは残存狭窄が強い心不全の原因となり，死亡に至ることもある．狭窄を迂回して新生児期に2心室修復を行う方法が1987年に安井（福岡こども病院，九州大）らによりはじめて報告され，Yasui法やYasui手術とよばれる．

b. 方法

1）大動脈再建，2）DKS吻合，3）心室内血流転換，4）心外導管による右室－肺動脈間の連続性維持の4つを組み合わせたものである．直接吻合にて上行大動脈と下行大動脈を吻合し，主肺動脈位で切断した肺動脈を上行大動脈に吻合する（図16-6B）．左室からの動脈血はVSDを通して肺動脈と大動脈から流れるようにパッチを当て心室内血流転換術を行う（図16-6C）．左室は大動脈弁口と肺動脈弁口の2つの出口をもつことになる．肺動脈末梢への血流は右室流出路にあけた切開口から肺動脈へ心外導管を用いて吻合する（図16-6D）．Norwood手術のように大動脈弓全体を再建し，人工血管を用いずREV法を行う変法も行われている．

c. 利点

大動脈弁下狭窄合併例でも新生児期に一期的2心室修復ができる．2心室修復であるため急性期の血行動態が安定している．

d. 問題点（図16-7）

新生児期に行う手術としては手術侵襲が非常に大きい．心外導管交換の再手術を必要とする．VSDの拡大を要する例がある．遠隔期にVSDの狭窄や心内ルートの狭窄を生じることがある．

e. 手術成績

手術侵襲の大きさにもかかわらず，2心室修復であるためか多数例の報告では早期成績は良好である．2006年フィラデルフィアからの21例の報告[4]では病院死亡例はなく，ボストン（2006年）[5]，バーミンガム（2007年）の報告[6]でも1992～3年以降の早期死亡はないと述べられている．再手術の可能性は高く，フィラデルフィアの21例中10例，ボストンの生存例14例中9例に再手術が行われ，バーミンガムの5年後の再手術回避率はわずかに20％であった．遠隔成績ではフィラデルフィアの21例中1例が遠隔死亡し，ボストンでは10年の遠隔生存率が82％，バーミ

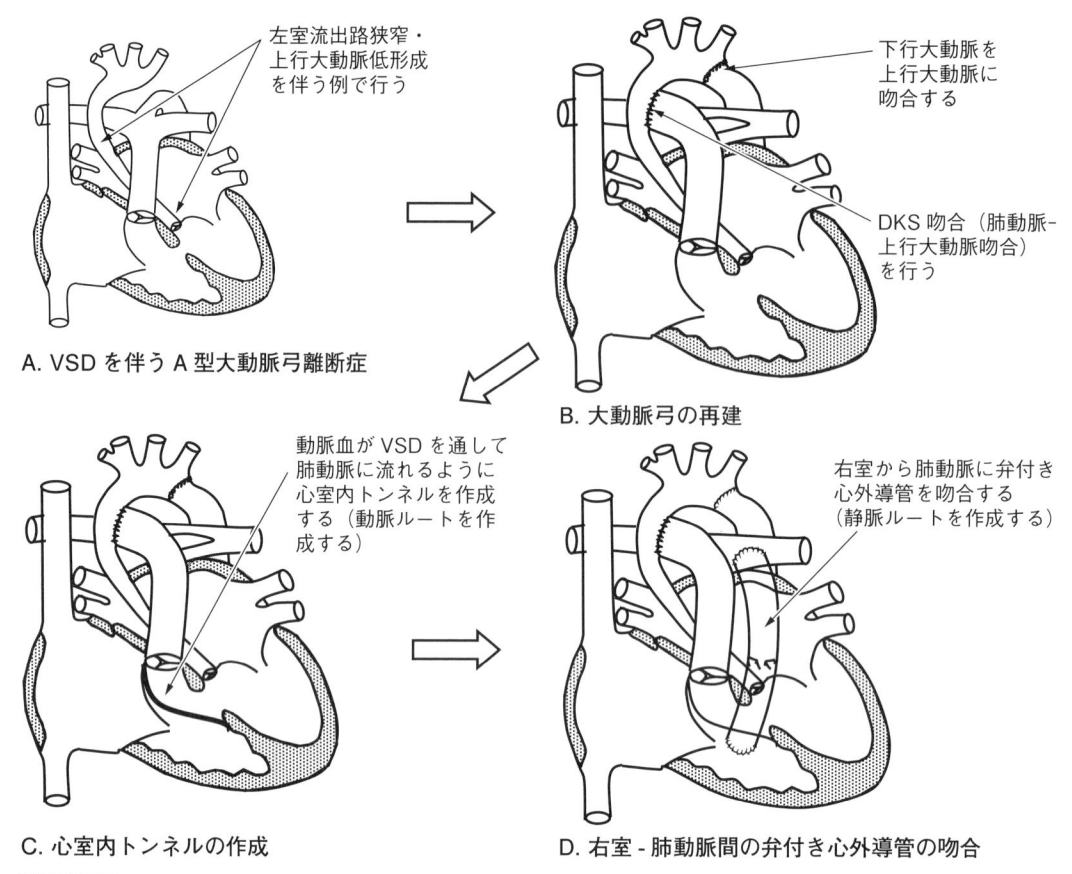

A. VSDを伴うA型大動脈弓離断症
　　左室流出路狭窄・上行大動脈低形成を伴う例で行う

B. 大動脈弓の再建
　　下行大動脈を上行大動脈に吻合する
　　DKS吻合（肺動脈-上行大動脈吻合）を行う

C. 心室内トンネルの作成
　　動脈血がVSDを通して肺動脈に流れるように心室内トンネルを作成する（動脈ルートを作成する）

D. 右室-肺動脈間の弁付き心外導管の吻合
　　右室から肺動脈に弁付き心外導管を吻合する（静脈ルートを作成する）

図16-6 LVOTOを伴う大動脈弓離断症に対するYasui手術

直接吻合による大動脈再建

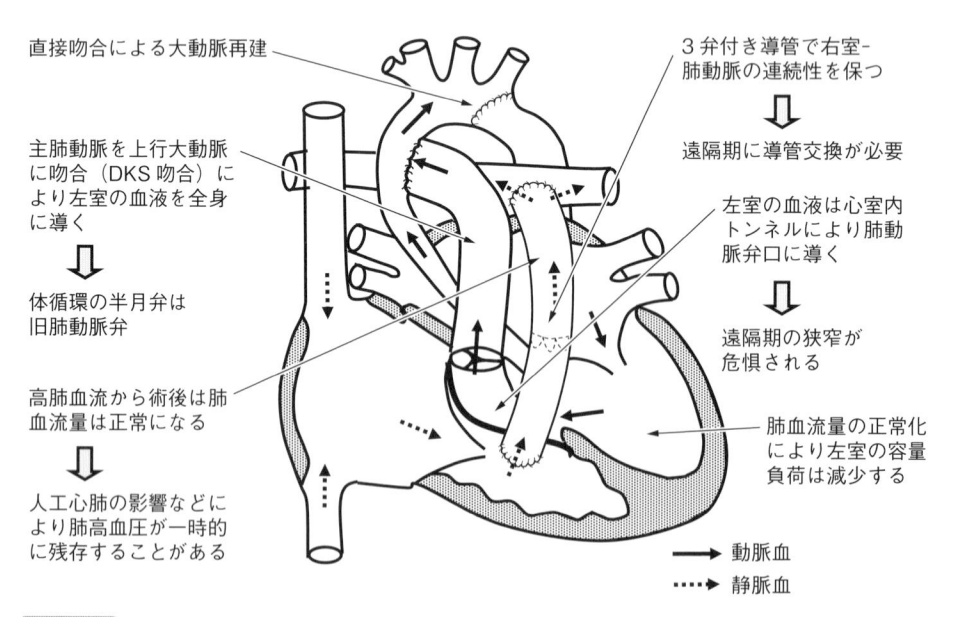

主肺動脈を上行大動脈に吻合（DKS吻合）により左室の血液を全身に導く
⇩
体循環の半月弁は旧肺動脈弁
⇩
高肺血流から術後は肺血流量は正常になる
⇩
人工心肺の影響などにより肺高血圧が一時的に残存することがある

3弁付き導管で右室-肺動脈の連続性を保つ
⇩
遠隔期に導管交換が必要

左室の血液は心室内トンネルにより肺動脈弁口に導く
⇩
遠隔期の狭窄が危惧される

肺血流量の正常化により左室の容量負荷は減少する

→ 動脈血
⇢ 静脈血

図16-7 Yasui手術後の血行動態と問題点

ンガムの5年の遠隔生存率は53％と報告されている．

　手術の性質上再手術は避けられず，今のところ遠隔成績に課題があると思われる．1心室を目指す方向や初回にNorwood型手術を行い，体が大きくなってからYasui手術を行う方法もあるがこれらの治療戦略との比較もこれからの課題である．

■文献

1) McCrindle BW, Tchervenkov CI, Konstantinov IE, et al. Congenital Heart Surgeons Society. Risk factors associated with mortality and interventions in 472 neonates with interrupted aortic arch: a Congenital Heart Surgeons Society study. J Thorac Cardiovasc Surg. 2005; 129(2): 343-50.
2) Schreiber C, Eicken A, Vogt M, et al. Repair of interrupted aortic arch: results after more than 20 years. Ann Thorac Surg. 2000; 70(6): 1896-9.
3) Tchervenkov CI, Jacobs JP, Sharma K, et al. Interrupted aortic arch: surgical decision making. Semin Thorac Cardiovasc Surg Pediatr Card Surg Annu. 2005: 92-102.
4) Gruber PJ, Fuller S, Cleaver KM, et al. Early results of single-stage biventricular repair of severe aortic hypoplasia or atresia with ventricular septal defect and normal left ventricle. J Thorac Cardiovasc Surg. 2006; 132(2): 260-3.
5) Nathan M, Rimmer D, del Nido PJ, et al. Aortic atresia or severe left ventricular outflow tract obstruction with ventricular septal defect: results of primary biventricular repair in neonates. Ann Thorac Surg. 2006; 82(6): 2227-32.
6) Moorthy PS, McGuirk SP, Jones TJ, et al. Damus-Rastelli procedure for biventricular repair of aortic atresia and hypoplasia. Ann Thorac Surg. 2007; 84(1): 142-6.

17 左心低形成症候群

A 概要

　左心低形成症候群（HLHS）はこの約10年に手術成績が飛躍的に向上した疾患の1つである．特に，新生児期のNorwood手術は20年前にはほとんど救命できなかったが，周術期管理や体外循環法の改善により徐々に向上してきた．総肺静脈還流異常症を伴う無脾症候群とともに大きな近年の課題であったが，症例数が限られ，本邦の医療体制では集約化も難しく，各施設の努力や工夫により改善してきた．外科医だけが努力しても，救命にはつながらず，病院の総合力を評価される疾患といっても過言ではない．
　左室低形成，僧帽弁低形成（閉鎖ないし狭窄），大動脈弁低形成（閉鎖ないし狭窄），上行大動脈および大動脈弓の低形成などを合併する症候群を指すが，非常に多岐・多彩な組み合わせや程度が存在し，厳格な定義はない．典型的な（狭義の）HLHSは程度の差はあるもののすべての左心系の部位での低形成があり，右室から動脈管を通して流れる血液により全身が還流される．したがって，上行大動脈の血流は正常とは逆に流れる．上行大動脈の血流が正常と同様に順行性に流れる例は左心系が低形成とはいえず，HLHSに含めない考え方もある．しかしながら，この境目がわかりにくいため，左心系全体に低形成があり，大動脈弓の形成が必要であるような例はHLHSに含めること（広義のHLHS）が多い．また，VSDやAVSDを合併し，左心系が低形成である例もあり，このような例も広義のHLHSとしている．いろいろな形態があり，まさに症候群である．アジア人より欧米人で頻度が高いといわれるが正確なデータはない．60％前後が男子であると報告されている．

B 形態

a. 左室低形成

　ほとんどの例でLVEDVは正常の50％以下であるが，60％程度と左室がそれほど低形成でない例でも，上行大動脈・大動脈弓の低形成を伴う例もある．比較的大きな左室をもつ例では

Norwood 手術の後，左室が発育し2心室修復を行える例もある．

b. 僧帽弁低形成
僧帽弁閉鎖（MA）と僧帽弁狭窄（MS）が約半数ずつみられる．

c. 大動脈弁低形成
大動脈弁閉鎖（AA）が約 2/3 で，大動脈弁狭窄（AS）が 1/3 程度である．

d. 上行大動脈および大動脈弓の低形成
上行大動脈は直径 3 mm 以下であるが，2 mm 以下の例では予後が悪いといわれている．大動脈弓は上行大動脈より通常やや太く，3〜5 mm ある．縮窄部に shelf（線維性の隆起）があることが多く，縮窄が強ければ両側肺動脈絞扼術術後に狭窄症状を起こすことがある．

e. 右心室・三尖弁
体循環を支えるため右室は拡大・肥大し，1/3 以上に三尖弁の異常が認められる．Norwood 手術の後に三尖弁逆流が出現する例もあるが，早期に増強する例は右室拡大を伴い予後不良である．

f. 卵円孔
肺静脈に還流した動脈血の出口が卵円孔であるため，通常卵円孔はよく開いている．まれに卵円孔が狭くなっている例があり，左房で血液がうっ滞する．その結果，肺血管抵抗を上昇させることになり肺動脈絞扼術と同じ効果を示し，新生児期に安定した血行動態が得られることがまれにある．

g. 組み合わせの種類
Boston 小児病院からの報告では，AA+MA（37%），AA+MS（26%），AS+MS（23%），AS+MA（14%）の順で頻度が高いと報告されており，AS+MS はまれである．AA+MS 群では左室の流入した血液の出口がないため，左室内にうっ滞する．その結果，左室は肥大し，心室中隔が右室側に変異することなどにより，三尖弁の低形成・変形や右室機能低下を招来し，予後に悪影響を与える．

C 血行動態 （図 17-1）

血液の流れ：体循環からの還流血は右房に還流するが，左房に還流した動脈血の出口がないため心房間交通孔を通してすべて右房に流入する．右房に入った動静脈混合血は右室・肺動脈に流れる．左室からの順行性がない（AA の場合）ため体循環へは動脈管を通してこの動静脈混合血が流れ，チアノーゼを呈する．上行大動脈には動脈管からの血液が流れるため，正常の血流方向とは逆方向になる．肺動脈からは肺循環へも血液が流れ，新生児期の肺血管抵抗の高い時期を過ぎれば肺に多量に血液が流れ，体循環の血流量が低下し，末梢循環不全・腎不全を引き起こす．このように右室は肺循環と体循環の両方に血液を供給しているため血流バランスをとる必要があり，多くの場合は肺血管抵抗の方が低くなり肺の血流量を抑制する必要が出てくる．

a. 動脈管と体循環
左室から体循環への血流はほとんどないため，右室から動脈管を通して体循環へ流れる．動脈管

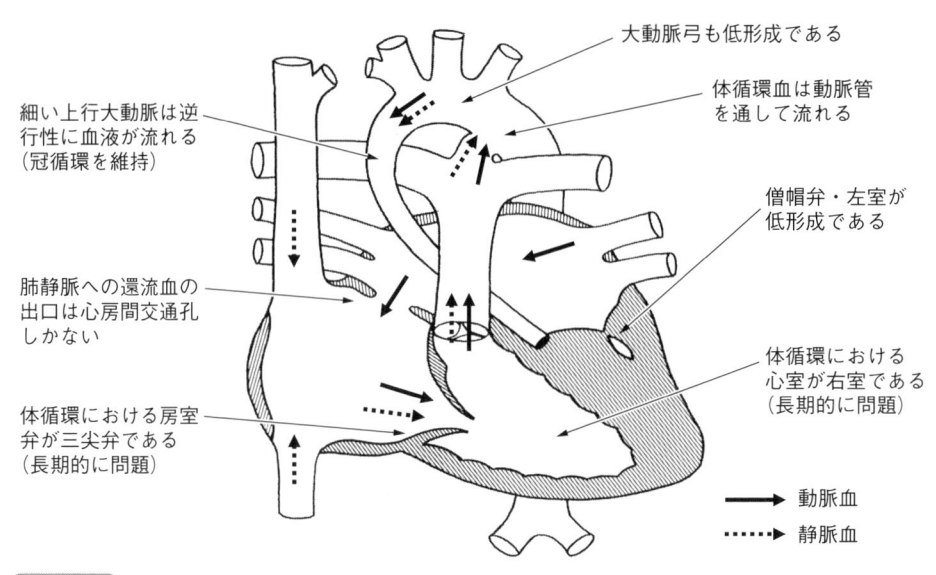

図 17-1 左心低形成症候群 (AA/MA) の血行動態

- 大動脈弓も低形成である
- 体循環血は動脈管を通して流れる
- 細い上行大動脈は逆行性に血液が流れる（冠循環を維持）
- 僧帽弁・左室が低形成である
- 肺静脈への還流血の出口は心房間交通孔しかない
- 体循環における心室が右室である（長期的に問題）
- 体循環における房室弁が三尖弁である（長期的に問題）
- → 動脈血
- ⇢ 静脈血

が閉塞しはじめると，ショック状態となる．生存には PGE_1 が不可欠である．動脈管からの血液は大動脈弓を逆行性に末梢に流れ，上行大動脈も逆行して冠動脈に流れる．上行大動脈が 2 mm 以下の例では冠動脈への血流も不安定になり，循環動態の破綻をきたす原因となる．

b. 肺循環

右室から拍出された血液により体循環と肺循環を維持することになるが，肺動脈には狭窄がまったくないため，肺にも血液は非常に流れやすい．新生児期に肺血管抵抗が下がりはじめると，肺への血流が増加し，逆に体循環への血流は低下し末梢循環不全・腎不全・アシドーシスを呈するようになる．このような状態になる前に何らかの手術介入を行わなければならないが，肺血管抵抗が下がりはじめる時期や程度は個体差が（形態学的な差も）大きいため判断しにくい．手術介入の前では内科的に肺血管抵抗を上げる処置（人工呼吸器の条件や窒素吸入療法など）によって体循環への血流を増やすことはできる．

c. 右室および三尖弁の機能

本来体循環を支える心室でない右室により生涯にわたって体循環を維持しなければならず心室機能や三尖弁機能を正常に保つことが不可欠で，特に Fontan 型手術に到達するかは心室機能が保たれているかどうかが重要な岐路となる．右室への容量負荷をなるべく早く取り去るために右心バイパス手術をできるだけ早く行うのが最近の傾向となっている．

D 症状と徴候

a. 動脈管閉塞による症状

最近では胎児心エコーにて診断され，PGE_1 をすぐに投与される例も多くなったが，生後すぐに

動脈管が閉塞しはじめる例では体循環の血流が低下して末梢循環不全・腎不全・アシドーシスなどを引き起こす．まれに動脈管が自然に開存し，産院を退院する例もあるが，チアノーゼなどで来院することが多い．

b. 肺血流量増加による変化

　肺血管抵抗が下がりはじめる時期になると肺血流量は増え，逆に体循環への血流は減少し，動脈管閉塞と同様の症状が現れる．内科的治療にて肺血流量を抑え，体循環への血流が増加するようにして手術に臨む．

E　検　査

a. 心エコー検査

　現在ではほとんど心エコー検査にて診断がなされる．疾患の診断に加えて，手術に必要な情報としては，上行大動脈の太さ，大動脈弓の太さ，大動脈弓の分枝異常の有無，大動脈縮窄の有無，肺動脈の太さ，上行大動脈の血流方向などである．

b. CT 検査

　術前状態が安定している場合や心エコー検査にて大動脈弓の分枝異常の有無，大動脈縮窄の有無などが十分判断できない場合に行う．

> **point**　術前の把握のポイント
> 1. 病型は？（特に大動脈弁閉鎖であるか）
> 2. 上行大動脈の太さは？
> 3. 卵円孔の大きさは？　なぜ重要か？
> 4. 肺血流量は非常に多いのか？　窒素の必要性は？
> 5. 動脈管は十分に開存しているか？
> 6. 心室機能は良好か？
> 7. 三尖弁奇形・逆流があるか？

F　手　術

　本邦で HLHS に対する手術の成績が向上したのはこの 10 年であり，それ以前の成績は惨憺たるものであった．その成績を上げるために様々な工夫を行う過程で多種多彩な姑息術や段階的アプローチ法が試みられ，一定の方法はない．現在でも，改良を重ね，もがいている最中である．したがって，この項でも現在行われている種々の方法を紹介する．

　動脈管依存から脱却するために新生児期に行われる第一期姑息手術は Stage-I palliation とよばれ，両方向性 Glenn 手術などを Stage-II，最終手術である Fontan 型手術を Stage-III とよんでいる（図 17-2）．しかしながら，両側肺動脈絞扼術を行った場合はさらに姑息術が増え，さらに複雑な

```
新生児期, Stage-I           乳児期           Stage-II      Stage-III

B-PAB+PGE₁ ─────→ Nr+RV-PA (or BT) ────→ BDG ────→ Fontan

B-PAB+Stent ──────────────────────→ Nr+BDG ────→ Fontan
(ハイブリッド治療)

Norwood+RV-PA ─────────────┐
                            ├──→ BDG ────→ Fontan
Norwood+BT ────────────────┘
```

評価：生存率
　　　肺血管の条件・肺動脈狭窄の有無
　　　　（Rp, PAI, PAP など）
　　　心室・三尖弁機能
　　　　（RVEDV, EF, TF など）
　　　成長発育・運動能

*B-PAB：両側肺動脈絞扼術
　BDG：両方向性 Glenn 手術

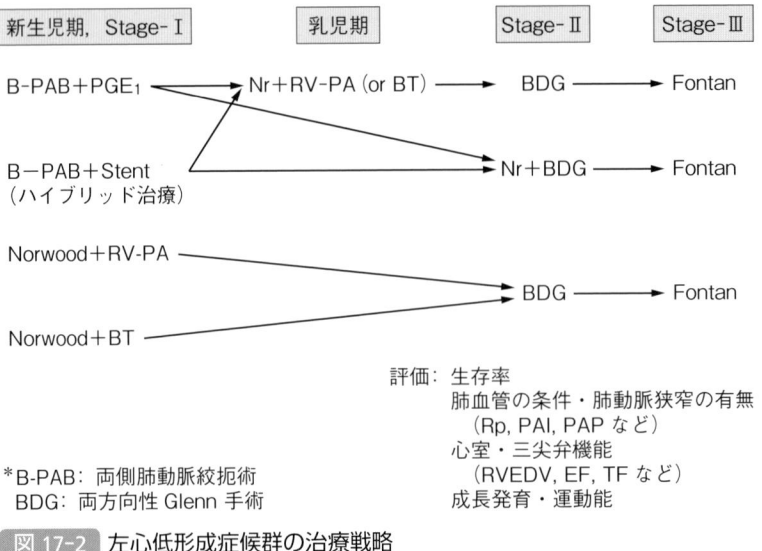

図 17-2 左心低形成症候群の治療戦略

段階的手術となり，3 期では分けにくくなっている．

1. 新生児期の手術（Stage-I palliation）

a. 両側肺動脈絞扼術

1）適 応

　肺血流量を調節するため，当初はハイリスク（低体重児，全身状態の悪い例など）の例で行われていた．しかしながら，新生児の体外循環が避けられるため，Norwood 手術のかわりに全例に行う施設もある．

2）手術方法

　正中切開にて両側肺動脈を露出し，PTFE 人工血管を短冊状に切ったものやテフロンテープにて，末梢肺動脈の圧や血流速度を測定しながら絞扼する（周径約 7〜9 mm になる）．動脈管は PGE_1 などにより開存させ，体重増加を待ち Norwood 手術に臨む．

3）利 点

　体外循環を用いない．手術・麻酔時間が短い．手術侵襲が小さい．

4）問題点（図 17-3）

　後に両側肺動脈形成術を必要とすることが多い．動脈管開存のために PGE_1 の投与やステントの挿入が必要である．PGE_1 長期投与による副作用があり，投与していても狭窄をきたすことがある．

5）両側 PAB 後の手術

　肺血流量を制御した後には大動脈再建術（Norwood 型手術）が必要となる．その際，絞扼解除とともに肺血流確保をどの方法で行うかが問題となる．理想的には大動脈再建術（Norwood 型手術）と両方向性 Glenn 手術を行えば次に Fontan 型手術に進める．しかしながら，両側 PAB のみ

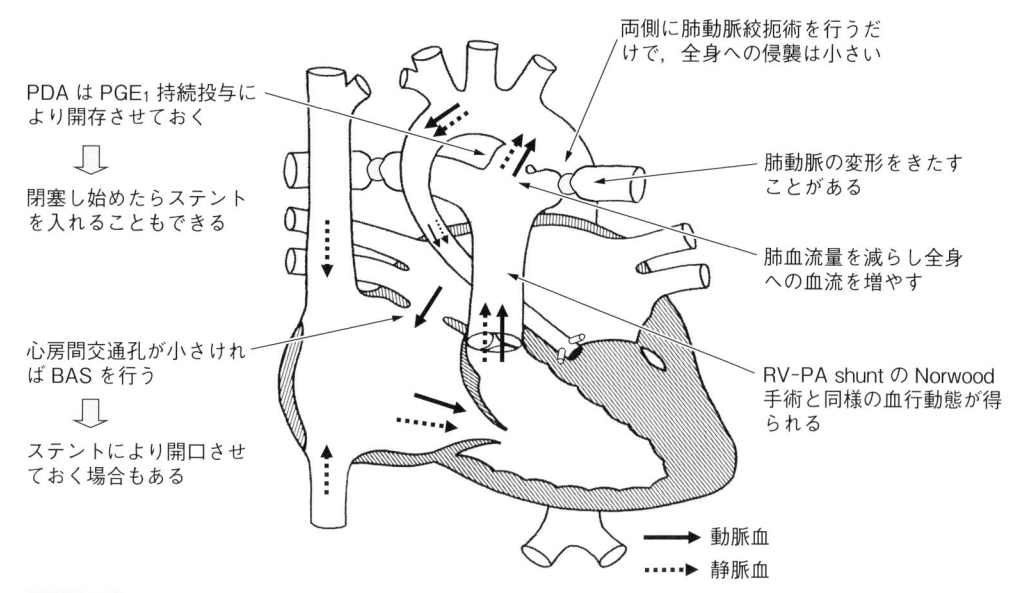

図 17-3 両側 PAB による姑息手術後の血行動態と問題点

で十分な体重増加（5 kg 以上）や年齢 6 カ月前後（6 カ月以下でも問題はないとする報告もある）まで到達するのは容易でなく，両方向性 Glenn 手術の適応が問題となる．低年齢・低体重でも問題がないとの報告が出てきており，早期に行う傾向となっている．もちろん体重・年齢だけでなく肺血管の条件が満たされなければ，Norwood 型手術と短絡手術を行うこととなる．両側 PAB の手術成績は一般的に良好であるが，その後の予後（生存率・Fontan 手術への到達率・QOL など）は今のところ十分評価されていない．

6) ハイブリッド治療（図 17-4）

外科手術（両側 PAB）とカテーテルによるステントの挿入術を最初から行う施設もあり，外科手術と内科によるカテーテル治療の両方という意味でハイブリッド治療といわれる．ステントを挿入した場合には Norwood 手術時に切除する必要があり，手術のリスクを増すことになる．

b. Norwood 手術

手術の構成としては，大動脈弓再建と肺血流路確保の大きく 2 点に分けられる．それ以外では，心房間交通孔の拡大と動脈管切除後の肺動脈再建法が大きな要素である．心房間交通孔の拡大が不十分であると，その後の肺動脈の発育や肺血管抵抗などにも影響し予後を悪くする．動脈管切除後の肺動脈再建法も種々の方法があるが，自己心膜で形成する方法が一般的となっている．パッチの大きさや人工血管との位置関係などが後の狭窄の発生に関与すると思われる．

1) 大動脈弓再建術式

①パッチ充填法（図 17-5）

● 手術方法：パッチを用いて上行大動脈から大動脈弓部を拡大する．大動脈縮窄部（動脈管組織が入り込んでいると思われる）を切除して端々吻合する方法や，上行大動脈の切開を Valsalva 洞

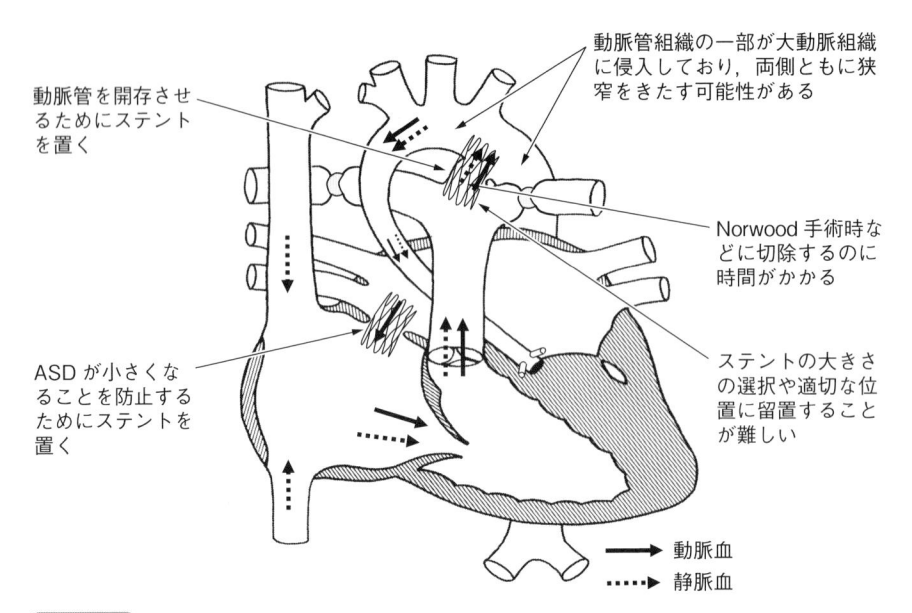

図17-4 両側PABとステント挿入によるハイブリッド治療

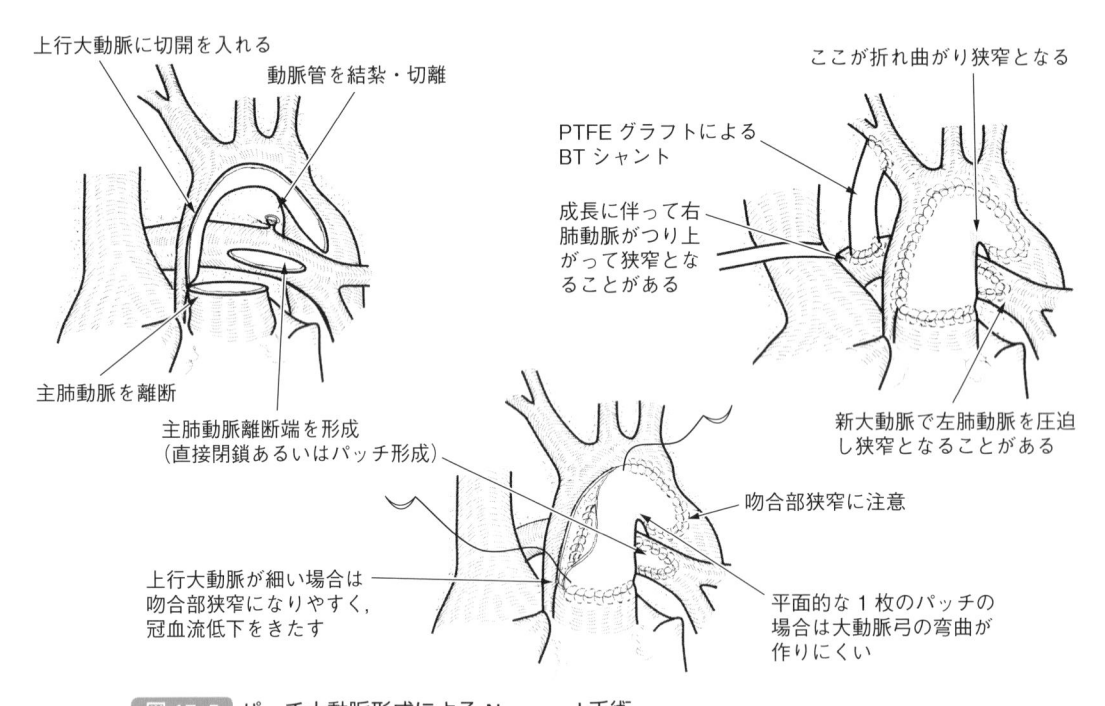

図17-5 パッチ大動脈形成によるNorwood手術

近くまで入れない方法など様々なバリエーションがある．パッチの材料としては同種大動脈，PTFE膜，異種心膜などが用いられる．欧米では同種大動脈が用いられており，弓部の弯曲にフィットする形をしており，屈曲などの心配が少なくなる．本邦では入手しにくい．

- 利点：大きく自由に拡大できる．大動脈弓の下方に空間を作りやすく，肺動脈の狭窄を避けるのに役立つ．
- 問題点：人工物を使用するので成長せず，再手術となる可能性が高い．平面的なパッチを使用する場合は，大動脈弓の弯曲にそって立体的に縫合するのが難しく，パッチのしわなどにより狭窄を作りやすい．パッチが大きすぎると下行大動脈との吻合部を圧迫し，遠位吻合部の狭窄をきたすことがある．

②直接吻合術（図17-6）
- 手術方法：動脈管を切除した後の主肺動脈遠位端を大動脈弓部に直接吻合する．縮窄部を切除することが多いが，上行大動脈の処理や弓部の形成などの点で様々な工夫がなされている．
- 利点：人工物を使用しないため，成長が期待される．
- 問題点：主肺動脈が後方に偏位するため，下行大動脈との間の空間が小さくなり，左肺動脈を圧迫して狭窄を作る可能性がある．主肺動脈を使用して大動脈弓を再建するため，拡大範囲が限定され，パッチ使用時のように自由な形成はできない．

2）肺血流路確保の方法

① Blalock-Taussig 短絡（BT shunt）（図17-7）
- 手術方法：腕頭動脈から右肺動脈へのPTFE人工血管を使用した短絡を作成する．肺血流量の調節は，径3〜3.5 mmの細い人工血管を使用することや，右鎖骨下にかかるようになるべく遠

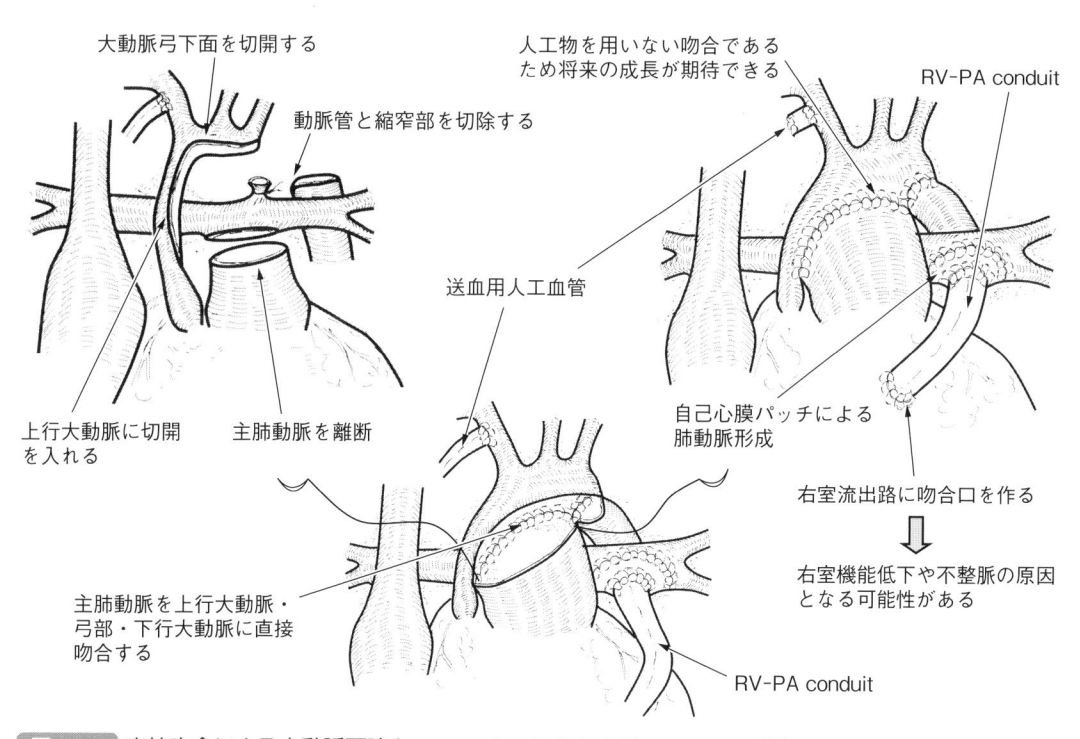

図17-6 直接吻合による大動脈再建とRV-PAシャントによるNorwood手術

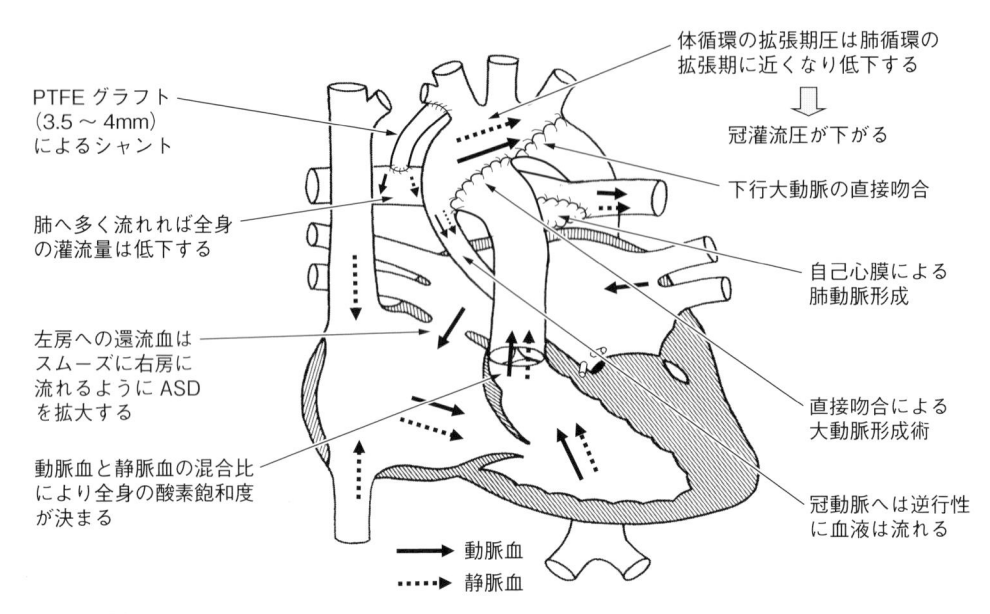

図 17-7 BT シャントによる Norwood 手術後の血行動態と問題点

位端に吻合すること，クリップをかけることなどにより行う．
- 利点：技術的に比較的容易である．腕頭動脈に吻合した人工血管を使って送血する場合はその人工血管を利用して短絡が作成できる．術直後の高肺血流の時期を乗り切れば，一般的にその後の肺動脈の発育はよい．
- 問題点：腕頭動脈と右肺動脈の距離が近いため人工血管が短くなり，高肺血流（全身への血流は低下）になりやすい．体循環の拡張期圧が低くなるため（短絡により肺循環の拡張期圧に近づくため），低血圧時などに冠動脈への血流不足（心筋虚血）となる可能性がある．

② RV-PA conduit（図 17-8）
- 手術方法：右室流出路から肺動脈の動脈管切除部分に人工血管にて短絡を作成する．中心肺動脈の動脈管切除部分に自己心膜パッチなどを補填し，そのパッチに縫着する．主肺動脈の左側を通す方法が一般的である．このシャントには拡張期には血液は流れないため，同じ血流量を得るためには BT シャントよりも太い血管が必要で，新生児でも 5〜6 mm の PTFE 人工血管を使用する．
- 利点：体循環の拡張期圧には影響しないため，冠動脈への血流不足の心配がない．BT 短絡よりは太い人工血管を使用するために，人工血管そのものの狭窄の可能性が小さくなる．
- 問題点：右室に切開を入れるため，瘢痕組織となり収縮力低下につながる可能性がある．人工血管が短い場合には成長に伴って肺動脈が前方に引っ張られる形となり，大動脈に圧迫されて肺動脈狭窄を生じる可能性がある．人工血管の近位端吻合部が筋肉であるため，筋肥厚により狭窄になりやすい．

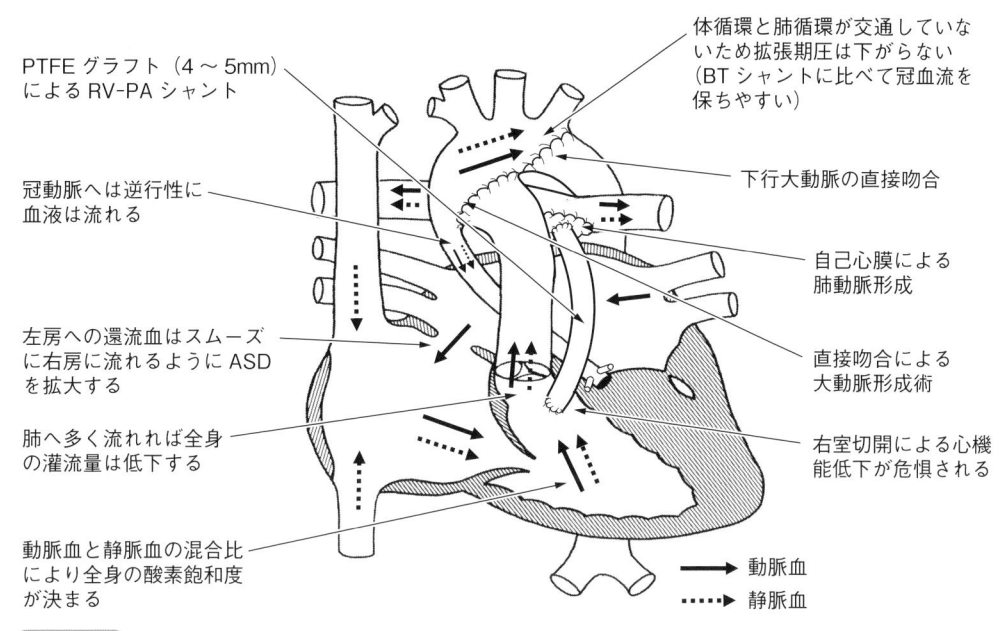

図 17-8 RV-PA conduit による Norwood 手術後の血行動態と問題点

③ RV-PA conduit と BT シャントの比較（文献的考察）

岡山大学の佐野教授らの 2009 年の報告[1]では，RV-PA conduit を用いた Norwood 手術にて非常によい成績（Norwood 手術の死亡率が 8％，9 年間での生存率 76％）が報告されている．両群を比較した報告でも，イギリスのバーミンガムからの報告（2006 年）では RV-PA conduit 群の方が BT シャント群よりも生存率が良好であったとしている．しかしながら，肺動脈のパッチ拡大術を必要とする例が多かったと述べている．ポーランドからの報告（2003 年）でも RV-PA conduit 群の方が体循環の拡張期圧が高く，肺血流量も少ないため心室の容量負荷の危険性も少なく，死亡率も低かったと報告している．一方，ボストン小児病院[2]やフィラデルフィア小児病院[3]などからの多数例の報告では Stage-II の臨床成績に与える影響に差はなかったと報告されている．また，後者の報告では心エコー検査にて RV-PA conduit 群にて心室機能低下例が有意に多くみられたと述べている．

本邦でも，各施設からの学会報告などでは RV-PA conduit の導入により手術成績は向上したように感じられた．しかしながら，術後管理が変化し新生児の手術全体が向上した時期と重なり，多くの因子が関与しているため判断は難しい．早期成績が改善すれば，Fontan 型手術の成績や術後の QOL を含めた評価となり将来の課題である．

3) **補助手段**（図 17-9）

術後の急性腎不全が予想されるため，下半身送血を行うのが一般的になってきた．脳灌流は総頸動脈に縫着した人工血管から行う．冠血流を保ちながら（心停止を行わずに）手術することも可能であるが，かなり煩雑になる．

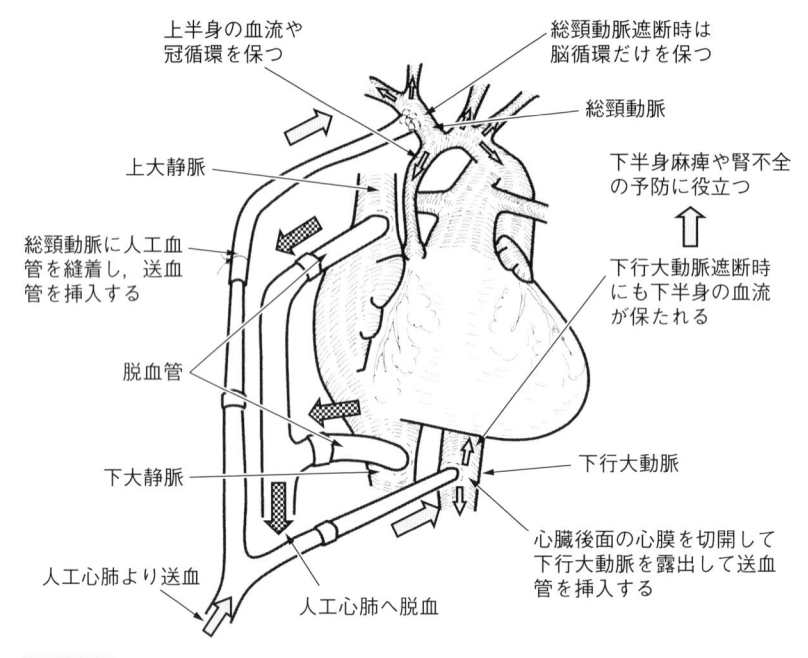

図 17-9 下行大動脈送血による分離体外循環

4）術後急性期の問題点と術後管理

①体循環と肺循環の血流の分配

　Norwood 手術後の血行動態は術前の血行動態と基本的には同じで，PGE_1 から離脱できるだけと考えられる．しかしながら，術後では体外循環・麻酔の影響，新生児期の肺血管抵抗の変化などにより術後は両循環の血管抵抗のバランスが大きく変化する．非常に心機能のよい例では，余裕をもって両循環を灌流することができるが，ほとんどの例では微妙なバランスのもとに血行動態が成り立っている．このため体循環と肺循環の血流分配のバランスを調節することが術後管理の課題となる．

②体血流量の調節

　最優先すべきことは体循環・冠循環の確保であるが，体循環の血管抵抗を微妙に調節することは難しいことが多く，通常は最大限の血管拡張を行う．体循環への灌流が低下すれば，すぐさま冠血流の低下をきたし，血圧低下や不整脈などの急変につながる．この点でBTシャントに比べてRV-PA conduit の方が体循環の拡張期圧が高く，余裕があるといえる．

③肺血流量の調節

　低酸素血症により心臓が動かなくなることはまれであるため，できるだけ肺血流量は少ない方が体血流量にとっては好都合である．シャント用の人工血管のサイズを小さくしたり，人工血管にクリップをかけたりして物理的に血流量を調整することができる．しかしながら，肺血管抵抗は種々の操作により時々刻々変化し調節は困難なことが多い．加圧・吸引の操作により，肺血管抵抗が急激に下がって急変することもしばしばある．呼吸器の条件などによって微妙な調整を行っていた

> **point** 術後の把握のポイント
> 1. 大動脈再建の方法は？（再建法に伴う合併症の理解）
> 2. 吻合部狭窄部の有無
> 3. 肺血流の確保方法は？
> 4. 肺血流量の評価は？（多すぎないか）
> 5. 肺動脈の変形はないか？
> 6. 心室機能は温存されているか？
> 7. 房室弁への手術介入があったか？

が，近年では血管拡張薬やNOなどを使用して肺血管抵抗を最大に下げておいて，急激な低下がないように管理する施設が多くなった．生理的には肺血管抵抗を最大に下げておいて変化がないようにして，クリップなどにより物理的に肺血流量を調節する考え方である．

5) 急性期死亡の原因と危険因子

48時間以内の突然の血行動態悪化による死亡が多く，原因としては肺血流量の過剰，冠血流量の低下，三尖弁逆流などがあげられる．危険因子としては体重2.5 kg以下，他の心奇形の合併，心臓以外の奇形合併，在胎年齢，AVSDの合併，2度以上の三尖弁逆流などが報告されている[1,4]．

2. 第2期手術（Stage-II）

a. BTシャント追加

心室への容量負荷の増加のためBTシャントの追加を行うことは少なくなったが，2心室修復を目指せるような左室の大きい例では行われる．

- 手術方法：左のBTシャントが行われる．
- 利点：肺血流量は著明に増えるため，肺動脈の発育はよくなる．
- 問題点：心室への容量負荷も増えるため，左室の大きい例以外では心機能不全を招くことがある．

b. 部分右心バイパス手術

第2期手術として両方向性Glenn手術やhemi-Fontan手術などの部分右心バイパス手術（上大静脈からの血液だけを肺動脈に流す手術）を行う．各手術法の手術方法や利点については§12. 単心室の項（171頁）を参照．

1) 両側PAB後の部分右心バイパス手術の問題点

初回に両側PABを行った例では，後に大動脈再建と肺血流確保を行う．肺血流確保として部分右心バイパス手術を行えれば，Stage-IIの姑息術となり，次のFontan型手術に進める．両側PAB後は肺動脈の発育が悪く，部分右心バイパスが行えるかどうか判断に迷う場合が多い．PGE$_1$の副作用，動脈管の閉塞，低酸素血症などにより6カ月未満で次の手術を行わざるを得ないことも多い．ステント挿入の場合は比較的長く待てるが，大動脈再建時にステントの除去を行わなくてはならず，手技が複雑となる．HLHSは一般的に肺血管抵抗が低いといわれ，6カ月未満の部分右心バイパス術もあまり問題がないという報告も出てきており，徐々に低年齢化している．

2) Norwood手術後の部分右心バイパス術の問題点

フィラデルフィア小児病院からの報告（2002年）ではNorwood手術生存例で術後1年以内に死亡する例が12%（生存例122例中15例）と非常に多く，ほとんどが部分右心バイパス術前であり大きな課題としている．また，その多くの例が突然死である．原因としてあげられるのは，大動脈再建部の狭窄（冠動脈入口部の狭窄，下行大動脈入口部の狭窄が多い），シャント狭窄によるhypoxiaの進行（近位側吻合部の狭窄，人工血管内の狭窄，遠位側吻合部の狭窄，RV-PA conduitでは特に近位側が筋肉で囲まれているため狭窄をきたしやすい）などが考えられる．心不全の進行・不整脈も突然死の原因となり，特にTRを伴う例では，循環虚脱が起こりやすい．

3. Fontan型手術（Stage-III）

他の単心室におけるFontan型手術と異なる点は少なく，死亡率も低い．しかしながら，HLHSでは大動脈再建部が後方に変位することが多いためか，高率に肺動脈の変形・狭窄をきたす．BAPによる狭窄解除が術前に行われるが，Fontan型手術時にも同時に肺動脈形成術が行われることが多い（トロント小児病院からの報告では53%）．

新大動脈末梢の狭窄が多いのも特徴で，Fontan型手術の大きな危険因子となるため積極的にBAPにて解除しておく必要がある．トロント小児病院ではFontan型手術例の27%で術前にBAPを行ったと報告している．

Fontan型手術前後に関するボストン小児病院の報告[5]では，RV-PA conduit群の方がBTシャント群に比べてICU滞在日数が短く，手術成績もよい傾向があるが，肺動脈に対する外科的介入やBAPを必要とする例が多いとしている．

文献

1) Sano S, Huang SC, Kasahara S, et al. Risk factors for mortality after the Norwood procedure using right ventricle to pulmonary artery shunt. Ann Thorac Surg. 2009; 87(1): 178-85.
2) Lai L, Laussen PC, Cua CL, et al. Outcomes after bidirectional Glenn operation: Blalock-Taussig shunt versus right ventricle-to-pulmonary artery conduit. Ann Thorac Surg. 2007; 83(5): 1768-73.
3) Ballweg JA, Dominguez TE, Ravishankar C, et al. A contemporary comparison of the effect of shunt type in hypoplastic left heart syndrome on the hemodynamics and outcome at stage 2 reconstruction. J Thorac Cardiovasc Surg. 2007; 134(2): 297-303.
4) Stasik CN, Gelehrter S, Goldberg CS, et al. Current outcomes and risk factors for the Norwood procedure. J Thorac Cardiovasc Surg. 2006; 131(2): 412-7.
5) Scheurer MA, Salvin JW, Vida VL, et al. Survival and clinical course at Fontan after stage one palliation with either a modified Blalock-Taussig shunt or a right ventricle to pulmonary artery conduit. J Am Coll Cardiol. 2008; 52(1): 52-9. Erratum in: J Am Coll Cardiol. 2008; 52(5): 399.

18 完全大血管転位症

A 概要・定義

右室から大動脈，左室から肺動脈が起始する心奇形．VSDがある場合は，中隔に大血管が騎乗していることが多く，DORVとの鑑別が必要となる．segmental approachではSDDあるいはILLと表される．SDDの場合はD-TGAとよぶことがある（これに対し，SLLの修正大血管転位症をL-TGAとよぶことがある）．

B 形態

1. 発生

本症の形態形成についてはいまだ不明な点が多い．図18-1のように，発生の過程で1本の筒（動脈幹）の内部には4つの隆起があり，そのうちの2つが癒合して，大動脈と肺動脈の2つに分けられる．右前方と左後方の隆起が癒合すると正常の大血管関係になる（図18-1A）が，左前方と右後方の隆起が癒合すればTGA型となる（図18-1B）とする説はdifferential conal development説とよばれる．また，動脈管の中の中隔が正常ではらせん形にねじれるが，直線的に中隔ができるためにTGAとなるとするstraight cono-truncal septum説もある．

2. 解剖

a. 冠動脈（図18-2）

非常に多くの冠動脈パターンがあり，本邦ではShaherの分類がよく用いられる．1型（約70％），2型（約10％），4型（約5％）などが多い．外科的に最も問題となるのは冠動脈の壁内走行（大動脈壁にへばりついて走行している）である．冠動脈ボタンを通常の方法では作成できないので，種々の工夫が必要である．

b. VSD

膜様部周辺にあることが多いが，漏斗部中隔がmalalignmentすることも多い．前方に偏位する

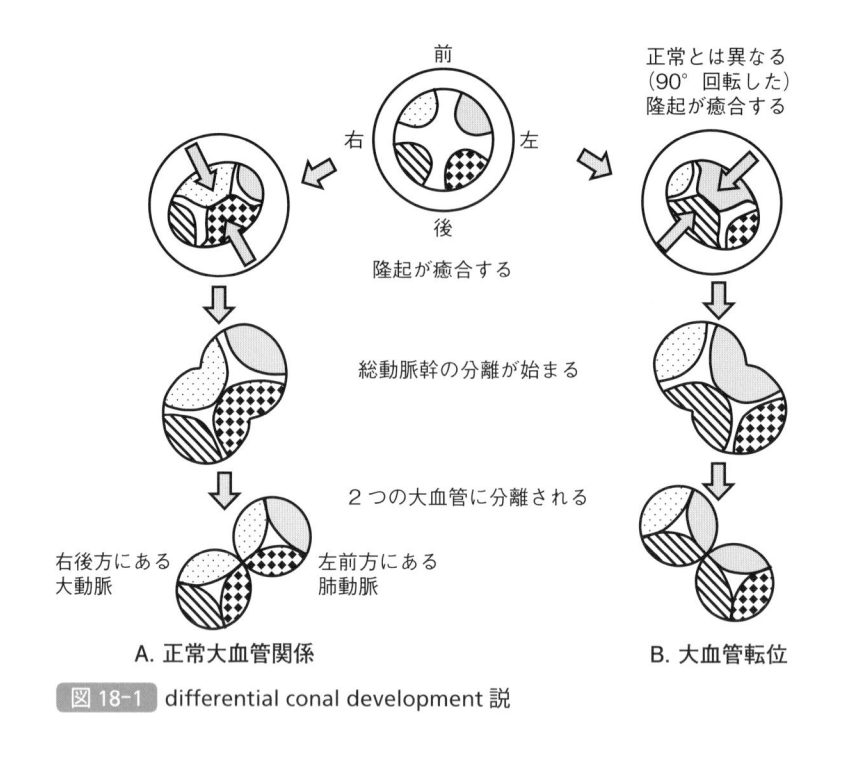

図 18-1 differential conal development 説

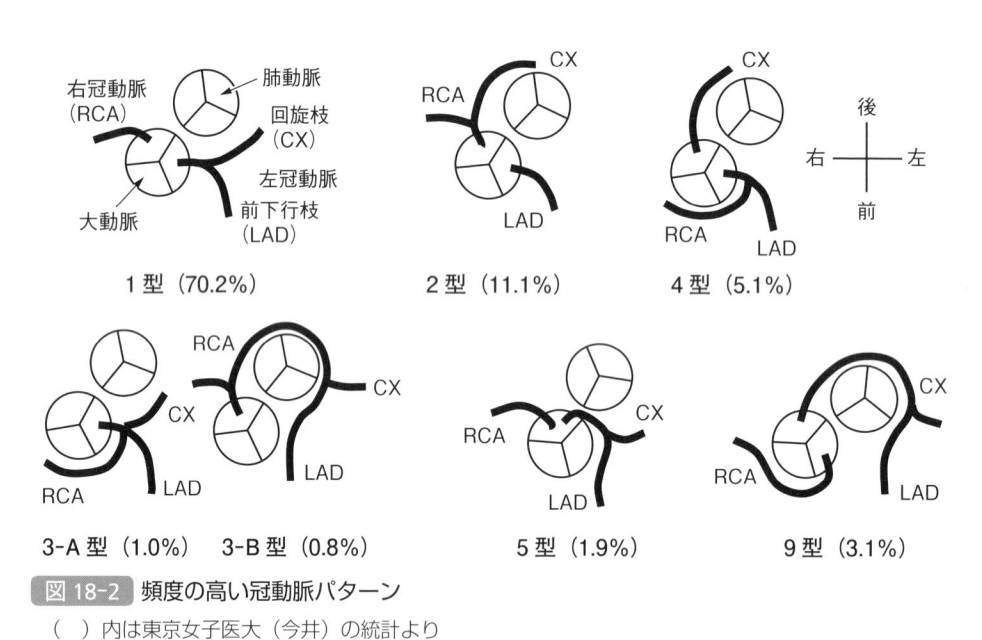

図 18-2 頻度の高い冠動脈パターン
　（　）内は東京女子医大（今井）の統計より

と大動脈弁下の狭窄の原因となり，大動脈への血流減少により大動脈弓の発育不全，大動脈縮窄症，大動脈弓離断症など生じる．さらに前方に強く偏位して肺動脈弁が騎乗するようになると，両大血管右室起始症との移行型に近くなる．

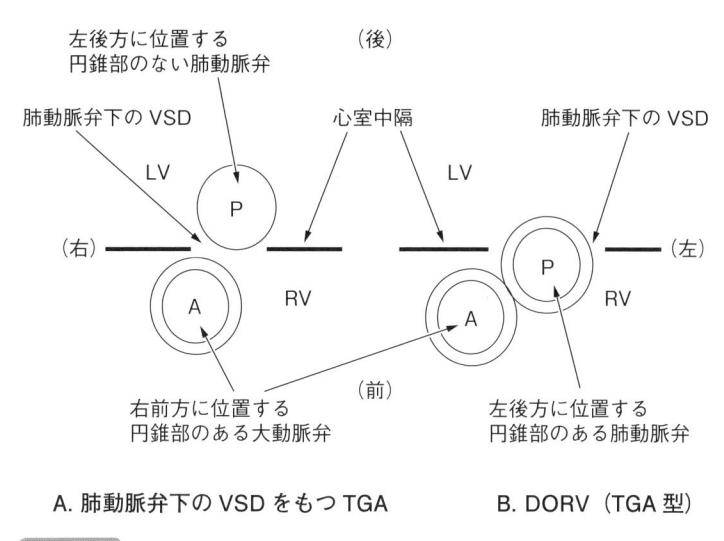

```
       左後方に位置する         (後)
       円錐部のない肺動脈弁
肺動脈弁下のVSD       心室中隔            肺動脈弁下のVSD
         LV                LV
          P                       P
(右)                                      (左)
      A       RV        A        RV
          右前方に位置する    左後方に位置する
          円錐部のある大動脈弁  円錐部のある肺動脈弁
                 (前)

    A. 肺動脈弁下のVSDをもつTGA    B. DORV (TGA型)
         図18-3  TGAとDORVの類似性について
```

c. PS

肺動脈弁そのものの狭窄と弁下の線維性・筋性の狭窄などがある．

d. DORVとの類似性

DORVは通常両側円錐をもつと定義され，大動脈弁下だけに円錐部のあるTGAとは本質的に異なるが，心室中隔などとの立体的関係をみると図18-3のように非常に似ている．肺動脈弁下のVSDをもつTGAの大血管を時計回りにねじり，前方に偏位させた形がTGA型のDORVとなる．肺動脈弁が中隔に騎乗していれば，左室の血液は肺動脈に流れ，血行動態的にもTGAと酷似してくる．手術方法が異なるため，詳細な情報が必要であるが，大きなスペクトラムにある疾患ととらえると理解しやすい．

3. 病型分類 (図18-4)

a. I型

VSDがなく (intact ventricular septum)，有意な肺動脈狭窄もない群．軽度の肺動脈弁狭窄が存在することもあり，動脈スイッチの適応決定に問題となることがある．

b. II型

VSDを合併している群で，心房位と心室位でmixingが行われ，チアノーゼはI型よりは軽いことが多い．右室から左室へ血液が流れ，肺への血流量が増加し，肺高血圧を合併する．

c. III型

VSDと肺動脈狭窄（弁の狭窄と弁下の線維性・筋性などによる）を合併する群．狭窄により肺動脈への血流が制限されるため，高流量とはならない．肺動脈狭窄が強い場合は，肺動脈の発育が悪くなり，短絡手術を要する．

VSD がない
(intact ventricular septum)

VSD がある

肺動脈狭窄がある

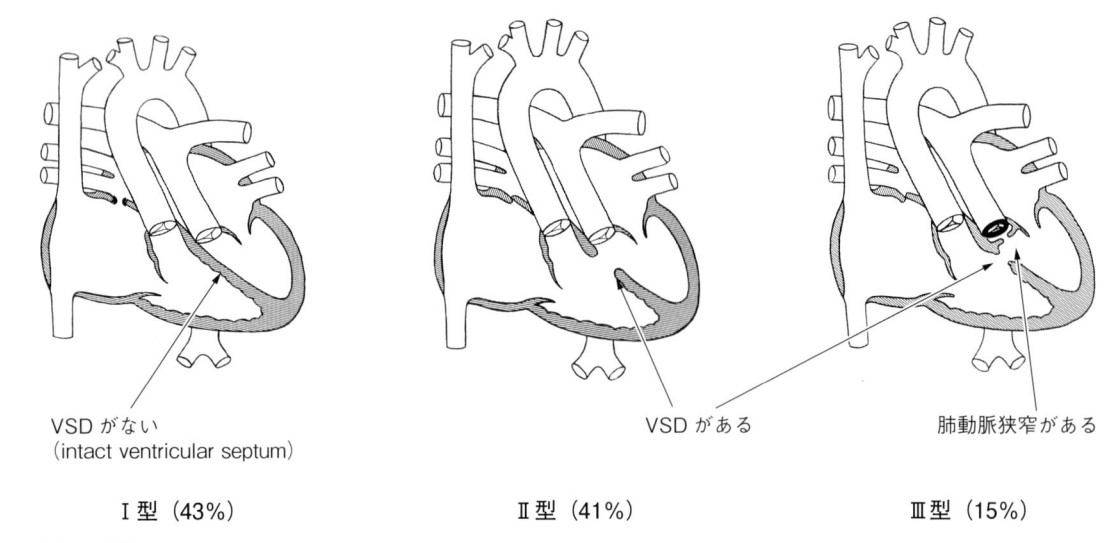

Ⅰ型（43％）　　　　　　　　Ⅱ型（41％）　　　　　　　　Ⅲ型（15％）

図 18-4 完全大血管転位症の病型分類
（　）は東京女子医大の統計．
Ⅳ型：VSD＋LVOTO

C 血行動態

1. Ⅰ型（図 18-5）

a. 血液の流れ

　体循環からの還流血（静脈血）は右房に入り，心房間交通孔を通して静脈血が左房から流れ込む．この動静脈混合血が右室・大動脈に流れ全身に拍出されるため，左房から流れ込む動脈血の量が全身の酸素飽和度の高さを決め，通常あまり多くないため強いチアノーゼを示す．酸素飽和度が極端に低い場合は心房間交通孔（卵円孔）を拡大する必要がある．右室は血管抵抗の高い体循環に拍出するため圧負荷となり右室肥大を呈する．肺循環から還流した動脈血は左房に流入するが，心房間交通孔を通して右房に流れる血液はあまり多くなく，肺血流量は増加する．動脈管が開存している場合はさらに肺血流量が増加し左室の容量負荷が増す．高肺血流量の時期が長くなると，左室機能が低下し始め，術後の血行動態に悪影響を及ぼす．新生児期の肺血管抵抗が高い時期は肺動脈圧も高く，左室圧も高いまま維持されるが，肺血管抵抗の低下とともに左室圧は低下し始め動脈スイッチには不都合な条件となる．

b. mixing

　正常では体循環から還流した静脈血は肺循環に向かい酸素化されるが（交叉循環 cross circulation），TGA では体循環より還流した血液は再び大動脈から体循環へ戻る（並列循環 parallel circulation）．このため動静脈血の混合（mixing）が生存のため必要となる．Ⅰ型では PFO・ASD を通して mixing が行われ，チアノーゼの程度は肺血流量や交通孔の大きさなどによっ

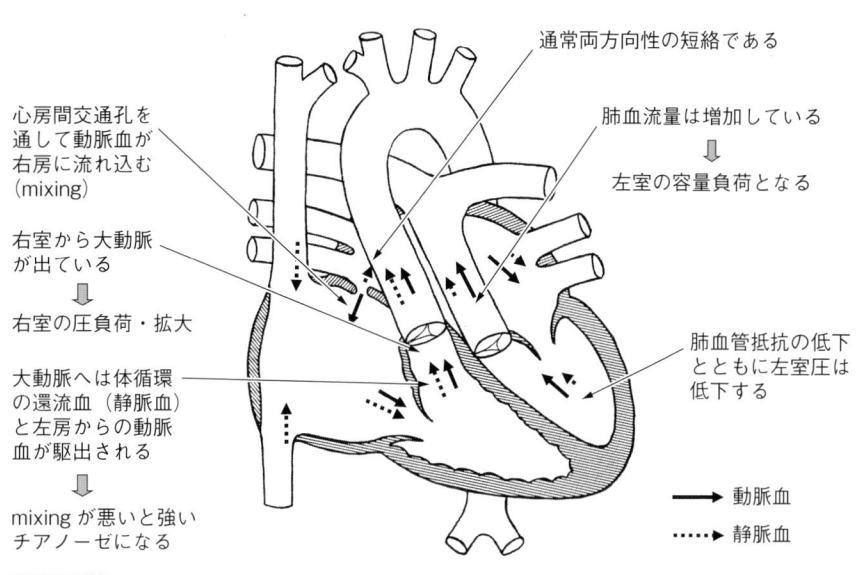

[図 18-5 完全大血管転位症 I 型の血行動態]

- 通常両方向性の短絡である
- 肺血流量は増加している ⇒ 左室の容量負荷となる
- 肺血管抵抗の低下とともに左室圧は低下する
- 心房間交通孔を通して動脈血が右房に流れ込む（mixing）
- 右室から大動脈が出ている ⇒ 右室の圧負荷・拡大
- 大動脈へは体循環の還流血（静脈血）と左房からの動脈血が駆出される ⇒ mixing が悪いと強いチアノーゼになる
- → 動脈血
- ⇢ 静脈血

て規定される．新生児期に高度のチアノーゼを示すため，BAS が必要になることがある（あまり大きく拡大すると左室に流入する血液が減少し，左室容積の縮小・左室圧の低下を招く）．心房間では両方向性短絡で，収縮期は左-右，拡張期は右-左短絡となる．生後の肺血管抵抗低下による肺血流量の増加のため，左房への動脈血の還流が増加し，左右短絡が増えてチアノーゼは改善する．肺血管抵抗低下が不十分で肺血流量が少ない例ではチアノーゼが強いが，BAS は有効ではない．

c. 心機能

右室が体循環を維持するため容量・圧負荷があり，左室は肺血管抵抗の低下により容量負荷は増加し，圧負荷は減少する．左右心室の容積は正常以上あり，右室駆出率は低下している．

2. II型 (図 18-6)

a. 血液の流れ

VSD があるために血管抵抗の高い体循環につながる右室から左室への短絡となり，動静脈混合血が左室・肺動脈と流れ高肺血流量となる．高肺血流量のため左室にとっては容量負荷となる．増加した肺血流量は肺静脈還流血の増加とつながり，左房の容量負荷・拡大・圧上昇をきたす．その結果，心房間交通孔がある場合は心房間交通孔を通過する左房から右房へと流れる動脈血は増加し，全身のチアノーゼは弱くなる．また，右房からの多くの血液を受けた右室にとっては容量負荷となり拡大する．高肺血流が長く続くと肺血管の閉塞性病変が進行し始めるが，正常血管関係のVSD よりも早く進行すると考えられている（原因の詳細は不明）．肺動脈圧が高いまま推移するため左室圧が低下することはなく，高い左室圧を必要とする動脈スイッチ手術にとっては好都合である．

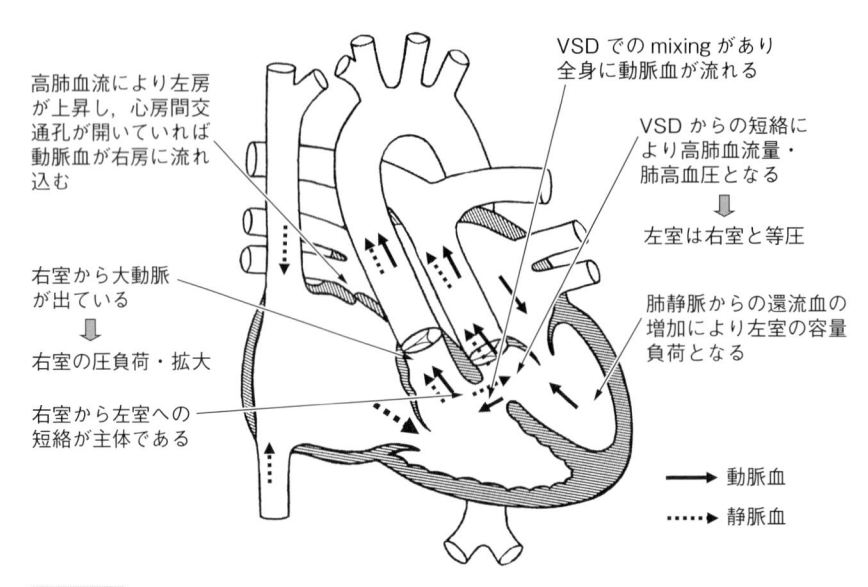

図18-6 完全大血管転位症Ⅱ型の血行動態

3. Ⅲ型（図18-7）

a. 血液の流れ（狭窄が強い場合）

　　VSDがあるが肺動脈弁・弁下にある狭窄のため左室圧は高くなっており，VSDを通して右室から左室に流れる血液は多くない．むしろ両方向性短絡となり，左室にある動脈血が大動脈に流れるmixingが行われる．大動脈へはこの動脈血が流れるのみであるためチアノーゼは強い．狭窄のため肺血流量は減少し，左房に血液が減少し，左室の容積も減少する．肺血流量の減少のため肺血管

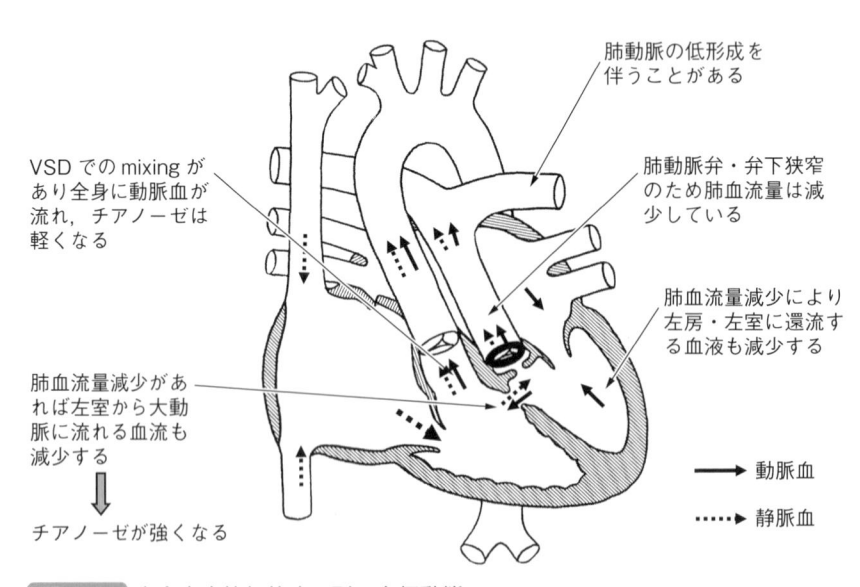

図18-7 完全大血管転位症Ⅲ型の血行動態

は低形成となりさらにチアノーゼは強くなり，短絡術により肺血流量を増加させる必要がある．

狭窄が軽度の時はⅡ型のような血行動態をとり，肺血管の閉塞性病変が進行することがあり，経過観察に注意を要する．

D 症状・徴候と内科的治療

a. 心不全の治療

利尿薬・カテコラミンの投与，アシドーシスの補正

b. チアノーゼに対する治療

酸素療法はあまり効果がない（少しは改善）．

c. BAS（baloon atrioseptostomy）

バルーンカテーテルや blade catheter を使用する．

d. PGE_1 の投与

低酸素血症が強く，すぐ BAS ができない場合などに行う．

E 検査

a. 心エコー検査

左室が体心室として術後に機能できるかの判定を行う．心室中隔の偏位や三尖弁逆流などにより左室圧の推定を行う．

b. カテーテル検査

BAS が必要な例や，冠動脈の走行の確認が必要な例に行う．

> **point**
> 術前の把握のポイント
> 1. 何型なのか？
>   形態により病状や臨床経過が大きく異なる．
> 2. すぐに手術が必要なのか？
> 3. どの手術を行うのか？
>   理由は？
> 4. 肺血流量は多いのか少ないのか？
> 5. 心不全はあるのか？ 心室の機能は？
> 6. チアノーゼは許容範囲か？
>   低い原因は？

F 手術

1. 手術適応と時期

a. Ⅰ型

　有意な肺動脈弁狭窄がない限り，新生児期に動脈スイッチ手術が行われる．スイッチ後に体循環の心室となる左室は肺動脈とつながっているため，肺動脈圧が高い（左室圧が高い）時期に手術をする必要がある．生後4週頃を過ぎると肺動脈圧が低下するため，4週以内に動脈スイッチ手術を行う．肺動脈圧が低下してしまった場合は，肺動脈絞扼術とBlalock-Taussig手術を行い，左室のトレーニングが必要となる．近年では，新生児期早期に専門病院に搬送されることが多く，当院でもこの15年間行っていない．しかしながら，心房中隔欠損孔が大きい例では肺動脈絞扼術を行っても，血液は右房に流れてしまい，左室圧が上昇しない例もある．左室圧がどうしても上昇しない例では，やむなく心房内血流転換術を行う．

b. Ⅱ型

　大きな心室中隔欠損孔がある場合は，肺高血圧のため左室圧は高いままであるため，4週を過ぎても動脈スイッチ手術は可能である．肺血流量が非常に多い例では心不全症状が強く出るため，新生児早期に手術を行う．搬送が遅くなった場合，肺動脈の閉塞性病変が完成し（原因は不明だが，正常大血管関係の心室中隔欠損症より進行が速い）不可逆になることがあり，手術適応の判断が難しくなる（近年では少ない）．

c. Ⅲ型

　心室中隔欠損孔があるが，肺動脈狭窄により高肺血流にはならないため時間的余裕がある．肺血流量が少ない場合は短絡手術を行って，肺動脈を十分に発育させてから心内修復術を行う．肺動脈狭窄が軽い場合は心房内血流転換術＋肺動脈狭窄解除術の可能性もあるが，狭窄の強い例では肺動脈狭窄残存の可能性がある．このため，心室内血流転換術（Rastelli手術）の適応となることが多い．心室内血流転換術を行うためにはある程度の心室容積を必要とする（心室内を左室流出路が横切るため）ことや，心嚢内に大きな導管（大きいほど再手術を引き延ばせる）が入り心臓を圧迫する可能性があることから，体重が15 kg以上になってからの方がよい．

2. 手術方法

　平行循環を交叉循環にするために，血流転換術が必要となる．心房，心室，大血管の3つのレベルで血流転換ができるが，それぞれに利点・欠点がある．

a. 心房内血流転換術

1) 手術方法（図18-8）

① Mustard手術

　初期にトロント小児病院の外科医Mustardによって行われた心房内血流転換術で，ズボン型のパッチを使用する．現在では人工材料を用いる手術であるため行われなくなったが，トロント小児

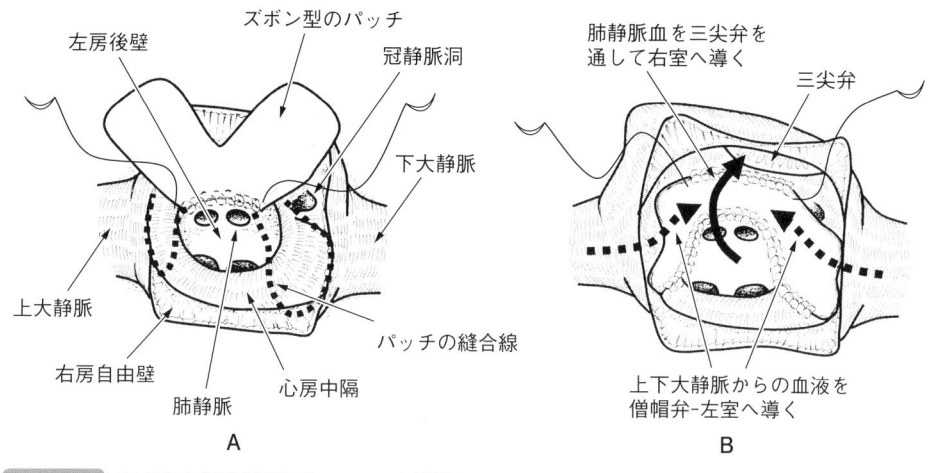

図 18-8 心房内血流転換術（Mustard 手術）

病院では長く行われていた．左肺静脈の左方より縫合を始め，左房後壁を上大静脈・下大静脈に向かって縫い上げてくる．心房中隔を乗り越えてくる場所で，狭窄になりやすい．ズボン型の分岐部を心房中隔切除縁の中央部に縫いつけ，パッチ小弯側を心房中隔切除部前縁に沿って縫合する（図18-8A）．最後に，上大静脈・下大静脈にふたをするようにパッチを縫いつける（図18-8B）．狭窄にならないようにヘガール拡張器などを挿入して確認しながら縫合する．上大静脈後方を縫い上がる時に，洞結節の位置を確認して損傷を避ける．筆者はSenning手術の世代で，Mustard手術の経験はなく，動物実験のあとの心臓で練習したぐらいである．非常に難しい手術で，平面的なパッチをかなり複雑な三次元に縫いつけるため，どこかでしわができたりする．新生児期の小さなパッチが成人するまで，周りの組織の成長とバランスが取れていくものか心配したものである．

② Senning 手術

スイスの外科医Senningによって行われた人工物を使用しないで行う血流転換術である．非常に理解が困難な手術で，ボストン小児病院のDr. Castanedaでさえ最初は理解できなかったと述べていた．心房を矢状面で切った断面で考えると，やや理解しやすい．まず，右房自由壁をコの字型に切開して，心房内に入る（図18-9A）．心房中隔のフラップを作るために心房中隔欠損孔から後方に切開を入れる．このフラップが小さい（心房中隔欠損孔が非常に大きい時など）と肺静脈路の狭窄の原因ともなるので，人工物で補填し拡大する場合もある（図18-9B）．フラップの先端を肺静脈の左方から左房後壁を縫い上がり，肺静脈路の前壁を作る（図18-10A）．肺静脈路の出口は，右肺静脈の接合部の右側を切開して作成する（図18-10B）．体静脈路は右房自由壁の後方のフラップを心房中隔切開部（心房中隔欠損孔が小さい場合は切除・拡大しておく）前縁にかぶせるように縫合する．冠静脈洞を避けるように後方に縫うために下大静脈の狭窄になりやすい．その後，右房自由壁前方のフラップを右肺静脈接合部の切開部（肺静脈路の出口）後方に縫いつけ肺静脈路を完成する（図18-11）．右房が小さい場合は体静脈路と肺静脈路の両方を作成できない場合があり，補填物を使用することがある．肺静脈路完成時に洞結節の近くを縫合せざるを得ず，上大静脈

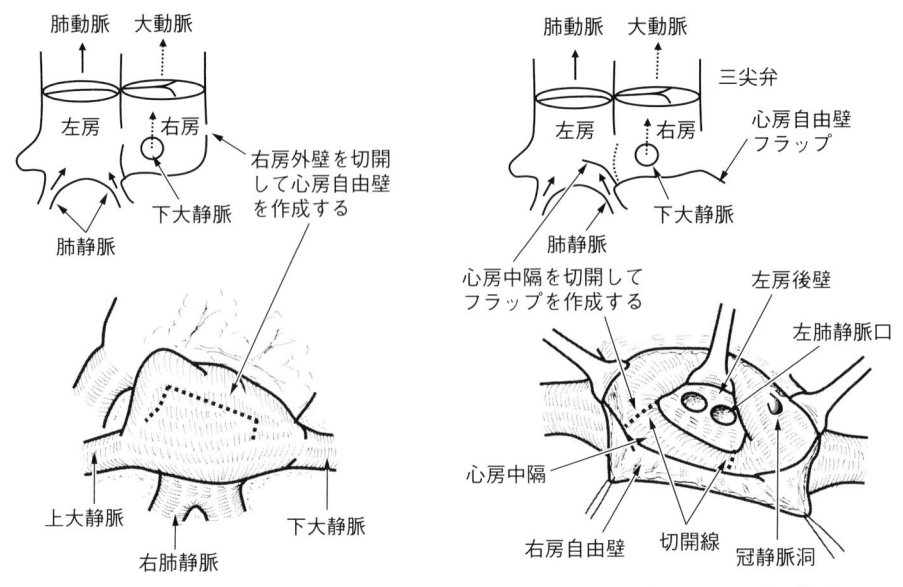

A. 心房自由壁切開と自由壁フラップ作成

B. 心房中隔フラップの作成

図 18-9 心房内血流転換術（Senning 手術）その 1

A. 心房中隔フラップと左房後壁の縫合

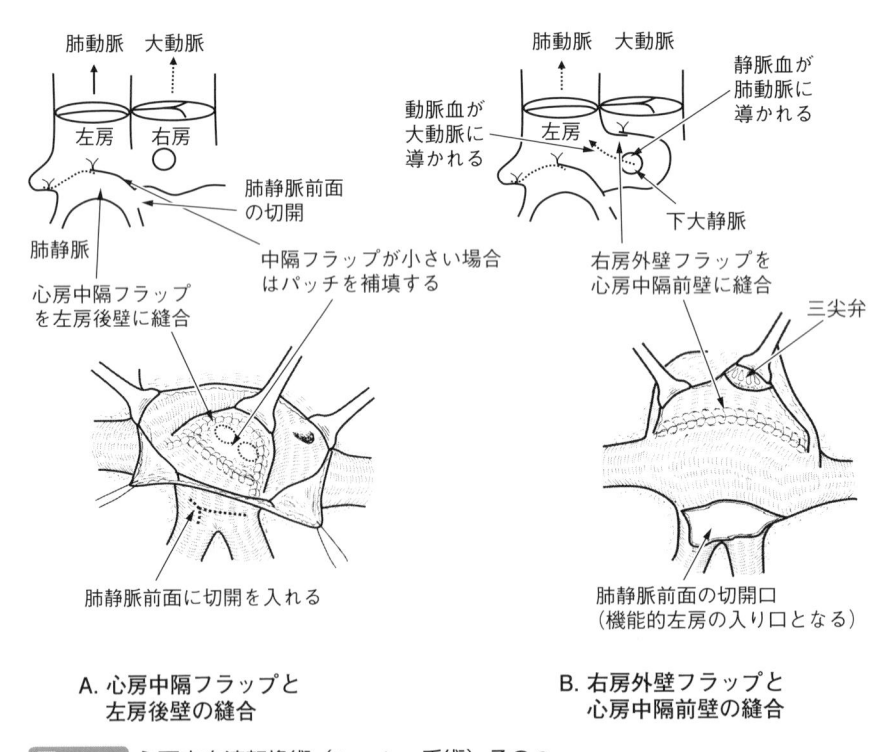

B. 右房外壁フラップと心房中隔前壁の縫合

図 18-10 心房内血流転換術（Senning 手術）その 2

右房自由壁と肺静脈切開線の縫合

図 18-11 心房内血流転換術（Senning 手術）その3

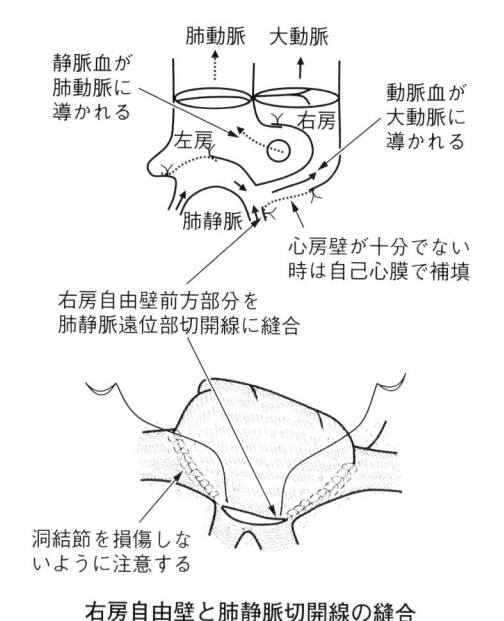

に縫い上がったりして，心外膜だけを縫うなどの工夫により損傷を避ける．

2）適 応

修正大血管転位症でのダブルスイッチ手術では普遍的に行われているが，完全大血管転位症では動脈スイッチ手術ができない症例（冠動脈異常や肺動脈狭窄を伴う例など）で行われるのみとなった．

3）術後急性期の問題点と管理

①問題点
- 手技的問題：上下大静脈流入路の狭窄，肺静脈の狭窄（まれ），バッフルの漏れ．
- 右室の収縮機能低下：心筋虚血の影響．
- 三尖弁逆流：三尖弁の奇形や右室収縮機能低下に起因する．VSD閉鎖時に三尖弁を使った例の方が多い．
- 不整脈：右房の縫合線による損傷や三尖弁逆流による．主に上室性不整脈（発作性上室性頻拍，洞機能不全症候群など）が出る．右室の収縮機能不全があれば心室性不整脈も出現する．

②術後管理
- 術中圧計測や術後心エコー検査の情報を確認する：上・下大静脈と右房間に圧差が残存していれば（吻合部狭窄がある場合）中心静脈圧の計測値より右房圧が低く，前負荷の判断を誤る可能性がある．
- 体温を上げない：急性期にPSVTが起こりやすいので体温上昇はきっかけになる．PSVT発生後は低体温療法が有効である．

4）術後遠隔期の問題点と再手術

①問題点（図18-12）

- 右室（体循環心室）機能低下：頻度は4～16％と報告により幅広いが，収縮機能の低下の他，心筋の灌流欠損なども報告されている．さらに，左室へ影響し，左室の収縮能の低下も報告されている．術後30年程度は収縮能が保てるとする意見もあるが，徐々に収縮能は低下するようである．
- 不整脈：縫合線が洞結節に近いため，洞機能不全が認められ，生存例の30％に達するとする報告もある．上室性不整脈や心房粗動・細動も多く，これらの不整脈が突然死につながることもある．
- 三尖弁逆流（体循環房室弁の逆流）：三尖弁が長期にわたって体循環の後負荷に耐えられない（構造的に）ためや三尖弁奇形の合併により発生する．軽度の逆流が主であるが，かなり頻度は高い．高度の逆流は右室の収縮不全を伴うことが多く，予後は悪い．
- 静脈路の狭窄：SVC狭窄が多いが，術後1年以内に発生する．肺静脈路の狭窄も1年以内に発生し，呼吸困難など症状を呈する．

②遠隔生存率と再手術回避率

現在は主として動脈スイッチ手術が行われており，最近の手術例の報告は少ない．Dodge-Khatamiら[1]が2005年にSenning手術のreview（1983年以降に発表された論文）を行っているが，そのreviewによると手術死亡率は0～14％と幅広いが，多くは5％前後になっている．20年程度の観察期間のある報告では，遠隔死亡率は8％前後とやや高い．

再手術率は0～6.9％で，多くは5％で再手術は少ない．Senning手術とMustard手術の比較や評価は非常に難しい．遠隔生存率・再手術回避率・バッフルによる狭窄の頻度・不整脈の頻度などが

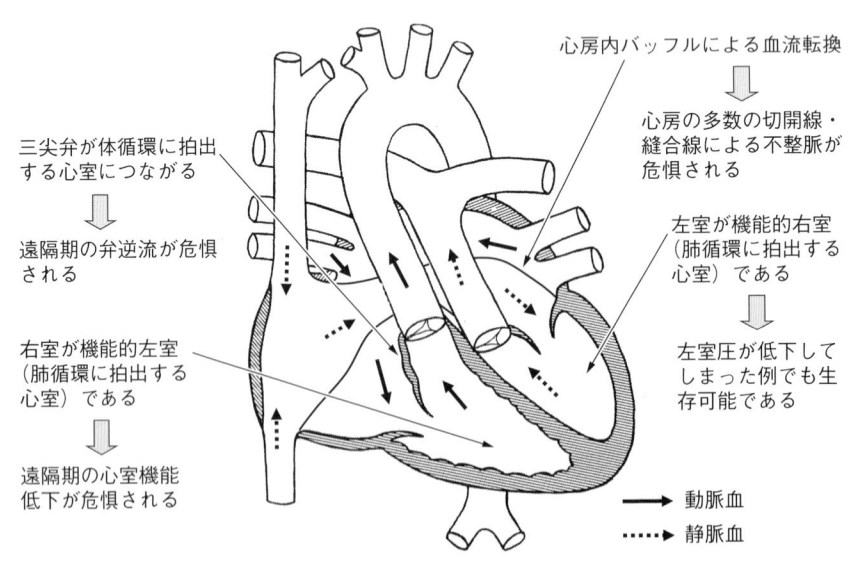

図18-12 I型に対する心房内血流転換術の血行動態と問題点

比較されているが，ヨーロッパからの報告ではSenning手術の方が成績がよいという報告が多い．しかしながら，北米の多施設による解析[2]ではMustard手術の方が成績がよいとしており，手術された時代がやや異なるなどの問題があり，判断は非常に難しい．

③再手術
- 上下大静脈流入路の狭窄，肺静脈の狭窄に対する再手術：急性期に再手術になることが多いが，補填材料の収縮・肥厚などにより遠隔期の再手術もある．
- 三尖弁逆流に対する手術：形成術や弁置換術が行われるが，高度な逆流例では右室機能低下を伴い手術成績は悪い．
- 動脈スイッチ手術への再手術：メルボルンのRoyal Children's HospitalのMeeらによって始められた．右室機能低下例に対して肺動脈絞扼術を行い，左室トレーニングを行った後動脈スイッチ手術を行う．12歳以上ではトレーニングができないことが多いと報告されている．

b. 心室内血流転換術

1）手術方法

① Rastelli手術（図18-13）

1969年MayoクリニックのRastelliが最初に報告した弁付き人工血管を使う手術である（Fallot四徴症や総動脈幹症などでも弁付き人工血管を使った手術をRastelli手術とよぶことがあるが，正しくはRastelli型手術とよびTGAの場合とは区別すべきである）．まず，右室流出路を縦切開し，パッチにて心室中隔欠損孔から大動脈弁に向かう左室流出路を作成する．心室中隔欠損孔が小さい場合は，心室中隔欠損孔前縁と漏斗部中隔を切除して拡大する．後下縁は刺激伝導系が存在するため切除できない．術前の心エコー検査などで拡大できる部分やその大きさを確認しておく．パッチは左室流出路狭窄にならないように，右室内にややふくらんだパッチとなる．その後，

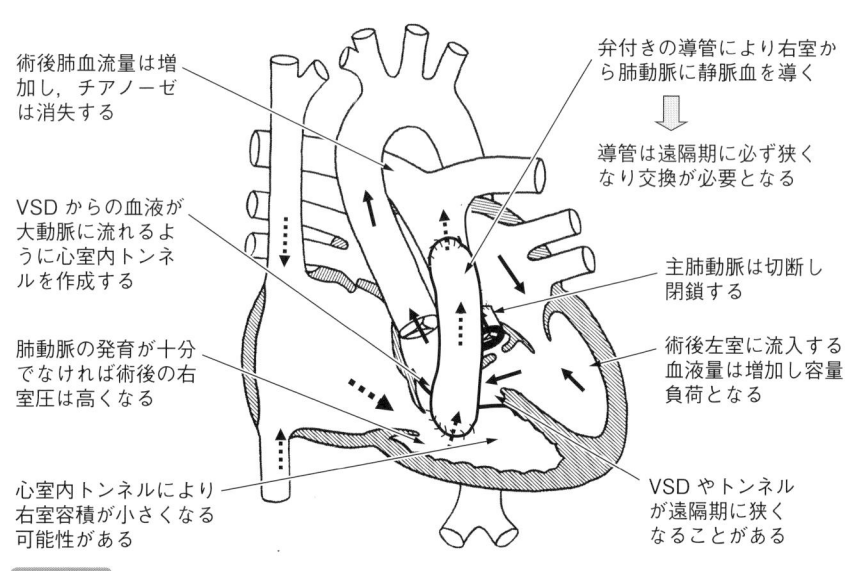

図18-13 Ⅱ型に対するRastelli手術後の血行動態と問題点

右室流出路の切開口から肺動脈に弁付き人工血管を吻合し，右室流出路形成術を行う．右室切開口は胸骨の真下に位置するため，導管は心臓の左側を通るようにして，胸骨に圧迫されないように注意する．以前は生体弁付きダクロン人工血管を使用することが多かったため，大きなサイズしかなく手術適応年齢も5歳前後としていた．本邦でも心臓外科の黎明期には東京女子医大心研でもブタの肺動脈弁をグルタールアルデヒドにて固定して使用した時代があった．現在はPTPE膜による弁（1〜3弁）などの工夫を行い（施設により方法は異なる），手術適応年齢を下げることが可能となった．

② REV（Lecompte）法

1982年にLecompte（英語読みではルコント，仏語読みではルコン）により発表され，右室内のトンネルをストレートパッチにて作成し，肺動脈を下方に引き下げ，肺動脈後壁を右室流出路切開部に直接縫合する方法である．この際，動脈スイッチのLecompte変法のように中心肺動脈を大動脈の前方に移動させるのが原法であるが，中心肺動脈が上行大動脈の圧迫により狭窄を起こす可能性があり，大動脈の後方のまま行う方法もある．大血管関係により利点・欠点があり，術前のCTなどにより十分に検討する必要がある．前面は1弁付きパッチを使用するため，導管交換のための再手術を避けることができるが，遠隔期の肺動脈弁逆流の問題は残る．

2) 適 応

- VSDが存在する：ある程度の大きさが必要だが，上方（漏斗部中隔）と前方には切除・拡大できる．下方は刺激伝導系があるため拡大できない．
- 肺動脈が十分に発育している：発育が不十分だと，術後右室圧が高値となり，右心不全の原因となる．
- 右室容積が小さくない：心内トンネルが横切っても十分拍出ができる容積が必要．
- 体重がある程度ある：心嚢内に導管が入るため（直径が大きいほど，再手術までの期間は長くなるので，12 mm以上は欲しい），心臓を圧迫しないだけの心嚢の大きさが必要である．

3) 術後急性期の問題点と術後管理

①問題点

- 右心不全：右室流出路に開けた人工血管用の筋切除による収縮力低下，術前の肺動脈の発育不全（高い右室圧），長時間体外循環による術後肺血管抵抗上昇，右室内のパッチによる右室容積の過小，吻合部狭窄，中心肺動脈の狭窄などによる．
- 左心不全：VSDの狭小，右室内の左室流出路の狭小，術中心筋虚血の影響による．
- 不整脈：右室流出路切開部，VSD拡大のための筋切除部などがfocusとなりえる．

②術後管理

- 右心不全に対する注意：中心静脈圧が高い例では，肺血管抵抗の急激な上昇などによって急変の可能性がある．また，中心静脈圧をさらに上昇させないように，過剰な水分バランスなどに注意する．

③手術成績

近年の症例では急性期死亡はほとんど認められておらず，課題は遠隔成績に移っている．

4）術後遠隔期の問題点と再手術

①問題点

- 導管の狭窄：材質・直径などにより異なるが，5～10 年の間に再手術になることが多い．
- 導管内の弁の閉鎖不全・狭窄：ゴアテックスパッチによる弁（自作の弁）では早期に逆流が出現する．開放位で固定されることが多い．
- 左室流出路の狭窄：心室中隔欠損孔の狭小化（成長による変化）や心内トンネルの狭窄（パッチは成長しないため）などによる．
- 感染（心内膜炎）：導管の感染，吻合部の偽性瘤が発生する．
- 遺残心室中隔欠損孔：遠隔期に次第に大きくなることもある．
- 不整脈：心室切開部による心室性不整脈．

②遠隔生存率と再手術回避率

急性期の生存率は非常に高いが，遠隔成績がよくないのがこの手術の特徴といえる．ややデータは古いが，ボストン小児病院からの 2000 年の報告[3]によると，25 年間 101 例の検討を行い，死亡や心移植の回避率は 20 年間で 52％となっている．特に，死亡を含めた再手術回避率は 15 年で 21％と低値であった．しかしながら，これらの遠隔成績は経年的に改善がみられている．また，2007 年のミュンヘンからの報告[4]でも死亡や心移植の回避率は 20 年間で 58％であったとしている．本手術は右室流出路・左室流出路ともに人工物を使用するためか再手術や遠隔死の確率は高い．

③再手術

- 導管の交換術：導管や弁の材質にもよるが，5～10 年で交換術が必要である．
- 左室流出路狭窄解除術：パッチは成長しないため，右室内の左室流出路ルートが狭くなる．拡大した VSD が狭くなることもある．VSD の拡大とパッチの取り替えを行う．
- 導管や末梢肺動脈の狭窄に対するバルーン拡大術：導管内に局所的狭窄があった場合や肺動脈の狭窄にはバルーンが有効である．

（参考）Nikaidoh 手術について（図 18-14）

テキサス小児病院の二階堂先生により発表された TGA III 型に対する手術で，世界的に Nikaidoh 手術とよばれている．大動脈の基部を弁ごとくりぬき，漏斗部中隔と肺動脈弁輪に入れた切開部（左室の出口となる）に再縫合する．心内は VSD から大動脈基部前面を覆うパッチで血流転換を行う．現在では左冠動脈の下面部分は切除せず，一部連続性を残して後方にねじるように縫合する方法をとっている．右冠動脈のひきつれを起こしやすいため，右冠動脈は移植している．肺動脈近位部は大動脈前壁を利用してパッチ流出路形成を行う．2007 年に 19 例の中期成績が報告[5]されており，平均 13.6 年（最長 23 年）で生存率 95％と良好であった．他施設の Rastelli 手術の成績と比較しても，優れた成績で有利な点を分析している．しかしながら，技術的にはかなり難易度は高く，かなりの習熟が必要である．

図18-14 Nikaidoh手術（原法）の模式図

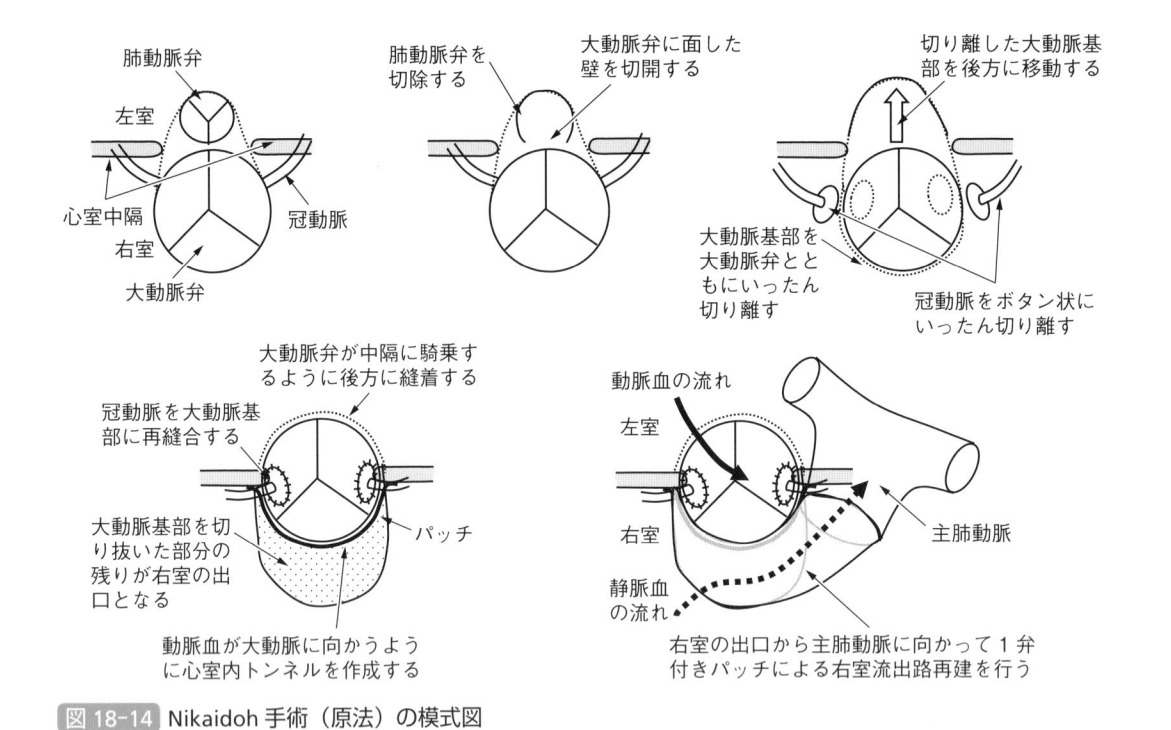

c. 動脈スイッチ手術

1）手術方法

① Lecompte変法

　動脈スイッチ手術は，心臓外科医であれば大血管を入れ替えて冠動脈を移植すればいいと誰もが考えるが，はじめて成功例を発表したのは1975年ブラジルの外科医Jatene（英語読みではジャテーン，ブラジル語ではジャテネらしい？）であった．現在に比べると太い針で縫っていたために出血が多く，当時は出血のとの戦いで，誰もが躊躇した．現在はフィブリン糊などの止血剤や拡大鏡の普及などにより，筆者のような外科医が手術をしても出血は100 ml以内で収まるようになっているが，当時は大変困難な手術であった．Jateneの原法では肺動脈は大動脈の後方のままで吻合するが，Lecompteの変法では肺動脈を大動脈の前方に転位する．大血管が前後関係に近い例が多いTGAでは，肺動脈が後方のままでは後方から大動脈の左側を通って前にくるため，右肺動脈が大動脈に圧迫され高率に狭窄をきたした．この欠点を補うようにLecompteの変法が用いられるようになった．しかしながら，肺動脈が左後方やほぼ左（DORVのように）にある例ではJateneの原法が用いられる．手術はまず大動脈を基部から約10 mmのところで横断し（図18-15A），冠動脈をボタン状に切離する（図18-15B）．冠動脈の起始部も5〜7 mm程度剥離し，旧肺動脈に移動させやすいようにする．大きな分枝を損傷しないようにし，冠動脈自体の電気メスでの損傷も後の狭窄の原因になるため注意する．旧肺動脈も横断し，冠動脈ボタンの吻合用の切開を入れる（図18-15C）．この切開にはいろいろ工夫が行われている．トラップドア（床などの「はねぶた」の意味）法もその1つで，切開をかぎ型にして肺動脈壁のフラップを作成し，冠動脈に緊張がかから

表 18-1 動脈スイッチ手術の利点と問題点

利　点
1. 体心室が左室である．
2. 体循環の房室弁が僧帽弁である．
3. 不整脈がない．

問題点
1. 新大動脈弁（旧肺動脈弁）の逆流（遠隔期）
2. 冠動脈の狭窄
3. 肺動脈狭窄が起こりやすい．前方に転位するため
　（中枢および末梢 - バルーンによる拡大術）
4. 吻合部の狭窄（大動脈・肺動脈ともに）

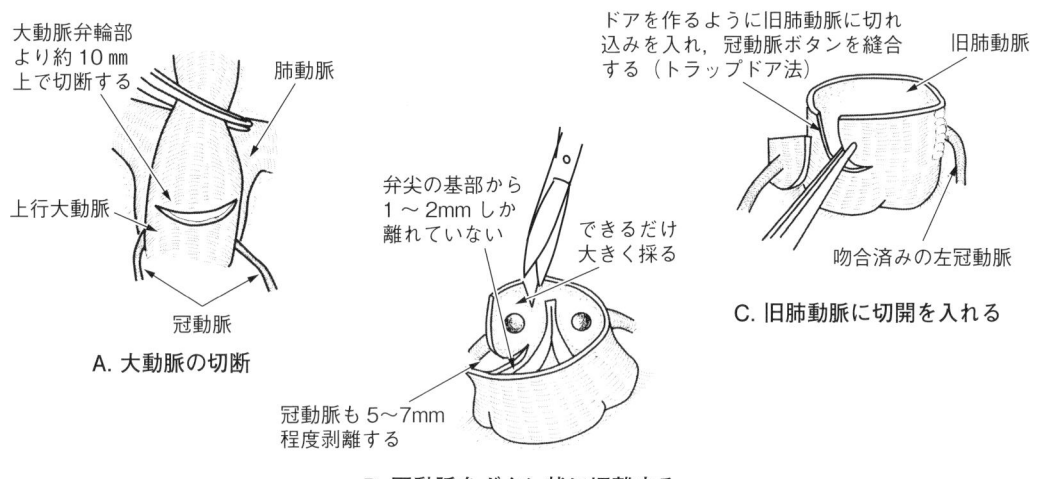

図 18-15 動脈スイッチ手術（Jatene 手術）その 1

ないようにする方法である．冠動脈が移植できたら，末梢の上行大動脈と吻合する（図 18-16B）．肺動脈はかなり拡大していることが多く，口径差が大きく縫い縮めながら吻合する．冠動脈のボタンとの縫い目などから出血しやすく丁寧に縫う．肺動脈が前面に転位した後では吻合部の止血は難しくなるので，この時点で追加の糸をかけるなど十分な止血をしておく．冠動脈ボタンを切り取った旧大動脈の形成は，過去には種々の試みがなされたが，現在は主に自己心膜で補填・形成する方法が主になっている（図 18-16C）．長方形の心膜を使用する方法が一番簡単であるが，形成方法による遠隔成績の差はあまり検討されていない．補填が終了すれば，肺動脈末梢側と吻合するが，肺動脈は末梢まで十分に剥離し，前方転位のための緊張による狭窄をきたさないようにする．

2）適　応

　左室・僧帽弁を体循環系に使用できるため，肺動脈弁を大動脈弁として使用できる TGA ではすべて適応となる．適応外とされていた壁内走行などの冠動脈異常もかなりうまく処理できるように

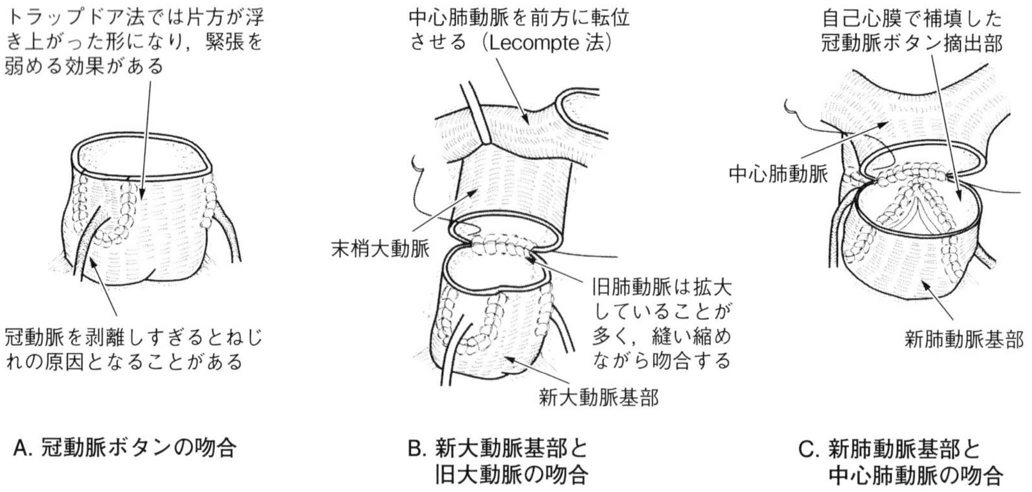

A. 冠動脈ボタンの吻合
- トラップドア法では片方が浮き上がった形になり，緊張を弱める効果がある
- 冠動脈を剝離しすぎるとねじれの原因となることがある

B. 新大動脈基部と旧大動脈の吻合
- 中心肺動脈を前方に転位させる（Lecompte 法）
- 末梢大動脈
- 旧肺動脈は拡大していることが多く，縫い縮めながら吻合する
- 新大動脈基部

C. 新肺動脈基部と中心肺動脈の吻合
- 自己心膜で補填した冠動脈ボタン摘出部
- 中心肺動脈
- 新肺動脈基部

図 18-16 動脈スイッチ手術（Jatene 手術）その 2

なったが，リスクを伴い，術前に異常が明らかになった場合は十分に適応を検討する必要がある．左室圧が低下してしまった例（心房内血流転換術遠隔例などを含む）では，左室トレーニングを行う（肺動脈絞扼術を行う）が，思春期以降ではトレーニングが困難となり非常に成績が悪い．

> **point** 術前の把握のポイント
> 1. 冠動脈吻合部に異常はないか？
>   心電図モニターの ST 変化の観察
> 2. 心機能に異常はないか？
>   心エコー検査の結果の確認
>   異常があれば原因は？
> 3. 肺高血圧は残存していないか？
>   圧モニター・心エコー検査から
> 4. 遺残病変はないか？
>   肺動脈の狭窄，VSD 遺残短絡など

3）術後急性期の問題点と管理（図 18-17）

①問題点と管理

- 左心不全：長時間大動脈遮断，冠動脈の屈曲・狭窄などによる心筋虚血による．左室圧が高くなかった例（生後 3 週以上経過例など）や左室壁の厚さが十分でなかった例では収縮力が十分でなく，急激な圧負荷などにより強い急性左心不全をきたすので注意する．PH アタックによる急性心不全と区別するためには，左房圧モニターが役立つ．
- 右心不全：PH アタックによる急性右心不全，肺動脈吻合部の狭窄による右室圧上昇などによる．
- 低酸素血症：直後は酸素化にあまり問題がないが，術後 6〜12 時間経過してから，一過性に低酸

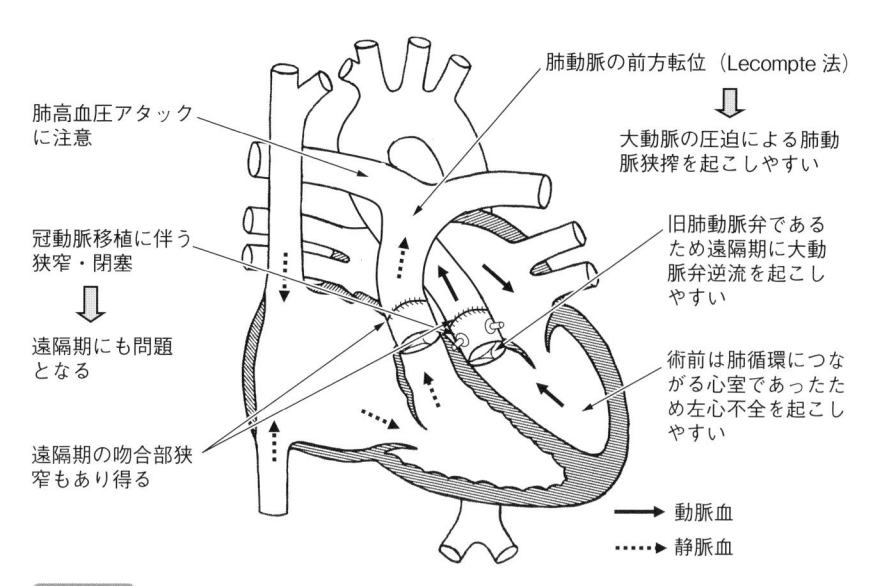

図 18-17 Ⅰ型に対する動脈スイッチ手術後の血行動態と問題点

素血症をきたすことがある．原因はよくわかっていないが，人工心肺の影響など複合したものであろう．極端に痰が多いわけでもなく，徐々に改善してくる．この時期に無気肺などを合併しないように注意する．

②早期成績と危険因子

Ⅰ型では多くの施設で早期死亡率は5％以下となったが，VSDや大動脈病変を合併する例では10％前後とやや高い．危険因子としては，2.5 kg以下の低体重，VSDの合併，大動脈病変（CoAやIAA）の合併，冠動脈異常，長時間体外循環などがあげられている．

4）術後遠隔期の問題点と再手術

①問題点

- 肺動脈狭窄：前方に転位するため大動脈による肺動脈の圧迫が発生する．肺動脈の補填物の収縮や吻合部の収縮による狭窄もあり得る．
- 冠動脈の狭窄：冠動脈口での狭窄が多く，閉塞が緩徐に起これば側副動脈ができることもある．通常の外来診療で発見されることは少ない．
- 新大動脈弁（旧肺動脈弁）の逆流：頻度は報告により様々であるが，経年とともに頻度は高くなっている．
- 吻合部の狭窄：大動脈・肺動脈ともに起こりえる．
- 肺の閉塞性病変の進行：ほとんどがⅡ型であるが，Ⅰ型でも報告がある．

②遠隔生存率と再手術回避率

2008年の東京女子医大からの報告[6]では，15年以上経過例（1991年以前に手術を受けた例）204例中遠隔死亡は11例（95％の生存率）と良好であったが，48例に再手術（カテーテル治療を含む）が行われている（76％の再手術回避率）．7例がNIYHA Ⅱ度であった以外はすべてⅠ度と

心機能分類上も良好であった．RVOTS に対する外科的手術が 27 例で行われ，大動脈弁に対する外科的手術が 10 例で行われている．2008 年のパリ小児病院からの報告[7]では，1987 年から 2007 年に手術を受けた最近の多数例（803 例の新生児）では病院死亡率が 3.8％，遠隔死亡率が 1.4％と報告しており，再手術例も 5.8％であったとしている．また，再手術としては冠動脈閉塞に対する手術が 18 例，RVOTS に対する手術が 11 例であったと報告している．2008 年のミュンヘンからの報告[8]では，心房内血流転換術から ASO に手術法を替えたことにより，遠隔生存率は改善し，20 年で約 97％となった．しかしながら，再手術回避率の改善はみられず，20 年で 75％であったと報告している．このように経験の積み重ねとともに，急性期生存率・遠隔生存率ともに改善が認められているが，遠隔期の再手術がある程度認められ，再手術が回避できるような術式の改善が求められている．

③再手術の方法

- RVOTS に対する手術：再手術の多くが肺動脈狭窄に対する手術である．大動脈の圧迫による肺動脈狭窄の場合はバルーンによる拡大術では解除できない場合もあり，手術介入が必要となる．DORV に近い型では右室流出路全体が狭くなることもあり，パッチによる形成術が行われる．
- 冠動脈閉塞に対する手術：カテーテル治療，大動脈冠動脈バイパス，心膜によるパッチ拡大（左冠動脈主幹部の狭窄に対して）などが行われているが，どの方法がよいか議論は定まっていない．
- 大動脈弁・大動脈に対する手術：軽度の大動脈弁逆流の合併例は多いが，臨床的に問題になる例は少ない．25 年前後の経過観察では弁置換例は少なく，これから増加する可能性があると思われる．PAB を受けた例などで大動脈基部の拡大に伴う AR も報告されているが，進行は遅くこれからの問題である．

文献

1) Dodge-Khatami A, Kadner A, Berger Md F, et al. In the footsteps of senning: lessons learned from atrial repair of transposition of the great arteries. Ann Thorac Surg. 2005; 79(4): 1433-44.
2) Williams WG, McCrindle BW, Ashburn DA, et al. Congenital Heart Surgeon's Society. Outcomes of 829 neonates with complete transposition of the great arteries 12-17 years after repair. Eur J Cardiothorac Surg. 2003; 24(1): 1-9.
3) Kreutzer C, De Vive J, Oppido G, et al. Twenty-five-year experience with rastelli repair for transposition of the great arteries. J Thorac Cardiovasc Surg. 2000; 120(2): 211-23.
4) Hörer J, Schreiber C, Dworak E, et al. Long-term results after the Rastelli repair for transposition of the great arteries. Ann Thorac Surg. 2007; 83(6): 2169-75.
5) Yeh T Jr, Ramaciotti C, Leonard SR, et al. The aortic translocation (Nikaidoh) procedure: midterm results superior to the Rastelli procedure. J Thorac Cardiovasc Surg. 2007; 133(2): 461-9.
6) Yamazaki A, Yamamoto N, Sakamoto T, et al. Long-term outcomes and social independence level after arterial switch operation. Eur J Cardiothorac Surg. 2008; 33(2): 239-43.
7) Angeli E, Raisky O, Bonnet D, et al. Late reoperations after neonatal arterial switch operation for transposition of the great arteries. Eur J Cardiothorac Surg. 2008; 34(1): 32-6.
8) Hörer J, Schreiber C, Cleuziou J, et al. Improvement in long-term survival after hospital discharge but not in freedom from reoperation after the change from atrial to arterial switch for transposition of the great arteries. J Thorac Cardiovasc Surg. 2009; 137(2): 347-54.

19 両大血管右室起始症

A 概要

　右室から肺動脈と大動脈の両方の大血管が出る心奇形である．2つの血管ともにすべてが右室から出れば話は簡単なのだが，半分ぐらいが右室から出るだけとか，大血管の下にVSDがあるために心室中隔との空間的位置関係がはっきりしないことも多く，理解しにくい疾患である．古くは，大血管が横に並んでいる（並列，side-by-side）ことが両大血管右室起始症（DORV）の条件と考えられていたが，心室中隔がずれることにより，どのような大血管の位置関係でも両大血管が右室起始となり，必ずしも並列である必要がない．また，両側円錐をDORVの定義の一部と考えることもある．正常発生過程でも初期には両大血管は右室から出ており，それらの弁の下には円錐部（筋性組織）が存在している．その後，大動脈弁下の円錐部（conus）は吸収されて（このため僧帽弁と大動脈弁は線維性連続をもつ），肺動脈弁の下だけに円錐部（できあがった心臓では漏斗部という）が残って正常の心臓ができる．DORVは初期の発生段階で止まった疾患であるとして，両側円錐をもつことが必要と考えられた．これにも例外が多くあり，さらにもう少しゆるやかな「50％ルール」も提唱されている（図19-1）．一方の大血管が50％以上心室中隔を越えて右室に入っている場合は，DORVとする考えである．このルールだけではFallot四徴症・完全大血管転位症の一部も入ることになるため，このうち両側円錐があるものだけをDORVとするのが現実的である．このように一元的な定義は難しく，多くの移行型を含む複雑な疾患である．内科・外科的治療において重要なことは定義ではなく，VSD・大血管・漏斗部中隔などの立体的関係を把握することである．

B 形態

1. 発生

　心臓の発生段階の非常に初期では，1本の筒（straight heart tube）となっており，血液の流れに沿って中枢から遠位側に沿って将来心房になる部分や心室・大血管になる部分が順に並んでい

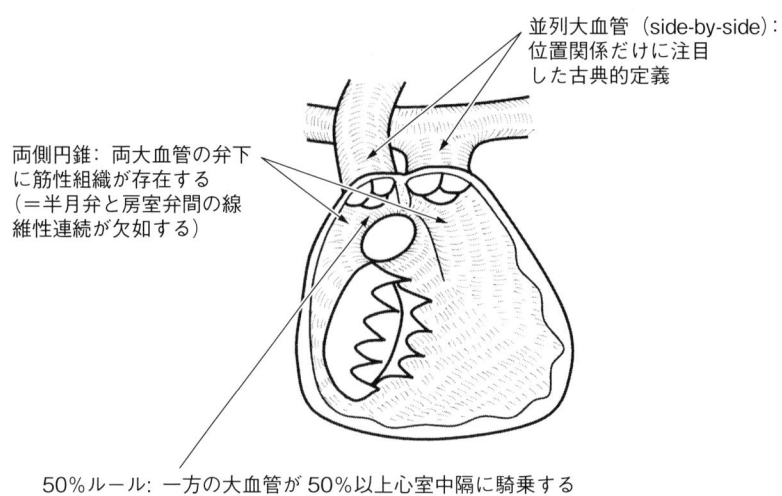

図中ラベル：
- 並列大血管（side-by-side）：位置関係だけに注目した古典的定義
- 両側円錐：両大血管の弁下に筋性組織が存在する（＝半月弁と房室弁間の線維性連続が欠如する）
- 50％ルール：一方の大血管が50％以上心室中隔に騎乗する（＝両大血管が150％以上右室から起始する）

図19-1 DORVの定義の3要素

る．正常心ではこの心筒の右側に弯曲し（dextro-loop, d-loop），右側が右心室となり，その末梢が大血管につながっている．その後，大血管が大動脈と肺動脈に分離され（この意味で，正常心でも，もともと両大血管は右室から起始していた），ねじれなどによって正常の心室-大血管関係となっていく．このねじれの程度などの違いにより大血管の位置関係は様々となり，DORVからTGAまで幅広いスペクトラムが生まれる．

前述のようにDORVは完全大血管転位症の発生のなかでとらえ，初期の発生段階で止まった疾患と考える考え方がある（Goor and Edwards）．また，完全大血管転位症やFallot四徴症にいたるスペクトラムのなかでとらえる考え方もある（Anderson）．いずれにしても，広いスペクトラムをもち，多くの移行型が考えられる．

コラム

正常心では円錐部（漏斗部）は右室側（肺動脈弁下）だけしかなく，大動脈弁下はすぐに僧房弁が付着している（線維性連続がある）．発生初期には両側に円錐部があるが，大血管が完成する途中で大動脈弁下だけが吸収されて消失すると考えられている．

2. 解　剖

a. VSDの位置（Levの分類）（図19-2）

一般的によく用いられているもので，VSDの位置を大血管との位置関係から分類している．大動脈弁下，肺動脈弁下，両弁下にまたがるもの，両弁とは離れているものの4つに分けた．肺動脈弁下のVSDを伴う例は，広義のTaussig-Bing奇形とよばれる．図などでは二次元的表現で非常にわかりやすいが，実際には漏斗部中隔やVSDが複雑に絡み合う三次元構造で，両弁と大血管との関係さらに房室弁などとの立体関係を正確に把握するのは容易ではない．

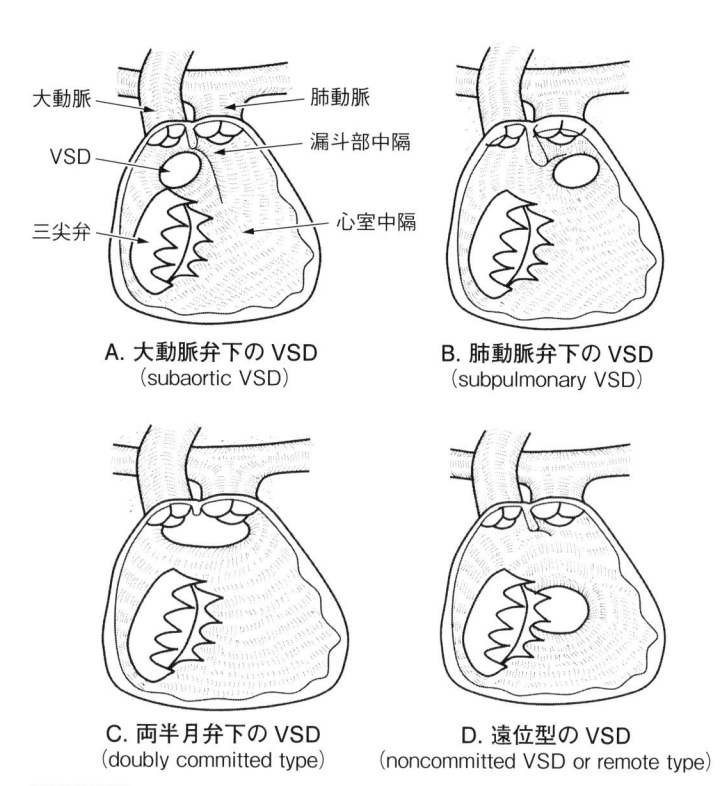

A. 大動脈弁下のVSD
（subaortic VSD）

B. 肺動脈弁下のVSD
（subpulmonary VSD）

C. 両半月弁下のVSD
（doubly committed type）

D. 遠位型のVSD
（noncommitted VSD or remote type）

図 19-2 DORVにおけるVSDの位置（Levの分類）

表 19-1 VSDの位置と頻度

A. インディアナポリスからの報告[1]（2001年）		B. トロントからの報告[2]（2007年）	
大動脈弁下 VSD	52例（42％）	大動脈弁下 VSD	47％
肺動脈弁下 VSD	38例（31％）	肺動脈弁下 VSD	23％
遠位型 VSD	6例（5％）	遠位型 VSD	26％
両半月弁下 VSD	5例（4％）	両半月弁下	4％
その他	23例		
計	124例	計	393例

　最近の手術症例の文献1），2）からVSDの位置から分類した病型の頻度を表19-1に示した．定義の方法により頻度も異なる（例えば，どれくらい離れれば遠位型とするのかなど）と考えられるが，おおよその傾向は表していると考えられる．

b. 大血管の位置関係

　VSDとの関係に加えて，大血管相互の位置関係を把握する必要がある．様々な移行型があるが，並列，大動脈弁が右前，大動脈弁が左前，の大きく3つに分けて考えるとわかりやすい（もちろんこの間の移行型はたくさんある）．大動脈弁が前方にある場合は，VSDが両弁下にまたがるも

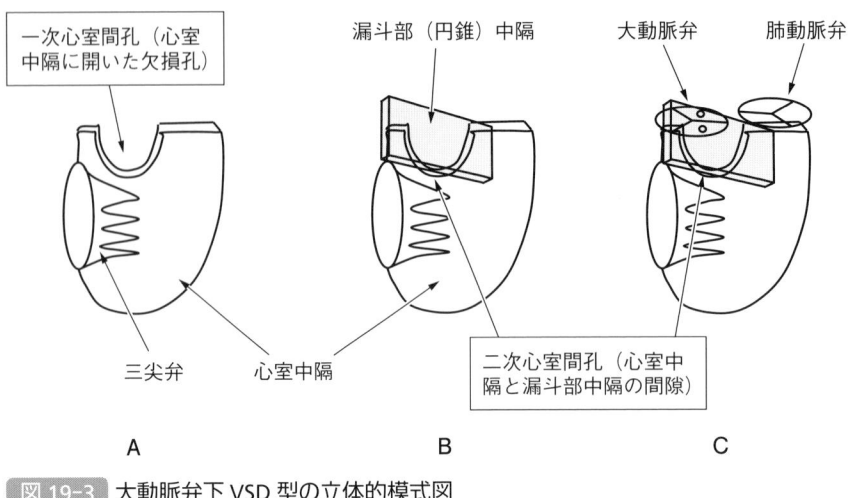

図19-3 大動脈弁下VSD型の立体的模式図

の，両弁とは離れているものは非常にまれである．

c. 合併奇形

　大動脈弁下狭窄，大動脈縮窄症，大動脈離断症は完全大血管転位症型に多くみられる．房室弁および房室弁下組織の奇形には，腱索乳頭筋の付着異常・弁輪の狭窄・僧帽弁の亀裂などがあげられる．肺動脈弁下のVSDを伴う群では冠動脈の走行異常を伴う例が多い．

d. 大動脈弁下VSD例における空間的位置関係の模式図的解説

　前述のようにDORVはVSD・心室中隔・漏斗部中隔・両大血管の位置関係を理解することが重要となるが，なかなかイメージしにくい．図19-3はそれらの位置関係を大血管は並列関係でVSDは大動脈弁下の症例を例にとって模式図的に示したものである．図は右室側，下方（心尖部）よりみたもので，心臓を目の高さより少し持ち上げてみた感じである．Aは心室中隔だけを描いたもので，VSDがある．このVSDが本来のVSDで，一次心室間孔 primary interventricular foramen とよばれる．Bはその上に漏斗部中隔だけ加えてを描いたものである．漏斗部中隔はねじれてほぼ直角に交叉しており，やや前方に偏位している．漏斗部中隔の偏位により漏斗部中隔下縁とVSD下縁との間にも孔ができ，これを二次心室間孔 secondary interventricular foramen とよぶ．三尖弁経由で右室内をみたときにはじめにみえる孔はこの二次心室間孔で，VSDと見誤ることがある．Cはさらに両大血管を描き加えたものである．大血管の軸は漏斗部中隔とほぼ直交し，この場合は両大血管の位置関係は並列である．

e. VSDの狭小化

　左室からの血液の出口がなくなり，左室の圧負荷が起こる．術前・術後を問わずに発生する．

C 血行動態と病型分類

　広いスペクトラムを有するため様々な血行動態が存在するが，血行動態を考慮した病型分類を用

表19-2 血行動態を考慮した病型と頻度

デンバーからの報告[3] (2009年)

TOF型 DORV	18例 (36%)
TGA型 DORV	9例 (18%)
VSD型 DORV	12例 (24%)
遠位型VSDのDORV	11例 (22%)
計	50例

いると考えやすい．表19-2はデンバーからの報告[3]の頻度を示したものである．この報告では，TOF型にはPSを伴う大動脈弁下型と両半月弁下VSDを含み，半月弁より大動脈弁輪径以上に離れた例を遠位型としている．

1. VSD＋肺高血圧症型（VSD型DORV）（図19-4）

大動脈弁下VSDで肺動脈狭窄がない型．左室から血液の出口はVSDしかなく，VSDの真上に大動脈弁口があるため動脈血は主に大動脈に流れる．このため全身のチアノーゼは軽い．右室は体循環と肺循環の両方の血液を受けるため拡大し，収縮期圧は体循環と等圧となる．大動脈と同じ心室から肺動脈が出るため，血管抵抗の低い肺動脈に多くの血液が流れ，高肺血流となる．放置すれば肺血管の閉塞性病変が進行する．高肺血流量のため左房に還流する血液も増加し，左房・左室の容量負荷となる，左室の拡張末期容積は増加する．

（参考）図19-5Bは大動脈弁下のVSDを伴うDORVを頭側からみた模式図を示したものであ

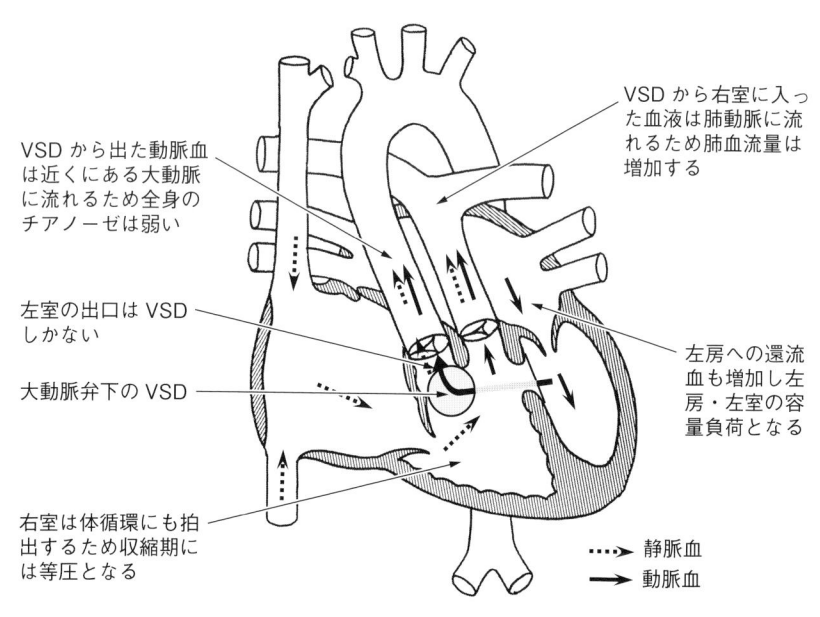

図19-4 VSD (PH) 型DORV（大動脈弁下VSD）の血行動態

```
                正常の大血管                    大血管がねじれながら
                の位置関係                      右室側に移動
    大動脈弁が心室中                                              大動脈弁は右室
    隔にわずかに騎乗                   LV                         から出ている
    しているのみ                                     LV
                      A                            A
                                                              P
      心室中隔                         RV
                                                              肺動脈弁
                     P
              漏斗部中隔少しねじれ            漏斗部中隔と心室中隔
              前方偏位している              がねじれた形となる

            A. 正常大血管関係の                B. 大動脈弁下 VSD を
               malalignment type の VSD          伴う DORV
```

図 19-5 大動脈弁下 VSD を伴う DORV と正常大血管関係の VSD との比較

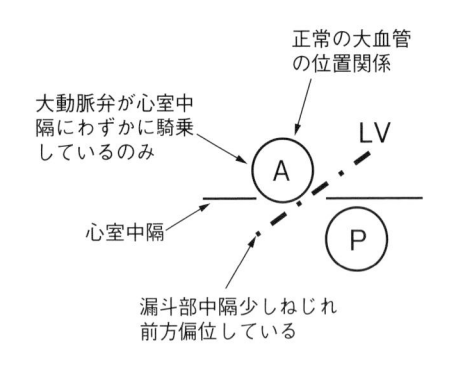

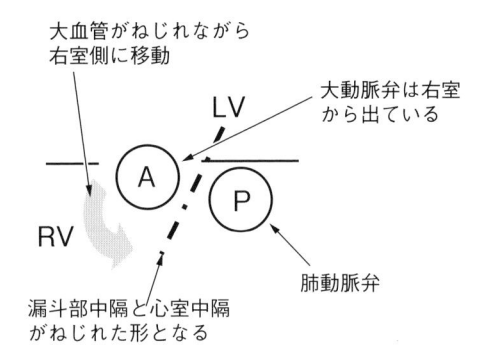

る．Aの正常大血管関係のmalalignment typeのVSD例と比較すると大血管と漏斗部中隔が反時計回りにねじれながら，右室側に偏位した形であることがわかる．ねじれたために大血管は並列 (side-by-side) となり，右室起始となる．VSDはそのまま大動脈弁下にある．しかしながら，正常大血管関係では大動脈弁下に円錐部はなく肺動脈弁の方が高い位置にあるが，DORVでは両側円錐で同じ高さにある．

2. Fallot 四徴症型（TOF 型 DORV）（図 19-6）

大動脈弁下 VSD で肺動脈狭窄がある型である．VSD・PH 型 DORV と同様に左室から血液の出口は VSD しかなく，VSD の真上に大動脈弁口があるため動脈血は主に大動脈に流れるが，肺動脈狭窄があるために肺血流量は低下し，チアノーゼを呈する．チアノーゼの程度によっては早期に短絡手術を必要とする．右室には体循環と肺循環の血液が流入するが，肺循環の血液量が少ないため右室に流入する血液は VSD・PH 型の右室より少ない．右室は体循環と接続しているため収縮期圧は体循環と等圧である．肺血流量が低下しているために左房・左室に還流する血液の量は減少し，左室の拡張末期容積は低下する．

（参考）図 19-7B は大動脈弁下の VSD と肺動脈弁・弁下狭窄を伴う DORV を頭側からみた模式図を示したものである．Aの正常大血管関係の Fallot 四徴症例と比較すると大血管と漏斗部中隔が反時計回りにねじれながら，右室側に偏位した形であることがわかる．ねじれたために大血管は並列 (side-by-side) となり，右室起始となる．VSD はそのまま大動脈弁下にある．しかしながら，正常大血管関係では大動脈弁下に円錐部はなく肺動脈弁の方が高い位置にあるが，DORV では両側円錐で同じ高さにある．

3. 完全大血管転位症型（TGA 型 DORV）（図 19-8）

多くは Taussig-Bing 奇形と同義語としていることが多い．左室から血液の出口は VSD しかな

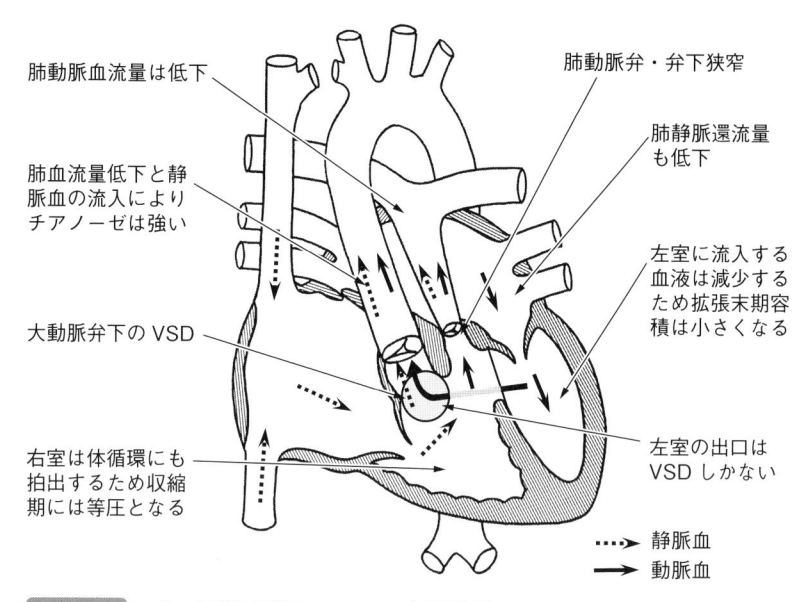

図 19-6 Fallot 四徴症型の DORV の血行動態

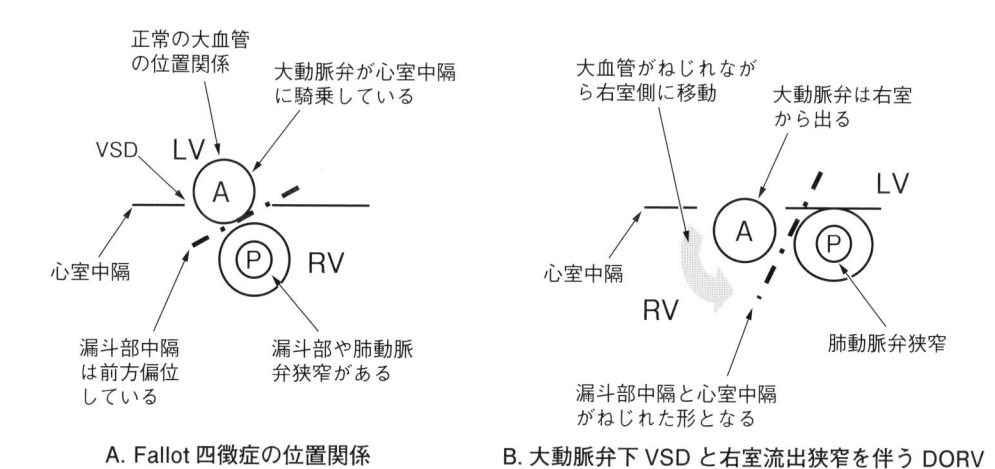

- 肺動脈血流量は低下
- 肺動脈弁・弁下狭窄
- 肺血流量低下と静脈血の流入によりチアノーゼは強い
- 肺静脈還流量も低下
- 大動脈弁下の VSD
- 左室に流入する血液は減少するため拡張末期容積は小さくなる
- 右室は体循環にも拍出するため収縮期には等圧となる
- 左室の出口は VSD しかない

‥‥▶ 静脈血
──▶ 動脈血

A. Fallot 四徴症の位置関係
- 正常の大血管の位置関係
- 大動脈弁が心室中隔に騎乗している
- VSD
- 心室中隔
- 漏斗部中隔は前方偏位している
- 漏斗部や肺動脈弁狭窄がある

B. 大動脈弁下 VSD と右室流出狭窄を伴う DORV
- 大血管がねじれながら右室側に移動
- 大動脈弁は右室から出る
- 心室中隔
- 漏斗部中隔と心室中隔がねじれた形となる
- 肺動脈弁狭窄

図 19-7 大動脈弁下 VSD と右室流出路狭窄を伴う DORV と Fallot 四徴症との比較

く，VSD の真上に肺動脈弁口があるため動脈血は主に肺動脈に流れる．このため大動脈には動脈血が流れにくく，主に体循環からの静脈血が流れ，TGA と同様の血流状態となりチアノーゼは強い．右室は体循環と肺循環の両方の血液を受けるため拡大し，収縮期は体循環と等圧となる．大動脈と同じ心室から肺動脈が出るため，血管抵抗の低い肺動脈に多くの血液が流れ，高肺血流となる．放置すれば肺血管の閉塞性病変が進行する．高肺血流量のため左房に還流する血液も増加し，左房・左室の容量負荷となる，左室の拡張末期容積は増加する．肺動脈狭窄があれば TGAIII 型と同じになる．

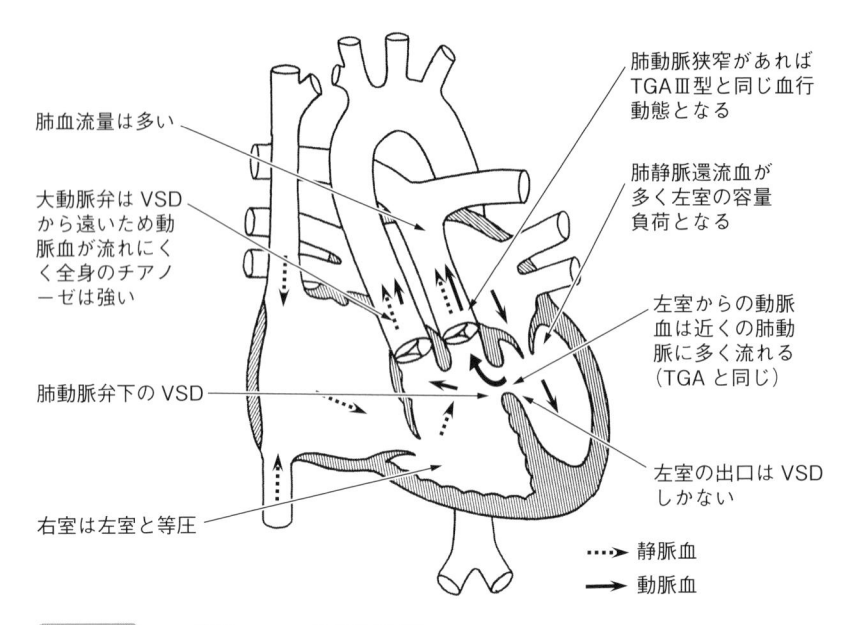

図 19-8 TGA 型の DORV の血行動態

図中ラベル:
- 肺血流量は多い
- 大動脈弁は VSD から遠いため動脈血が流れにくく全身のチアノーゼは強い
- 肺動脈弁下の VSD
- 右室は左室と等圧
- 肺動脈狭窄があれば TGA Ⅲ 型と同じ血行動態となる
- 肺静脈還流血が多く左室の容量負荷となる
- 左室からの動脈血は近くの肺動脈に多く流れる（TGA と同じ）
- 左室の出口は VSD しかない
- ┄→ 静脈血
- → 動脈血

A. 完全大血管転位症の位置関係
- 漏斗部中隔はほとんど騎乗していない
- 肺動脈は左室から出る
- 心室中隔
- 大動脈は右室から出る

B. 肺動脈弁下 VSD を伴う DORV
- 肺動脈は右室から出る
- 大血管がねじれながら右室側に移動
- 漏斗部中隔と心室中隔がねじれた形となる

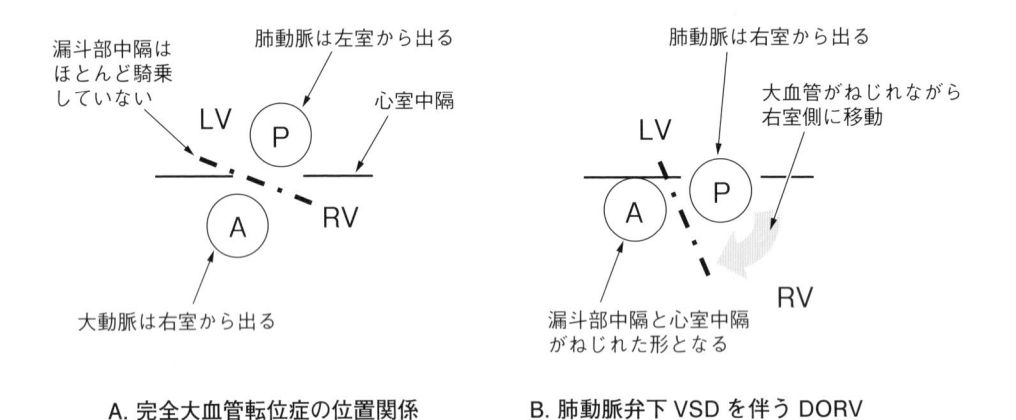

図 19-9 肺動脈弁下 VSD を伴う DORV と完全大血管転位症との比較

（参考） 図 19-9B は肺動脈弁下の VSD を伴う DORV を頭側からみた模式図を示したものである．A の TGA 例と比較すると大血管と漏斗部中隔が時計回りにねじれながら，右室側に偏位した形であることがわかる．ねじれたために大血管は並列（side-by-side）となり，右室起始となる．VSD はそのまま肺動脈弁下にある．しかしながら，TGA 例では大動脈弁下に円錐部があり，肺動脈弁の方が低い位置にあるが，DORV では両側円錐で同じ高さにある．

D 症状と徴候

a. チアノーゼ
肺動脈狭窄による肺血流の低下があればチアノーゼは出るが，大動脈弁が心室中隔に騎乗し左室からの動脈血が大動脈に流れる例ではチアノーゼは軽減する．

b. 高肺血流による症状
肺動脈狭窄のない例では肺への血流は増加し，呼吸不全などの症状が出るが，TGA 型では早期に肺血管の閉塞性病変が進行するので注意を要する．

c. 心不全
VSD 狭小例や大動脈弁下の円錐部の筋性狭窄が強い例などでは，左室流出路狭窄となり，心不全症状を呈する例がある．

E 検査

a. 心エコー検査

1) VSD
手術方針の決定のためには，右室内に左室からの血液を導くトンネルが作成できるかどうかを考える必要がある．VSD から大動脈口までのルートの妨害となる組織を確認していく．最初は VSD の大きさで，大動脈弁口に比べて十分に大きいかどうか，小さければ切除・拡大の妨げになる組織はないかを検討する．VSD 辺縁と大動脈弁・肺動脈弁・三尖弁・漏斗部中隔との距離を計測する．

2) 漏斗部中隔
大きさと走行（方向），VSD との関係を確認し，漏斗部中隔の切除が必要か検討する．

3) 肺動脈弁下狭窄
肺動脈弁輪の大きさ，弁狭窄の有無，筋性の狭窄であれば切除可能な程度なのか，パッチ拡大術が必要か検討する．

4) 大動脈弁下狭窄
漏斗部中隔の右後方への偏位により狭窄を起こすことが多いが，対側の三尖弁と大動脈弁間の筋組織（三尖弁側の心室漏斗部皺襞，VIF）の肥厚も関与するので，原因となっている組織の同定を行う．

5) 房室弁（特に三尖弁）の形態
三尖弁と VSD が近い場合は心内トンネルが三尖弁を巻き込む可能性がある．特に腱索や内側乳頭筋などが漏斗部中隔についていると，トンネルを作成できない場合もあるため詳細に検討する．

b. 心臓カテーテル検査および心血管造影
心エコー検査は立体的な相互関係を把握するのに優れているが，心血管造影の方が優れている部分もある．

> **point** 術前の把握のポイント
> ・VSDの位置・大きさ：Levの分類
> ・右室流出路・肺動脈の形態：狭窄部はないか？
> ・血行動態的分類：何型か？
> ・右室内血流転換術ができるのか？
> 　　VSDの大きさは十分か？
> 　　房室弁の腱索の異常付着はないか？
> 　　VSDと大動脈弁口までの距離とルート障害となる
> 　　　周辺組織の有無
> 　　心室容積は不十分か？

1）心室容積

右室容積は心エコー検査よりも心室造影が正確に測定できる．心内トンネルが作成されても十分な残存右室が確保できるか確認する．流出路の形態も正確に把握できる．

2）冠動脈

冠動脈の走行は心エコー検査では診断できない場合もあり，パッチによる流出路形成が必要な例では冠動脈が横切らないか確認する．

3）測定値と計算値

左室が小さい例や心室内にトンネルを作成できない例ではFontan型手術となる可能性があるため，肺血管抵抗の評価が必要となる．

4）肺動脈の形態

BTシャントやPABを行った例では形成術が必要かどうか確認する（CTでも確認できる）．

F 手術

1．姑息手術

新生児期の姑息術としては，肺血流低下群はBlalock-Taussig手術，増加群では肺動脈絞扼術を行う．

　a．Blalock-Taussig手術
　b．肺動脈絞扼術
　c．大動脈縮窄症，大動脈離断症に対する手術＋肺動脈絞扼術

大動脈再建術を伴う複雑心奇形でも新生児期に心内修復術が広く行われているが，右室内の血流転換術を必要とする例では，術後高頻度に左室流出路狭窄を発生するため，姑息手術を行うのが無難である．動脈スイッチ手術例では一期的修復術が行われている．

2. 心内修復術
a. 2心室修復

　DORV では左室の血液をどのような方法で大動脈に導くかがポイントとなる．VSD を利用して右室内で大動脈へのルートを造るか，逆に VSD を利用して右室内で肺動脈へのルートを作成し動脈スイッチを行うかのいずれかである．この際，肺動脈弁下の狭窄が発生・残存する可能性がある場合はパッチ流出路拡大や心外導管による再建術を行う．表 19-3 に実際に施行された手術の内訳を示した[1, 2]．

1) 心室内血流転換術

①大動脈弁下の VSD を伴う例に対する心室内トンネル法（図 19-10）

　大血管が並列の場合は VSD が大動脈に近いためルート作成用のパッチはあまり右室内に大きく張り出さないが，大動脈が前方に偏位している場合や VSD が肺動脈側に伸びている場合は右室流出路狭窄や右室機能低下に注意する．後下方には刺激伝導系があるため，VSD が小さい場合は前上方や漏斗部中隔を切除して拡大する．ほとんどの場合，経右房でルート作成が可能であるが，困難な場合は右室切開も考慮に入れる．トンネル用のパッチは立体的になるので，人工血管の一部を使用した方がきれいにできる．

> **コラム**
> 両大血管右室起始症のジレンマ
>
> 　DORV の手術は1つの心室の中に2つのルートを作らなければならず，難しい手術の1つである．「あちらを立てれば，こちらが立たず」ということに陥る危険性がある．さらに体の成長とともに流出路もバランスよく成長してくれるかも気になるところである．再手術が多い原因でもある．

②肺動脈弁下の VSD を伴う例（広義の Taussig-Bing 奇形）の心室内血流転換術（図 19-11）
- 動脈スイッチ手術：肺動脈弁下の VSD から肺動脈弁へ血液が流れるように VSD をパッチ閉鎖し，大血管をスイッチする．この群では冠動脈の走行異常を合併することが多いため，術前の走

表 19-3　施行された手術の種類

A. インディアナポリスからの報告[1]（2001 年）		B. トロントからの報告[2]（2007 年）	
2 心室修復		2 心室修復	194 例（70%）
心室内血流転換術	53 例（43%）	心室内血流転換術	131 例
Rastelli 型手術	20 例（16%）	Rastelli 型手術	37 例
動脈スイッチ手術	16 例（13%）	動脈スイッチ手術	23 例
Fontan 型	33 例（27%）		
心移植	2 例（1%）	Fontan 型手術	82 例（30%）
計	124 例	計	276 例

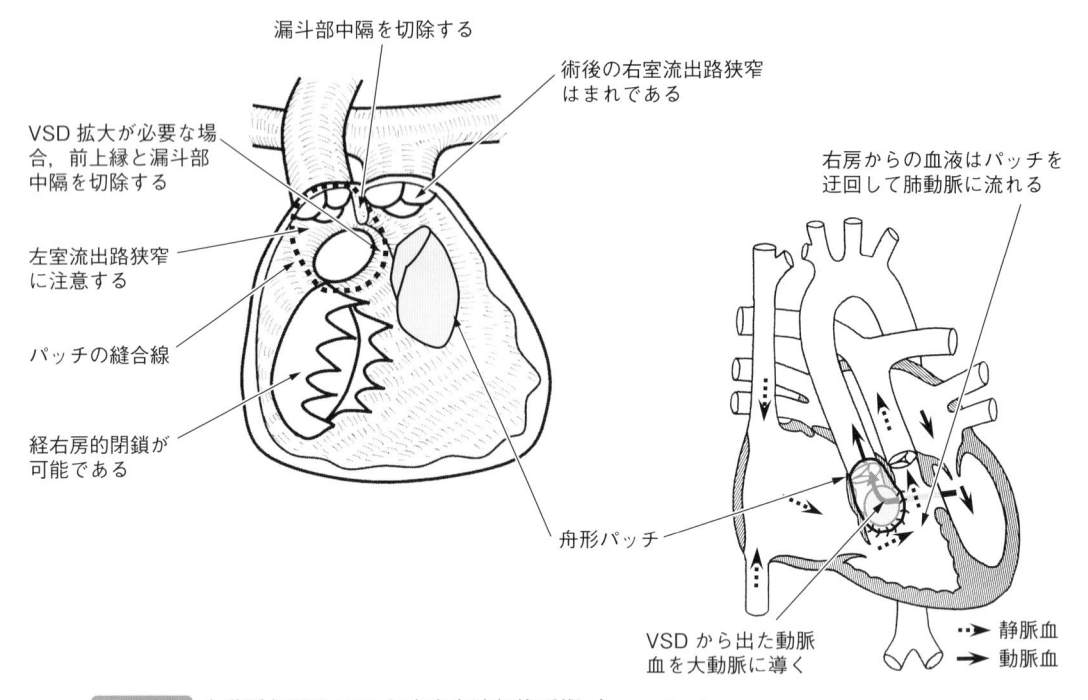

図 19-10 大動脈弁下の VSD 心室内血流転換手術（rerouting）

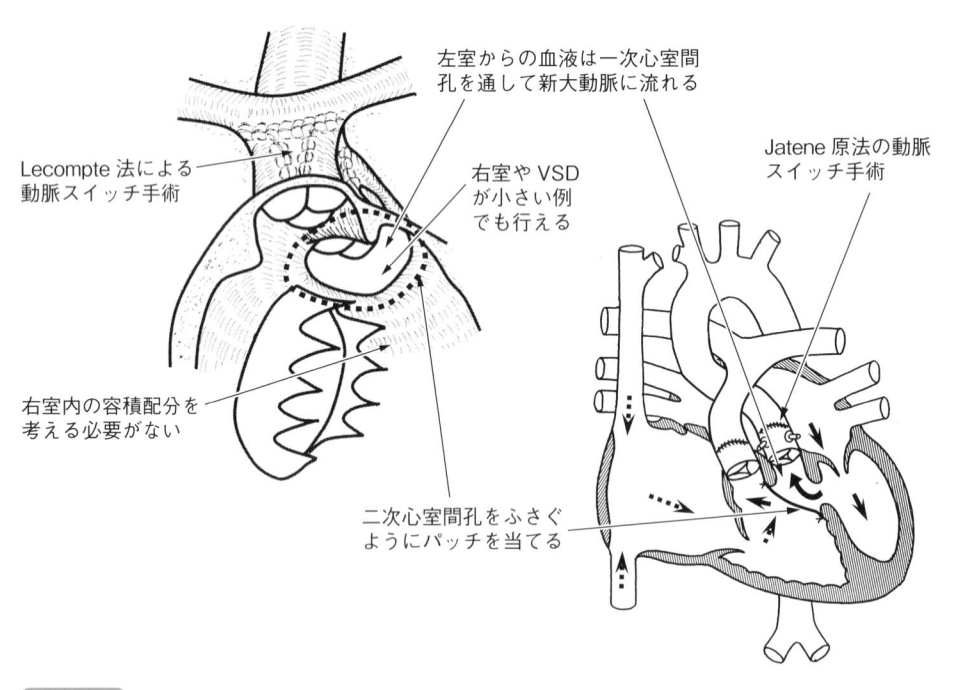

図 19-11 肺動脈弁下型 VSD に対する動脈スイッチ手術

284 | 19. 両大血管右室起始症

行を確認する．オリジナルのTaussig-Bing奇形は両側円錐を有し，漏斗部中隔がVSDの僧帽弁側に挿入，大血管は並列である例であった（original Taussig-Bing奇形）．これに対し，肺動脈弁下に円錐部がなく，漏斗部中隔がVSDの三尖弁側に挿入，大動脈が肺動脈の右前方にある例をfalse Taussig-Bing奇形とよぶ．完全大血管転位症で肺動脈がVSD越しに右室側に偏位した形と考えれば理解しやすい．false Taussig-Bing奇形ではVSDから大動脈に心内トンネルを作成すればトンネルが肺動脈弁下を閉塞することになるため，VSDから大動脈に動脈血を導く心内トンネル手術は適応とならない．左室から肺動脈へ血液が流れるようにVSDをパッチ閉鎖し（心室内トンネル），大血管をスイッチする．

- 心内トンネル法（川島法）（図19-12）：Taussig-Bing奇形の中でも心室内トンネルによりVSDから大動脈に動脈血を導ける形態がある．当時大阪大学の川島教授がはじめて報告した優れた方法で，世界中で川島法とよばれている．漏斗部中隔を切除してVSDから大動脈弁にトンネルを作成する方法で，VSDの拡大を必要とする例もある．original Taussig-Bing奇形が適応となるが，三尖弁と肺動脈弁の間の空間を使ってトンネルを作成するため，三尖弁と肺動脈弁の間にある程度距離があることを術前に確認する．両心室の流出路の狭窄を作る可能性があるため，よい適応となる症例は比較的少ないと考えられており，技術的にも難しい．

③遠位型VSDを伴う例に対する心室内血流転換術（図19-13）

VSDから大動脈弁まで遠く離れており，長いトンネルが必要となる．十分な右室の容積が必要で，房室弁の奇形や右室内の構築物によりトンネルが造れない場合もあり，Fontan型手術の適応となる．

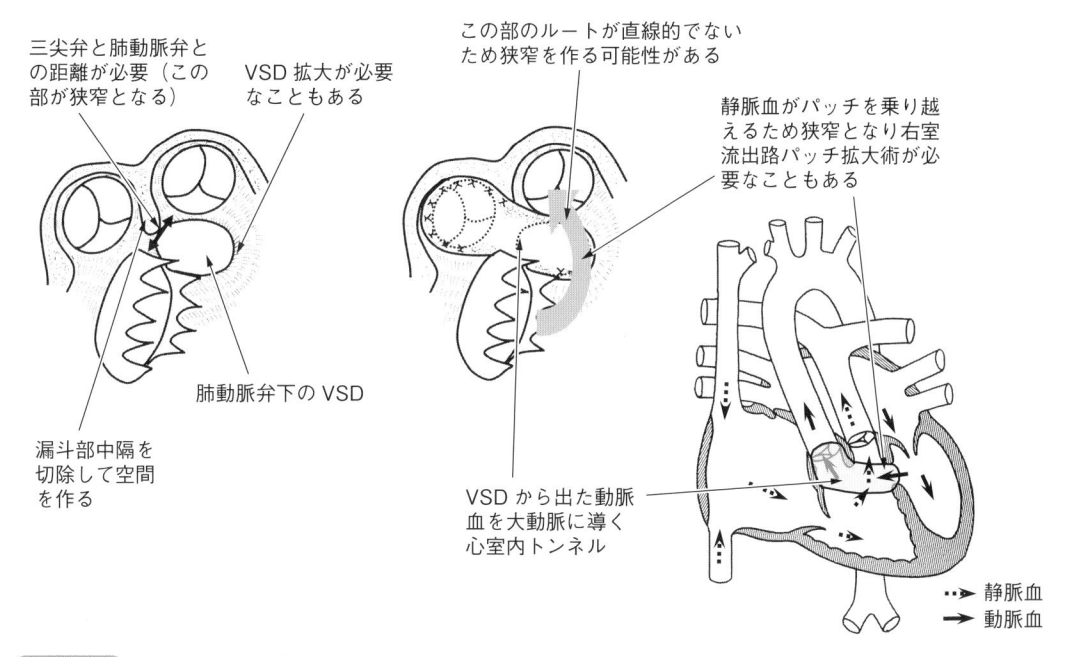

図19-12 Kawashima手術

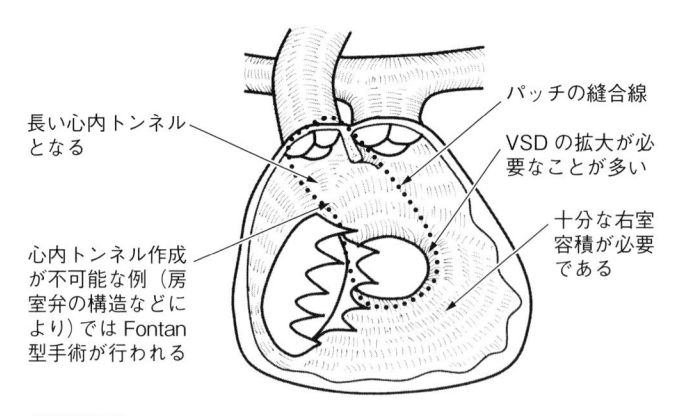

図 19-13 遠位型 VSD に対する心室内血流転換手術

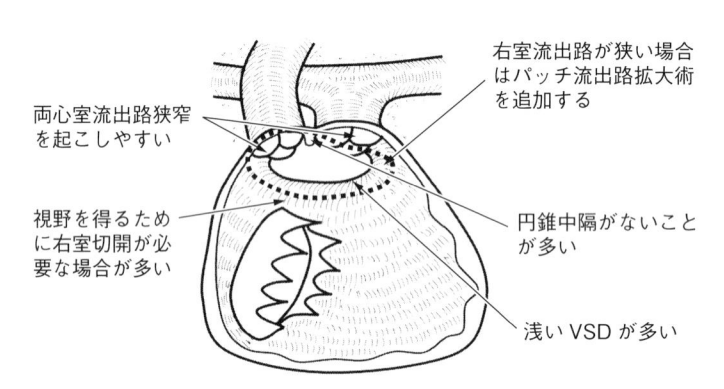

図 19-14 両半月弁下の VSD に対する心室内血流転換手術

④両大血管下型の VSD を伴う例に対する心室内血流転換術（図 19-14）

円錐中隔がないことが多く，横に長い VSD が多い．VSD が両弁にまたがるため，両心室流出路狭窄を起こしやすい．このため，乳児期早期の手術は難しい．トンネル作成には心室切開を必要とし，右室流出路が狭い場合はパッチ流出路拡大術を追加する．

2) 右室流出路形成術を伴う心室内血流転換術

①パッチ流出路形成術

肺動脈弁狭窄を伴う例ではパッチによる拡大術を行う．本邦ではほとんど 1 弁付きパッチが使用されている．Fallot 四徴症と同様に遠隔期の肺動脈弁逆流が問題となる．

② Rastelli 型手術

肺動脈弁狭窄が強い例や肺動脈閉鎖の例では弁付き導管を使用した Rastelli 型手術が行われる．導管の交換は不可避で，再手術を行う必要がある．

b. Fontan 型手術あるいは 1＋1/2 心室手術

いずれの病型でも，2 心室修復が不可能な解剖学的条件も存在し，Fontan 型手術の可能性を考慮しておく．そのために新生児期から肺血管の条件を整えておく必要がある．

3. 術後急性期の問題点と術後管理

a. 問題点

　長時間大動脈遮断の影響：心内トンネル作成術でもかなり時間がかかることもあり，心不全や不整脈を生じる．

b. 残存流出路狭窄

　心内トンネル法では両心室ともに流出路狭窄の可能性があり，軽度の狭窄は乗り切るべきであるが，一次的に強い心不全症状を呈する場合がある．

　冠動脈の走行異常による合併症：冠動脈移植を行った場合には，術後の冠動脈トラブルに注意する．

c. 術後管理

d. 心不全対策

　大動脈弁下の VSD 例以外は，長時間大動脈遮断になることがあり，十分なカテコラミン投与や血管拡張療法を行う．

e. 心筋虚血サインの観察

　術後の 12 誘導の心電図やモニターの ST 変化に注意する．冠動脈の攣縮などの予防のために，ニトログリセリンを投与する．

f. 急性期死亡率

　対象となる疾患や手術法により手術成績は大きく異なるが，最近の報告では著明な改善をみており，4.8%[1] や 6%[3] などが報告されている．

---

point　術後の把握のポイント
- 大動脈遮断時間が長くなかったか？
- 心室内トンネルの狭窄の有無
  　VSD の拡大，筋切除などが行われたか？
- 右室流出路狭窄を生じていないか？
  　（パッチの張り出しなどによる）
- 機能する残存右室の容積は十分か？
- 遺残短絡はないか？

---

4. 術後遠隔期の問題点と再手術

a. 遠隔生存率

　生存率は急性期死亡率よりもさらに疾患や手術法による差が出ると考えられる．トロント小児病院からは 15 年で 56%[2]，パリからは 10 年で 86%[4]，インディアナポリスからは 15 年で 89.5% などが報告されている．かなり差が認められるが，10〜15 年で 20% 前後の死亡が予想されるものと思われる．

b. 遠隔期の問題点と再手術

1) 再手術回避率

再手術回避率も施行された手術の種類によって大きく異なることは考慮しなければならない．例えば，Rastelli 型手術が多く含まれれば，導管の交換は不可避で再手術回避率は下がる．2007 年のトロント小児病院からのコンピューター解析による報告[2]は，15 年後の再手術率は 37％と計算されている．2001 年のインディアナポリスからの報告[1]では単純な DORV 群では 15 年で再手術回避率は 87％で，肺動脈弁下 VSD 群では 15 年で 72％と報告されている．施行された手術の種類にもよるが，術後 15 年では 20〜30％が再手術になる可能性があると考えられる．

2) 問題点と再手術の種類

①右室流出路狭窄

大動脈弓の奇形を伴う例でもともと小さい旧大動脈弁が狭窄をきたす例（大動脈スイッチ手術の場合）や，弁下の筋性肥厚による狭窄などが原因となる．手術は肥厚筋・線維切除，パッチ拡大，心室内トンネル再作成術などが行われる．

トロントからの報告[2]では再手術 56 例のうち 40％は右室流出路狭窄に対する手術で，インディアナポリスからは再手術 15 回のうち 7 回（47％）が右室流出路狭窄に対する手術で導管交換が 4 例（27％）であったと報告[1]されている．再手術のうち半数近くが右室流出路狭窄に対する手術であると考えられる．

(参考) 肺動脈弁下 VSD 群（Taussig-Bing 奇形）に対する動脈スイッチ手術後の右室流出路狭窄

一般に TGA に対する動脈スイッチ手術に比べて肺動脈弁下 VSD 群（TGA type DORV）に対する早期の手術成績は悪い傾向がある（早期死亡率 3〜15％）[5-8]．原因としては旧大動脈弁下が狭いために大動脈縮窄などの大動脈弓異常を合併していることが多いこと，右室流出路の異常を伴うことが多いこと，大血管の位置が side-by-side であるため肺動脈狭窄をきたしやすいこと，冠動脈走行異常を伴いやすいことなどがあげられている．このため大動脈弓の異常を伴う例では二期的手術（初回は大動脈形成術＋PAB）を行う施設が多いが，一期的手術で成績が向上したという報告[5]（トロント 2008 年）もある．

さらに，遠隔期にも右室流出路狭窄を発生しやすく，その頻度は 15〜37％とされている．ドイツ（Sankt Aufustin）からの報告[6]では術後早期の発生頻度は 24％で，11 年では 54％とし，トロントからの報告[5]でも 10 年の回避率が 55％と報告している（両施設で診断基準が異なっている）．原因としては，合併する大動脈弓異常，術前の大動脈弁下狭窄の存在，並列大血管関係，大動脈と肺動脈の大きさの差，異常冠動脈分布，malalignment type の VSD の存在などがあげられている．初回手術において弁下狭窄は大動脈弁下の右室流出路筋切除を十分に行うことにより，弁上狭窄は肺動脈の末梢へのさらなる剥離や十分な大きさの自己心膜の使用により発生頻度が低下したことが報告されている．

初回手術時に狭窄解除術を行っても術後に新肺動脈弁下の狭窄を起こしやすい．

②左室流出路狭窄

VSDそのものの狭小化，トンネル内の内膜肥厚・線維増殖，トンネル作成に使用したパッチの相対的狭小化などが原因であるが，複合したものある場合が多い．手術はVSD再拡大術，肥厚筋・線維切除，心室内トンネル再作成術などが行われる．

トロントからの報告[2]では再手術56例のうち11例（13％）が左室流出路狭窄に対する手術であったとしている．初回手術時のVSD拡大が危険因子となるという解析とならないという解析がある．

③肺動脈狭窄

再手術により解除する例は少ないが，バルーン形成術を受ける例は多い．

■文献

1) Brown JW, Ruzmetov M, Okada Y, et al. Surgical results in patients with double outlet right ventricle: a 20-year experience. Ann Thorac Surg. 2001; 72(5): 1630-5.
2) Bradley TJ, Karamlou T, Kulik A, et al. Determinants of repair type, reintervention, and mortality in 393 children with double-outlet right ventricle. J Thorac Cardiovasc Surg. 2007; 134(4): 967-73.
3) Artrip JH, Sauer H, Campbell DN, et al. Biventricular repair in double outlet right ventricle: surgical results based on the STS-EACTS International Nomenclature classification. Eur J Cardiothorac Surg. 2006; 29(4): 545-50.
4) Belli E, Serraf A, Lacour-Gayet F, et al. Biventricular repair for double-outlet right ventricle. Results and long-term follow-up. Circulation. 1998; 98(19 Suppl): II360-5; discussion II365-7.
5) Alsoufi B, Cai S, Williams WG, et al. Improved results with single-stage total correction of Taussig-Bing anomaly. Eur J Cardiothorac Surg. 2008; 33(2): 244-50.
6) Sinzobahamvya N, Blaschczok HC, Asfour B, et al. Right ventricular outflow tract obstruction after arterial switch operation for the Taussig-Bing heart. Eur J Cardiothorac Surg. 2007; 31: 873-8.
7) Rodefeld MD, Ruzmetov M, Vijay P, et al. Surgical results of arterial switch operation for Taussig-Bing anomaly: is position of the great arteries a risk factor? Ann Thorac Surg. 2007; 83(4): 1451-7.
8) Griselli M, McGuirk SP, Ko CS, et al. Arterial switch operation in patients with Taussig-Bing anomaly--influence of staged repair and coronary anatomy on outcome. Eur J Cardiothorac Surg. 2007; 31(2): 229-35. Epub 2007 Jan 12.

20 修正大血管転位症

A 概　要

　頻度的には非常にまれな疾患（先天性心疾患の約0.05％，先天性心疾患剖検例の1.2％）ではある．近年になって刺激伝導系の研究が進み，またdouble switch手術が行われるようになって外科治療上でも注目されている疾患である．特に，東京女子医大の今井教授と国立循環器病センターの八木原先生により世界に先駆けて多数例が行われ，この疾患における近年の進歩の中心的役割を果たしてきた分野である．遠隔期の心機能を中心に考えて2つのスイッチをすることが，30〜40年後の生存率やQOLの向上につながるか，不明な部分もありこれからも課題となる．

　大血管転位症（the transposition of the great arteriesの和訳）とはもともと大血管が中隔を越えて反対側に転位し（transpositionの和訳が転位・転換であり，trans-は「越えて」「--の向こう側の」という接頭語，positionは位置という意味），右室から大動脈が起始し，左室から肺動脈が起始することを意味していた．完全大血管転位症では右房が右室につながり，静脈血が大動脈に流れ，血流も転換し，その意味（形態と血流ともに）で「完全」な大血管転位症である．修正大血管転位症では，右室から大動脈がでて左室から肺動脈が出るため形態学的にはtranspositionしているが，右房が左室につながり（左室が右側にあり），静脈血は肺動脈に流れ，血流は生理学的に「修正」されている．このため修正大血管転位症とよばれる．合併奇形があるために，血液の流れはそんなに単純ではないが，おおよそそういう意味である．

　心臓血管関係を理解しやすいsegmental approach法では，内臓心房正位：S（situs solitus），心室関係：L（l-loop），大血管関係：L（l-transposition）であるため，［SLL］と表現する．このため，以前はL-TGAとよぶ場合もあった．臓器心房逆位（situs inversus）がある場合は［IDD］（全体の約5％）である．

　これとは別に，AV discordance（心房心室錯位，房室錯位）という言葉があるが，右房が解剖学的左室に，左房が解剖学的右室につながる場合を指している．大血管の関係は問わず，正常大血管関係・両大血管右室起始・大血管転位など様々である．心室も一方の心室が低形成の場合は，単心室であり，両心室が比較的よくできていて，大血管転位がある場合が修正大血管転位症ということ

になる．

B 形態

1. 発生

約5％に臓器心房錯位が認められるが，ここでは心房正位について記述する．右室が左側に存在するのは，発生初期段階に1本の筒（straight heart tube）から正常では右に弯曲（d-loop）するのに対して，左に弯曲（l-loop）することによる．l-loop では右に左室がくることになるが，これは C-TGA だけに限ったことではなく（単心室群などでも存在する），大血管の位置異常（大動脈が左前）を伴って生理学的に修正された形態となる．

2. 解剖

上記のように右に左室がくるが，単純に右側にあるのではなく，かなり異なった形となる．C-TGA では心室中隔が正常のように左後方に偏位しておらず，ほとんど矢状面に近くなり，心房中隔と整合（align，同じ平面に一致して存在）せず，心尖部も右前方や正面を向くようになるのが特徴的である（図20-1）．このような特徴が外科的にアプローチやなどの点で非常に難しくなる原因である．

a. 心室中隔と VSD

正常心の右室は左室の前面に寄り添うよう（右室が前，左室が後ろ）に存在し，心室中隔は左側に向いた形となっている．本症ではほとんど矢状面に近くなり，左室が右，右室が左に位置する．

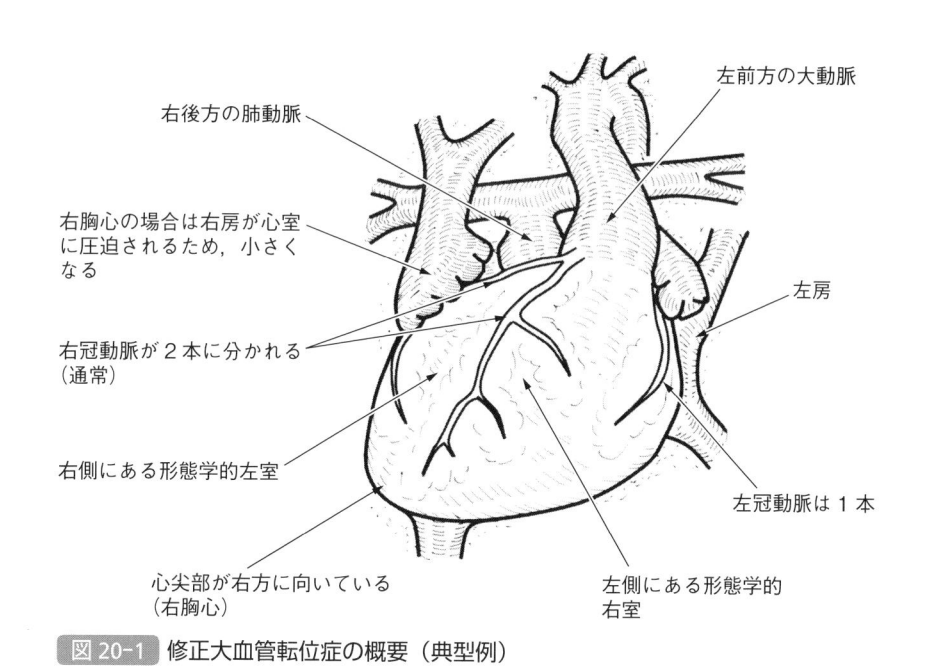

図 20-1 修正大血管転位症の概要（典型例）

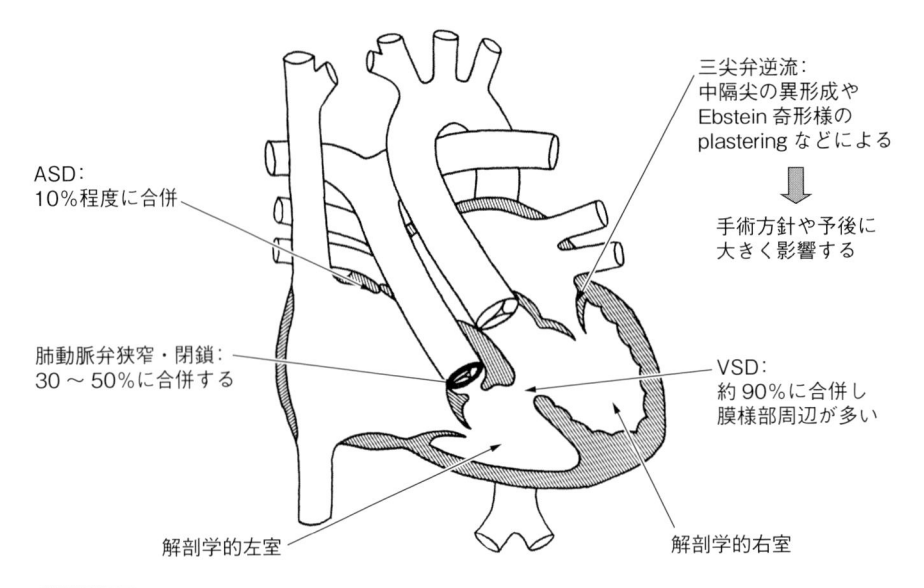

図 20-2 修正大血管転位症の心内合併奇形

ASD：
10％程度に合併

三尖弁逆流：
中隔尖の異形成や
Ebstein 奇形様の
plastering などによる
⇩
手術方針や予後に
大きく影響する

肺動脈弁狭窄・閉鎖：
30〜50％に合併する

VSD：
約 90％に合併し
膜様部周辺が多い

解剖学的左室

解剖学的右室

表 20-1 合併心奇形と頻度

合併した心内奇形	症例数	(%)
心室中隔欠損なし	3	8
心室中隔欠損	34	92
膜様部を含む欠損	30	81
漏斗部欠損	4	11
複数の欠損	2	5
心房中隔欠損	4	11
心内膜床欠損	1	3
動脈管開存	8	22
肺動脈狭窄	13	35
肺動脈閉鎖	9	24
右室漏斗部（大動脈弁下部）狭窄	2	5
右室内異常筋束	1	3
大動脈弓離断	1	3
両側円錐	4	11
内臓心房逆位	6	16
三尖弁 Ebstein 奇形	4	11
三尖弁閉鎖不全	9	24
三尖弁狭窄	1	3
三尖弁騎乗	2	5
右室低形成	1	3
僧帽弁閉鎖不全	2	5
僧帽弁騎乗	1	3
房室ブロック	2	5

したがって，右室造影の正面像で中隔面が映し出される．心房中隔は正常の位置に存在するため，心房中隔と心室中隔は弯曲・ねじれを生じるようになる．約90％にVSDを合併し，VSDのほとんどが膜様部周辺に存在し，前方伸展し，比較的大きい．約10％で漏斗部にVSDがある（図20-2，表20-1）．

b. 肺動脈

主肺動脈は右後方にあり，左肺動脈は上行大動脈をくぐるようにして左側へ伸びる．

c. 解剖学的左室流出路（肺動脈側流出路）狭窄

単独で存在することはまれで，VSDと合併する．弁狭窄・漏斗部狭窄の単独・両方の可能性がある．

d. 三尖弁

体循環の房室弁となる三尖弁では，中隔尖の異形成やEbstein奇形様のplastering（弁尖の基部が中隔にへばりついている状態）があり，予後を悪化させる原因となっている．コロンビア大学からの報告[1]では，手術を受けていない群でもTRがない群では20年生存率が100％であるのに対して，TRのある群では60％と予後に大きな差があることが報告されている．

e. 冠動脈

正常のミラーイメージのパターンを示す．すなわち，大動脈弁尖の右後方のsinusより右冠動脈が出て，形態学的左室に分布するように前下行枝と回旋枝に分かれる．左後方のsinusより左冠動脈がでて形態学的右室に分布するように，房室間溝に沿って走行する．これが基本的な走行であるが，様々な異なるパターンも報告されている．

f. 刺激伝導系（図20-3）

洞結節は正常の位置にあるが，房室結節は正常とは異なる．発生過程においては房室結節になる組織は正常心にみられるような冠静脈洞付近にある後方の房室結節と右心耳の入口部付近にある前方の房室結節の2つがある．正常心では後方にある房室結節がHis束以下の刺激伝導系につながり，前方の房室結節は消退する．

C-TGAでは心房中隔と心室中隔がmalalignする（整合alignしない，心房中隔と心室中隔の面が合っておらずまっすぐでない，ねじれているという意味）ために後方の房室結節はHis束以下の刺激伝導系につながらず，前方の房室結節がつながる．心室内では肺動脈弁下の流出路の上前方をまわり，VSDがある場合は上前方を降りてくる．しかしながら，これは典型例で後方の房室結節のみの例や2つの房室結節がある例も報告されている．心房中隔と心室中隔のmalalignの程度や肺動脈狭窄症の合併・程度などによりパターンが変化するといわれている．術前に約60％の例で刺激伝導障害がみられ，完全房室ブロックも10〜15％に認められる．

g. 右室機能

右室は正常心では本来低圧系にある心室であり，形も左心室とは異なり，強力なパワーをもつ心室ではない．さらに，C-TGAでは左にある右室には冠動脈が1本しかなく，予備力がないといわれている．三尖弁の逆流も心機能低下に拍車をかけ，徐々に心機能が低下する．多施設による研究[2]では，心奇形がなくとも45歳までに25％の例でうっ血性心不全を発症し，心奇形のある例で

刺激伝導系は肺動脈弁下の流出路の上前方を走行する → 走行距離が長いことや低形成などにより房室ブロックを合併しやすい

刺激伝導系は後下縁を走行する

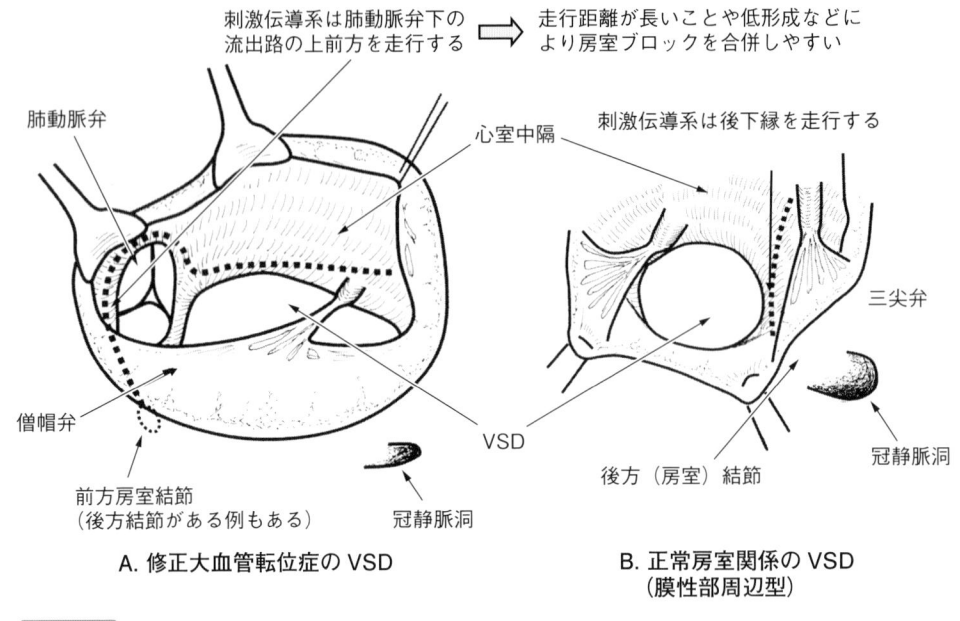

肺動脈弁
心室中隔
僧帽弁
前方房室結節
（後方結節がある例もある）
冠静脈洞
VSD
後方（房室）結節
三尖弁
冠静脈洞

A. 修正大血管転位症の VSD

B. 正常房室関係の VSD（膜性部周辺型）

図 20-3 刺激伝導系の特徴（正常房室関係との比較）

は 67％がうっ血性心不全を発症すると報告されている．これらの研究が左室を体循環心室として使う解剖学的根治手術の優位性の理論的根拠となっている．

C 血行動態 （図 20-4）

合併奇形がなければ生理学的には修正されているため，血行動態は正常心と同じである．合併奇形がある場合は，それぞれの組み合わせに従う．問題となるのは体循環を支える心室と房室弁が右室と三尖弁であることである．右室は体循環を支える心室としては脆弱で，長期的には心機能の低下をきたすといわれている（完全大血管転位症に対する心房内血流転換術後にも同様の問題が発生している）．三尖弁は体循環を支える房室弁としては同様に脆弱で，もともと異形成などの奇形も多く，逆流を起こしやすい．

D 症状と徴候

合併奇形のない例では無症状であるが，成人期になり上記の刺激伝導系の障害（房室ブロックなど）や左側房室弁（三尖弁）の逆流が発生する例がある．合併奇形のある例では，その組み合わせにより症状は異なり，肺血流低下例から増加例まで様々である．

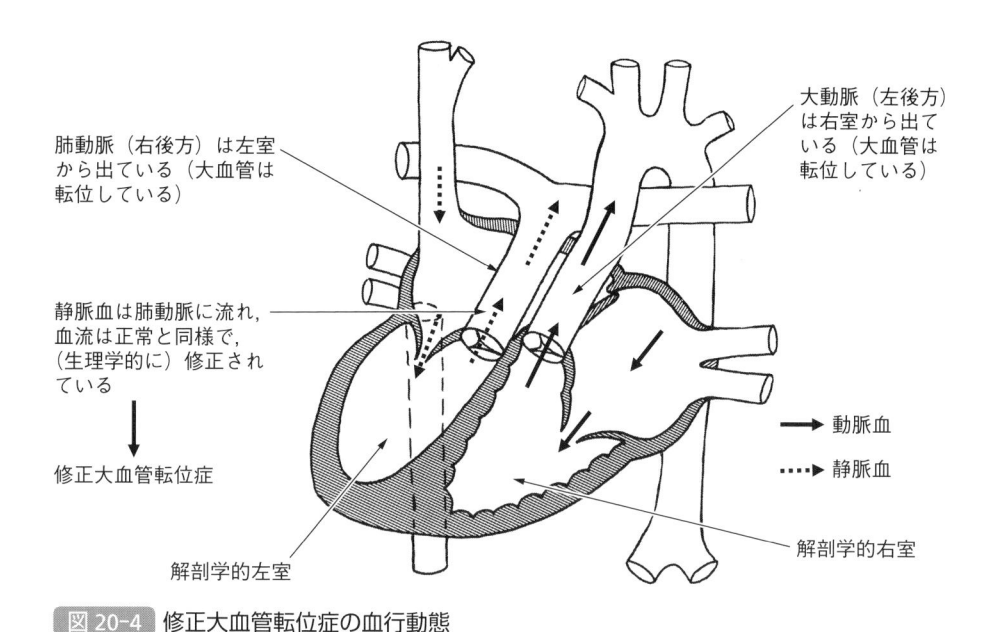

図20-4 修正大血管転位症の血行動態

> **point** 術前の把握のポイント
> ・VSDの有無,位置と大きさ
> ・肺動脈弁の異常・狭窄,弁下狭窄の有無
> ・三尖弁の奇形・逆流の有無
> ・刺激伝導系の異常の有無(房室ブロックの有無)
> ・左室圧は高いか? その原因は?
> ・2心室が十分な大きさか?
> ・術式の選択の理由は?

E 検査

a. 心エコー検査

疾患の診断はほとんど心エコー検査で行われる.手術に必要な重要な情報としては,VSDの位置と大きさ,周辺組織との関係,肺動脈弁の形態と逆流の有無(ASOの適応となる場合),三尖弁の形態と逆流の程度などである.

b. 心臓カテーテル検査

心エコーよりすぐれている点は,LVOTの狭窄の程度と形態,肺血管床の評価,肺血管抵抗の評価などである.心室造影により,心室容積(心室形態が正常とはかなり違うため,数値は誤差があると考えるべきである),VSDの正確な大きさ,肺動脈狭窄の有無が診断できる.

F 手術

1. 姑息手術

Blalock-Taussig 手術や肺動脈絞扼術を行うが，将来心内修復術として何を行うかの方針を立てておく．そのためには心内解剖の正確な診断が必要である．

2. 心内修復術

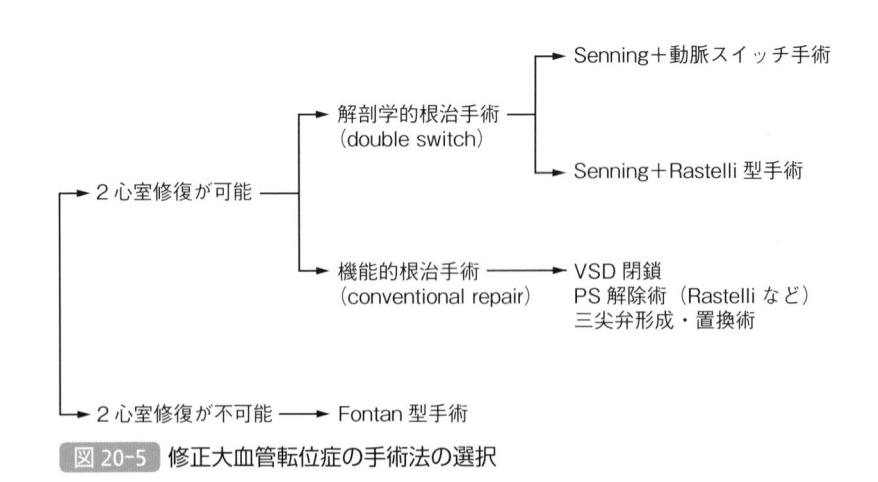

a. 従来行われていた手術（機能的根治手術，conventional repair などとよばれる）

ダブルスイッチ手術が行われるようになる前に行われていたという意味で conventional（伝統的な，従来の，という意味）repair ともよばれる．ダブルスイッチ手術の複雑な手技とその合併症・大きな侵襲や遠隔成績が不明なことから現在でも conventional repair を選択する施設もある（図20-5）．正常の血流として扱い，VSD 閉鎖，肺動脈狭窄解除，Rastelli 型手術，三尖弁形成術・置換術などが行われるが，手技的にも手術成績の上でも正常心室大血管関係の心臓とは異なる点が多い．

1) VSD 閉鎖

心尖部の右方偏位のために右房が解剖学的左室に後方に押しつぶされたようになっているため視野展開が難しい．一般的な経右房-経僧帽弁以外に経大動脈-大動脈弁，経左房-経三尖弁にて到達する方法がある．経右房-経僧帽弁では，前述のように VSD の上前縁の形態学的左室側を刺激伝導系が走行しているために，上前縁は解剖学的右室側に針糸をかける（de Leval 法）（図20-6, 7）．

2) Rastelli 型手術（図20-8）

左室流出路狭窄に対しては，肺動脈弁切開や筋切除を行うが，流出路を冠動脈が横切るため，パッチ拡大術はできない．流出路狭窄が強い例に対しては弁付き心外導管を使用した Rastelli 型手術を行う．冠動脈の圧迫や胸骨による導管の圧迫を避けるため，左室側吻合部は心尖部を使用す

図20-5 修正大血管転位症の手術法の選択

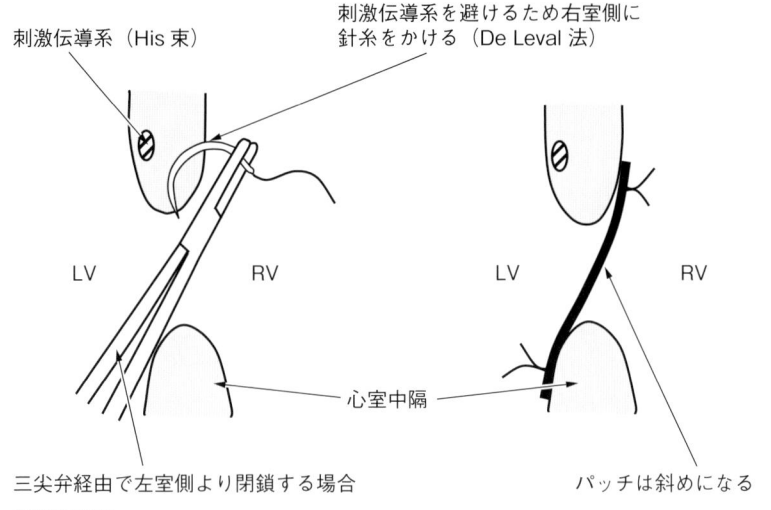

図 20-6 機能的根治術 (conventional repair) における VSD 閉鎖法

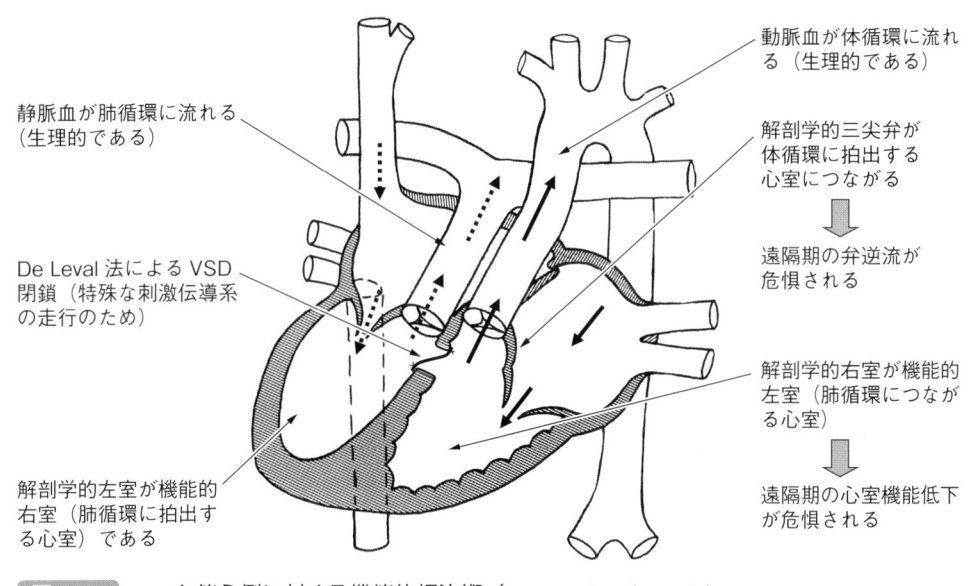

図 20-7 VSD を伴う例に対する機能的根治術 (conventional repair)

る．心尖部は心室の収縮力への関与は小さいため，心室切開の侵襲を最小限にする意味もある．心外導管は通常に比べ長くなり，心尖部が右側を向いている例などでは，右側を通す．
● 問題点：刺激伝導系の走行が特殊であるため，VSD 閉鎖時の AV ブロックの頻度が高い．心外導管の交換（現在のところ 7〜10 年毎）が必要である．

3）三尖弁形成術・置換術

conventional repair として（解剖学的右室を体循環心室として使用して）三尖弁に対して形成術・弁置換術を行った場合は，異形成のある弁が多く，心室機能も低下しているため手術成績（特

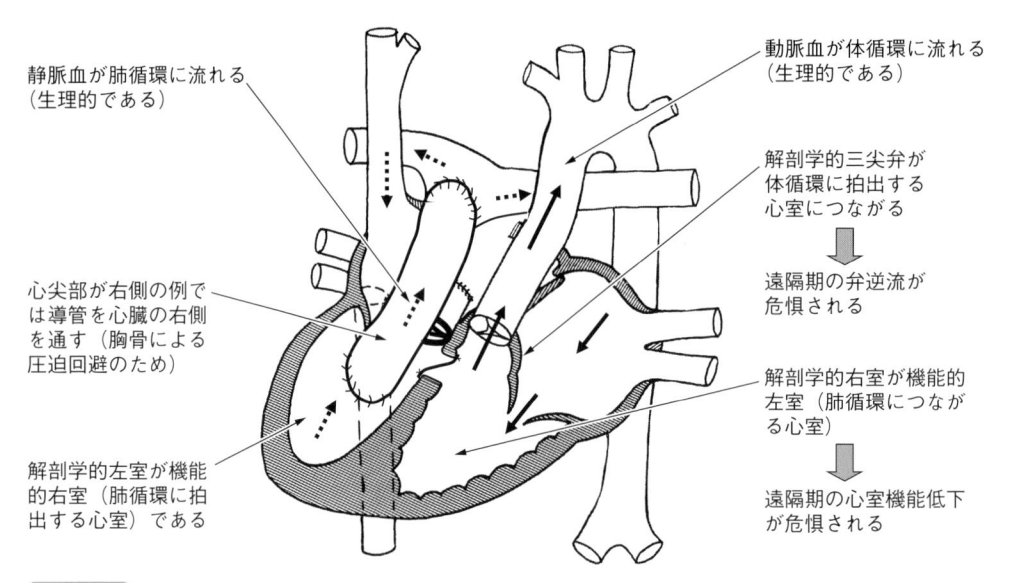

図20-8 機能的根治術（conventional repair）におけるRastelli型手術（VSD・PSを伴う例）

に遠隔成績）は不良である．

4）conventional repair の利点
TR が臨床的に問題にならなければ，手術は容易で危険性も低い点が最大の利点である．

5）conventional repair の問題点
手術の早期成績は改善し，早期死亡率は低く（3〜10％）なっているが，10年生存率が70％前後の報告が多く，遠隔成績が悪い．原因としてまずTRがあげられ，三尖弁の形態が特殊で，形成術も難しい．弁置換を行ったとしても右室機能が徐々に低下してくる．コロンビア大学からの報告[1]ではconventional repair を受けた群でも，TR がない群で20年生存率は90％で，TR がある群では34％と大きく差があると報告している．その他の遠隔死亡の危険因子としては右室機能の低下や AV ブロックがあげられている．再手術率も高く，Mayo クリニックの111例の報告では心外導管の交換や三尖弁形成術・置換術が約40％で行われている．

6）術直後の血行動態と術後管理
TR がなければ正常房室関係の心奇形と同様の経過をたどるが，術前から種々の程度のAVブロックを伴い術後経過のなかで完全房室ブロックに移行することもあるので注意が必要である．TR がある場合や右室機能がすでに低下している場合はカテコラミン・血管拡張薬の増量などが必要である．

7）遠隔期の合併症と再手術
合併症としてはTRの進行と，房室ブロックの発生・進行，左室流出路狭窄があげられ，三尖弁形成術・置換，ペースメーカー移植，心外導管の交換などが行われる．

b. ダブルスイッチ手術（解剖学的根治手術，anatomic repair）
前述の conventional repair の問題点をふまえて，術前に三尖弁逆流や解剖学的右室の機能低下が

認められる場合に行われる.

1) 心房内血流転換術＋動脈スイッチ手術 (図20-9)
①手術法と適応

心房内血流転換術としては異物を用いないSenning手術が行われることが多い.心尖部の右方偏位により右房が圧迫され,右房自由壁が小さい例でMustard手術を選択する施設もあるが,自由壁を自己心膜に補填してSenning手術を行って対処する方法もある.左室圧(肺循環の心室)がある程度高いこと,肺動脈弁を体循環の半月弁として使用するために,肺動脈狭窄・逆流がないこと,狭窄移植可能な冠動脈パターンであることなどが適応条件となる.

②利　点

左室を体循環心室として使え,人工物を用いないため再手術が少ない.

③問題点

動脈スイッチ手術では新大動脈弁の逆流とその逆流による左室機能低下が問題となる.左室トレーニングを行った例では,肺動脈弁の弁輪拡大により新大動脈弁の逆流は起きやすくなる.心房内血流転換術では右房の特殊な形態のため(多くの例で左室が後方に変位し,右房を圧迫し小さくなっている),肺静脈や大静脈の閉塞をきたしやすいが,完全大血管転位症に行われる心房内血流転換術の場合より頻度的に高いという報告はない.

④術直後の血行動態と術後管理

Senning手術と動脈スイッチ手術の両方の合併症が起こりえるが,さらに刺激伝導系の障害とTRによる心不全に備える必要がある.Senning手術に起因する上室性頻脈も注意を要する.急性期の死亡原因はほとんどが低心拍出量症候群である.

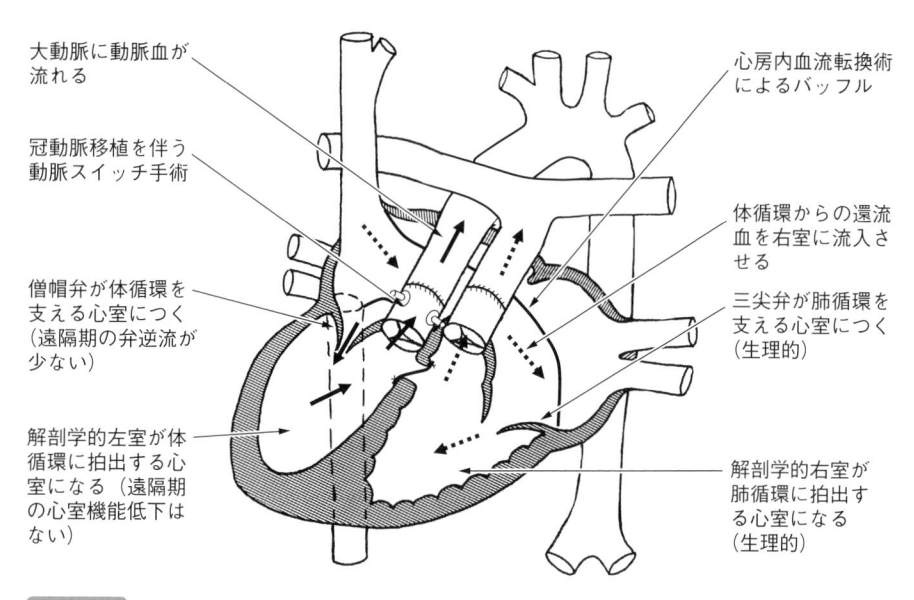

図20-9 心房内血流転換術＋動脈スイッチ手術によるダブルスイッチ手術

⑤遠隔期の合併症と再手術

　AVブロックの進行によるペースメーカー移植と大動脈弁逆流による大動脈弁置換術である．累積生存率は7年で85％（バーミンガム），15年で75％（東京女子医大）であり，再手術回避率は5年後82％（バーミンガム）や15年後84％（東京女子医大）との報告がある．

2）心房内血流転換術＋Rastelli型手術（図20-10）

①方法と適応

　解剖学的右室に切開を加え，VSDから大動脈に向かう心内トンネルを作成する．VSDが小さい場合は後上方へ拡大可能であるが，位置によっては適応にならない例もある．心室切開口から心外導管を使用して，大動脈の右側を通して肺動脈に吻合する．心外導管を使用せず，REV型の（1弁付きパッチを使用して）手術を行う場合は上行大動脈を切断して，Lecompte法のように肺動脈を前方に移動させる．VSD閉鎖は右室の切開口から行うため，術後のAVブロックは少ないといわれる．

②問題点

　遠隔期に心外導管の交換が必発である．VSDが小さい場合拡大が必要となる．前方房室結節の場合はVSDの前方に刺激伝導系があると思われるが，後方に拡大しても術後に房室ブロックを発生することがある（東京女子医大からの報告では後方に拡大した14例中5例に房室ブロックが発生している）．手術にて拡大したVSDが狭くなり，遠隔期に大動脈弁下狭窄をきたし左室の圧負荷となることがある．

③術直後の血行動態と術後管理

　房室ブロックはICU帰室後に発生することもあり，ペースメーカーによるバックアップが必要である．

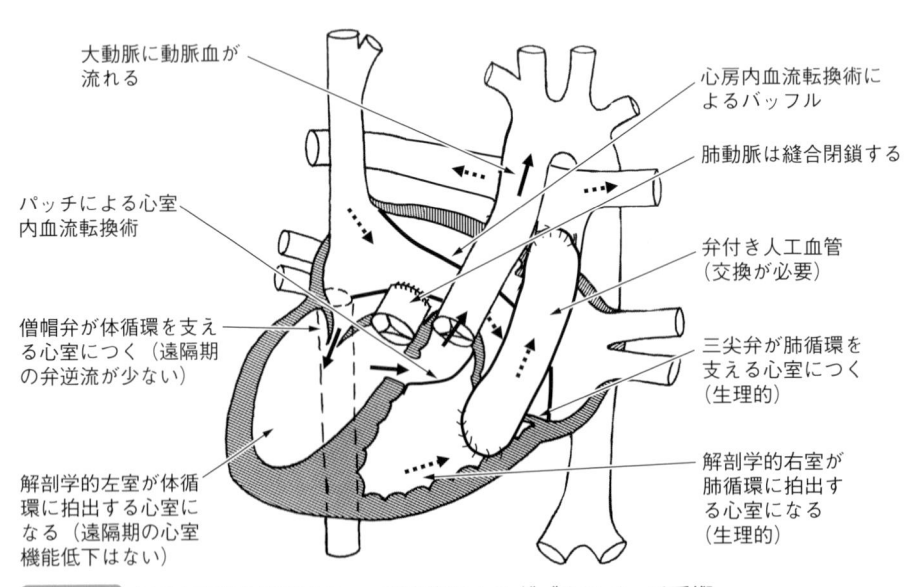

図20-10 心房内血流転換術＋Rastelli手術によるダブルスイッチ手術

> **point** 術後の把握のポイント
> ・機能的根治術であれば術後の三尖弁機能・右室機能の変化．
> ・解剖学的根治術であれば，上室性不整脈の有無，静脈ルート狭窄の有無
> ・房室伝導異常は術後に進行していないか？
> ・長時間大動脈遮断による心機能低下はないか？
> ・動脈スイッチ手術やRastelli手術特有の問題はないか？

④遠隔期の合併症と再手術

　心外導管交換術は必ず必要となる再手術である．累積生存率は7年で96％（バーミンガム），16年で80％（東京女子医大），再手術回避率は5年後68％（バーミンガム）や15年後90％（東京女子医大）との報告がある．いずれの施設も累積生存率は心房内血流転換術＋Rastelli手術のほうが心房内血流転換術＋動脈スイッチ手術よりややよい傾向がある．

3）左室トレーニング後のダブルスイッチ手術

　VSDがない例や小さくて左室圧が低い例では肺動脈絞扼術を行って，左室圧を上げる左室トレーニングを行ってからダブルスイッチ手術を行う．しかしながら，高度な三尖弁逆流合併例や15歳以上の例では手術成績は不良で，左室圧が上がらない例もある．また，左室トレーニング後の左室は生来左室が高圧であった左室より長期的には不利であることが報告されている．

4）解剖学的根治手術共通の問題点

　Senning手術に起因する発作性上室性頻脈，静脈ルートの狭窄などがあげられ，近年では遠隔期の左室機能不全が問題となっている．C-TGAの左室は正常左室とは幾何学的に異なっており，前方にあるため術後遠隔期には胸骨と癒着し，運動を妨げられる可能性がある．また，僧帽弁も正常僧帽弁とは異なり，術後に逆流が強くなることがある．ボストン小児病院からは術後18％に左室機能低下例が認められ，18％に僧帽弁逆流の増悪が認められ，左室機能低下例はペースメーカー移植と広いQRS幅と関連していると報告した．

c. Fontan型手術

- 適応：どちらかの心室容量が小さい例，一側房室弁が狭小な例，三尖弁のstraddlingがある例などでは2心室修復が困難で，Fontan型手術が行われる．

d. 手術法の選択（図20-11）

　機能的根治術と解剖学的根治術の優劣の比較は，時代的な背景や対象症例が異なるため難しいが，東京女子医大からの報告では遠隔成績では統計学的有意差がなかったという．世界中でも最も多い施設でも数的にはあまり多くなく有意差が出なかった可能性がある．しかしながら，TRを合併していた例では有意に解剖学的根治術の方が優れていたと報告しており，さらに，観察期間は短い（5〜8年）がクリーブランドやミシガンからの優れた遠隔成績が報告されている．したがって，TRを合併している例では解剖学的根治術を選択すべきであろうと考えられる．TRを合併していない例でどちらの手術を選ぶかは施設により違ってくるものと考えられる．

　TRがあるため解剖学的根治術を選択した場合は，肺動脈弁狭窄があるかどうかで分けられる．

```
                              ┌→ VSD 無 ──→ Senning＋ASO
                              │             (すぐに)
                 ┌→ 左室圧：高い┤
                 │            └→ VSD 有 ──→ Senning＋ASO
         ┌→ PS(-)┤                          (待期的に)
         │      │
         │      └→ 左室圧：低い → PAB ──→ Senning＋ASO
         │                                  (待期的に)
  TR(+) ─┤
         │              ┌→ VSD 大きい ──→ Senning＋Rastelli
         │      ┌→ VSD 有┤
         │      │       └→ VSD 小さい ──→ 機能的根治術
         └→ PS(+)┤         (拡大不能)      (conventional repair)
                │
                └→ VSD 無 ─────────────→ 機能的根治術
                                          (conventional repair)
```

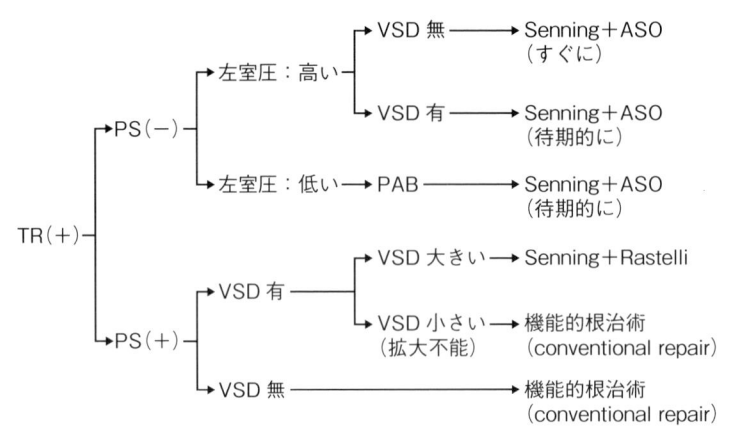

図 20-11 修正大血管転位症：術式の選択

　肺動脈弁に変形・狭窄がない場合は動脈スイッチ手術ができ，VSD がなく，左室圧が高い場合はなるべく早く（左室圧が低下する前に）Senning＋ASO を行う．VSD があり左室圧が高い場合はしばらくその状態は続き，待期的に Senning＋ASO ができる．肺動脈の閉塞性病変を防ぐため PAB を行うのは新大動脈弁の拡大・逆流に結びつくため避けるべきである．肺動脈弁に変形・狭窄がないが左室圧が下がってしまっている場合は，肺動脈絞扼術を行って左室トレーニングのあと Senning＋ASO を行う．

　肺動脈弁に変形・狭窄がある場合は動脈スイッチ手術の適応とならず，VSD が大きいか小さくても拡大可能であれば Senning ＋ Rastelli 手術を行う．VSD が小さく拡大が不可能であれば機能的根治術（conventional repair）を行う．肺動脈弁に変形・狭窄があり，VSD がない場合には動脈スイッチ手術も Rastelli 手術もできず機能的根治術を行う．

■文献

1) Prieto LR, Hordof AJ, Secic M, et al. Progressive tricuspid valve disease in patients with congenitally corrected transposition of the great arteries. Circulation. 1998; 98: 997-1005.
2) Graham TP Jr, Bernard YD, Mellen BG, Long-term outcome in congenitally corrected transposition of the great arteries: A multi-institutional study. J Am Coll Cardiolo. 2000; 36(1): 255-61.
3) Biliciler-Denktas G, Feldt RH, Connolly HM, et al. Early and late results of operations for defects associated with corrected transposition and other anomalies with atrioventricular discordance in a pediatric population. J Thorac Cardiovasc Surg. 2001; 122(2): 234-41.
4) Langley SM, Winlaw DS, Stumper O, et al. Midterm results after restoration of the morphologically left ventricle to the systemic circulation in patients with congenitally corrected transposition of the great arteries. J Thorac Cardiovasc Surg. 2003; 125(6): 1229-41.
5) Shin'oka T, Kurosawa H, Imai Y, et al. Outcomes of definitive surgical repair for congenitally corrected transposition of the great arteries or double outlet right ventricle with discordant atrioventricular connections: risk analyses in 189 patients. J Thorac Cardiovasc Surg. 2007; 133(5): 1318-28.
6) Brawn WJ, Barron DJ, Jones TJ, et al. The fate of the retrained left ventricle after double switch procedure for congenitally corrected transposition of the great arteries. Semin Thorac Cardiovasc

Surg Pediatr Card Surg Annu. 2008: 69-73.
7) Bautista-Hernandez V, Marx GR, Gauvreau K, et al. Determinants of left ventricular dysfunction after anatomic repair of congenitally corrected transposition of the great arteries. Ann Thorac Surg. 2006; 82(6): 2059-66.
8) Imamura M, Drummond-Webb JJ, Murphy DJ Jr, et al. Results of the double switch operation in the current era. Ann Thorac Surg. 2000; 70(1): 100-5.
9) Devaney EJ, Charpie JR, Ohye RG, et al. Combined arterial switch and Senning operation for congenitally corrected transposition of the great arteries: patient selection and intermediate results. J Thorac Cardiovasc Surg. 2003; 125(3): 500-7.

21 総動脈幹症

A 概要

先天性心疾患の1%弱の発生頻度といわれ，新生児期に発症する疾患のなかでは5%近くに達すると考えられる．英語ではpersistent truncus arteriosus（PTA）といい「総動脈幹遺残症」と訳す場合もある．英国系ではcommon arterial trunk（共通動脈幹，日本語に訳して使われていない）ともよばれ，簡単にtruncus（トランカス）とよばれることが多い．

左右の心室からの血液を1本の大血管が受け，冠動脈・大動脈・肺動脈に血液を供給する心臓をいう．22q11.2欠失症候群やDiGeorge症候群を合併することが多いことが知られている．

B 形態

1. 発生

胎児期の総動脈幹は心円錐部（球部）と大動脈弓の間にあり（図21-1A），心ループ（正常の場合は右に弯曲しd-ループが形成される）が形成された後の心室の共通の出口となる（図21-1B）．その後，円錐部・動脈幹部にできた4つの隆起（図21-2A）のうちの2つが癒合し（図21-2B），総動脈幹部は後の近位大動脈と肺動脈幹に分割される（図21-2C）．円錐部も同様に大動脈円錐と肺動脈円錐に分離される．この過程のなかで半月弁も形成される．これらの過程の異常が，総動脈幹の原因と考えられる．動脈幹が分割されず中枢側が1つの大血管となり，円錐部では円錐中隔が欠損し（少し残っている場合もある）大きなVSDができる．

この過程で形成される4つの隆起が将来の半月弁の原基（図21-2A）で，そのまま弁が形成された場合には4つの半月弁となる．本症で4弁が比較的多いのはこのためと考えられる（3弁でも小さな形成不全の1弁があることもある）．肺動脈末梢は動脈幹部分と交通をもつが様々な形となり，この違いにより病型分類がなされている．

図 21-1 動脈幹の発生

図 21-2 総動脈幹弁の発生

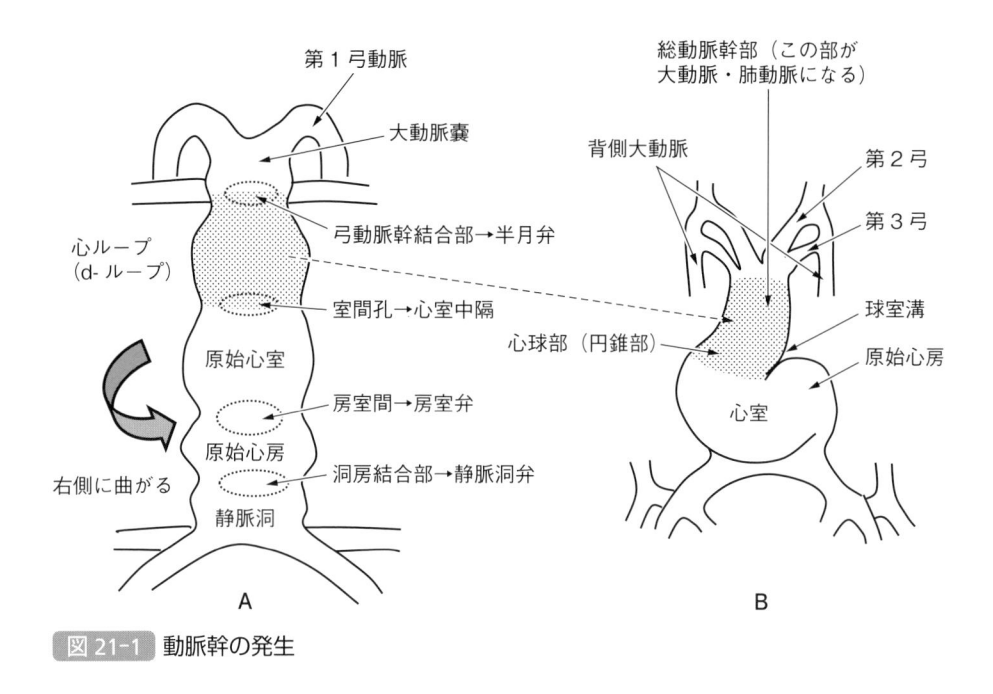

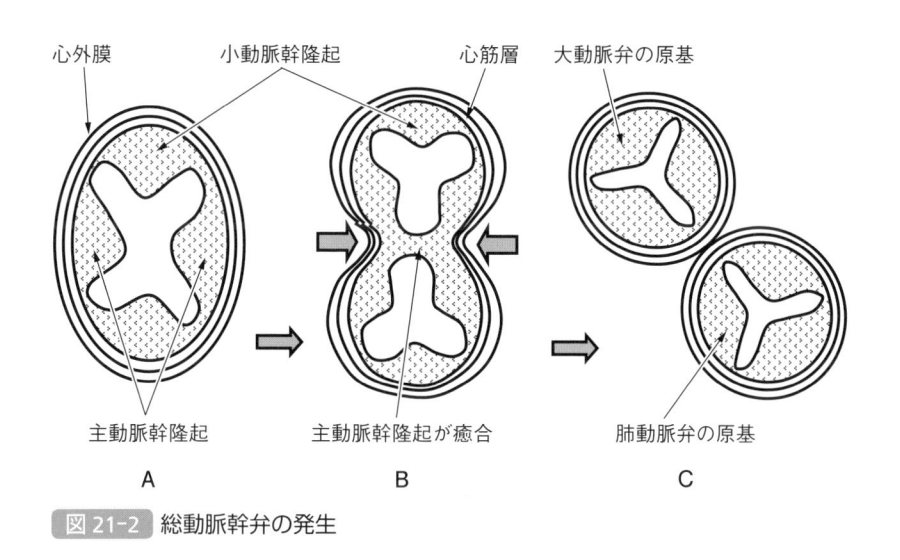

2. 解剖 （図 21-3）

a. VSD

　総動脈幹弁の下に大きな VSD が存在する．総動脈幹の分離が正常にできなかったために，正常心の肺動脈弁下にある漏斗部中隔はない．約 80％の例では VSD の後下縁には筋組織があり，三尖弁と VSD 後下縁の間のこの筋組織により刺激伝導系が覆われている．この筋組織が厚ければ，VSD の閉鎖時に VSD の辺縁の筋組織に針糸をかけることができる．約 20％ではこの筋組織がなく三尖弁と VSD 後下縁は接している．刺激伝導系は後下縁近くの左室側を走行するため VSD の

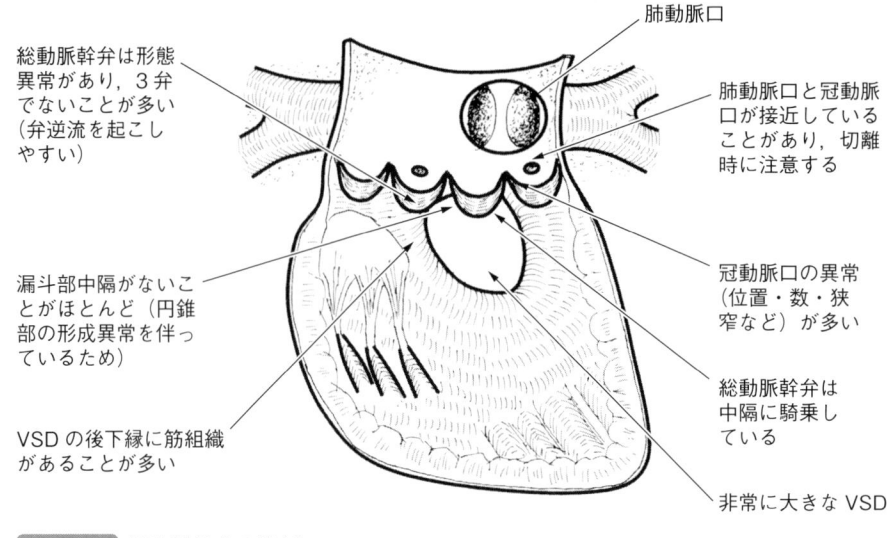

図21-3 総動脈幹症の解剖

閉鎖時には工夫を要する.

b. 肺動脈の形態

肺動脈は総動脈幹から分岐し,分岐の仕方により病型分類されている.高肺血流であるため肺動脈分枝の狭窄はほとんどない.

c. 総動脈幹弁

正常の半月弁は胎生期の総動脈幹が分離してそれぞれ3つの弁になる.その途中で止まったと考えると4~6つの弁尖がある可能性がある.3弁であることもあるが,1つの弁が極端に低形成であるためそうみえることもある.不完全な弁であるため,弁逆流を生ずることが多くなる.粘液変性がみられる場合には狭窄をきたすこともある.

d. 冠動脈

左冠動脈の前下行枝が低形成で左に偏位していることが多く,代償的に右冠動脈の円錐枝が発達している.後下降枝が左回旋枝から出ていることも多い.冠動脈口の異常も多くみられ,半月弁の交連部付近などの高い位置から出る場合は肺動脈口に近く,切離の際に損傷しないように気をつける.

e. 合併心奇形

右側大動脈弓,大動脈弓離断症,心房中隔二次孔欠損,鎖骨下動脈起始異常,左上大静脈,軽度の三尖弁狭窄症などを合併することがある.

3. 病型分類 (図21-4)

Collett-Edwardsの分類が一般的に用いられているが,さらに詳しく分類したVan Praaghの分類も用いられることがある(B型はVSDを伴わない例).

(48〜68%)　(29〜48%)　(6〜10%)

Ⅰ　Ⅱ　Ⅲ　Ⅳ

主肺動脈がある　　　A. Collett-Edwards の分類　　　IAA typeB

A1　A2　A3　A4

B. Van Praagh の分類　hemitrucus ともよばれる

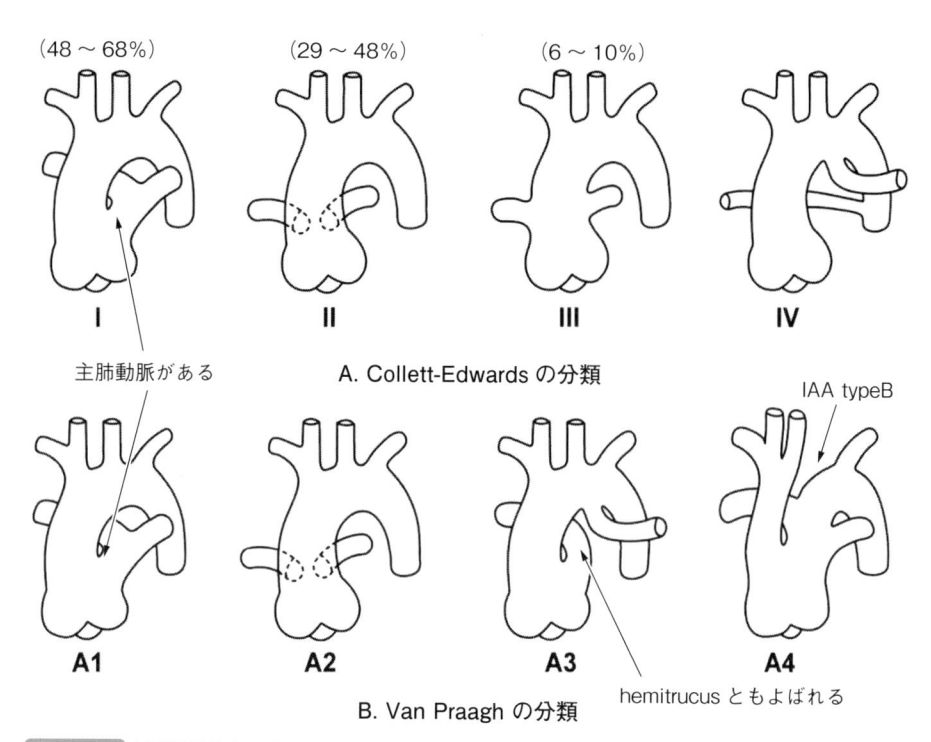

図 21-4 総動脈幹症の病型分類

a. Ⅰ型

　総動脈幹から1つの開口部で短い主肺動脈が分かれ，その主肺動脈から左右の中心肺動脈が分かれる．

b. Ⅱ型

　左右の中心肺動脈が別々の2つの開口部から起始し，その開口部が非常に近い例である．

c. Ⅲ型

　Ⅱ型と同様に左右の中心肺動脈が別々に総動脈幹から起始するが，その開口部が少し離れて総動脈幹側壁にある例．

d. Ⅳ型

　左右の中心肺動脈が下行大動脈から出ている例で，まれな型である．

　実際には，Ⅰ型でも主肺動脈は非常に短かく，見分けがつかないことがあり，Ⅰ・Ⅱ型といった言い方もする．頻度的にもⅠ・Ⅱ型で90％以上を占める．

　Van Praagh 分類の A3 型では片方の肺動脈だけが総動脈幹から出るため，hemitrucus ともよばれる．

C 血行動態 (図 21-5)

● 血液の流れ：体循環より還流した静脈血は右室に入るが，血管抵抗の高い体循環に駆出するため

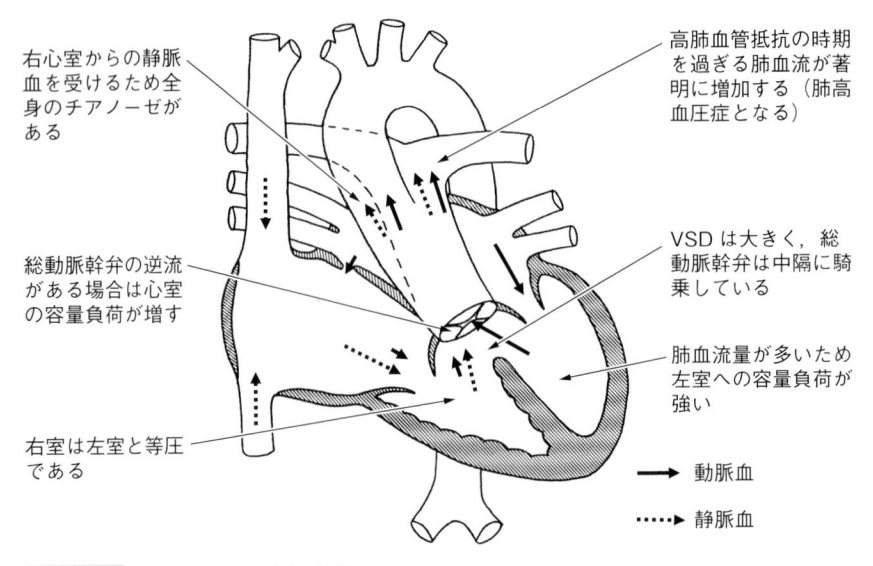

図21-5 総動脈幹症の血行動態

　右室は左室と等圧である．右室からの静脈血が体循環に流れるため全身のチアノーゼがあるが，肺血流量が多く動脈血の割合が高いとチアノーゼは軽度となる．総動脈幹から直接肺動脈が出るため高肺血流量・肺高血圧となり，左房・左室に流入する動脈血も増加し，容量負荷となる．さらに総動脈幹弁の逆流があれば容量負荷は増し，心不全の原因となる．

a. 高肺血流量

　心室からの出口は1つしかないため，総動脈幹に体・肺循環の還流血を受ける．肺動脈は総動脈幹から直接出ており，新生児期の高肺血管抵抗の時期を過ぎると著明に肺血流量は増加する．このため肺静脈からの還流血が多く，左室への容量負荷が増え強い心不全症状を呈する．

b. 大きなVSD

　大きなVSDがあるため両心室は一体となり，右室は左室と等圧である．

c. チアノーゼ

　全身にも体循環からの静脈血が流れるが，肺血流量が多く肺静脈から還流した動脈血の割合が多い（体循環の4～5倍にもなる）ため全身のチアノーゼは軽度となる．

d. 総動脈幹弁の逆流

　逆流がある場合は心室の容量負荷はさらに増加し，強い心不全を呈し，緊急手術が必要となる．

D 症状と徴候

a. 高肺血流による症状

　生後まもなく重篤な心不全症状を呈するが，肺血管抵抗が低下するとさらに強くなり，多呼吸・呼吸困難となる．窒素吸入などで時間稼ぎができるが，人工呼吸器管理・緊急手術が必要となる．

b. チアノーゼ

　　上記のようにチアノーゼは弱く，みた目ではわからないこともある．

c. 総動脈幹逆流

　　逆流による容量負荷のため心不全症状はさらに強くなる．

E 検査

a. 心エコー検査

　　肺動脈の形態などはCTの方が正確に把握できるので，心内解剖手術治療のために必要な心内解剖を把握する．VSDの大きさや三尖弁との関係，総動脈幹弁の形態（個数，低形成，異形成など），逆流の有無・場所，冠動脈の分布，冠動脈口の個数・位置（肺動脈口との位置関係・距離など），房室弁の形態異常などがあげられる．

b. CT検査

　　総動脈幹と肺動脈との位置関係，肺動脈幹の長さ，心外の合併奇形（大動脈弓離断症，鎖骨下動脈起始異常など）などを把握する．

> **point**　術前の把握のポイント
> ・病型は？
> 　　病型の理解と頻度
> ・総動脈幹弁の数・形態，逆流の程度は？
> ・冠動脈の形態異常はないか？
> ・合併奇形は？
> ・術前の心不全の程度は？
> 　　なぜ心不全になるのか？

F 手術

1. 姑息手術

- 両側肺動脈絞扼術：術前状態が非常に悪い場合は両側肺動脈絞扼術で新生児期を脱することは可能である．しかしながら，肺動脈の変形をきたすことなどからほとんど行われていない．総動脈幹弁の逆流が強い場合は，理論的には総動脈幹弁を通過する血流量は減少し逆流量が減少するが，術後を乗り切れないことが多い．

2. 心内修復術
a. 導管による方法（Rastelli 型手術）（図 21-6, 7）

1) 手術方法

右室流出路の紡錘形の切開口（縦切開だけでは後の狭窄の原因になる）より，左室からの血液が総動脈幹に注ぐように右室内にトンネルを作成してVSDを閉鎖する．VSDが小さい場合は前方を切除し拡大する．その後，肺動脈を総動脈幹より切離する．Ⅰ型では主肺動脈の基部で切離しその中枢端に，Ⅱ・Ⅲ型では左右肺動脈の連続性を維持するように総動脈幹後壁を含めて切り取り，その部分に導管末梢部を吻合する．総動脈幹の切離部はできる限り直接閉鎖する（この後にVSD閉鎖を行うこともできる）．導管は欧米では同種（ヒト）血管（僧帽弁を含めた大動脈か肺動脈）が主に使われているが，本邦では入手しにくく，ブタ弁付きダクロン人工血管，PTFE人工血管や異種心膜ロールなどに2〜3弁を付けて使っている．導管と右室切開口との吻合は導管を斜めに切って直接吻合するか，別のパッチにてフードを付けるように吻合する．

2) 利 点
① 弁が付いているため肺動脈圧が上昇した場合（PHクリーゼ）にも逆流が少なく右室への負担が大きくならない．
② 導管にある程度の長さがあるため，中心肺動脈を下方に引き下げる必要がなく，この操作による中心肺動脈の変形が少ない．

3) 問題点
① 導管や弁の石灰化・変性などによる狭窄が必発で再手術が必要である．

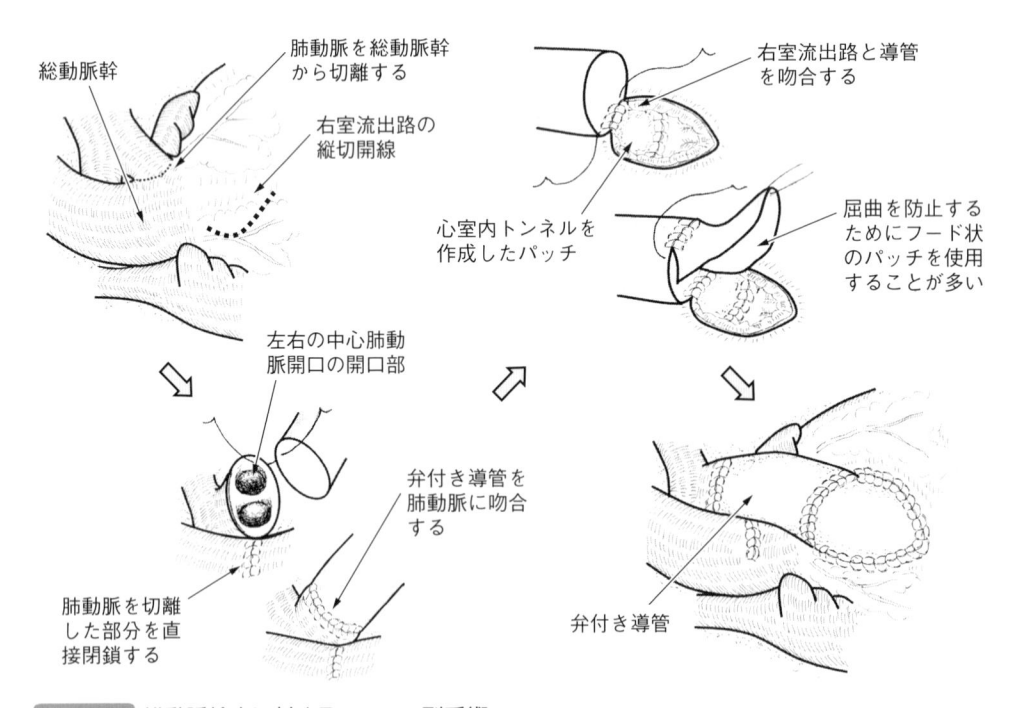

図 21-6 総動脈幹症に対する Rastelli 型手術

図21-7 総動脈幹症に対する Rastelli 型手術(模式図)

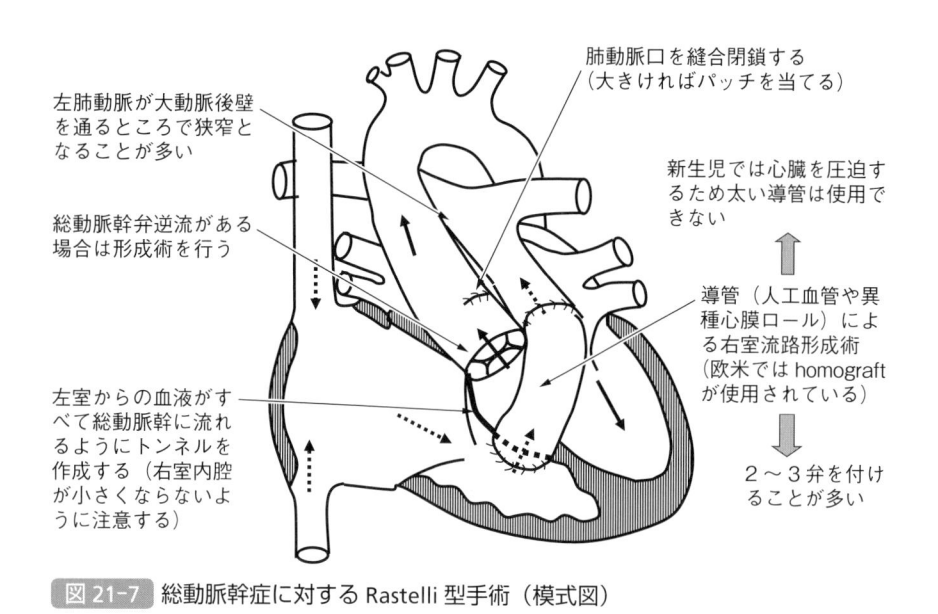

②導管の長さは一定であるため,成長に従って中心肺動脈の変形が起こる.

b. 直接吻合法(流出路パッチによる方法)

1) Barbero-Marcial 法

①手術方法(図21-8, 9)

　導管を用いない修復方法を Barbero-Marcial(1人の人の名前,ブラジルの病院から)らが1990年に発表したため Barbero-Marcial 法とよばれる.Ⅰ型では主肺動脈側面に縦切開を入れ,肺動脈開口部をパッチ閉鎖し総動脈幹と肺動脈を分離する.右室切開口を置き,VSD 閉鎖を行ってから

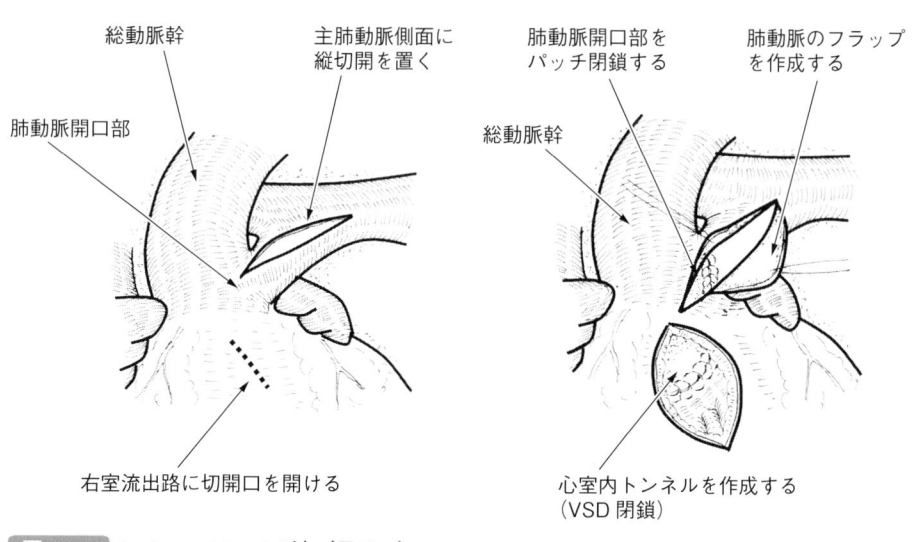

図21-8 Barbero-Marcial 法(その1)

図 21-9 Barbero-Marcial 法（その 2）

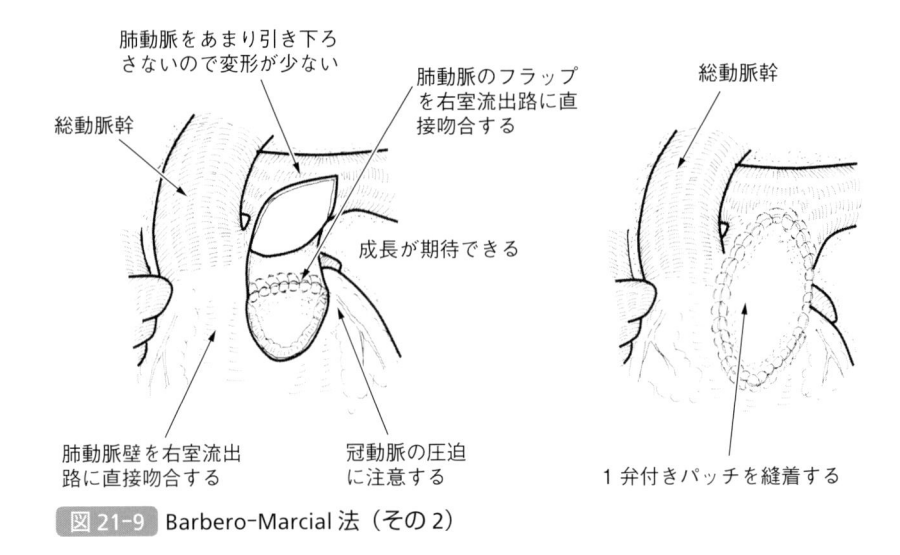

右室切開口の上縁と肺動脈切開口下縁を直接吻合し右室流出路後壁とする．その後，右室流出路前壁として 1 弁付きパッチを縫着して右室流出路形成を行う．

②利点
- 導管を用いないため遠隔期に右室流出路の狭窄をきたしにくい（後壁や肺動脈入口部が成長する）．
- 導管による肺動脈の変形などの導管の欠点を避けることができる．

③問題点
- 弁機能が十分でないため，術後急性期の PH クリーゼ時に心室の負担が大きい．
- 遠隔期の肺動脈弁逆流による右室拡大・機能低下の可能性がある．
- 末梢肺動脈に狭窄部があると弁逆流が増強されるため右室の負担が増える．

2）Lecompte 法を応用した直接吻合術（図 21-10）

①手術方法

総動脈幹を横断して肺動脈を前方に移動させ（Lecompte maneuver という），肺動脈を右室流出路の切開部に直接吻合する．前方は 1 弁付きパッチで流出路形成を行う．

②利　点

肺動脈の形態によっては肺動脈に過剰な緊張がかかるのを防ぐことができる．

③問題点
- 流出路パッチがかなり前方に位置し，胸骨で圧迫される可能性がある．
- 左右肺動脈が総動脈幹に騎乗するような形になり，総動脈幹の拡大により狭窄を起こす可能性がある．

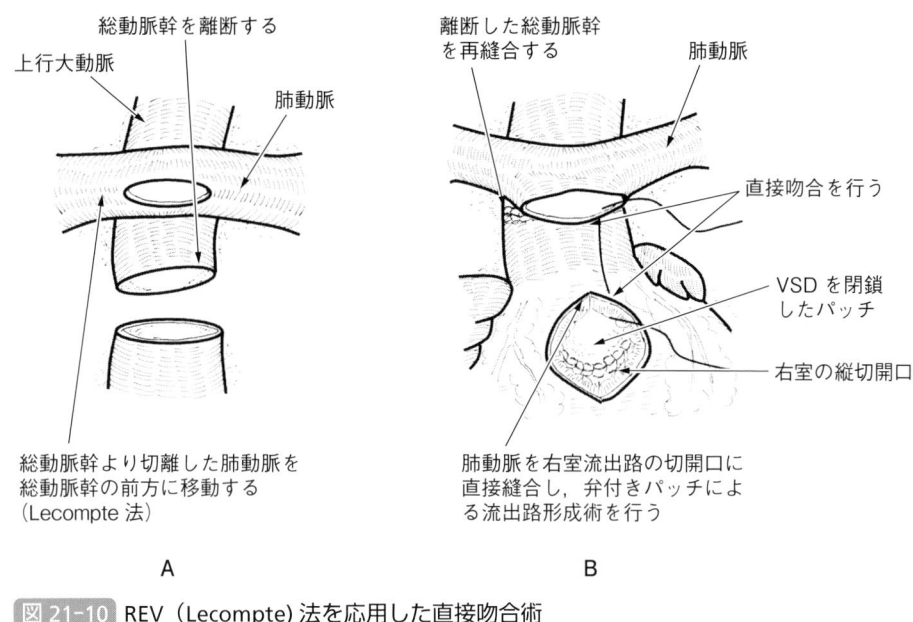

図 21-10 REV（Lecompte）法を応用した直接吻合術

c. 術後急性期の問題点と管理

1）問題点と管理

① PH クリーゼ

新生児期より高肺血流にさらされる本疾患では死因にもなりうるので注意を要する．特に6カ月以降では肺血管の閉塞性病変が始まり，吸引時・覚醒時などに注意を要する．NO吸入など十分な予防策を講じる．

②心不全

- 右心不全：大きな右室切開，右室内に張り出した心内トンネル，肺動脈弁逆流，残存肺高血圧，末梢肺動脈の狭窄などが原因となる．
- 左心不全：VSDの狭小，総動脈幹弁逆流，長時間の大動脈遮断などが原因となる．

③二次的胸骨閉鎖

新生児期に大きな導管が心嚢内に入るため胸骨閉鎖ができず，二次的閉鎖になることも多い．感染対策などに注意する．

2）手術成績

最近の報告では2006年リバプール小児病院などからの29例の報告[1]で死亡率3.4%と非常に良好な早期成績が発表されているが，多くの報告では15%前後である．危険因子としては，IAAの合併，冠動脈異常，術前の人工呼吸器管理，低体重，総動脈幹弁逆流などがあげられている．

Rastelli手術と直接吻合とに早期手術に差を認めていない報告が多い．

> **point** 術後の把握のポイント
> ・肺動脈の再建方法は？
> ・総動脈幹弁に外科的介入をしたか？
> ・心内トンネル，右室流出路の狭窄はないか？
> ・肺動脈の狭窄はないか？
> ・弁逆流は減少したか？
> ・肺高血圧症の残存は？
> ・新肺動脈弁逆流の程度は？

d. 術後遠隔期の問題点と再手術

1）導管狭窄

弁付き導管を用いる手術では遠隔期の狭窄は必発である．1980年前後は異種（主にブタ）生体弁（xenograft）付きダクロン人工血管が主流であったが，90年代からは欧米では凍結した同種（ヒト）弁付き導管（homograftあるいはallograft）が主体となっている．最近ではウシの静脈弁を含んだ血管（頸静脈）も用いられ始めている．本邦ではhomograftの入手が困難であるため，異種心膜ロールやPTFE人工血管に自作弁を縫着して使用している．

導管の耐用年数は導管の種類により多少異なるが，今のところ大きな差はなく決定打がない状態である．個人差もかなりあるが，7～8年前後が交換の目安となっている．また，どのくらいの狭窄で再手術を行うかという導管交換の診断基準によっても多少差が出る．

再手術としては多くは導管交換が行われるが，末梢肺動脈まで広汎に剥離して右室流出路まで引っ張り，直接吻合術を行うこともある．導管狭窄の可能性はなくなるが遠隔期の肺動脈弁逆流が問題となる．

2）肺動脈狭窄

遠隔期に肺動脈の吻合口や成長に伴う変形による末梢肺動脈の狭窄は起こる可能性がある．多くはカテーテル治療により対処できるが，手術による解除を要するものもある．カテーテル治療の頻度についても治療の診断基準により差が出ると考えられる（どれくらいの狭窄なら治療を行うかによる）．

3）総動脈幹弁逆流

術前軽度であった弁逆流が次第に強くなることがある．総動脈幹（大動脈）基部の拡大も報告され，拡大による弁逆流増強も考えられる．

手術としては形成術が理想的であるが，元々の奇形に加わった二次的変形のため技術的にはかなり困難で，弁置換術となることが多い．

4）遠隔成績

①遠隔生存率

本症では生存率は再手術率に大きく左右されるため，再手術率に関する報告が多く5年生存率76％，6年生存率93％という報告があるのみである．再手術に関連する死亡が多いようである．

②再手術回避率

　外科的手術によるものとカテーテル治療によるものとを区別した論文が多いが，論文により非常に幅広い（治療介入の診断基準が異なるためと考えられる）．2006年リバプール小児病院など[1]（29例全例導管使用）は6年でのすべての再介入（手術＋カテーテル）回避率は60％，2007年岡山大学から[2]（13例中12例は直接吻合）は5年で再手術回避率が60％，すべての再介入回避率が50％，2008年ドイツから[3]（35例全例導管使用，新生児のみ）はすべての再介入回避率は5年で35.9％，10年で17.9％と報告されている．5年以内には約半数で手術・カテーテルどちらかの介入を受けており，新生児例ではさらに介入率が高くなっているようである．

　Rastelli手術と直接吻合を比較した論文では，2001年バーミンガム小児病院から[4]は導管使用例38例，直接吻合23例を比較し，早期死亡・遠隔死亡率に統計学的有意差はなく，10年後の再手術回避率が直接吻合例で有意に高かった（89％ vs 56％）と報告されている．また，xenograft使用が再手術の危険因子であったと述べている．2004年ニューヨーク小児病院から[5]は導管（homograft）使用例15例，直接吻合39例を比較し，再手術必要率が導管使用例のほうが高かった（40％ vs 15％）と報告されている．2009年パリからは[6]導管使用例15例（xenograft 14例，homograft 1例），直接吻合17例を比較し，早期死亡・遠隔死亡率に統計学的有意差はなく，5年後の再手術回避率が直接吻合例で有意に高かった（83％ vs 43％）と報告されている．その他，右室‐肺動脈間圧差，右室/左室圧比，右室流出路の成長，肺動脈入口部径などの点でも直接吻合例の方が優れていたとしている．これらの比較論文からも，早期成績に差はなく遠隔期の再手術率の点では直接吻合が優れているようである．問題は急性期の肺高血圧クリーゼのコントロールと遠隔期の肺動脈弁逆流の問題である．肺動脈弁逆流のためいずれは肺動脈弁位に弁を挿入せざるを得ない時期がくると考えられ，どの治療戦略が30～40年後に最もよい結果が得られるか今判断するのは非常に難しい．

（参考1）総動脈幹弁逆流（truncal valve regurgitation: TVR）に対する手術

　右室流出路の再建法とともに，本症の予後に影響する因子としてTVRがあげられる．前述のように様々な形態があるうえに，新生児・乳児の房室弁は非常に脆弱で大胆な針糸をかけることさえ難しい．2008年のパリからの多数例（153例）の報告[7]では，初回手術時に軽度の逆流が47％，中等度の逆流が8％，高度の逆流が6％にみられており，高度逆流の9例に初回手術時に何らかの外科的介入が行われている．

a. 手術方法

1) **縫合による弁形成**（図21-11）

　隣同士の弁尖を縫合し，下垂した弁尖を持ち上げて形成を行う．

2) **弁尖切除**

　低形成で下垂した弁を切除し，Valsalva洞を外壁から縫縮して形成を行う．

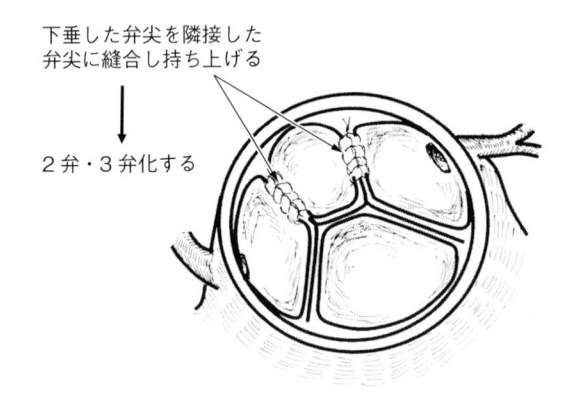

図 21-11 弁の縫合による形成術

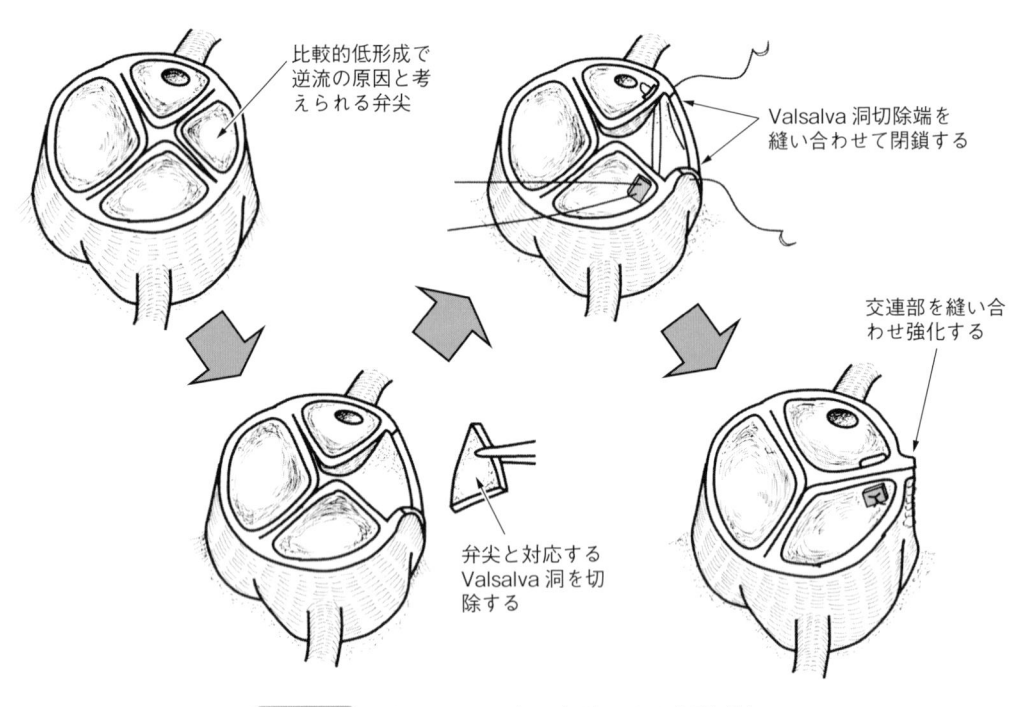

図 21-12 弁尖・Valsalva 洞の切除による弁形成法

3）交連部形成

下垂したり，長くなった弁を交連部で吊り上げ術などで形成を行う．

4) Valsalva 洞を含めた形成術（図 21-12）

4弁のうち下垂した弁尖を Valsalva 洞を含めて切除し，総動脈幹基部を形成する（remodeling）．冠動脈口がある場合は冠動脈口を移植して形成術を行う．

b. 手術成績

術前に高度の逆流を伴う例の手術成績は非常に悪い．前述のパリからの報告[7]でも手術を行っ

た9例中4例が早期死亡している．また，初回手術を受けた例の総動脈幹弁に対する再手術の回避率は10年で94.2％，18年で62.7％と報告されている．術後18年経過すると3人に1人は総動脈幹弁（大動脈弁）に対する手術が必要となっていることになる．再手術としては24例中弁形成だけで経過しているのは1例のみで，他は弁置換術か基部置換を含めた弁置換術（Bentall手術）を受けており，最終的には弁置換術が必要になると考えられる．

(参考2) 大動脈弓離断症を伴う例に対する手術

IAAの合併は総動脈幹症に対する手術の危険因子として多くの論文で示されている．2006年のCHSS（Congenital Heart Surgeon Society）の多施設からの集計報告[8]（50例）ではIAAはA型が16％，B型が84％で，総動脈幹症ではI型が46％，II型が22％，III型が32％であった．中等度以上の総動脈幹弁逆流の合併が25％で認められ，38％で弁狭窄も認められている．38例に一期的手術が行われているが，47％が病院死している．一期的手術例に総動脈幹弁逆流のある例が48％あったことが高い病院死亡率の原因と推測している（統計学的有意差はない）．2005年チェコからの論文[9]では早期死亡は8例中1例（12.5％）で良好な成績を報告している．4例（57.1％）が10年以内に再手術となっており，通常の総動脈幹症の問題に加えて大動脈弓の問題もあり，遠隔予後はさらに厳しいものとなっている．

■文献

1) Kalavrouziotis G, Purohit M, Ciotti G, et al. Truncus arteriosus communis: early and midterm results of early primary repair. Ann Thorac Surg. 2006; 82(6): 2200-6.
2) Honjo O, Kotani Y, Akagi T, et al. Right ventricular outflow tract reconstruction in patients with persistent truncus arteriosus: a 15-year experience in a single Japanese center. Circ J. 2007; 71(11): 1776-80.
3) Sinzobahamvya N, Boscheinen M, Blaschczok HC, et al. Survival and reintervention after neonatal repair of truncus arteriosus with valved conduit. Eur J Cardiothorac Surg. 2008; 34(4): 732-7.
4) Danton MH, Barron DJ, Stumper O, et al. Repair of truncus arteriosus: a considered approach to right ventricular outflow tract reconstruction. Eur J Cardiothorac Surg. 2001; 20(1): 95-103.
5) Chen JM, Glickstein JS, Davies RR, et al. The effect of repair technique on postoperative right-sided obstruction in patients with truncus arteriosus. J Thorac Cardiovasc Surg. 2005; 129(3): 559-68.
6) Raisky O, Ali WB, Bajolle F, et al. Common arterial trunk repair: with conduit or without? Eur J Cardiothorac Surg. 2009; 36(4): 675-82.
7) Henaine R, Azarnoush K, Belli E. Fate of the truncal valve in truncus arteriosus. Ann Thorac Surg. 2008; 85(1): 172-8.
8) Konstantinov IE, Karamlou T, Blackstone EH. Truncus arteriosus associated with interrupted aortic arch in 50 neonates: a Congenital Heart Surgeons Society study. Ann Thorac Surg. 2006; 81(1): 214-22.
9) Tlaskal T, Hucin B, Kucera V, Repair of persistent truncus arteriosus with interrupted aortic arch. Eur J Cardiothorac Surg. 2005; 28(5): 736-41.

索引

あ行

アイゼンメンジャータイプ	51, 115
圧負荷	12
イブプロフェン	37
インドメサシン	25, 37
異種心膜	58
異常乳頭筋	77
遺残短絡	32
1＋1/2 心室手術	286
1回拍出量	9
一次心室間孔	276
一次中隔	40
右室依存性冠循環	135
右室減圧手術	139
右側（心房）相同症	190
右側方開胸	46
右肺静脈右房還流型	92
右肺静脈下大静脈還流型	93
右房内トンネル作成術	98
エピネフリン	14
円錐中隔全欠損型	116
円錐部	273
遠心ポンプ	20
オーストラリア法	87
横隔神経	3, 26

か行

カットバック法	109
下心臓型	105
下半身麻痺	223
回転楕円体	15
開窓術	184
解剖学的根治手術	298
拡大大動脈弓再建術	221
拡張末期容積	9
川島法	285
完全型	76
冠静脈洞型	42
感染性心内膜炎	29
簡易ベルヌーイの定理	15
木靴型	121
奇静脈結合	7
機能的根治手術	296
機能的肺動脈閉鎖	162
岸本らの正常値	15
逆流分画	15
共通動脈幹	304
胸腔	4
胸膜腔	4
筋性閉鎖	134
クリップによる閉鎖術	34
駆出分画	11, 55
経右房・経肺動脈到達法	126
経皮的心肺補助	20
血管輪	2
結節性異所性頻脈	88
コッホの三角	40
姑息的動脈スイッチ法	153
交感神経	3
交叉循環	256
抗凝固療法	123
後負荷	12
後方結節	194
痕跡的流出路腔	171
混合型	105

さ行

サイトカイン	16
サンドイッチ法	62
左室拡張末期容積	124
左室トレーニング	301
左側（心房）相同症	190
左肺静脈無名静脈還流型	94
鎖骨下動脈盗血症候群	219
再心内膜化	61
臍帯卵黄静脈系	102
鰓弓動脈	2
ショーン複合	201
若年性動脈硬化	226
主要大動脈肺動脈側副動脈	120
収縮末期容積	10
縮窄部	225
徐脈性不整脈	197
上心臓型	104
上大静脈-右房接合部還流型	92
上大静脈還流型	92
静脈洞型	42
心筋保護液	19
心耳-肺動脈吻合術	181
心室中隔欠損孔	185
心室内トンネル法	283
心室面積変化率	11
心室漏斗部皺襞	126
心臓型	104
心内膜床欠損症	72
心内膜線維弾性症	201
心拍数	9
心房フラップ法	183
新生児重症 AS	200
人工弁置換術	205
ステント	245
垂直静脈	104
整合異常型	115
整列異常型	51
脊柱側弯症	32
前負荷	12
前方結節	194
組織間液	16
僧帽弁の prolapse（逸脱）	49
相対的心内膜下虚血	201
総動脈幹弁逆流	315
側副静脈	178
側副動脈	119

た行

ダブルスイッチ手術	298
多孔性	53
多脾症候群	190
大動脈縮窄型	51
第6鰓弓動脈	25
単純冷却法	18
蛋白漏出性胃腸症	24, 185, 188
中隔縁柱	126
中間型	76

中鎖脂肪酸からなるトリグリセリド	23
超低体温循環停止法	18
吊り上げ術	68
対麻痺	223
テベシアン弁	40
低侵襲心臓手術	46
低心拍出量症候群	13
伝導路切断術	132
トダロ索	40
トラップドア	268
ドパミン	14
ドパミン受容体	13
ドブタミン	14
東京女子医大分類	52
同種大動脈弁	206
動脈管索	25
動脈内膜炎	29

な行

内径短縮率	11
2弁口化する方法	89
22q11.2欠失症候群	230, 304
二次孔欠損型	42
二次心室間孔	276
二次中隔	40
二尖弁	225
二葉ディスク弁	206
肉柱中隔	51
乳び胸	23

は行

ハイブリッド治療	245
肺静脈閉塞	112
肺動静脈瘻	178
肺動脈弁下VSD	58
肺動脈弁逆流	128, 131, 208
肺動脈弁置換術	131
肺動脈弁裂開術	139
肺の閉塞性血管病変	21
反回神経	3, 26
反回神経麻痺	32
半奇静脈	6
半奇静脈結合	7
ビデオ（補助）胸腔鏡（下）手術	35
非チアノーゼ性Fallot四徴症	119

頻脈性不整脈	197
不完全型	75
並列循環	256
ホモグラフト	206
傍動脈管縮窄	117
傍心臓型	104

ま行

膜性中隔瘤	54
膜性部周囲型欠損	52
膜様閉鎖	133
無酸素発作	120, 152
無脾症候群	190
迷走神経	26
迷走神経心臓枝	3

や行

安井手術	237
ユースタキアン弁	40
容量負荷	12
陽性変力作用	13

ら行・わ行

流出路中隔	51
流入部中隔	51
両側肺動脈絞扼術	244
両側房室弁左室挿入	173
両大血管下漏斗部欠損	52
両方向性Glenn手術	177
類洞血管	135
ロジャー型（病）	56
ワーファリン	48

A

α受容体	13
ablation	132
additional stitch	61
afterload	12
afterload mismatch	201
Amplatzer VSD occluder	61
Amplatzer閉塞栓	35
anatomic repair	298
anoxic arrest	19
anoxic spell	120, 152
asplenia	190
atrio-pulmonary connection (APC)	181

AV discordance	290
azygos connection	7
azygos vein	6

B

β受容体	13
Barbero-Marcial法	311
BAS（baloon atrioseptostomy）	137, 259
Bentall手術	317
bidirectional Glenn procedure (BDG)	177
Blalock-Park手術	234
blood cardioplegia	19
bounding pulse	28
Brock手術	140
bulvoventricular foramen	185

C

cardiac index	9
cardiac type	104
cardioplegia	19
Carpentier手術	168
Celoria & Pattonの分類	230
cleft	74
coarctation complex	215
Collett-Edwardsの分類	306
common arterial trunk	304
common AV canal defect (CAVC)	72
common ventricle	171
complete type	76
conus	273
conventional repair	296
CPK-MB	13
critical AS	200
cross circulation	256
crystalloid cardioplegia	19

D

Danielson手術	167
DCRV	64
de Leval法	296
desaturation	9
differential conal development説	253
differential cyanosis	217, 233

DiGeorge 症候群	230, 304
DKS 吻合	156, 184, 237
double barrel 法	185
double inlet LV	173
double inlet ventricle	171
double orifice	82
Down 症候群	72
ductal shock	137, 217, 233

E

early primary repair	124
EC-TCPC	183
ECMO (extracorporeal membrane oxygeration)	20
edge-to-edge repair	89
EFE	201
Eisenmenger type	51, 115
Eisenmenger 化	28
ejection fraction (EF)	11, 55
end-diastolic volume (EDV)	9
end-systolic volume (ESV)	10
endocardial cushion defect (ECD)	72
EPTFE	122
EPTFE パッチ	58
extracardiac conduit 法	183, 197
extracardiac lateral tunnel 法	183

F

Fallot 型	51
false Taussig-Bing 奇形	285
favorable streaming	175
fenestration	184
fish mouth	117, 200
flow theory	173
Fontan conversion	182, 189
Fontan 型手術	252
fractional area change (FAC)	11
free-floating type	77

G・H

Gianturco コイル	35
Hardy 手術	158, 167
heart rate	9
hemi-Fontan 手術	179
hemiazygos connection	7
hemiazygos vein	6
hemitrucus	307
hepatic factor	177, 178
homograft	314

I

incomplete type	75
inflow (inlet) septum	51
infracardiac type	105
intact ventricular septum	255
intermediate type	76

J

Jatene	268
junctional ectopic tachycardia (JET)	88
juxtaductal coarctaion	117

K

Kawashima procedure	177
Kay-Reed 型の弁輪形成術	86
Keith-Edwards の分類	149
Kirklin 分類	52
Konno 手術	90, 209

L

Laks 変法	156, 185
Lamberti 変法	156, 185
lateral tunnel 法	182
Lecompte 変法	268
Lecompte 法	312
left (atrial) isomerism	190
Lev の分類	274
localized stenosis	215
low cardiac output syndrome (LOS)	13
LT-TCPC	182

M

malalign	293
malalignment	65
malalignment type	51, 115, 216
MAPCA	120
mattress 縫合	33
MAZE 手術	48
membranous septal aneurysm (MSA)	54
middle chain triglyceride (MCT)	23
minimally invasive cardiac surgery (MICS)	46
mixed type	105
mixing	107
modified one-patch 法	87
Mustard 手術	260, 299

N

Nakata index	180
Nicks 法	213
Nikaidoh 手術	267

O

occluder	35
one and half ventricular repair	143, 170
one-patch 変法	87
one-patch 法	83, 95
ostium secundum defect	42
outflow (outlet) septum	51
over and over 縫合	33

P

PA index	121, 180
PAIVS	133
paracardiac type	104
parachute valve	82
parallel circulation	256
paraplegia	223
PCPS (percutaneous cardiopulmonary support)	20
PDE III 阻害剤	13
Peer technique	130
PH attack	56
PH crisis	56, 111
phosphodiesterase (PDE)	13
PH クリーゼ	111, 313
Planche 法	112
plastering	159, 293
pleural cavity	4
plication	68
polysplenia	190
positive inotroic action	13

postcoarctectomy syndrome	224
posterior approach 法	109
Potts 手術	122
PPA	133
preload	12
pressure lord	12
primary ciliary dyskinesia	193
primary interventricular foramen	276
prolapse	64
pulmonary vascular obstructive disease（PVO）	21, 22
PV isolation	169

R

Rastelli 型手術	128, 286, 296, 300, 310
Rastelli 手術	265
Rastelli 分類	77
regurgitant fraction	15
reversed Blalock-Park 手術	234
REV 法	266
right（atrial）isomerism	190
Rollat らの正常値	15
Ross-Konno 手術	212
Ross 手術	206
rudimentary outlet chamber	171
RV exclusion 法	166
RV-PA conduit	248
RV-PA shunt	154

S

SAS	216
scimitar 症候群	94
scooping	74
secondary interventricular foramen	276
segmental approach 法	290

segmental stenosis	215
Senning 手術	261, 299
septal obliteration technique	61
septal re-endocardialization	61
Shaher の分類	253
shelf	219, 225
Shone complex	201
shortening fraction（SF）	11
side-by-side	273
simple coarctation	215
single ventricle	171
sinusoidal communication	135
Soto の分類	52
Starling の仮説	186
Starnes 手術	165
stone heart	19
straight cono-truncal septum 説	253
straight heart tube	291
stroke volume	9
subclavian steal syndrome	219
superior approach 法	109
supracardiac type	104
sutureless technique	112, 113
Swiss cheese type	53

T

Taussig-Bing 奇形	274, 283
TCPC conversion	182
TCRV	64
TGA 型 DORV	278
TOF 型 DORV	278
total cavopulmonary shunt（TCPS）	177
total conus defect	54
trabecular septmarginalis（TSM）	126

trabecular septum	51
transannular patch repair	126
transatrial-transpulmonary approach	126
tricuspid sac	161
tricuspid valve detachment 法	60
tripartite	135, 137
two-patch 法	85, 96

U

unbalanced AVSD	80, 81
undermining	158
unfavorable streaming	175
unroofed coronary sinus	42

V

Valsalva 洞	127
Van Praagh の分類	171
ventricular infundibular fold（VIF）	126
Venturi 効果	65, 67
vertical vein	104
video assisted thoracoscopic surgery（VATS）	35
volume lord	12
VSD 型 DORV	277

W

Waterston 手術	122
Williams 法	96
window type	26
WPW 症候群	164, 169

X・Y

xenograft	314
Yamaguchi 法	213
Yasui 手術	237

著者略歴

藤原　直（ふじわら　ただし）

1975 年	広島大学医学部卒業
1975 年	東京女子医科大学日本心臓血圧研究所外科に入局
1986 年	ボストン小児病院にてハーバード大学研究員として留学
1990 年	千葉県こども病院に心臓血管外科開設のため医長として赴任
2006 年	千葉県こども病院診療部診療部長に昇任
2011 年現在，日本心臓血管外科学会，日本胸部外科学会，日本小児循環器学会の評議員を勤める．

小児心臓血管外科手術（しょうにしんぞうけっかんげかしゅじゅつ）
血行動態と術式の図説・解説（けっこうどうたい　じゅつしき　ずせつ　かいせつ）　ⓒ

発　行	2011 年 7 月 5 日	1 版 1 刷
	2011 年 9 月 15 日	1 版 2 刷
	2014 年 1 月 20 日	1 版 3 刷
	2017 年 8 月 10 日	1 版 4 刷

著　者　藤原　直（ふじわら　ただし）

発行者　株式会社　中外医学社
　　　　代表取締役　青木　滋

〒 162-0805　東京都新宿区矢来町 62
電　話　03-3268-2701（代）
振替口座　00190-1-98814 番

印刷・製本/横山印刷（株）　　　〈HI・YT〉
ISBN 978-4-498-04602-3　　　Printed in Japan

JCOPY　＜（社）出版者著作権管理機構 委託出版物＞

本書の無断複写は著作権法上での例外を除き禁じられています．複写される場合は，そのつど事前に，（社）出版者著作権管理機構（電話 03-3513-6969, FAX 03-3513-6979, e-mail: info@jcopy.or.jp）の許諾を得てください．